中 外 物 理 学 精 品 书 系

本 书 出 版 得 到 " 国 家 出 版 基 金 " 资 助

U0246740

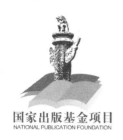

国家出版基金项目
NATIONAL PUBLICATION FOUNDATION

中外物理学精品书系

前 沿 系 列 · 3 3

核磁共振成像
——生理参数测量原理和医学应用

俎栋林　高家红　著

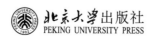

北京大学出版社
PEKING UNIVERSITY PRESS

图书在版编目(CIP)数据

核磁共振成像：生理参数测量原理和医学应用/俎栋林,高家红著.—北京：
北京大学出版社,2014.10
(中外物理学精品书系)
ISBN 978-7-301-24955-0

Ⅰ.①核… Ⅱ.①俎…②高… Ⅲ.①核磁共振成象 Ⅳ.①R445.2

中国版本图书馆 CIP 数据核字(2014)第 231950 号

书　　　　名：核磁共振成像——生理参数测量原理和医学应用
著作责任者：俎栋林　高家红　著
责 任 编 辑：郑月娥
标 准 书 号：ISBN 978-7-301-24955-0/O·1013
出 版 发 行：北京大学出版社
地　　　　址：北京市海淀区成府路 205 号　　100871
网　　　　址：http://www.pup.cn　　　新浪官方微博:@北京大学出版社
电 子 信 箱：zye@pup.pku.edu.cn
电　　　　话：邮购部 62752015　发行部 62750672　编辑部 62767347　出版部 62754962
印 刷 者：北京中科印刷有限公司
经 销 者：新华书店
　　　　　　730 毫米×980 毫米　16 开本　32.5 印张　600 千字
　　　　　　2014 年 10 月第 1 版　2014 年 10 月第 1 次印刷
定　　　　价：138.00 元

"中外物理学精品书系"
编 委 会

主　任：王恩哥

副主任：夏建白

编　委：（按姓氏笔画排序，标 * 号者为执行编委）

秘　书：陈小红

内 容 简 介

本套书是《核磁共振成像学》的修订版,是全面描述核磁共振成像物理原理的学术专著,分为两册,《核磁共振成像——物理原理和方法》主要描述和讨论核磁共振成像的物理原理和方法;《核磁共振成像——生理参数测量原理和医学应用》主要描述和讨论在核磁共振成像中生理参数测量的原理和临床医学应用.本套书部分图片为彩色印刷.

《核磁共振成像——物理原理和方法》内容包括核磁共振成像(MRI)的空间编码机制、信号采集方法、脉冲序列时序原理、扫描 K-空间轨迹的概念、自旋激发动力学方程、RF 脉冲设计(包括激发 k-空间概念)、分子自扩散测量方法、图像重建方法和 MRI 扫描仪结构以及运行原理.其中脉冲序列包括临床常用的 SE、GE 和 IR 序列以及高速成像EPI 序列、spiral 序列、turbo-FLASH 序列等.

《核磁共振成像——生理参数测量原理和医学应用》内容包括 MRI血流测量、血管造影(MRA)、脑功能 MRI、灌注 MRI、磁化强度饱和转移MRI、细胞分子 MRI、人体 MR 谱成像、油水分离化学位移 MRI 等的物理原理,以及 MRI 图像伪影的标识、产生机制和抑制方法.

本套书部分内容可作为理工科大学硕、博士研究生 MRI 教材以及医科大学 MRI 硕、博士研究生 MRI 教学参考书,也可供理工科大学MRI 教师、科学院 MRI 基础研究人员、MRI 企业高级工程技术人员以及对 MRI 有浓厚兴趣的其他人员研读或参考.

序　言

　　物理学是研究物质、能量以及它们之间相互作用的科学。她不仅是化学、生命、材料、信息、能源和环境等相关学科的基础,同时还是许多新兴学科和交叉学科的前沿。在科技发展日新月异和国际竞争日趋激烈的今天,物理学不仅囿于基础科学和技术应用研究的范畴,而且在社会发展与人类进步的历史进程中发挥着越来越关键的作用。

　　我们欣喜地看到,改革开放三十多年来,随着中国政治、经济、教育、文化等领域各项事业的持续稳定发展,我国物理学取得了跨越式的进步,作出了很多为世界瞩目的研究成果。今日的中国物理正在经历一个历史上少有的黄金时代。

　　在我国物理学科快速发展的背景下,近年来物理学相关书籍也呈现百花齐放的良好态势,在知识传承、学术交流、人才培养等方面发挥着无可替代的作用。从另一方面看,尽管国内各出版社相继推出了一些质量很高的物理教材和图书,但系统总结物理学各门类知识和发展,深入浅出地介绍其与现代科学技术之间的渊源,并针对不同层次的读者提供有价值的教材和研究参考,仍是我国科学传播与出版界面临的一个极富挑战性的课题。

　　为有力推动我国物理学研究、加快相关学科的建设与发展,特别是展现近年来中国物理学者的研究水平和成果,北京大学出版社在国家出版基金的支持下推出了"中外物理学精品书系",试图对以上难题进行大胆的尝试和探索。该书系编委会集结了数十位来自内地和香港顶尖高校及科研院所的知名专家学者。他们都是目前该领域十分活跃的专家,确保了整套丛书的权威性和前瞻性。

　　这套书系内容丰富,涵盖面广,可读性强,其中既有对我国传统物理学发展的梳理和总结,也有对正在蓬勃发展的物理学前沿的全面展示;既引进和介绍了世界物理学研究的发展动态,也面向国际主流领域传播中国物理的优秀专著。可以说,"中外物理学精品书系"力图完整呈现近现代世界和中国物理科学发展的全貌,是一部目前国内为数不多的兼具学术价值和阅读乐趣的经典物理丛书。

　　"中外物理学精品书系"另一个突出特点是,在把西方物理的精华要义"请进来"的同时,也将我国近现代物理的优秀成果"送出去"。物理学科在世界范围内的重要性不言而喻,引进和翻译世界物理的经典著作和前沿动态,可以满足当前国内物理教学和科研工作的迫切需求。另一方面,改革开放几十年来,我国的物理学研究取得了长足发展,一大批具有较高学术价值的著作相继问世。这套丛书首次将一些中国物理学者的优秀论著以英文版的形式直接推向国际相关研究的主流领域,使世界对中国物理学的过去和现状有更多的深入了解,不仅充分展示出中国物理学研究和积累的"硬实力",也向世界主动传播我国科技文化领域不断创新的"软实力",对全面提升中国科学、教育和文化领域的国际形象起到重要的促进作用。

　　值得一提的是,"中外物理学精品书系"还对中国近现代物理学科的经典著作进行了全面收录。20 世纪以来,中国物理界诞生了很多经典作品,但当时大都分散出版,如今很多代表性的作品已经淹没在浩瀚的图书海洋中,读者们对这些论著也都是"只闻其声,未见其真"。该书系的编者们在这方面下了很大工夫,对中国物理学科不同时期、不同分支的经典著作进行了系统的整理和收录。这项工作具有非常重要的学术意义和社会价值,不仅可以很好地保护和传承我国物理学的经典文献,充分发挥其应有的传世育人的作用,更能使广大物理学人和青年学子切身体会我国物理学研究的发展脉络和优良传统,真正领悟到老一辈科学家严谨求实、追求卓越、博大精深的治学之美。

　　温家宝总理在 2006 年中国科学技术大会上指出,"加强基础研究是提升国家创新能力、积累智力资本的重要途径,是我国跻身世界科技强国的必要条件"。中国的发展在于创新,而基础研究正是一切创新的根本和源泉。我相信,这套"中外物理学精品书系"的出版,不仅可以使所有热爱和研究物理学的人们从中获取思维的启迪、智力的挑战和阅读的乐趣,也将进一步推动其他相关基础科学更好更快地发展,为我国今后的科技创新和社会进步作出应有的贡献。

"中外物理学精品书系"编委会　主任

中国科学院院士,北京大学教授

王恩哥

2010 年 5 月于燕园

前　言

　　1946 年，美国斯坦福大学布洛赫（Bloch）教授和哈佛大学珀塞尔（Purcell）教授所领导的两个研究小组分别独立地首次成功进行了体样品核磁共振（NMR）实验，这项划时代的卓越工作使他们赢得了 1952 年诺贝尔物理学奖。1949—1950 年中国学者虞福春博士在斯坦福大学师从布洛赫（二十个月），用 NMR 方法精确测定了 20 多种原子核的磁矩。期间与 Proctor 先生一起发现了"化学位移"现象，这一重大发现为 NMR 波谱仪奠定了基础，此后 NMR 成为有机化学家手中最得力的观察工具。1971 年美国达马迪安（Damadian）博士发现 NMR 能够帮助鉴别肿瘤，预示了 NMR 的医学应用前景，在当时引起轰动。1973 年纽约州立大学石溪分校的劳特堡（Lauterbur）教授用线性梯度磁场进行空间编码，成功获得第一帧 NMR 图像，宣告了一个崭新的核磁共振成像（MRI）领域的诞生。1975 年瑞士核磁学家恩斯特（Ernst）教授提出多维 NMR 谱方法学理论，开创了 NMR 傅里叶成像法，并因此巨大贡献荣获了 1991 年诺贝尔化学奖。1977 年英国学者曼斯菲尔德（Mansfield）提出革命性的超快速 MRI 方法——EPI，引发了一系列技术突破。Lauterbur 和 Mansfield 因在 MRI 领域中的卓越贡献而于 2003 年赢得了诺贝尔生理学与医学奖。从 1944 年迄今，因为对 NMR 发展作出重大贡献或用 NMR/MRI 作出重大发现而获得诺贝尔奖的总人数，据不完全统计，已经达到 15 人之多。

　　MRI 对软组织灵敏度高，空间定位准确，无放射性，对人体无任何损伤，使其优于 CT、超声等其他成像模态，受到普遍欢迎。目前 MRI 技术发展已经进入深水区，从世界范围看，一方面超高场 MRI 仍面临许多技术挑战，另一方面 MRI 应用中要能快速、定量测量人体所有器官、避免任何伪影，还有许多课题待研究、许多技术问题待解决、许多应用待开发、许多方法待创新。超导 MRI 国产化水平、永磁 MRI 质量都有待继续提高，向发达国家 MRI 技术看齐还需要巨大的努力。

　　本套书是俎栋林 2004 年出版的《核磁共振成像学》的修订版。为了反映最新研究成果、研究热点和前沿课题（全书引用文献近千篇），对原书进行了大刀阔斧的删改和调整；为了使该书体系更完整，增加了"图像重建方法"一章. 根据评审专家意见出版社编辑决定将全套书分为独立的两册，上册《核磁共振成像——物理原理和方法》主要描述和讨论核磁共振成像的物理原理和方法；下册《核磁共振成像——生理参数测量原理和医学应用》主要描述和讨论核磁共振成像中的生理参数测量原理和医学应用专题.

这样，原书第一至第六章、新增加的"图像重建方法"一章和原第十四章共 8 章构成上册. 为了使体系更合理，交换了原第四、第五章的次序，一方面第三章（常用序列）、第四章（高速序列）作为脉冲序列内容挨在一起更紧凑；另一方面，在讲高速序列（以 EPI 和 spiral 为主）的新第 4 章最便于讨论"数据采集 K-空间轨迹"概念. 而新第 5 章 RF 脉冲设计需要引进"RF 激发 k-空间"概念，而这个 k-空间概念不如采集 K-空间概念直观，更难理解，因此放在后面符合先易后难、由浅入深的原则，也就更合理. 原书第七至第十三章共 7 章属于医学应用专题放在下册，由于独立成书对章次序进行了调整，其中图像伪影一章移到最后作为第 7 章；第 1 章讲血流 MRI 和血管造影，它也是后面两章的基础，因为灌注 MRI 研究微血管成像问题，以及基于 BOLD 的脑功能 MR 成像也是建立在微血管网络基础上的；第 4 章讲饱和转移、细胞分子成像；第 5 章定域 MR 谱仍为原来的次序，水、脂分离化学位移 MRI 移到后面；这后三章均与化学位移有关.

上册第 1 章给出了 NMR 动力学方程——布洛赫方程及其稳态解，介绍了最重要最基本的 NMR 概念，例如核磁矩、拉莫尔进动、共振条件、弛豫、回波、脉冲序列、信噪比等，是全书的根基. 为了紧凑，原第二章第一节人体水，除抽出弛豫特性合并到第 1 章外，其余删除，新第一节开门见山直接讲空间编码原理，接着讲劳特堡成像实验、恩斯特傅里叶成像法等. 原第三章的层面选择、小角近似、布洛赫方程线性解也移到第 2 章. 原第三章中"§9 梯度回波临床应用"和"§10 图像信噪比"两节已删去，腾出空间以容纳更形象的图解、更新的内容，例如在 §3.2 中补充了新发展的快恢复快 SE 序列、SAR 概念和 SAR 标准. 为了最精练地反映最新成果，原版中自旋动力学一章是完全重新撰写的. 用"自旋激发动力学和 RF 脉冲设计"（新第 5 章）取代原来的"MRI 动力学和传播子矩阵"（原第四章），增加这一章是讲述"RF 脉冲设计"的需要，RF 脉冲设计需要求解非线性布洛赫方程，是最艰难的一章；被取代的章并不是简单删除，其中梯度稳态双回波、True FISP 序列已并入 §3.6，受激回波序列也移到第 3 章（§3.9）. 为了重写下册的灌注成像、脑功能成像两章以及改写血流成像一章，本书又增加一位新作者，也为全书润色提供条件.

本套书不能完全取代《核磁共振成像学》第一版,例如原第四章 MRI 动力学给出了常用脉冲序列信号公式的理论推导,原第六章有关于扩散 MRI 中 b-矩阵分量的理论推导.限于篇幅删除这些内容,不妨碍运用这些公式,实在需要探究那些理论推导的可以查阅第一版.下册第 4 章大约改写了 80% 的内容,以吸收近 10 年兴起的细胞、分子成像的研究成果,该章名称也随即进行了修改.几乎每章都进行了多少不等的修改,保留经实践检验具有旺盛生命力的成果,砍掉那些应用很少的材料以腾出空间反映最新研究成果.对于课题研究者来说,书中讨论的内容往往不过瘾,可根据章末文献目录自己查阅原文以完成通透的理解.

本套书由原来单作者增加到两位,其中高家红博士原是美国芝加哥大学医学物理和神经科学教授,是国家千人计划第二批引进的北京大学物理学院教授、北京大学 MRI 研究中心主任,从事 MRI 研究二十余年.两位作者都在一线从事 MRI 研究、教学,带研究生,俎栋林在北京大学主讲"核磁共振成像学"、"MRI 工程学"研究生课程以及"电动力学"本科生主干基础课十几年;高家红在美国芝加哥大学等校主讲"MRI Physics"和"Brain Functional MRI"十几年,并开始了在北大主讲 MRI 研究生课程的历程.教、学相长,多年吸取了研究生们的宝贵意见,精练了教学内容,积累了经验,同时吸取了大量国际 MRI 文献报道的能产生广泛兴趣的新鲜成果,包括许多华人学者的贡献和国内的 MRI 物理方面的研究成果.教学中积累了一些习题,放在北京大学出版社网站,提供给全国各高校及研究院所研究生教学参考选用.

本套书是关于主流 MRI 即医学 MRI 物理的一套专著,即便是其第一版也不是一本纯教材.北京大学 4 学分的 MRI 课程,是北大医学物理和工程专业研究生必修课,每年也只是选讲其中几章.按新著上册来说,第 1~4 章和第 8 章共五章是每年必讲的内容,其他章节加上本套书未收入的 MRI 扫描仪物理(将单独出版)的内容都是根据研究生学位论文选题的需要进行选择讲解的对象,选讲内容一般不整章细讲,细讲只是选几节,即便整章讲也是以讲座的形式,因此放在网站上的习题并不是每章都有.研究生后续选修课程例如"脑功能 MRI"可以选用本套书下册第 2 章及相关章节;"RF 脉冲设计"可选用上册的第 5 章;"扩散 MRI"可选用上册第 6 章;不一一赘述.

本套书选材的重点是在 MRI 物理方面,大都是临床 MRI 实用或有希望成为临床 MRI 实用的技术成果以及对硕、博士研究生选题有帮助的课题,即主流 MRI 物理.对诸如超高场 MRI、行波 MRI、氦-3 和氙-129 肺 MRI 成像、介入

MRI、可移动或便携式非均匀场 MRI 等内容将放在《MRI 扫描仪》一书中另外出版,本套书没有涉及.

我们特别感谢历届主修过我们 MRI 课程的研究生在书稿的多年准备过程中所给予的大力帮助和支持.没有这些同学们的积极参与、互动和批评指正,本书是不可能达到现有水平的.我们十分感谢国家出版基金资助,感谢"中外物理学精品书系"编委会的支持.我们也诚挚感谢北京大学出版社陈小红、郑月娥等编辑为本书编辑出版作出的巨大努力.我们更加感谢家人和朋友们一贯的关心、鼓励、支持和协助.由于作者学术水平有限,书中缺陷、错误在所难免,恳请各位读者不吝赐教.

作者

2013 年 3 月于北京大学

目　　录

第 1 章　血流 MR 成像和血管 MR 造影

MRI 信号对血在人体内的流动非常敏感. 流动血在 MR 图像上可表现为"亮"或"暗",主要取决于血流的速度和成像的序列[1~3]. 例如,在 T_1 加权的 SE 图像上快速流动的动脉血常表现为暗(流空效应),而慢速流动的静脉血显示为亮[1]. 亮暗的大小程度取决于众多因素的影响,比如说来自流动血的信号依赖于含血管层面相对于多层面成像体积中其余层面的位置[4]、重复时间 TR、回波时间 TE、回波序号、层面厚度等. 在快速小角度 GE 图像上流动血的表现就不同于在 SE 图像上的表现[5]. 另外,流动血的表现还依赖于梯度场的强度和时间以及各种梯度矩归零(流动补偿)技术的应用[6~7].

磁共振血管造影(MRA)使人的心血管系统可视化. 传统 X 射线血管造影有显著的缺点:① 侵入性:需要插入针或导管以注入外源性对比度剂,这种操作有时会引起强烈并发症,对高危病人甚至有生命危险;② 虽然对血管疾病有效,但对影响器官实质的病变过程不够敏感;③ 虽能提供对比剂流过一区域的动态观察,但不能精确定量流速或器官灌注. 针对这些缺点,超声通过结合灰度像和多普勒流动测量可用来诊断血管病理条件. 由于低价、便携、能实时测流速及方向,超声检查应用广泛. 然而,这种成像模态有本征低的对比度和空间分辨率,并且声窗受限制. 相反,MRI 有本征高的软组织对比和多层面成像能力以及对运动有很高的灵敏度. 在 MRI 中生理运动被普遍当作伪影[8],然而从生理运动产生的信号变化正好可用来提供定量数据和血管形态,其优势在于:① 非侵入性;② 器官实质成像和血管供血相结合的信息;③ 血流定量好,对比度高,分辨率高.

§1.1　生理血流运动

1.1.1　运动类型

有三种水平的生理运动影响 MR 图像:分子扩散、毛细血管灌注和宏观流动.

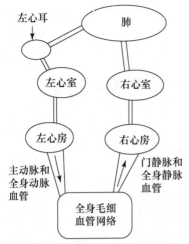

图 1.1.1　心肺血管系统循环示意图

扩散(diffusion)[①]：是指分子水平上的布朗运动. 梯度磁场存在时,分子扩散运动导致散相,引起信号损失. 梯度越强, TE 越长,信号损失越大. 这一现象可利用来进行扩散成像,测量扩散系数或扩散张量(《核磁共振成像——物理原理和方法》第 6 章).

灌注(perfusion)：在毛细血管水平上的血流运动,涉及微血管网络结构、血液微循环和血液组织交换,将在第 3 章讨论.

宏观流动(flow)：指在较大血管中的流动,涉及心、肺、全身动脉、静脉,如图 1.1.1 所示. 这是本章所要讨论的内容.

1.1.2　血液在血管中、流体在管道中流动的描述

1. 雷诺数(Reynolds number)：在管道中流体流动的特征由雷诺关系描述[9,10],

$$Re = \frac{\rho v d}{\eta}, \qquad (6.1.1)$$

ρ 是流体密度(kg/m³); v 是流速(m/s); d 是血管直径(m); η 是黏滞系数(kg/(m·s)); Re 是无量纲数,称为雷诺数. 根据雷诺数值的大小,管道流体运动可以大致分类为层流和湍流两种形式：

层流(laminar flow)：$Re < 2100$ 的流动是层流;

湍流(turbulent flow)：$Re > 2100$ 的流动是湍流.

在管壁光滑的血管中近似遵守这种稳态流动(层流). 任何管壁不规则性(动脉硬化)、血管分叉、脉动等将干扰这种层流,导致旋涡和湍动.

2. 层流

管壁和流体间剪切力造成层流. 层流中,同轴柱壳具有相同的速度. 管壁处流体速度为零,被称为边界层. 中心的流体具有最高的速度($v_{\max}$). 在层流中速度沿管径分布为

---

① Diffusion 一词早在 100 年前就被中国科学家前辈翻译为"扩散",扩散是物理过程,而"弥散"是物理状态而不是过程. diffusion MRI 所依据的原理、方程都来自物理学中描写扩散输运过程所建立的定律. 因此,本书正译 diffusion 为扩散而不是弥散.

$$v(r) = v_{\max}\left(1 - \frac{r^2}{R^2}\right), \tag{1.1.2}$$

R 是管半径. 方程 (1.1.2) 给出的是抛物面轮廓, 如图 1.1.2(a) 所示, 其平均速度为 $v_{\max}/2$.

3. 湍流

当速度 v 增大或管直径 d 增大时, 流动逐渐变成湍流, 湍流定义为流体的随机运动. "塞流" (plug flow) 是湍流中的一类, 也是一个理想化类型. 在管道横截面上, 速度恒定不变, 速度轮廓是平板型, 如图 1.1.2(b) 所示.

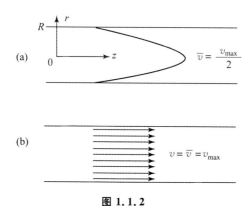

图 1.1.2
(a) 慢层流中速度分布是抛物面轮廓; (b) 塞流的速度分布是平面轮廓

1.1.3 血管血流特征

常规情况下动脉流动是不规则的, 在收缩期比舒张期流动快, 有时不流甚至逆向流. 动脉血峰速度的典型值列在表 1.1.1 中.

表 1.1.1 动脉中的峰速度 (单位 m/s)[11]

主动脉	1.40 ± 0.40
额骨动脉	1.19 ± 0.21
主骨动脉	1.14 ± 0.24
浅骨动脉	0.09 ± 0.13
动脉	0.69 ± 0.13
主 (common) 颈动脉	1.00 ± 0.20
内 (internal) 颈动脉	1.00 ± 0.20
脊椎动脉	0.36 ± 0.09
基底动脉	0.42 ± 0.10

静脉流动的脉动性比动脉小得多,但是对呼吸变化比较敏感.动脉血的 MR 强度反映它在心跳周期中的平均运动.血管狭窄时,速度则增大,体流率是速度和截面的乘积.按照连续性原理[9]有

$$v_1 A_1 = v_2 A_2, \quad \text{或} \quad v_1 r_1^2 = v_2 r_2^2, \tag{1.1.3}$$

式中 A 代表管道横截面积.例如,半径小一半时,速度增大 4 倍.如图 1.1.3 所示,在变管径管道中连续性原理 $A_1 v_1 = A_2 v_2$ 是遵守的.脑脊液流动作为一级近似取决于收缩的动脉血流入,也可看作是动脉流动的镜像流动.不用心电门控时,流动血或 CSF 的信号强度反映采集期间整个心跳周期的平均运动.

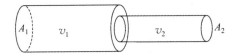

图 1.1.3　当管道变狭窄 $(A_2 < A_1)$ 时,流速增大 $(v_2 > v_1)$.A 代表管道横截面积

当流动血或 CSF 膨胀进入一个较大的管腔时,由于喷嘴效应在下游形成湍流,因而引起 MR 信号损失.当一个管道膨胀时,前面平行的流线分离开并产生旋涡(有逆流).例如 CSF 从狭窄的脑水管流出,进入较宽的第四脑室(图 1.1.4),膨胀的血流从主颈动脉进入较大的分叉球部,流线也分开形成旋涡(见图 1.4.5).在常规 MR 图像以及 MR 血管造影图上都会导致信号损失.

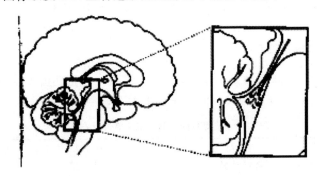

图 1.1.4　CSF 流过脑水管进入第四脑室时,由于喷嘴效应出现旋涡

§1.2　流动血对 MR 信号的影响

流动血可以使 MR 信号增大或减小,取决于多种因素和情况.举例来说,在 SE 序列中,有三个独立因素可引起 MR 信号减小:高速、湍流和散相[12,13];有

三个独立情况能引起 MR 信号增强：流动相关增强[4]、偶回波重聚相[14]和心脏舒张期伪门控[4]. 虽然这些现象可以分别独立描述,但在实践中,它们往往混杂在一起,同时存在. 流动血或脑脊液的正常表现是分析各种流动现象的基础.

大部分流动效应都可以从简单运动的影响推导出来,即飞行时间(time of flight,TOF)效应和运动感应的相位变化. TOF 效应既可以导致信号损失(TOF 损失),也可以导致信号增强(流动相关增强);运动感应的相位变化既可能是可逆的(第一回波散相和偶回波重聚相),也可能是不可逆的(湍流). 下面将逐项讨论这些效应.

1.2.1　流空效应及高速信号损失[4]

如图 1.2.1 所示,它是一个标准的 SE 序列(90°和 180°都是同一层面选择激发). 当 $t=0$ 时,90°脉冲激发厚度为 TH 的层面,层面内有血管通过,血液速度 v 沿 z 方向,在 $t=TE/2$ 时刻,一部分血液已经流出该层面,所以 180°脉冲作用不到这些流出的血液,而新流进的血液又未曾接受 90°脉冲激发,所以只有一部分血液

$$1 - \frac{v \cdot (TE/2)}{TH} \tag{1.2.1}$$

先后受到 90°和 180°双脉冲的作用. 即使这部分血在第二个 $TE/2$ 时间移出该层面,它也照样会对回波贡献信号. 因此,MR 信号正比于在 $TE/2$ 时刻仍留在这层面中的质子数[10],也正比于式(1.2.1)给出的比值. 当 $v=TH/(TE/2)$ 时,该比值等于零,所以凡速度大于 $TH/(TE/2)$ 的血液,信号强度为零,这称为"流空效应". 在解剖结构成像中,静脉往往呈现为"亮血",而动脉呈现为"黑血",黑血就是流空效应(见图 1.2.2).高速信号损失的幅度是速度的线性函数(见图 1.2.3).

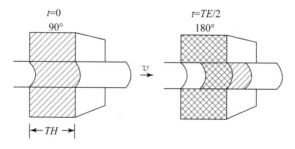

图 1.2.1　TOF 效应

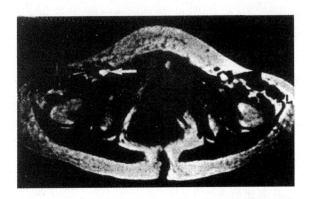

图 1.2.2 MR 图像中"亮血"(箭)和"黑血"(箭头)

股静脉血流慢,信号增强(箭). 邻近股动脉血流快,湍流,散相而信号损失(即流空效应),SE:$TR/TE=500$ ms/30 ms. T_1 加权像

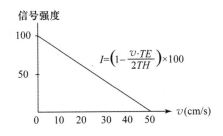

图 1.2.3 高速信号损失

设 $d=0.4$ cm,$TH=7$ mm,$TE=28$ ms,忽略湍流和散相效应

1.2.2 湍流引起信号损失

高速和湍流并不等价,根据 $Re=\dfrac{\rho v d}{\eta}$,在小直径管中高速也可维持在层流状态. 另一方面,在较大直径管中,低速也可以发生湍流. 当在轴向和非轴向发现随机起伏的速度分量时,湍流就出现. 按雷诺数区分:$Re<2100$ 是层流;$Re>2100$ 是湍流.

如图 1.2.4 所示,层流和湍流中间有过渡:中心核区湍流发展比较充分,在管壁附近边界薄层仍是层流,两者之间是缓冲区. 奇怪的是,随机起伏速度分量的值在缓冲区最大. 还须记住,上述划分只是一个近似,只适合光滑管壁的稳态流动. 动脉硬化引起管壁粗糙、血管分叉,伴随脉动流动的加速和减速都会产生湍流. 即使在雷诺数预期的较低速流动的动脉中都会产生湍流或干扰的流动.
当湍流效应和高速信号损失加在一起时,在较大血管较早地看到流空. 如
图 1.2.5所示,在大血管中湍流出现在较低速度,而在小血管中层流可以维持在
较高速度[10].

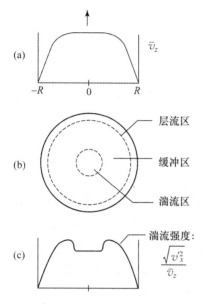

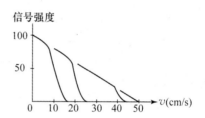

图 1.2.4 沿管半径流动类型的过渡
(a) 管中平均流速分布(横截面);(b) 管中流
动类型(横截面);(c) 湍流强度分布(侧视)

图 1.2.5 湍流和高速加在一起引起的信号损失
在较大直径的血管中,湍流在低速就出现. 在较小直
径的血管中,较高速度也可以维持层流

1.2.3 层流引起奇回波散相、偶回波重聚相

运行多回波 SE 序列、磁场梯度存在时,层流血会产生散相,从而在第一回
波和其他奇数回波产生信号损失. 因为在一个体元内所有质子以不同速度通过
磁场梯度时,它们以不同的频率进动并积累不同的相位. 到回波时间(TE)这些
质子处于反相的范围时,信号就会损失掉. 抛物面形速度轮廓越陡,即速度差越
大,散相越大;梯度越大,散相也越大.

对于最简单的塞流和线性梯度情况,即沿管横截面,速度恒定,我们先计算
第一回波时的相位.

$$\phi_1 = \gamma \int_0^{TE} \boldsymbol{G} \cdot \boldsymbol{v}\, t\, \mathrm{d}t = -\gamma \int_0^{TE/2} Gvt\, \mathrm{d}t + \gamma \int_{TE/2}^{TE} Gvt\, \mathrm{d}t$$

$$= -\frac{1}{2}\gamma Gv \frac{TE^2}{4} + \frac{1}{2}\gamma Gv \left(TE^2 - \frac{TE^2}{4}\right)$$

$$= \frac{1}{4}\gamma Gv TE^2, \tag{1.2.2}$$

式中假定血管在层面内且 v 与 G 平行. 对于静止自旋($v=0$),则相移 $\phi_1 = 0$. 对于塞流,体元内质子速度相同,在 TE 时刻积累的相位 ϕ_1 也相同. 虽然 $\phi_1 \neq 0$,但由于 ϕ_1 相同,相干仍是维持的,可见 ϕ_1 还不是相散,只是相移(体元内质子集体相位移动一个角度). 在模重建时,相移不会引起信号损失.

　　对于层流,由于体元可以跨或部分跨血管截面,质子速度不同,式(1.2.2)中积分号内的 v 不能提出来. 这就意味着,在第一回波时,同一体元内不同速度的质子具有不同的相移,即 ϕ_1 不是单值,这就是相散或散相. 此时,相干损失或部分损失,因而信号强度降低. 同样,一般湍流引起信号损失也是由于散相,但不存在偶回波重聚相. 下面我们计算第二回波时的相位,仍用塞流假设,

$$\phi_2 = -\left[\phi_1 + \gamma \int_{TE}^{3TE/2} Gvt\, \mathrm{d}t\right] + \gamma \int_{3TE/2}^{2TE} Gvt\, \mathrm{d}t = -\frac{7}{8}\gamma Gv TE^2 + \frac{7}{8}\gamma Gv TE^2 = 0,$$

$$\tag{1.2.3}$$

对于塞流,第二回波相移已回零. 对层流情况,虽然第一回波时各质子相移不同,但对每个质子来说,不论其速度多大,第二回波时,每个质子的相移都等于零,即相位完全相干. 当用 CP 脉冲时,偶回波都聚相,这种现象叫偶回波重聚相[15],其相位图示于图 1.2.6 中. 可以普遍证明,奇数回波由于散相有信号损

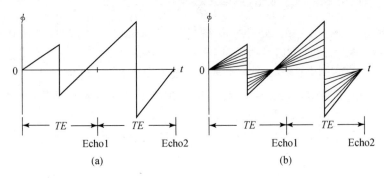

图 1.2.6

(a) 塞流,(b) 层流,从自旋相位示意图中可以看到,第二个回波(echo)有完全聚相

失,而偶数回波恢复相干.在一个平衡对称的双自旋回波图像中(即 $TE_2 = 2TE_1$),第二回波的流动血信号强度有可能比第一回波的大,如图 1.2.7 所示. 应该强调指出,只有稳态层流和线性梯度情况,可以产生偶回波重聚相.当流动 存在高次项(即加速度和变加速度),或湍流情况,或梯度非线性时,第二回波也 不发生完全重聚相,但可以有部分重聚相.

在第一回波和第二回波像上看到的散相/重聚相是流动的等色群产生的, 当看到偶回波重聚相时,预示着血流存在.通常用双回波成像,比较两幅像的相 对强度,可以判断是否存在偶回波重聚相.在精细情况,需要区分缓慢的血流和 血栓.可以在图像上定义一个感兴趣区,计算其 T_2 弛豫时间,如果 T_2 是负值 (图 1.2.8),就证明是血流[16].而在慢流动的情况,测得的 T_2 是延长的而不是 负的.区分慢流动和血栓更好的方法是利用相位图或 MRA.

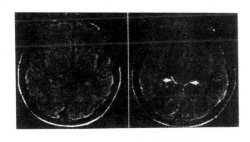

图 1.2.7 偶回波重聚相

在对称双回波技术(SE2000/30 和 60)的第二回波像 (右)上,罗森塔尔基底静脉(箭头所指)呈现信号增强;第 一回波像(左)上,由于散相,信号损失,基底静脉不清楚

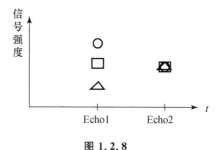

图 1.2.8

T_2 弛豫时间作为血流的函数而变化,第 二回波强度大于第一回波时,T_2 是负的

1.2.4 凝滞和舒张期伪门控

当出现血栓或血管瘤堵塞血管时,会形成血液停滞.在这种情况下,由于无 流动散相效应,在第一回波像上,管腔内信号强度比第二回波的大.正常的流空 效应消失,特别是在长 TR 质子密度像和 T_2 加权像上更是如此,如图 1.2.9 所 示.停滞的血流产生高信号(图 1.2.9),在一定条件下在动脉中能够看到[4].在 一个心跳周期中,收缩期血流很快,舒张期血流很慢甚至停流,周而复始交替进 行.当 MR 图像采集特意门控到 ECG 的 R 波时,在舒张期在动脉中看到较高 的管腔内信号,在收缩期由于流空效应则无信号(图 1.2.10).

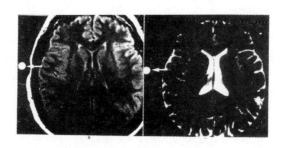

图 1.2.9   未凝血的信号强度

头右侧管中是未凝固（肝素化）的新采的血（箭头），左、右分别是脑的常规自旋密度像和 T_2 加权像（SE3000/22 和 90）.只要血流停滞或血流极慢，都会产生类似的信号强度.停滞未凝血的 T_1 约为 1000 ms，T_2 近似为 150 ms

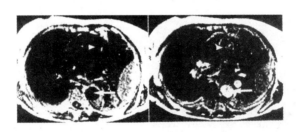

图 1.2.10   心脏门控 MR 图像

左：在快速湍急血流的收缩期，在升降主动脉（箭）和肺输出道（箭头）中无信号（管腔内黑）.右：在慢血流的舒张期间，在降主动脉（箭）和肺动脉（箭头）产生增大的信号

不用 ECG 也可以使心跳和 MR 周期同步.例如，如果脉搏率是 65，可以把 MR 序列的 TR 设置在 923 ms，这样心跳和 MR 周期可以保持 2～4 分钟的同步，足可完成图像采集.在一个心跳周期，近似 30% 处在收缩期，70% 处在舒张期.如果在 923 ms 的 TR 间隔内采 10 个层面，那么可以预期有三个层面显示流空，七个层面由于相对较慢的血流而显示较高的信号.当然，七个层面的信号强度也会有差别，可能有一个层面最强（峰值）.如果 R-R 间隔是 TR 的一半，预期可得到两个高强度峰，相应于舒张期采集落在成像体积的两个区域中.

当血栓或肿瘤存在时，所观察到的高信号将不符合上面的规律，在这种情况，应该用心电门控进行仔细的重复检查.此时，所怀疑的层面应置在成像体积的下面，而不要靠近入口面.因入口面有可能因流动相关增强（下面讨论）而呈现高信号.用 R 波同步，如果在心脏收缩期采集的层面上仍看到高信号，那就可以断定损伤真的存在.

1.2.5 流动相关增强(FRE)

当用 GE 序列评估血流效应时,必须记住,处于磁体内的血都是磁化的,而成像通常只是在磁体中心均匀场区内进行.射频发射线圈先是选择性激发一个薄层内的质子,紧接着射频接收线圈检测从该层面发出的梯度回波信号.当慢流动血进入多层面成像体积的第一层面时,前一个 TR 周期剩下的部分饱和的血被新流入的未饱和的血全部或部分地代替(图 1.2.11).代替的量依赖于速度 v 和临界速度 v_c, v_c 定义为

$$v_c = \frac{TH}{TR},\qquad(1.2.4)$$

式中 TH 是层面厚度, TR 是序列重复时间.这部分未经过饱和的管腔内的血液呈现高信号 ($M_z = M_0$),而邻近静止组织则部分饱和,饱和程度取决于静止组织的 T_1 和序列 TR.这种现象被称为流动相关增强(flow-related enhancement, FRE)或入口效应.

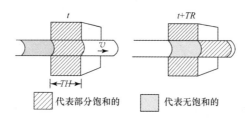

图 1.2.11 流动相关增强(FRE)

在慢血流条件下,无饱和质子 ($M_z = M_0$) 进入层面,能发射较强的信号,即比部分饱和及静止组织发射的信号强,最大效应发生在 $v \geqslant v_c$ 的条件下

入口层面血管内产生的信号来自两部分质子的贡献:一部分是上游流进的充分磁化、未饱和的质子产生的强信号;另一部分是体元内靠近下游部分、经历过前一次激发但仍留在层面内的部分饱和的质子,它将产生较弱的信号.在塞流的情况下,当血流速度满足 $v \geqslant v_c$ 的条件时,在两次激发之间的 TR 时间内,入口层面中管腔内的血正好全部换新,管腔内信号也最大.假如层厚 $TH = 1$ cm, $TR = 1$ s,相应的血流速度 $= 1$ cm/s,为静脉中的典型流速.图 1.2.12 显示了多层面成像中最下面几个层面,是下静脉腔中向头方向流的血最先遇到的层面.FRE 效应是明显的,左上是第一层面,由于新流入的质子,故信号最强;右上、左下到右下依次逐渐远离入口层面,信号也就逐渐减弱.较弱信号的最大强度依赖于激发间隔 TR,也依赖于 M_z 的恢复量(反映血的 T_1).

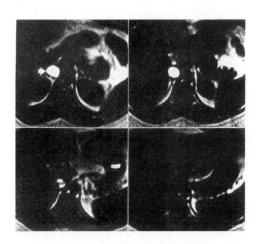

图 1.2.12　多层面流动相关增强

左上：在多层面成像体积中最低层面内，下静脉腔（箭）信号强度很高. 在 T_1 加权像（SE300/10）上特别显著. 右上、左下到右下是逐渐远离入口面的几个层面，其下方静脉腔的信号强度逐渐降低

当血流速度满足方程（1.2.4）时，最大 FRE 效应发生在入口层面上. 流进血相对增强的程度也反映邻近静止组织有限的纵向 M_z 恢复. 于是在 T_1 加权像上，TR 越短，FRE 越显著. 不仅对二维（图 1.2.12），三维采集（图 1.2.13）也是如此. 如果静止组织的 T_1 比较长，FRE 效应也强. 按照方程（1.2.4），在高速时用很短 TR，也可发生 FRE 效应. 因此，图 1.2.13 显示的动脉中也发生 FRE 现象. 用方程（1.2.4），在单层面技术中调变层面厚度 TH 和重复时间 TR，根据 FRE 可估计血管中血流速度[17]. 如果速度 $v > TH/TR$，FRE 将扩展到较深的层面上而不只是入口层面，称为"多层面 FRE 效应"，如图 1.2.14 所示.

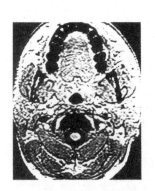

图 1.2.13　在三维采集的入口层面流动相关增强

RF 破坏的 FAST 技术，T_1 加权，1.5 mm 分层厚度，使 FRE 很显著. 在所有向上流的动脉中也观察到高信号强度（GRE24/9/30°）

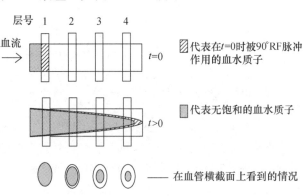

图 1.2.14　多层面 FRE

抛物型层流轮廓投进多层面成像体积的几个层面中. 从三维看，高信号流入质子形成一圆锥，几个层面都显示 FRE 效应，但增强的截面积由大到小排列

1.2.6 血流异常和血管疾病诊断

对正常血管来说,高速、湍流和散相会导致流空或信号损失,在自旋密度-加权像、T_1 加权像和 T_2 加权像上表现为"黑"(流空效应),否则就是异常. 根据这些异常表现可以识别动脉瘤(图 1.2.15)、动静脉的畸形(图 1.2.16)、静脉瘤(图 1.2.17). 缺乏预期的流空,也可能指示慢流动或血栓(图 1.2.18). 用对称双回波不仅可以区分血栓和慢流动,也可诊断与硬脑膜窦血栓有关的疾病. 正常偶回波重聚相显示在图 1.2.19 中. 图 1.2.20 显示了两个恶性外耳炎病人的双回波图像. 这颞骨慢性骨髓炎的严重并发症之一是邻近硬脑膜窦血栓. 图 1.2.20(a)和(b)中乙状窦是栓塞住的,看不到偶回波重聚相. 在图 1.2.20(c)和(d)中偶回波重聚相是清楚可见的,证明乙状窦至少是部分未栓塞死. 图 1.2.21 显示了一个 5 个月大的女婴上矢窦血栓病的图像[18]. 图 1.2.22(a)和(b)显示一个病人肾上腺瘤可能扩散到肾血管和下腔静脉[19],图中清楚地显示在肾静脉中偶回波重聚相,肯定静脉是通的,未受到侵害. 另外,对于动脉有血栓或瘤的情况,舒张期伪门控现象也可能观察不到.

临床上还有一重要情况是,要区分动脉中增大的信号强度是流动相关增强、舒张期伪门控引起的,还是血栓或肿瘤引起的,否则会误诊. 如果是舒张期伪门控引起的动脉中高信号强度,应该用心电门控作重复检查. 如果在心脏收缩期在里面的层面上有高信号强度,那么 FRE 效应应当排除.

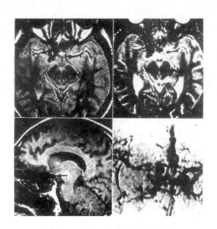

图 1.2.15 右内颈动脉瘤

左上:质子密度加权轴面像(SE3000/22),证明右内颈动脉瘤(箭). 周围流空,中心信号强,右上:T_2 加权轴面像(SE3000/90),证明在右内颈动脉分叉处总流空,瘤内 T_2 衰减;左下:T_1 加权矢状位(SE500/15)采集,证明从颈动脉(箭号)分叉处向后走的流空;右下:从 MR 血管造影图前后(AP)投影证明右内颈动脉瘤(箭)的存在

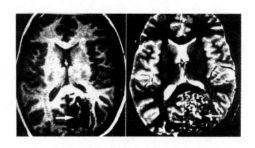

图 1.2.16　16 岁女孩的动静脉畸形(AVM)

左：在无流动补偿(1.3 节)T_1加权(SE600/15)轴面像上,证明在 AVM(箭号)中动脉和静脉流空；右：
与左同层面,在流动补偿 T_2 加权(SE3000/90)轴位像上很少看到流空,因为在很慢流动的血管中偶回
波重聚相,剩余的流空来源于动脉和快流动的血管(箭号)

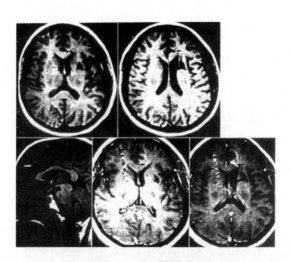

图 1.2.17　静脉瘤

上两图中左前角(箭号)前面异常的流空(SE/600/15).左下：左对位矢状面证明,线性流空从胼胝体的膝
部延伸到前额叶皮层(箭)(SE500/15).中下和右下：注射 Gd-DTPA 后,和左上、右上同位,在静脉瘤中慢
流血增强(较大箭).注意,增加了产生自窦汇(曲箭)的流动伪影(较小箭),这是无流动补偿对比度增强的
一个结果

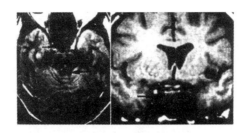

图 1.2.18 内颈动脉血栓

左：通过多孔窦的质子密度-加权(SE3000/22)轴位面,显示右内颈动脉(小箭)中正常流空,是急速流动血造成的,在脑水管和上第四脑室(大箭)由于 CSF 快速流动也显示流空,而在栓塞的左内颈动脉中看不到流动;右：T_1 加权(SE700/15)冠位面显示在远侧右内颈动脉(箭)中正常流空,而在左内颈动脉中则没有流空

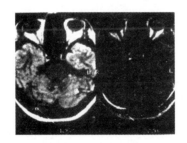

图 1.2.19 偶回波重聚相

对称质子密度-加权(SE2000/28 和 56)双回波,在第二回波像上横窦中有高信号强度,而在第一回波像上则没有

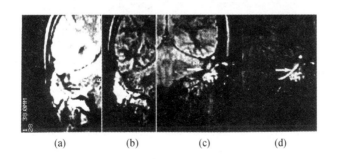

(a)　　　　(b)　　　　(c)　　　　(d)

图 1.2.20 偶回波重聚相用于诊断硬脑膜窦血栓

两个病人都有恶性外耳炎,其并发症是邻近乙状窦血栓.(a),(b)是一个病人的第一回波和第二回波像(SE2000/28 和 56),乙状窦有血栓(箭),看不到偶回波重聚相.(c),(d)是另一病人的双回波像,其乙状窦显示血流引起的偶回波重聚相(箭),指示尚未栓塞

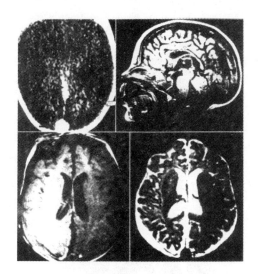

图 1.2.21　五个月女婴上矢窦血栓

左上：用高渗材料的 CT 像证明，在上矢窦（直箭）和直窦（曲箭）中是高密度．右上：中矢层面（SE600/25）证明，在上矢窦（直箭）和直窦（曲箭）强度增大．左下：质子密度-加权（SE2600/30）轴面像证明，在上矢窦（箭）中周围高强度，中央是混合的强度．右下：T_2 加权（SE2600/120）轴面（与左下同层面）像证明，在上矢窦中信号强度极大降低．这些发现指示，血栓是在"急性/亚急性"状态带有细胞内脑氧血红蛋白和高铁血红蛋白

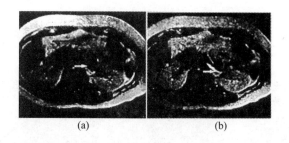

(a)　　　　　　　　　　　(b)

图 1.2.22　用偶回波重聚相证明，在有肾上腺样瘤病人肾静脉是开通未闭塞的

（a）在质子密度-加权（SE2000/28）第一回波像上在左肾静脉中散相，引起信号损失（箭）；（b）在左肾静脉第二回波重聚相产生增强的信号，肯定在左肾上腺样瘤病人中左静脉是开通的（SE2000/56）

1.2.7　辨别血栓和慢血流

在一特定脉冲序列中管腔中信号很高或比较高，可能是血栓存在或者是因为慢血流．当发现高信号时，流动引起信号增强（FRE、舒张期伪门控和偶回波

重聚相)首先应当排除. FRE 在入口层面最显著并且通常在慢流静脉中发现. 如果在靠内的层面上看到较高信号强度, 那么每个层面回到入口面时在同一血管中都应是高信号强度. 如果在动脉中发现高信号, 应该怀疑舒张期伪门控. 偶回波重聚相只是在第二回波像上发现, 执行流动补偿时除外. 通过比较两个回波, 第一回波像上信号较低, 可以被认出来.

　来自血栓的信号强度依赖于出血时期或阶段 (图 1.2.23). 出血可分为五个阶段: 超急性(含氧血红蛋白)、急性(细胞内脱氧血红蛋白)、早期亚急性(细胞内正铁血红蛋白)、晚期亚急性(细胞外正铁血红蛋白)和慢性(血铁黄蛋白素边缘). 这些阶段的信号特征概括在表 1.2.1 中.

表 1.2.1　实性血肿

阶段		时间	隔间	血红蛋白	T_1	T_2
超急性		＜24 小时	细胞内	含氧血红蛋白	中等	中等
急性		1～3 天	细胞内	脱氧血红蛋白	长	短
亚急性	早期	3 天以上	细胞内	正铁血红蛋白	短	短
	晚期	7 天以上	细胞外	正铁血红蛋白	短	长
慢性	中心	14 天以上	细胞外	半染色(铬)	中等	中等
	边缘		细胞内	血铁黄蛋白	中等	短

　从常规采集如果不能断定管腔内信号是血流引起还是血栓引起的, 那就有必要采取另外的 MR 方法. 如果血管未栓死而是通的, 单层面 GE 像应该提供高管腔内信号强度 (图 1.4.1). 表现得和 FRE 一样亮的血栓只有晚期亚急性出血, 其在 T_1 加权和 T_2 加权像上也是亮的. 再比较在不同成像层面上的腔强度, 可以提供一条线索: 如果这信号变化, 则提示是血流(因不同的梯度强度); 如果这信号不变化, 则应该是血栓.

　如果在怀疑的层面的上游加一个饱和脉冲, 这流入的血信号强度将减小; 如果是一个血栓, 这信号强度将不受影响. 变窗图像显示出运动伪影, 可能揭示血管内信号的原因. 如果伪影是沿相位编码轴, 则是血流引起的; 如果不是沿相位编码轴, 则是血栓引起的.

　采集相位像 (§1.5) 也可帮助区分血栓和慢血流[13]. 慢流动相对于静止组织, 其相位可正可负, 取决于流动的方向. 而血栓相对于其他静止组织, 其相位不变. 另外, 相位对比度血管 MR 造影 (§1.9) 也可用来区分血栓和慢流动, 并显示血栓是灰的, 流动相对比较亮. 然而 TOF MR 造影 (§1.8) 对此是无能为力的.

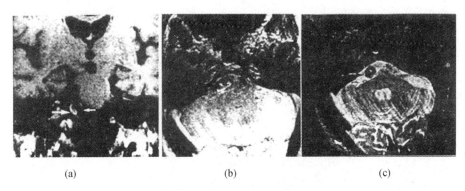

| (a) | (b) | (c) |

图 1.2.23   在右脊动脉瘤中早期亚急性腔壁血栓

(a) T_1 加权冠位面显示,在右脊动脉瘤中高信号强度(大箭)围绕流空(小箭);(b)通过脑桥的质子
密度-加权轴位面显示,在腔壁血栓(大箭)中低信号强度围绕着腔由 FRE 引起的高信号(小箭);
(c) 在 T_2 加权轴位面(与(b)同位)上,由于磁化率效应腔壁血栓信号强度很小.结合 T_1 和 T_2 加权
像上的表现指示是细胞内正铁血红蛋白(早期亚急性出血)

§1.3   流动伪影和流动补偿技术

1.3.1   流动的综合效应及流动伪影

1. 综合考虑

流动对 MR 图像的影响有好几种机制,如前所述,有时需要结合起来考虑.
以 SE 成像序列为例,当流动方向与所激发层面垂直时,第二回波再聚相恐怕要
让位于 TOF 效应.减小层面厚度将增大 TOF 损失,减少信号强度.当流速 v 与
层面平行时,第二回波再聚相则占支配地位.

当运行 GE 序列,流速 v 与层面垂直,且 v 从 0 开始增大时,FRE 效应在入
口层面中增大,在 $v=TH/TR$ 时,在第一层面内 FRE 最大;$v>TH/TR$ 时,
FRE 扩展到较深的层面,有时在第一层面内信号有点减小,是因 TOF 损失和高
速散相起作用.

在临床上,如在动脉中有增大的信号强度,区分它是由流动相关原因引起
的,还是由肿瘤或血栓引起的至关重要,否则会发生误诊.

2. 流动伪影

自旋沿任何梯度方向运动都会产生运动伪影.既然运动产生相位增加或减
少,那么运动伪影就只出现在相位编码方向.这是因为沿读出轴的位置被编码

为一个特定的频率,而沿相位轴的位置被编码为一特定的相位. 由运动引起的任何相移都引起沿相位编码轴信号定位错误(mismapping).

如果移动着的自旋有高强度(例如 FRE 效应),那么伪影的强度也增大,产生原血管结构的"鬼"像[20,21]. 如图 1.3.1 所示,如流动是脉动的,可用下式预期伪影的间隔[20]:

$$\Delta P = \frac{TR \times N_P \times N_{ex}}{\text{R-R 间隔}}, \qquad (1.3.1)$$

式中 ΔP 是这鬼像沿相位编码轴分隔开的像素数,R-R 间隔是心跳节拍时间.

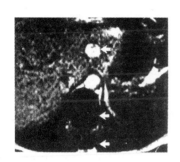

图 1.3.1 由脉动流动引起的伪影

箭头指的是主动脉的鬼像,是沿相位编码轴分布的,其间隔遵守方程(1.3.1). 肝左叶的伪影很像是一个转移瘤(GRE100/4/80°).

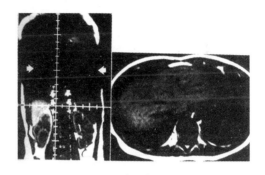

图 1.3.2 预饱和抑制流动伪影

左:冠位面显示通过中胸部的饱和带. 右:通过肝脏的轴位层面没有主动脉的流动伪影,由于预饱和脉冲消除了在这入口层面的 FRE(SE500/15)

1.3.2 抑制 FRE 伪影的预饱和技术

对 FRE 引起的伪影,通过用 90° 脉冲预饱和将"进入"的自旋,可以进行抑制. 即在动脉的上游,在动脉血进入成像体积之前先把它们饱和或退磁化,如图 1.3.2 所示. 这样的预饱和技术[22]对消除动脉的信号特别有效,因为它们速度高. 对消除静脉中由慢速引起的 FRE 不太有效. 预饱和消除 FRE 及由 FRE 产生的伪影,因此血管表现为黑的(见图 1.3.2).

1.3.3 流动补偿,即 GMN 技术

消除流动伪影的第二个方法是基于第二回波再聚相. 其实第一回波相散"损失"的信号并未真正丢失,它只是沿相位编码轴错误定位了这血管. 偶回波重聚相只是把产自移动自旋的信号移回到原来血管的位置. 可见第一回波成像

中血管位置有错,有伪影.通过加额外的梯度脉冲,可把"偶回波"重聚相效应移植到第一回波上.既完成了聚焦作用,又不必用双回波序列.这种技术一般称为"梯度矩归零技术"(gradient moment nulling,GMN).别名有"流动补偿"或MAST(motion artifact suppression technique)[6,7,23,24].下面介绍梯度矩概念.

在一个体元内自旋运动使磁化强度在 TE 时间产生的相移 ϕ 可表示为

$$\phi = \int_0^{TE} \gamma G(t) \cdot x(t) \mathrm{d}t, \tag{1.3.2}$$

式中 $x(t)$ 代表质子位移,它可以是时间的函数.把它在 x_0 点作泰勒级数展开,则

$$x(t) = x_0 + vt + at^2/2 + jt^3/6 + \cdots. \tag{1.3.3}$$

代入式(1.3.2),得到各阶相移为

$$\phi_0 = x_0 \gamma \int_0^{TE} G(t) \mathrm{d}t, \tag{1.3.4a}$$

$$\phi_v = \phi_1 = \gamma v \int_0^{TE} G(t) t \mathrm{d}t, \tag{1.3.4b}$$

$$\phi_a = \phi_2 = \gamma a \int_0^{TE} G(t) t^2/2 \mathrm{d}t, \tag{1.3.4c}$$

$$\phi_j = \phi_3 = \gamma j \int_0^{TE} G(t) t^3/6 \mathrm{d}t, \tag{1.3.4d}$$

式中 x_0、v、a 和 j 分别代表恒定位置(静止质子)、恒定速度、恒定加速度、恒定加加速度(jerk),相应的 ϕ_0、ϕ_v、ϕ_a、ϕ_j 分别代表静止自旋、恒速运动自旋、恒定加速运动自旋、恒定加加速运动自旋到回波时间 TE 为止积累的相移.式(1.3.4)中的积分分别称为零阶矩、一阶矩、二阶矩、三阶矩,表示如下:

$$N_0 = \int_0^{TE} G(t) \mathrm{d}t, \tag{1.3.5a}$$

$$N_1 = \int_0^{TE} G(t) t \mathrm{d}t, \tag{1.3.5b}$$

$$N_2 = \frac{1}{2} \int_0^{TE} G(t) t^2 \mathrm{d}t, \tag{1.3.5c}$$

$$N_3 = \frac{1}{6} \int_0^{TE} G(t) t^3 \mathrm{d}t. \tag{1.3.5d}$$

更高阶矩实践上很少用到.其实,令 $N_0 = 0$,正是回波形成的条件,即在 TE 时,静止自旋相移为零,正是相干条件.如果令一阶矩 $N_1 = 0$,就是使恒速运动自旋在 TE 时积累的相移等于零,即达到相位相干.所谓梯度矩归零(GMN)技术,就是适当设置梯度时间结构,使各阶梯度矩等于零,这就达到了流动补偿.

如果 $N_0 = N_1 = 0$,则叫一阶补偿或速度补偿;若 $N_2 = N_1 = N_0 = 0$,则叫二阶补偿或加速度补偿;以此类推. 图 1.3.3 中给出了梯度回波(GE)序列中一阶流动(即速度)补偿的梯度结构. 图 1.3.4 中给出了自旋回波(SE)序列中一阶流动补偿的一种梯度结构. 图中,上面是梯度时间结构,下面是相位随时间的变化. 注意,在 SE 序列中,180°脉冲的作用是把 $TE/2$ 之前积累的相移反号. 在 TE 时刻相位回零指示流动补偿. 应当说明,用于流动补偿的梯度结构并不唯一. 根据需要,可以灵活设计.

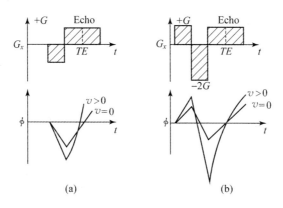

图 1.3.3　梯度回波(GE)中补偿一阶流动的梯度结构

(a) 无流动补偿的常规 GE 序列的读出梯度时序图,静止组织和以速度 $v(>0)$ 运动的流体的相位变化,注意移动自旋在 TE 时刻的相位不等于零;(b) 一阶流动补偿梯度,有额外的梯度叶,使静止和流动自旋在 TE 时刻都达到完全聚相

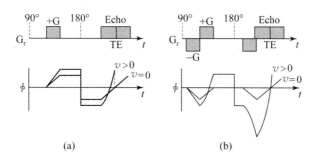

图 1.3.4　自旋回波(SE)序列中补偿一阶流动的梯度结构

(a) 无流动补偿的常规 SE 技术,在读梯度方向,流动自旋的相位按时间的二次方增加. 180°脉冲把前面积累的相位全部反号. 到 TE 时刻,以速度 $v(>0)$ 流动液体有一正相位角(见相位图). (b) 有一阶补偿的 SE 序列,在 TE 时移动自旋应有零相位角

　　图 1.3.5 举例说明了对二阶（即加速度）流动补偿所需要的额外梯度.（a）适合于梯度回波序列,（b）适于自旋回波序列. 它们导致匀加速运动自旋在 TE 时刻的重聚相. 也可以设计补偿三阶（加加速）流动的梯度时间结构.

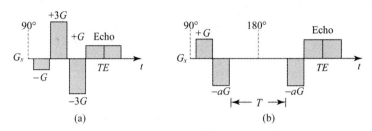

图 1.3.5　二阶流动补偿

（a）加速度补偿的 GE 序列;（b）加速度补偿的 SE 序列,参数 a 需通过计算来确定

　　各个增加阶次的流动补偿需要增加时间,以容纳额外增加的梯度脉冲,因而延长了回波时间 TE. 为补偿高次运动（比如加速和加加速）,必须增加梯度脉冲,这需要延长时间,最小 TE 不得不增加,它也增加了散相发生的机会,也就增加了产生新的伪影的可能性. 因此,通常在长 TR 序列中在读出和层选方向上用一次流动补偿. 于是在高次流动补偿和较长 TE 之间有一个折中. 性能优越的新一代 MRI 机器有强梯度和快上升时间,可允许没有过分延长 TE 而能达到更高阶次的流动补偿.

　　用 GMN 技术可以达到"偶回波重聚相"的条件,但 T_2 弛豫衰减时间短,故血管内信号比较强. 根据经验,用对比度增强剂（Gd-DTPA）时,流动补偿是特别有用的[25],一般说是必须用的. 在图 1.3.6 所示图像中,虽然在非增强扫描中,流动伪影生自横窦和乙状窦,在增强的图像中这些伪影特别突出. 因此,用 Gd-DTPA 增强后凹的图像时流动补偿总是要用的.

1.3.4　用流动补偿产生的新问题

　　同时用 Gd-DTPA 增强对比度和流动补偿时,在脑幕上面增加伪影,这些伪影很像软脑膜癌,如图 1.3.7 所示. 只在读出方向用一阶流动补偿时,还会产生一种空间失配伪影[26],如图 1.3.8 所示. 这样空间失配产生的机制用图 1.3.9 可以得到解释和说明. 在 180°脉冲时间（$TE/2$）和自旋回波检测时间（TE）之间,沿读出轴发生的任何运动都会引起在血流方向上沿读出轴位移的失配（图 1.3.9）.

凡产生血管内高强度信号的技术,比如偶回波重聚相、GMN 和 FRE,这种效应都是显著的.

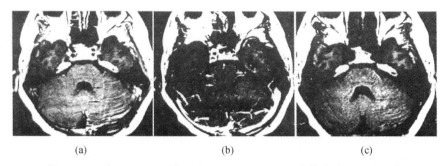

(a)   (b)   (c)

图 1.3.6 在 Gd-DTPA 增强后凹(posterior fossa)成像中应用流动补偿

(a) 非增强 T_1 加权(SE600/15)像显示,有产自左横窦(箭)的伪影上下沿相位编码轴.(b) 用 Gd-DTPA后,产生左横窦的伪影强度增大(箭)(SE600/15).(c) 在读出和选层方向用一阶流动补偿,在横窦内保持高信号强度(曲箭)并且流动伪影也最小.注意,仍有伪影产自内颈动脉(小箭),代表未补偿的与脉动有关的高次运动(SE600/22)

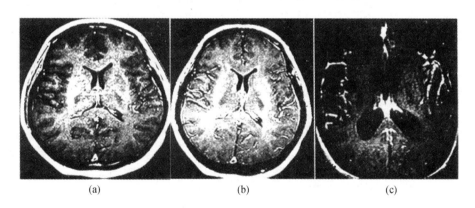

(a)   (b)   (c)

图 1.3.7 脑幕上流动补偿模拟软脑膜癌

(a) T_1 加权(SE550/16),Gd-DTPA 增强,非流动补偿轴位像显示无异常;(b) 有流动补偿和 Gd-DTPA增强(SE600/30),多条高强度线平行于中脑动脉的 sylvian 分支,很像软脑膜癌;(c) 有室管膜瘤的 33 岁男子头像(SE600/20,Gd-DTPA)中软脑膜癌的真样

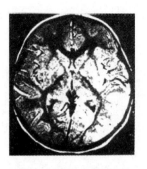

图 1.3.8 被流动补偿和斜向血流引起的脑 MR 像中的信号失配

GMN 技术产生高信号强度（小箭号），与快动脉流引起的流空（箭）相邻.重聚相的高信号不完善地叠加在血管流空上，因血流和成像平面是斜交的，因此在读出梯度（上、下）方向上被移位（SE3000/22 有流动补偿）

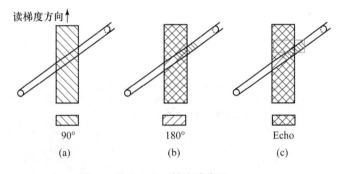

图 1.3.9 斜流动失配

血管与层面斜交，(a) 90°激发脉冲用右斜线阴影代表；(b) 180°聚焦脉冲用左斜线阴影代表，血管中只一部分受作用；(c) 在 TE 时间采集，血管中贡献信号的部分已移出层面，它的定位不是在原位，而是沿读出梯度方向位移，由此造成空间失配

1.3.5 心电门控

降低运动伪影的另一个措施是心电门控[27].把信号采集和心跳周期中某一特定时间同步，可以降低"观间"（view-to-view）相位角变化，于是降低了运动伪影.采 **K**-空间一行即采一个回波叫作一观（view）.用 ECG 的 R 波触发（或手指体积描记器的输出进行触发）可实现心电门控.心电门控的主要缺点是限制 TR 必须是 R-R 间隔的整数倍.

§1.4　血流在梯度回波图像上的流入或 TOF 效应

在 SE 图像中,流动垂直于成像平面引起 TOF 损失,是由于在 90°和 180°脉冲之间(第一个 $TE/2$)自旋运动流出成像层面造成的.用快梯度回波技术比如 FLASH 和 GRASS 时,TOF 效应并不总是引起信号损失.因为信号是由单 RF 脉冲产生的,不必等第二个(即 180°)脉冲.在 GRE 成像中,一方面 TR 很短, TE 也很短,这期间从成像层面流出了一部分自旋,另一方面,新鲜自旋流入了成像层面,于是引起 FRE 效应.结果,总效应通常是信号增强.当快扫描梯度回波技术用小角倾倒和短 TR 采集单层面时,每个层面都是"入口层面".另外,由于 TR 短,静止组织恢复也很有限,也倾向于增强 FRE 效应.因此,在 FLASH 和 GRASS 图像上 FRE 非常显著(图 1.4.1).然而,TR 太短时,$M_\perp$ 没有足够时间完全衰减($TR<150$ ms),可能形成 SSFP.尤其在 CE-FAST 情况,T_2^* 权重很大,倾倒角很小($\theta<30°$)时,自旋密度权重也很大,于是静止组织对信号贡献较高的权重,因而会相对减小 FRE 的效应.另一方面,较大的倾倒角有利于增大 FRE 效应(图 1.4.1).用 GE 成像最大 FRE 效应发生在 $\theta=90°$,$TR>150$ ms. 下面将讨论定量的关系.

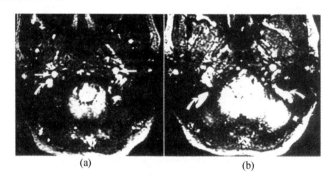

(a)　　　　　　　　　(b)

图 1.4.1　在单层面 GE 图像上的 FRE 效应

(a)、(b) 是通过颅底的邻近单层面 GRASS 图像,FRE 是最大的,因每个层面都是入口层面,没有 180° 脉冲,TOF 损失最小.注意,在内颈动脉(直箭)中向头侧流动,在乙状窦和右静脉球(曲箭)以及在下颌后的静脉(空心箭)中向尾侧流(GRE:$TR/TE/\theta=50$ ms/13 ms/60°)

1.4.1　在破坏 GE 序列中信号强度与激发脉冲数及倾倒角的定量关系

由图 1.2.11 所示,当血管中血流速度满足式(1.2.4)时,FRE 效应达到最大,这速度可称为临界速度 v_c. 当 $v \geqslant v_c$ 时,成像层面内的血是全新(未饱和自旋)的,这称为"流入增强". 然而,另一重要情况是 $v < v_c$ 的情况,这时层面内有部分饱和的血,也有部分流入的新鲜血.

在破坏梯度回波序列中,达到平衡时静止组织的纵向磁化强度为

$$M_{ze} = \frac{M_0(1 - E_1)}{1 - q}, \tag{1.4.1}$$

式中

$$q \equiv E_1 \cos\theta, \tag{1.4.2}$$

通常 $E_1 = \mathrm{e}^{-TR/T_1}$. 对有限数目 RF 脉冲,平衡值尚未达到,恰在第 m 个脉冲之前(用 m^- 表示),纵向磁化强度由下式给出:

$$M_z(m^-) = M_{ze} + q^{m-1}(M_0 - M_{ze}) \quad (m \geqslant 1). \tag{1.4.3}$$

由于 $|q| < 1$,在 $m \to \infty$ 极限情况,式(1.4.3)就简化为式(1.4.1). 对运动自旋来说,在其运动参考系中,信号行为也可由式(1.4.3)描述. 也就是说,不论自旋是否运动,式(1.4.3)都成立. 在第 m 个 RF 脉冲之后,这横向磁化强度为

$$M_\perp(m) = M_z(m)\sin\theta. \tag{1.4.4}$$

对不同角度的信号随 RF 脉冲数增加而降低(饱和)的曲线显示在图 1.4.2 中. 从图 1.4.2 看,对 90° 脉冲虽然第一个 RF 脉冲后信号很大,但之后是立即达到平衡值($M_\perp(2) = M_0(1 - E_1)$).

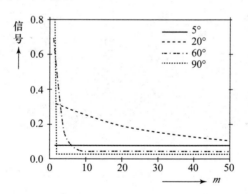

图 1.4.2　由式(1.4.4)得到的信号是 RF 激发脉冲数(m)的函数

这里取血液在 1.5 T 下的 $T_1 = 1200$ ms,$TR = 40$ ms(或 $TR/T_1 = 1/30$ 的任意实验),并假设在每个 TR 末残余 $M_\perp'$ 被破坏. 考虑运动时,横坐标与新鲜血在开始 m 个 RF 脉冲时间在 3D 成像体积中行进的距离 $d = mvTR$ 线性相关

1.4.2 二维成像

考虑成像的一个层面,血流与层面垂直,流速 $v < v_c$. 如图 1.4.3 所示(为了模型简化起见,我们假设血流为塞流状态),实验由 p 个脉冲组成,脉冲间隔是 TR. 为了讨论方便,把层面细分成 n 个子层面(又称"速度段"),其厚度由 vTR 定义,即在 TR 期间血流过的距离.

$$n \equiv \frac{TH}{vTR} \quad (n \geqslant 2). \tag{1.4.5}$$

这里 TH 代表层厚度. $n=1$ 情况正对应 $v=v_c$ 情况. 对于任意数 n,在一给定速度段中所有自旋经历同样的 RF 脉冲数. 成像层面的细分使我们有可能在血流存在时跟踪整个层面的信号行为. 一般来说,对大的 $TH/(vTR)$ 值,按最近整数细分是合理的近似. 不加任何 RF 脉冲之前,层面内是 M_0,第一个 RF 脉冲后层面内信号是

$$M_\perp(1) = M_0 \sin\theta. \tag{1.4.6}$$

第二个 RF 脉冲后血管内自旋有两群,一群占据层面的 $(1-vTR/TH)$,另一群来自流入的血,占据比例是 vTR/TH. 即一个 TR 后,血从区域 A 流入区域 B,如图 1.4.3 所示. 因此,层面内信号是两者贡献之和. 设倾倒角是 θ,则

$$M_\perp(2) = \left\{ \left(1 - \frac{1}{n}\right)\left[M_{ze} + q(M_0 - M_{ze})\right] + \frac{1}{n}M_0 \right\} \sin\theta. \tag{1.4.7}$$

一般说来,第一个 RF 脉冲之前占据区域 A 的血段,在第 p 个脉冲前将移动一个距离 $(p-1)vTR$. 在第 p 个脉冲之后,它将占据层面内第 p 速度段,并且经历了 p 个 RF 脉冲,在第 n 个脉冲发生的时刻,该速度段自旋群将经历总数为 n 个脉冲,并占据标号为 N 的速度段(图 1.4.3). 在另一端,在 $(n-1)$ 个脉冲前恰在 A 段之前的自旋群,于第 n 个脉冲后将占据区域 A,并且只经历了一个 RF 脉冲. 总之,n 个自旋群速度段(厚度为 vTR)分别经历 $m=1, 2, \cdots, n$ 个 RF 脉冲,M 序号在流动方向随位置 z 而增大. 从血管得到的稳态信号是对所有速度段求和,根据式 (1.4.3) 有

$$S(p \geqslant n) = \wedge \frac{\sin\theta}{n} \sum_{m=1}^{n} \left[M_{ze} + (M_0 - M_{ze})q^{m-1}\right]$$

$$= \wedge \sin\theta \left[M_{ze} + (M_0 - M_{ze})\frac{1-q^n}{n(1-q)}\right], \tag{1.4.8}$$

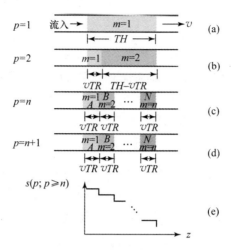

图 1.4.3　流入一个层面的自旋饱和是脉冲数 p 的函数

（a）第一个 RF 脉冲后,层面内所有被激发的自旋有等同的 M. m 指示在给定速度段中看到的 RF 脉冲数.（b）第二个 RF 脉冲后,$m=1$ 段是新流入的血被激发,$m=2$ 段是第二次被激发.（c）$p=n$ 个 RF 脉冲激发后,$m=n$ 的段经历了 n 次激发,$m=1$ 的段(新鲜血)经历了一次 RF 激发.（d）$p=n+1$ 次 RF 脉冲激发之后,m 值低的段贡献较强的信号.（e）显示信号是层面内流动方向位置的函数

Λ 代表放大器增益.给定速度段的饱和与整个层面饱和信号的比较,显示在图 1.4.4 中.对于整个层面的饱和或稳态行为,要求脉冲数 $p \geqslant n$,n 是由自旋的速度和层面厚度决定的参数.

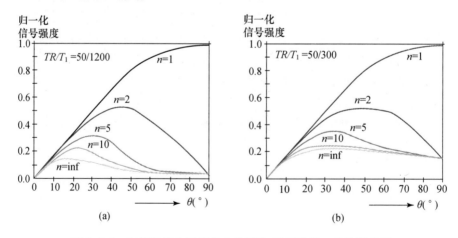

图 1.4.4　血信号作为倾倒角 θ 的函数,对脉冲数 n 的依赖关系

（a）条件是 $TR=50$ ms,$T_1=1200$ ms,或 $T_1/TR=24$;（b）条件是 $TR=50$ ms,$T_1=300$ ms,或 $T_1/TR=6$,比如血管中注入 Gd-DTPA 可降低 T_1

1.4.3 三维成像

在三维成像中,设流动与给定块(slab)垂直,可得到各个具体速度段的尺度的信息.三维成像的优势是高空间分辨,短 TE,层面很薄且锐.然而当血流入 slab 会遇到一个饱和问题.对 slab 中一个速度段信号的分析与二维层面情况是一样的,方程(1.4.1)仍然适用.只不过三维层面对应二维层面中的子层面(即速度段),m 代表速度段号和那一段经历的 RF 脉冲数.图 1.4.3 和 1.4.4 仍然适用,因血流入 slab 后逐渐变饱和.对大倾倒角只几个脉冲就可饱和.用小倾倒角时,即使自旋经历了 10 个 RF 脉冲,信号也未达到稳态水平.对于小倾倒角,M_z 只是稍微倾斜一点,几乎不需时间恢复.因此,当用小角激发时,甚至很慢的流动在整个三维区域都是增强的.

考虑另一方面,管壁光滑,血流很快时,倾向于产生比慢血流或静止背景(如脑实质、肌肉等)更大的信号.图 1.4.5 显示了颈动脉及其分叉处实际的空间速度分布.

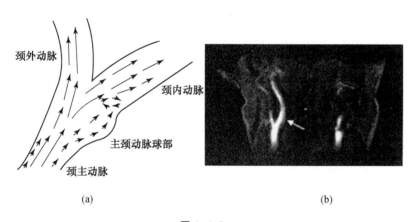

（a）   （b）

图 1.4.5

（a）在主动脉分叉进入内、外颈动脉中血流速度.在主颈动脉球部有涡流或涡窝,自旋流动慢.（b）通过主动脉的冠状层面,显示快流动处是亮的,慢流动(箭指球部)是较暗的

1.4.4 对低速流入效应的理解

由移动着的血增强的信号可以等效地考虑为一个具有短 T_1 的组织.这里准备对二维成像中血流入效应的伪-T_1(或 $T_{1流动}$)行为给出一个表达式.注意到图 1.4.4(b)中作为 θ 的函数的曲线形状类似于 $M_{ze}\sin\theta$,把运动血近似模拟为

具有短 T_1 的组织是可能的，T_1 缩短依赖于流速.

用 $M_{z,\text{flow}}(p,t)$ 表示在时间 t，经历 p 个脉冲的层面的所有 n 个速度段的平均纵向磁化强度. 假定流动与层面垂直，并且 $p \geqslant n$ 已达到稳态，我们要写出 $M_{z,\text{flow}}(p,t)$ 的微分方程. 从新鲜磁化强度流入第一段产生的增加，减去流出最后一段产生的减少，得到净变化，近似为

$$\mathrm{d}M_{z,\text{flow}}(p,t) = M_0 \frac{v\mathrm{d}t}{TH} - M_{z,\text{flow}}(n-1,t) \frac{v\mathrm{d}t}{TH}. \qquad (1.4.9)$$

取 $M_{z,\text{flow}}(p,t) \approx M_{z,\text{flow}}(p-1,t) \approx M_{z,\text{flow}}(n-1,t) \equiv M_{z,\text{flow}}$，则上式化为

$$\frac{\mathrm{d}M_{z,\text{flow}}(t)}{\mathrm{d}t} = \left[M_0 - M_{z,\text{flow}}(t) \right] \frac{v}{TH}. \qquad (1.4.10)$$

定义

$$T_{1,\text{flow}} \equiv TH/v, \qquad (1.4.11)$$

显然，这与布洛赫方程中 T_1 弛豫项的形式是一样的. 由于流入效应的有效 T_1 可由下式求得：

$$\frac{1}{T_{1,\text{eff}}} = \frac{1}{T} + \frac{1}{T_{1,\text{flow}}}, \qquad (1.4.12)$$

由式(1.4.5)，当 v 很小，即 n 很大时，$T_{1,\text{eff}} \to 0$. 当 $n=1$ 时，所有信号都是由新鲜的 M_0 产生的，并且 $T_{1,\text{eff}}=0$. 这意味着不需要恢复时间，就有 $M_z = M_0$，这正是最大的 FRE 效应.

1.4.5　克服 TOF 饱和的措施

血流入较深的层面后，会产生一定程度的饱和，叫 TOF 饱和. 如何克服或减轻深层面的 TOF 饱和，从而提高血相对于背景的信号强度？概括起来有如下一些办法.

1. 可变倾倒角技术

从图 1.4.4(a)看，在大约 $15^\circ \sim 20^\circ$ 倾倒角时，血和静止组织间对比度达到最好. 在 1.5 T，对比较慢的流动如头的 TOF 成像大都用此值. 但由于 TOF 饱和，在整个感兴趣区(ROI)中各层面血信号不太均匀. 这可用空间变化的激发角来克服，即沿流动方向线性增大激发角，以减轻饱和效应. 这方法称作 TONE (tilted optimized nonsaturating excitation).

2. 磁化强度转移饱和

用磁化强度转移饱和(magnetization transfer saturation, MTS)可以抑制背景组织的信号，从而增大血和背景组织间的对比度. MTS 是用专门设计的

$90°$ RF 脉冲(足够的时间宽度),频率稍微偏离开正常的水质子频率,用此脉冲饱和蛋白质上束缚质子,这些自旋通过交换把饱和转移到正常背景组织的水质子,从而抑制背景组织信号,而血信号几乎不受影响.实验证明,用 MTS 抑制白质和灰质信号,增大脑血对比度是显效的.抑制背景脑实质信号可达 25%,抑制心肌信号可高达 50%.MTS 的问题是体内运行时 RF 功率沉积比较大,需要仔细设计和规划.

3. 使用对比剂

从图 1.4.4(b)看,缩短血的 T_1 可以显著减轻 TOF 饱和效应,从而急剧增强血和背景组织之间的对比度,如图 1.4.6 所示.血管内注入 T_1-缩短对比剂,在增强血管信号方面将起关键作用.使用对比剂,扫描可以很快,用更大视野而没有饱和效应,可得到更高空间分辨率.问题是动、静脉都很亮,并且在血-脑屏障破溃区得不到血管信息.用血管跟踪可解决上述两个问题.

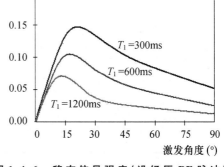

图 1.4.6 稳态信号强度(设经历 RF 脉冲数 $m=\infty$)随激发角的变化

$TR=20$ ms,三条曲线分别对应 $T_1=1200$ ms,600 ms 和 300 ms

4. 其他方法

用多薄块可以降低 TOF 饱和.

用长 TE 扫描也有可能增大血和背景组织间的对比度,因为动脉血、静脉血 T_2^* 和背景组织 T_2^* 有差别,用长 TE 时,T_2^* 短的将衰减快,T_2^* 长的将加亮.

§1.5 相 位 成 像

相位分布图(map)或相位对比度最重要的应用是检查 MRI 主磁场 B_0 的均匀性、怀疑有出血时观察磁化率变化、测量流动(区分血栓和慢血流)和血管 MR 造影.当然还有其他应用.本节介绍相位成像基本概念和主要应用.

1.5.1 相位成像概念和方法

RF 脉冲激发后在时间 t 在 r 处一体元内的磁化强度由下式给出:

$$M_r(t) = M_{\perp r}\mathrm{e}^{-\frac{t}{T_2}}\mathrm{e}^{\mathrm{i}\gamma\left[B_0 r t+\int_0^t G_r(t)r\mathrm{d}t\right]}. \tag{1.5.1}$$

式中 $G_r(t)$ 是 r 处的梯度,它依赖于时间;B_{0r} 是位置 r 处的 B_0 值.在采集 NMR 谱时 $G_r(t)$ 通常是零.方程(1.5.1)右边第三个因子表明,这信号是一个复数信号,即有实部和虚部.它以拉莫尔频率在横平面上绕 z 轴进动.经正交相敏检波后信号为

$$S_r(t) = M_\perp r \mathrm{e}^{-\frac{t}{T_2}} \mathrm{e}^{\mathrm{i}\gamma \int_0^t G_r(t)r \mathrm{d}t}. \qquad (1.5.1\mathrm{a})$$

机器采到的原始数据矩阵分实部阵和虚部阵,它包含各体元的频率成分和相位.总信号由下式给出:

$$S(t) = \iint S_r(t) \mathrm{d}x_r \mathrm{d}y_r. \qquad (1.5.2)$$

用两个正交傅里叶变换处理后可给出所需要的数据,这些数据与图像中各体元的信号对应.其实,傅里叶变换直接输出的是实(X)和虚(Y)数据图.模像是通过对各体元进行如下计算得到的:

$$M = (X^2 + Y^2)^{1/2}. \qquad (1.5.3)$$

相位图由下式给出:

$$\phi = \arctan \frac{Y}{X}. \qquad (1.5.4)$$

这里用 4-象限反正切函数,其主值范围扩展到 $(-\pi, \pi]$,详见《核磁共振成像——物理原理和方法》书中 §7.5 节.

1.5.2　相位像的灰度表示

相位的周期是 360° 或 2π 弧度.相位是用度($0 \sim 360°$)或用弧度($0 \sim 2\pi$)来度量.一般相位差写作

$$\Delta\phi = 2n\pi + \phi \quad (n = 0, 1, 2, \cdots), \qquad (1.5.5)$$

在相位像中在一个周期内,相位灰度随角度是线性变化的,如图 1.5.1 所示.图中是按 $-180°$ 到 $+180°$ 定标的,也可以从 0° 到 360° 定标.如果按后者定标时,从 0° 到 359° 多,灰度值线性随相位角增大.当相位角实际达到 360° 时,灰度急速跳回到它在 0° 的值.结果,灰度的急剧变化(从最大白到最大黑)可能只代表很小的相位差.一个实际的相位像如图 1.5.2 所示.

图 1.5.2 中显示的相位尺度太灵敏,以致相位数据溢出(给出急剧的灰度变化),说明有"卷绕"(wrapped around).图像中噪声有相位,这相位是随机的(很像噪声).这噪声在相位像中产生有斑点的背景.当然,这些背景噪声可以用模数据作"掩模",很容易清除掉(如果希望的话).即两个数据组在计算机中作比较,如果在体元内的信号的模小于一个指定的低电平,这相位信号置为零.

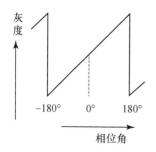
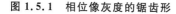

图 1.5.1 相位像灰度的锯齿形

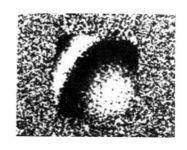

图 1.5.2 B_0 场分布图作为一个典型相位像的例子

围绕着水模外面的花斑来自随机相位噪声.灰度急剧变化的地方是"卷绕",信号幅度超过了全尺度(0~360°)测量范围

1.5.3 相位差像

实际上,所显示的相位分布图(map)绝大部分是相位差分布图,即两组数据的相位之差.这是因为机器本身会引进相位伪影,这些伪影从一个实验到另一个实验都是一致的,通过相减可以消除.如果两组数据 A 和 B 的实、虚信号分别是 S_R 和 S_I,加上额外的下标 x 和 y 以表明它们属于 xy 平面中特定的体元,于是

$$\tan\phi_{Axy} = \frac{S^{A}_{Ixy}}{S^{A}_{Rxy}}, \quad \tan\phi_{Bxy} = \frac{S^{B}_{Ixy}}{S^{B}_{Rxy}}, \tag{1.5.6}$$

ϕ_{Axy}、ϕ_{Bxy} 分别是数据组 A 和 B 的对应体元的相位.在两个数据组之间计算(诸像素进行)的相位差分布图是一个体元阵列:

$$\phi_{xy} = \phi_{Axy} - \phi_{Bxy}. \tag{1.5.7}$$

如果两幅像用相同步骤,以相同分辨率采集,绝大部分不想要的相位伪影都可以消除,并且在其灰度强度上两幅像的相位差是均匀的.如果不是这样,在相位分布图中的某些特征可服务于特定目的,譬如诊断主场伪影(B_0 均匀性)、流动血,或定域的组织磁化强度变化等(见后面讨论).

1.5.4 在相位分布图中的运动伪影

在相位分布图上由运动引起的伪影直观看是不明显的.图像中数据定位是在图像采集各阶段信号的共振频率决定的.这些信号是通过足够快的取样(满足奈奎斯特判据)测量的.因为在重建中数据被处理的方式,一个明显遭受伪影的相位分布图可以感觉出来.当相干相位区在被成像物体的外面时,在那里相位应该是随机的(即只来自噪声).两个有伪影的像之间的相位差分布图可以显示比相应模像少得多的伪影.因为在某些地方在一组数据中噪声的相位可以从另一组的相关相位信号中减去,反之亦然.然而,从敏感方法产生的相位变化的测量精度却丧失了.

1.5.5   用相位像检查主磁场均匀性

相位像最简单、最直接的应用是检查 MRI 主磁场 B_0 的均匀性,或用水模得到 B_0 场分布图.方法是采两幅像,其中一个数据采集相对另一个延迟一段时间.在图像中,有一小的场差(δB_0)的两点之间的相应变化由下式给出:

$$\phi = \gamma \delta B_0 t. \tag{1.5.8}$$

这一技术经常用 GRE 执行[28].也可以用一对 SE 序列执行,类似于油、水分离的 Dixon(第 6 章)方法[29].在两次实验中第一组数据在 TE 时间采集,第二组数据在 $TE+t$ 采集,或者移动 180° 脉冲的位置,其他参数均保持一致.这实验产生两次采集的相位差分布图.图 1.5.2 显示了一个典型的结果,正如前面提到的,图中在 $0 \sim 2\pi$ 范围内相位灰度是线性的,然后重复,有急剧的灰度变化可见.在这方法中选择延迟时间 t,可调整相位场图的灵敏度.即确定多大的场误差值,可产生刚好小于 360° 的相位变化.场分布图的重要应用是校正磁共振谱(第 5 章).高分辨场分布图可为定域谱提供一个可用的场范围.

1.5.6   测量磁化率分布

场均匀性测量的另一个重要应用是研究人体组织磁化率变化.除组织之间分界面如邻近鼻窦的空气/骨骼/组织界面或肺中空气/组织界面显示显著的磁化率变化外,最重要的磁化率效应是与出血有关的磁化率变化.磁化率 χ 是物质可磁化能力的一个度量.在外磁场 H 中,单位体积材料的磁矩由下式给出[30]:

$$M = \chi H, \tag{1.5.9}$$

M 就是磁化强度,它与外磁场强度 H 成正比.可见,磁场越高,磁化率效应就越强.几种不同的材料靠近,其具有不同 χ 值,于是当地 M 受到扰动,当地磁感应 B 被改变:

$$B(x,y,z) = \mu_0 [H_0(x,y,z) + M(x,y,z)]. \tag{1.5.10}$$

所谓场分布图(map)是指 B 的分布,主要关心的是居支配地位的 B_z 分量.主磁体提供的外场是 $B_0 = \mu_0 H_0$(图 1.5.3).出血时,损伤区域的空间磁化率急速改变,并随时间演变(见表 1.2.1),于是可观察到 B 也发生变化.由于所用观察方法和执行实验的场强可变,了解在任一阶段发生了什么是比较复杂的事情.

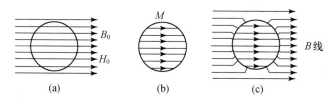

图 1.5.3

即使球形介质在均匀 B_0 或 H_0 场中均匀磁化,产生 M,在球内 $B=\mu_0(H_0+M)$,球外附近场也受到扰动

概括起来,由不同程度的顺磁磁化和不同化学形式的衰变产物引起信号变化有四种可能的机制:

(1) 顺磁核和质子之间偶极耦合引起后者弛豫时间常数改变.实践上在全身 MRI 中,大部分组织的 $T_1 \gg T_2$,由于稀浓度顺磁质影响,T_1 可降低到比 T_2 略大的范围,因此可看到信号增强.

(2) 质子通过顺磁中心周围的定域场的布朗运动即扩散效应.

(3) 在一体元内部各相干自旋等色群,因为当地感应的场不均匀性发生相对散相而引起信号损失.

(4) 因为顺磁核聚集结存在,引起在一体元内平均共振频率发生相对另外体元的移动.

头两个效应是微观的,后两个效应是宏观的.效应(2)、(3)、(4)的影响在高场比在低场大.效应(1)对场的依赖很不明显.扩散引起信号衰减,

$$S = S_0 \exp\left(-\frac{\gamma^2 D G^2 t^3}{12}\right), \tag{1.5.11}$$

S_0 包含 T_2 衰减在内,G 是磁化率效应产生的梯度,t 是信号演变的时间.如果假定从顺磁系统产生的场梯度正比于静磁场(B_0),那么场越高,扩散效应也就越大.基于这种模型,如果用 dMRI 已测出 D,那么微观场梯度的幅度可以推论估计出来.

在一体元内,由场不均匀性引起散相而产生有效 T_2 值,即 T_2^* 由下式给出:

$$\frac{1}{T_2^*} = \frac{1}{T_2} + \gamma \delta B_{ov}, \tag{1.5.12}$$

式中 δB_{ov} 是在选定的区域内的场偏差. 在实际图像采集中, T_2^* 的减小在两方面影响 SNR, 可用下式表示[31]:

$$S = S_0 \exp\left(-\frac{TE}{T_2^*}\right)(T_2^*)^{\frac{1}{2}}, \tag{1.5.13}$$

式中 S_0 包括除依赖 T_2^* 之外的所有因素的贡献, 此式适合于 GE 成像. 因在 SE 成像中, $\exp\left(-\frac{TE}{T_2^*}\right)$ 应代之以 $\exp\left(-\frac{TE}{T_2}\right)$.

这效应可以根据相位差成像方程(1.5.7)进行观察. 与场不均匀性成像用的方法相同, 即方程(1.5.8)描述的方法. 从出血变化产生的场不均匀性变化不超过 1 ppm. 正常场均匀度是几个 ppm. 因此, 用相位图观察磁化率效应所需要的灵敏度比描画磁场的要高. 按方程(1.5.8), 要使相位差变化跨 $\pm 180°$ 范围, 就需要更长的延迟时间. 增大观测出血的灵敏度会引起主场不均匀性产生的卷绕伪影叠加在图像上, 如图 1.5.4(b)所示. 幸运的是, 这些伪影可通过用图像处理的方法予以消除[32]. 虽然场不均匀性达几个 ppm, 但那是就整个成像体积, 譬如超导 MRI 为半米直径球体积(即 0.5m DSV)来说的, 即在 0.5m DSV 内最大偏差为几个 ppm, 而磁化率病理事件可能在几个 mm 范围内达到 1 ppm. 因此, 场不均匀性引起信号变化很慢(跨越若干体元). 出血引起的信号变化虽然小一些, 但变化很快. 根据这一特征, 在图像处理中, 可对相位卷绕进行校正[32]. 图 1.5.4(c)是经过校正的相位图.

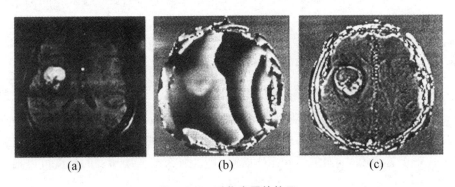

(a)　　　　　　　　(b)　　　　　　　　(c)

图 1.5.4　磁化率图的校正

(a) 用于计算磁感应 B 的延迟的 GE 图像($TE = 194$ ms); (b) 未校正的磁化率地图, 灵敏度 ± 0.5 ppm 对应相位变化 $\pm 180°$; (c) 经图像处理(对(b))校正过的磁化率图

可以定义两种不同形式的场不均匀性, 与上面列的(3)和(4)有关, 用

两个不同的符号表示. δB_{ov} 用于描写在一个体元内的场不均匀性. δB_{oc} 描写不同体元平均场之间的偏差. 方程（1.5.8）中用的及相位图上显示的是后者.

具有显著 δB_{ov} 效应的区域不一定与有显著 δB_{oc} 效应的区域重叠. 一个代表有高场梯度的区域，另一个代表具有高相对场移的区域. 典型地，两效应间不相关[33]，虽然两者都频繁发生，因此出血是普遍的病理发现.

在全身 MRI 中出血效应研究的主要驱动不是在严格诊断意义上，而是活体谱的性能. 场不均匀性引起谱线加宽，并且在相位编码谱中是造成谱没有稳定水平基线的一个因素. 如果出血引起场不均匀性，它定义在一个有不同当地场水平的体元区域，那么谱线甚至是错误分裂的.

1.5.7　用"斑马条纹"相位像显示流动效应

如果相位变化跨几个周期，则相位像看上去像斑马条纹. 条纹是恒定相位的轨迹. 让流动血通过一场梯度，它相对于静止组织有一相移，这用图 1.5.5 来证明，图中显示的是一个志愿者的大腿和膝的层面. 从流动血相位变化特征可看出，它相对于棒的平滑边缘是畸变的. 产生这种效应需要两幅像，一个用作参改，另一个修改参数使待研究的特征产生一相位变化，并产生基本的条纹图案. 在图 1.5.5 中用来产生基本条纹效应的方法是改变两幅像之间的数据采集，即使标准 GE 读梯度的负叶有所不同，这样使两次采集的回波在不同时间形成. 跨全幅图像相位周期数即条纹数由下式给出：

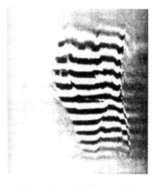

图 1.5.5　膝的斑马像
由流动血产生的不规则性记载着不同的相位

$$\delta A/A = \delta n/n, \qquad (1.5.14)$$

式中 A 是负叶的幅度，δA 是两次采集中梯度负叶的相对差，$n \times n$ 是图像矩阵. 通过改变负叶之间的延迟时间对流动进行编码，紧接着在正梯度时采集.

§1.6　MR 流动测量：飞行时间方法

MR 流动测量主要是测量速度. 测量方法大体可分为两类，一类是飞行时间法[34~36]，一类是相敏法[37~39]. 飞行时间法（TOF）测量流速的基本原理是，用

RF 脉冲标记(激发或饱和)一个流体团注(bolus),跟踪测量,它在 TE 时间运动了一段距离 d(如图 1.6.1 所示),可定流速:$v=d/TE$.

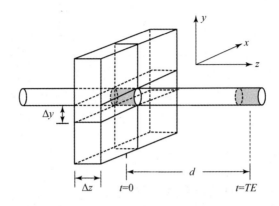

图 1.6.1　测量流速的概念图,激发或饱和垂直于流动的层面

1.6.1　团注激发跟踪测量方法

可以用 SE 序列,也可以用 GE 序列.典型的 SE 序列如图 1.6.2 所示.选层和读梯度在同一方向.假设流动沿 z 方向,即 v 与激发的层面垂直.在 $t=0$ 时刻,选择性激发一个厚度为 Δz 的层面,在 $TE/2$ 时刻加选择性 180°脉冲,配合 G_y 选择 Δy 层厚,为的是消除重叠在上、下面静止自旋的信号,并且流动到下游的团注应在 180°脉冲作用之内.为此,根据速度范围(见表 1.6.1),用不同的 $TE/2$ 加 180°脉冲重复实验比较回波幅度,以保证团注在 180°重聚脉冲的作用范围内.另外,180°脉冲的中心频率也应沿流动方向微调(相对于 90°脉冲),以保证团注在 180°脉冲作用内.在 x 方向加相位编码梯度,在 z 方向(选层激发方向)加频率编码梯度.成像平面是 zx 平面.所观察的流动效应将反映团注跨越层面厚度的整体速度轮廓或平均速度.沿选层和读梯度方向运动产生的相移将减小信号强度,但不影响所观察的位置.在 90°脉冲后 TE 时间,自旋回波将产生.由于沿流动方向加读出梯度,重建的模像将直接显示标记团注在 TE 时刻沿读梯度方向位移的量 d,如图 1.6.3 所示.于是可定出 $v=d/TE(1:1\ 像)$.

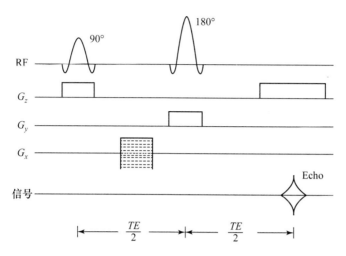

图 1.6.2   二维 TOF 法测量血流速度的 SE 序列

表 1.6.1   正常流速测量结果(cm/s)

位置	最大	最小	平均
颅内循环：			
内颈动脉			37±6.5
前脑			51(±12)
中脑			62(±12)
后脑			44(±11)
脊椎颈动脉：			
主颈动脉	≤180	≤30	
内颈动脉	≤115	≤20	
腹主动脉	60~140*		
肾动脉	≤100~125		
门静脉			15~17(±4)

* 与年龄成反比

实际上,用两个 180°脉冲可产生双回波.由于偶回波重聚相,第二回波信号将有可能比第一回波大.当然,双回波不一定必要.

为了产生一个参考图像,在图 1.6.2 所示序列中,在 $t=0$ 时用 G_y 脉冲代替 G_z 脉冲,就可产生在这流动平面内的传统像.两像比较,可确定血管的位置.

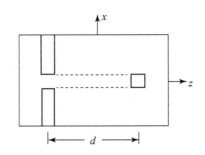

图 1.6.3　用图 1.6.2 所示序列得到的图像

1.6.2　激发团注一维跟踪法

　　激发团注方法的一个变型是用 GE 序列运行,激发层面仍与流动垂直,信号读出也是在选层方向. 但不用相位编码梯度,不成二维图像,只作一维采集,这样用回波时间期间激发团注相对位移可估计流速[35,40].

　　这样的技术比标准的成像方法快. 时间分辨足够快,可在心跳周期内跟踪动脉的流动. 然而定量测量精度受一定限制. 由于差的 RF 激发脉冲轮廓,标记区域边缘确定性差. 在较长回波时间,T_2^* 衰减引起显著信号损失也是限制测量精度的因素. 尤其是流动很慢时,要激发团注移动一个显著的距离,需要用较长的 TE,显然 T_2^* 衰减成为一个主要限制因素.

1.6.3　团注预饱和跟踪测量方法

　　图 1.6.4 是一个预饱和跟踪测量序列,并且是一个典型的 GE 流动测量序列. 首先用饱和脉冲和一个梯度(见图 1.6.4)预饱和一个与 z 轴垂直的带,血流沿 z 轴方向. 然后选一个厚度为 Δy 的层面(包含沿 x 方向的血流),对此层面(xz 面)作 2D 成像. 也可以对血管所在小区域加一串 RF 预饱和脉冲之后,在一心跳周期内快速采多层面图像,类似于在心脏成像时用的心电触发低角 GE 电影技术. 当这图像用电影方式回放时,可看到这被饱和团注在血管中流到下游. 根据测量到的位移和成像的时间参数可定量计算出血流.

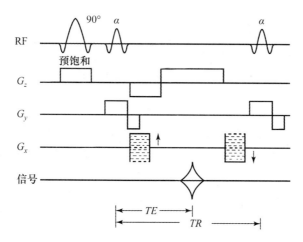

图 1.6.4　测量流动的预饱和 TOF 序列

定量测量的精度被几个因素限制：① 不完善 RF 饱和脉冲产生的团注边缘不锐；② 慢流动的动态范围理论上被饱和团注区域的 T_1 弛豫时间所限定；③ 因为该技术用产生层面内血管结构的实际图像去跟随这饱和的团注，这采集时间相对是很长的，故时间分辨相对来说是差的. 这样的饱和团注标记方法最适合于相对恒速流动的区域，即静脉流动和脑脊液；不太适合测量脉动（即动脉）流动.

1.6.4　临床应用

用梯度回波激发团注跟踪方法测量腹主动脉流速（结果列在表 1.6.1 中），结果与多普勒超声得到的结果相关性很好，揭示了两种技术之间峰流速和速度积分测量的一致性[35,40]. 预饱和团注方法更是临床 MRI 频繁使用的 TOF 技术. 这方法已成功用于成像腹动脉瘤的慢收缩期塞流和舒张期的退行流，证明是定流动方向和门静脉（图 1.6.5）中流速的一个简单方法，测量结果与多普勒超声[41]一致.

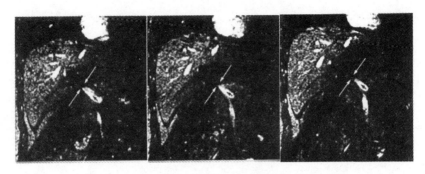

图 1.6.5　用预饱和团注跟踪方法测量肝门静脉流速

层厚 8 mm,在门静脉平面上,饱和带宽 1 cm 与门静脉垂直.用 GE 序列(GE90/10/35°),每幅像需 20
秒,预饱和脉冲之间相继延迟 30～60 ms.图像是顺序得到的,不需要心电门控.此图证明,在门静脉中
正常向前流动进入黑的预饱和区,这速度可通过测量图像间前沿(白箭)覆盖的距离而计算出来

§1.7　MR 流动测量:相敏方法

测量流动的相敏法基于自旋流进场梯度会积累一个相位,这梯度通常叫流
动敏感梯度.为了表述方便,不妨简称为流敏梯度.只要梯度是平衡的,静止自
旋不会积累相移.流敏梯度可以加在选层方向,也可以加在频率编码方向.根据
速度引起的相移,由相位像也可以确定流动速度.

1.7.1　相敏法测量流动的 SE 序列

根据《核磁共振成像——物理原理和方法》书中式(6.1.7),设流敏梯度的
幅度为 G_v,其有效时宽为 t_p,两梯度脉冲间隔(在 180°脉冲两边)为 t_D,则由于流
动,体元内信号的相移(图 1.7.1)

$$\phi = \gamma \int_0^{TE} \boldsymbol{G} \cdot \boldsymbol{v} t \, \mathrm{d}t = -\gamma \int_{t_1}^{t_1+t_p} G_v vt \, \mathrm{d}t + \gamma \int_{t_1+t_D}^{t_1+t_D+t_p} G_v vt \, \mathrm{d}t.$$

当 $t_p \ll t_D$ 时,

$$\phi = \gamma G_v v t_p t_D. \tag{1.7.1}$$

如流敏梯度取两个不同的值(G_1 和 G_2),其他参数完全相同,则两次测量之间体
元相位差为

$$\phi = \gamma (G_2 - G_1) v t_p t_D. \tag{1.7.2}$$

可见,相位差正比于速度.这相位有大小和符号,因此相位图可给出流动方向,中
等灰度可代表零流动,如图 1.7.2 右边所示.流速动态范围设置在 $-\pi \sim 0 \sim +\pi$

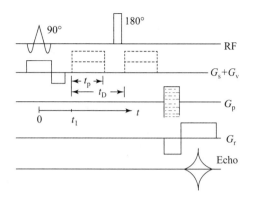

图 1.7.1 相敏法测流速的 SE 序列

内. 图 1.7.2 左边是一志愿者脖子的有流敏梯度的 SE 轴位图像；右边是同一层面的相位图，静止组织显示中等灰度，动脉显示黑，静脉显示白. 图中灰度与流速线性相关，遵守方程(1.7.2). 在体元中如果只有流体存在，对测量平行于外加梯度方向的流动，这相位分布图技术是精确的.

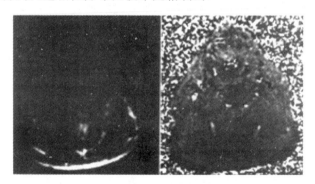

图 1.7.2 一对图像

左：传统 SE 模像(有流敏梯度加在选层方向)；右：用左图计算的相位像，显示通过层面流动的存在

1.7.2 相敏法测量流动的 GE 序列

在图 1.7.3 所示流动敏感 GE 序列中，设选层方向的梯度强度为 G_s，其有效宽度为 t_p，流体运动速度 v 与所选层面垂直. 进行两次相位成像，两次成像条件的差别只是选层梯度的负叶不同. 相对于第一次，第二次成像时，只是把选层梯度的负叶延迟 t_D 时间. 第一次成像时，流动自旋的相移：

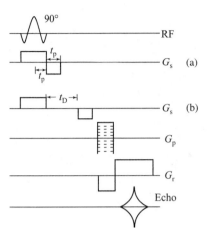

图 1.7.3   相敏法测流速的 GE 序列

$$\phi_1 = \gamma \int_0^{TE} \boldsymbol{G} \cdot \boldsymbol{v} \, t \, \mathrm{d}t$$

$$= \gamma \left(\int_0^{t_p} G v t \, \mathrm{d}t - \int_{t_p}^{2t_p} G v t \, \mathrm{d}t \right)$$

$$= -\gamma G v t_p^2.$$

第二次成像时,把选层梯度的负叶推迟 t_D,这对静止自旋没有什么影响,而运动自旋的相移:

$$\phi_2 = \gamma \left(\int_0^{t_p} G v t \, \mathrm{d}t - \int_{t_p+t_D}^{t_p+t_D+t_p} G v t \, \mathrm{d}t \right)$$

$$= -\gamma G v t_p t_D - \gamma G v t_p^2.$$

那么,负梯度叶有延迟和没有延迟所成的两幅像之间流体信号的相位差为

$$\phi = \gamma G_s v t_p t_D. \tag{1.7.3}$$

此式在形式上与式(1.7.1)完全一样,但是却代表了两个像之间的相位差. 我们注意到在式(1.7.2)中,如果流敏梯度 G_1 取为零,那么式(1.7.2)在形式上也简化为式(1.7.1),但应理解为它是流动敏感像和非流动敏感像之间的相位差. 当然,在式(1.7.2)中,如果取 $G_2 = G = -G_1$,则 $\phi(v)$ 灵敏度可提高一倍. 相位动态范围可设置为 $(-\pi, \pi)$,可显示出流动方向.

如图 1.7.1 所示,用相位差像测量流速时,固定 G 幅度和 t_p 时宽,调整 t_D,使 $\phi = \pm \pi$(斑马条纹减少到一个周期),则

$$v = \frac{\pm \pi}{\gamma G t_p t_D}. \tag{1.7.4}$$

类似地,流敏梯度也可以加在频率编码方向,或直接调整 G_r 的强度,或两叶间距.

1.7.3   用相位差对比度测量流动仿真的实例

对均匀直径流水管和变直径流水管用 GE 序列成的三对像显示在图 1.7.4 中. 在此像中左边是模像,右边是相位差像. 在相位差像中,左边是有锥度的玻璃管,右边是直径不变的玻璃管. 两种管流量相同,可方便比较,拿右边均匀直径管来说,设 $v = 13$ cm/s,$G = 20$ mT/m,$t_p = 4.30$ ms,$t_D = 8$ ms,则 $\phi = 23.88$ rad,相位变化的周期数 $n = \dfrac{\phi}{2\pi} = 3.8$. n 是图像上空间周期数,这种周期可以通过调整 t_p 或 t_D 或 G 而改变,对两幅像来说,尽量只调一个参数,把相位调成一个周期,

$\phi=2\pi$，根据其他已知条件就可定出 v. 图 1.7.4 显示的锥管相位图，最上面是无流动补偿的，因 v、a、j 均产生相移，在锥部相移积累加快，空间周期变短，且有 S/N 比损失；中间有一次流动补偿，第三个周期与均匀直径管的几乎相等，锥尖处加速度引起的相移变化很快；最下面有一次补偿和二次补偿，锥管和均匀直径管中相移周期几乎相等. 现在的技术，可以测 v、a 和 j，定量精度比较高.

1.7.4　应用相敏法应注意的问题

相敏法也有一些限制，比如测动脉血流时需要心电门控. 因为在一个心脏周期中，动脉血速度变化很大，要弄清其脉动特征，需把每时刻的速度测准. 如果没有心电门控，用手控的话，经常是误触发，且经常看到脉动伪影[42]. 背景相位误差与 RF 渗透差、磁场不均匀性、化学位移及回波失调（偏心）有关. 当然，在 SE 序列中回波失调

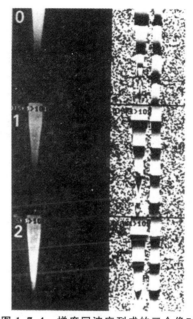

图 1.7.4　梯度回波序列成的三个像对
左：模重建；右：相位重建. 上：无流动补偿；中：一阶或速度补偿；下：一、二阶补偿. 左边管是锥形的，从上到下有加速度；右边管是均匀直径，液体速度（13 cm/s）恒定

不是主要问题，对普遍使用的 GE 序列却是个麻烦问题. 一个突出的相位误差产生于高阶运动效应. 这可通过用短回波时间[43]或高阶补偿来降低. 另外，各序列的梯度结构必须最佳化，并校准以对预定速度范围产生最大灵敏度. 如果超出预定范围，相位移动则超出 360°，于是产生信号损失、相位卷绕，结果错误地给出很低的速度值[41]. 例如，流速足够高，产生相移是 400°，这急速流动被当作低速流动，记为 40°（＝400°－360°）. 在这种情况，从急速流动产生的相移被指定到假的低速值（40°）. 因此，同样的技术可能需要不同的梯度结构，以便应用到不同的解剖部位和速度范围（例如脑和四肢、动脉和静脉）.

测量感兴趣方向的流速时，流敏梯度加在感兴趣方向. 而不感兴趣的方向有成像编码梯度，也可能有流动，或高阶运动（如加速度、加加速度），于是会产生散相，引起信号损失，降低感兴趣方向流动的测量精度. 这种情况，可在那些方向使用 GMN 技术予以抑制[44]. 用这种方式，这种技术动态范围可以延伸到测量非均匀流动的区域. 每当改变梯度、改变层厚或 FOV 以针对不同解剖区域

或不同的病人时,这序列必须重新校准.

用相敏流动测量的 GE 序列缩短了数据采集时间,增大了移动自旋和静止自旋之间的对比度,有利于快速流动的定量测量以及一个心脏周期内时间分辨的测量.背景相位误差可用几种方法克服:① 交叉两次扫描:梯度彼此相互反向以产生流动发生区域中的相位变化[45,46],称为速度成像的电影模式,VIN-NIE[45].一个数据组从另一个减去之后,由速度引起的相位变化加倍,而同时其他寄生相位源被减掉了.这导致 SNR 提高 $\sqrt{2}$ 倍.② 另外一个得到校正图像的办法是门控电影模式扫描[47].从所有其他心电门控扫描减去第一个像,以提供速度变化并消除了寄生的相位变化.前者更受欢迎,因为它给出实际的速度值(而不是速度变化)并且提高了测量的 SNR.③ 用全运动补偿梯度作一次控制扫描[48],从电影数据减去这个控制扫描.这样可给出绝对速度而不是速度差.注意这第一个像必须是充分补偿的,否则,加速度会引起一个误差.因为门控的二维相位技术能提供模像和相位信息,那么通过在模像上测量血管横截面积,把它乘以从相位数据导出的速度,就可以得到定量的流速(mL/min).

1.7.5 用一维相位数据(RACE)测流速[49]

一维投影技术(real-time acquisition and velocity evaluation,RACE)可用来从相位数据提取速度信息.这序列优点是高速,实时采集,速度测定有极好的时间分辨,其代价是牺牲第二维空间的分辨.序列如图 1.7.5 所示,用于测量与层面垂直的流动,在层面选择梯度之后,不加相位编码梯度,直接加读梯度(与流动方向垂直)以读出数据.TR 取 $10\sim40$ ms,TE 取 $6\sim10$ ms,经常用 $TR=20$ ms 可得到足够的采样.扫描可连续重复覆盖整个心跳周期,捕捉流动信息,时间分辨等于 TR,即每 20 ms 一个速度点.通常测 $10\sim20$ 秒,不需要门控.跟所有其他相敏方法一样,序列应校准到感兴趣的速度范围.回波时间尽可能短,以避免高次运动引起散相.要想分辨血管的位置,可用 EPI 序列作一次二维扫描.RACE 主要是捕捉速度的快变化信息.

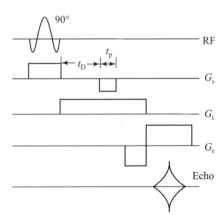

图 1.7.5 相敏法测量流速的一维 RACE 序列

用一维方法测量的相移反映各种

运动的贡献都在投影中.包括重叠的动脉、静脉的和运动的内脏结构产生的相移,它们结合在一起对所要的相位信息有破坏作用.为了克服来自结构运动感应的相移(这些结构不一定在感兴趣区内,但在投影之内,在一维读梯度轴上投影),有几种办法,比如空间预饱和、投影散相等.图 1.7.5 中 G_t 梯度叫扭转(twister)脉冲,目的是抑制静止组织.在测小静脉或流动比较慢时可考虑加扭转脉冲,测快速流动(动脉)时不必加.在加扭转脉冲后,静止组织体元内散相 $\Delta\phi = \gamma G_t \Delta y TE$ 达到 2π 时,信号对消为零,于是静止组织被抑制.血管只占体元一小部分,其由 G_t 引起的散相 $\Delta\phi$ 很小,远小于待测速度引起的散相.用 RACE 序列测量正常志愿者主颈动脉,给出 12 个心脏周期的速度投影,如图 1.7.6 所示,左图是 RACE 相敏测量给出的结果,水平轴代表时间,时间分辨为 20 ms,共测 10 秒,纵轴是相移(任意单位),经校准后可给出峰速度为 90 cm/s;为了比较,右图给出多普勒超声测量的结果(100 cm/s),投影很相像.至于 MRI 给出的峰速略低,理由是计算的速度代表跨血管的一个投影,因此它是一平均速度.所以,RACE 产生的收缩峰速度低于超声给出的结果,取决于峰流期间跨血管的速度轮廓.

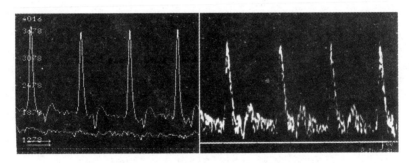

图 1.7.6　主颈动脉血流测量结果

左图:用一维 RACE 相敏技术测量正常主颈动脉血流给出心脏周期典型的速度波形.左面纵轴代表速度感应的相移(任意单位),水平轴代表时间,时间分辨是 20 ms,总采集时间是 10 s.经标定,峰相移对应峰速为 90 cm/s.右图:多普勒超声测量的结果,峰速是 100 cm/s

1.7.6　RACE 的临床应用价值

用 RACE 可测量颈动脉、股动脉、肺动脉、心脏和主动脉的血流.主动脉狭窄、颈动脉有阻塞时,测到的速度比正常速度低.在有脑动静脉畸形(AVM)病人中,观察到颈动脉流速增高,外围血管狭窄的地方观察到流速异常[50,51].因此,RACE 可用于诊断血管疾患.

§1.8　飞行时间法血管造影(TOF MRA)

早在 1959 年,Singer[52] 和 Bowman[53] 就考虑到血的体(bulk)效应,首次进行了血的 TOF MR 实验研究. 1960 年 Hahn[54] 认识到,自旋通过梯度场的运动将导致回波时有一相散,对一个双极脉冲,相移是 $\gamma G v \delta^2$. Packer[55] 1969 年研究梯度存在条件下用多脉冲时产生的信号行为,发现偶回波重聚相现象. 那时还没有考虑到成像,后来成像的文章都是对该现象的重新发现和应用. Moran[56] 于 1982 年延伸了这一概念,提出用双极梯度波形对速度进行"相位-编码"的概念. 上述这些工作为磁共振血管造影奠定了基础.

磁共振血管造影(magnetic resonance angiography,MRA)就是血管成像. 前面若干节讨论的与流动相关的 MRI 技术都是 MRA 的基础. 就本质来说,激发的自旋在空间变化的磁场中运动引起磁化强度的模和相位变化,这一现象提供了流动物质和静止物质之间的内在对比度. 因此,流动就像一个内在的对比度介质. 因为 X 射线在血中衰减和在周围介质中衰减本质上没有差别,因此,X 射线血管造影需要往血管内注射对比剂,这种对比剂有一定毒性,并且扎针病人也不舒服,对于危重病人甚至不可行. 而动、静脉的 NMR 成像不必要外源对比剂就可以得到. 这说明,MRA 是非侵入性的血管成像工具.

超声血管成像是利用高频声波能量的反射来成像. 血对超声波的衰减和反射特性不同于周围组织,因而可提供足够的对比度使血管可视化. 超声信号的多普勒频移也能用来显示流动的血. 但是,当血管被骨头挡住时不能观察到,体内深处血管或藏在厚脂肪性组织层内的血管也难以探测. 超声检查的另一问题是,产生的图像高度依赖于操作者的技巧,因为超声探头是用手置在病人体表上. MRA 克服了 X 射线和超声成像的所有缺点.

MRA 要求在图像中静止质子贡献的信号大大减小甚至消失,而只有运动或流动质子(比如血)贡献的信号出现在图像中. 在 MRA 中要体现两个要素:产生流动敏感信号,抑制静止质子信号. MRA 技术可分为两大类:一是相位敏感法[54],二是流入(inflow)敏感法或飞行时间(TOF)法[52,57,58]. 前者也称为相位对比度技术(PC MRA),而后者称为飞行时间(TOF MRA)技术. 两者都是基于短 TR 梯度回波序列. 突出血管信号的采集(三维或二维多层面)完成后,一个计算机算法称为最大强度投影(maximum-intensity projection,MIP),连接空间中高强度点以产生 MR 血管造影图. 这数据组可以用电影形式从任何角度看,或者提供二维(硬拷贝)投影. MRA 按图像表达形式又可以分为"亮血"

MRA 和"黑血"MRA. 对于后者,则是用最小强度投影(Min IP)算法产生二维血管图. 本节主要讨论 TOF MRA,下一节讨论 PC MRA.

1.8.1 二维流入敏感(或 TOF)法

流入敏感技术的原理很简单,当一个层面被 RF 脉冲重复激发时,静止样品将被饱和. 另一方面,新鲜血($M_z = M_0$)流入这个层面将产生较大信号. 在流入方法中,可以用图 1.8.1 所示的 GE 序列直接测一维(一个层面的投影)或二维(层面)信号强度. 它利用的效应是流动相关增强(FRE). 单层面扫描时,因层面与血管垂直,每个层面都是"入口"层面. 为了使 FRE 最大,层面厚度尽可能薄,以提高对慢流动的灵敏度和选层方向分辨率. 临界速度 v_c 由方程(1.2.4)给出. 当用顺序多层面 GE 扫描时,层面之间可邻接,甚至搭接. 在 TOF MRA 情况,应当用流动补偿和短回波时间,以尽量减小运动感应的相移和高阶流动引起的信号损失. 为了尽可能缩短 TE,可用非对称采样,只采前半个回波.

如图 1.8.1 所示序列,在选层和读出方向都有流动补偿,以使流动感应相散引起的信号损失最小. 适当选择序列运行参数,以使流入层面的血信号最大. 在大部分情况,TR 取 $30\sim40$ ms,激发角取 $40°$,可使静止组织足够饱和. 根据式(1.2.4),薄层面有助于避免慢流动血流入层面后饱和.

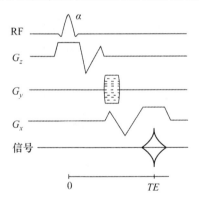

图 1.8.1 流入敏感法 GE 序列,在选层和读出方向都有流动补偿

这种 TOF 方法,对脉动流动、RF 场不均匀、涡流等引起的误差不敏感. 因为 TOF 步骤只用纵向磁化强度,它对流动在横向磁化强度上感应的相移也不是太敏感[59],可以不用预饱和. 如果使用预饱和技术并选择很薄、邻接的二维层面和数据采集,有可能区分动脉和静脉,甚至同时区分[59]. 这种技术不需要从一个像减去另一个像以消除静止物体的像,总的采集时间可减半并且不易遭受由于涡流引起的失配伪影[60].

流入技术也有一些局限性.它本质上是定性数据而不是定量数据,并且信号强度对流动速度是不敏感的.换句话说,只要流速高于一定的临界值,信号强度基本不变.当然,这在某些情况是有利的,因它对很宽的速度范围有很均匀的灵敏度.

血管产生信号只占层面总信号的一个很小百分数.MRA 要求抑制静止背景信号.可以用大倾倒角(90°)SSFP 序列(图 1.8.2)抑制静止质子的信号,FRE 效应很显著,因静止组织大大饱和了.重建出所有层面的像后用最大强度投影算法处理,以得到造影图像.图 1.8.3 显示了颅内血管造影图[61],是用二维 TOF 技术作的一系列层面的像,它通过 MIP 技术得到.

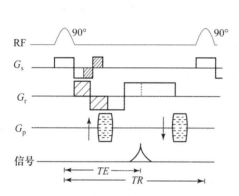

图 1.8.2　通过多层扫描获得三维体积血管造影图的脉冲序列

RF 是单主瓣 90° sinc 脉冲

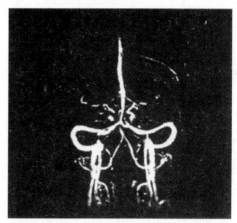

图 1.8.3　用二维多层面 TOF 技术得到的正常颅内 MR 血管造影图

证明了静脉结构因无自旋饱和,有极好的可视性.$TR/TE=30/10$,60°倾倒角,层厚 3 mm,层面重叠 1 mm

1.8.2　最大强度投影显示

最大强度投影(maximum intensity projection,MIP)是基于射线投影的算法软件.思想是投影三维数据组或二维图像数据栈到一个二维平面上.预定一条视线(直线),跟踪前进,一个像素一个像素观看,只把新遇到的强度最大体元的值写到投影平面上.在整套数据组内产生所有血管的二维投影,背景信号如落在某一预定阈值以下便置为零(沿视线走过去,所有像素值都在阈值之下),如图 1.8.4 所示.最大强度投影可沿任一角度进行,允许数据组绕任一轴作 360°旋转显示[62].

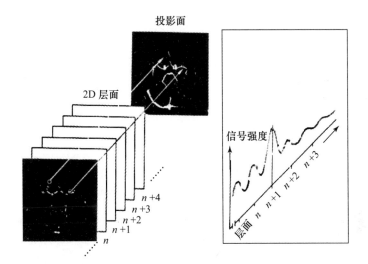

图 1.8.4   用于处理二维和三维 TOF MR 血管造影图的 MIP 计算机算法

在各个邻接或重叠的 GE 图像(n、$n+1$、$n+2$ 等)中,FRE 提供很高的血管相对于静止组织的信号对比度.计算机自动射线跟踪沿穿过二维图像数据栈的一条预定视线逐个体元地评估信号强度.只投影在预定阈以上的信号,血管像可产生出来而不必采集额外的掩模像

流入增强和适当脉冲序列参数(θ、TR、GMN)保证了最大强度总是与血管有关.通过改变投影角得到多个投影像,有助于观察者得到正确的三维信息的空间印象.按角度步增快速显示多个投影,将产生连续旋转三维物体的印象,对复杂血管结构产生三维显示的效果.

1.8.3 三维傅里叶变换梯度回波 TOF

三维傅里叶变换(3D FT)梯度回波 TOF 也是基于流入增强的技术[63,64].为使 FRE 最大,感兴趣成像体积中层面要与血流垂直(图 1.8.5(a)),TR、α 角都要最佳.作脑血流时,应当用发射/接收头线圈,以防止成像体积外面的血被激发和饱和.用流动补偿、短 TE、极薄分层、小体元,以减少体元内因相位分散引起的信号损失.一维模拟证明,如果流动跨体元线性变化,引起散相达 2θ,则信号将降低到原来强度的($\sin\theta/\theta$)倍.对于 $180°$(图 1.8.5(b))散相,信号将降低到原值的 $2/\pi$,即 30% 的信号损失.对于 $360°$ 散相(图 1.8.5(c)),信号将对消为零.体元越小,由速度感应的相移范围 $\Delta\phi$ 越窄,相位对消越小,于是信号损失也越小.用 GE 序列,在读方向可用非对称取样,以尽可能缩短回波时间.虽然用复杂梯度结构进行高阶补偿是可能的,但实际上,用一阶补偿与很短 TE 相结合比高阶补偿更有效[65]，而且提高了成像速度. 所以，一般流动补偿只补一阶、不补高阶，并缩短回波时间.

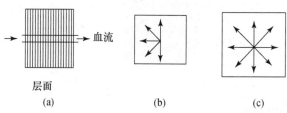

图 1.8.5   体元内血流信号的相位分散示意

（a）层面与血流垂直；（b）体元内散相 180°；（c）体元内散相 360°

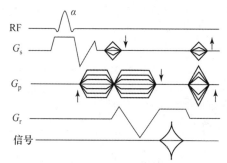

图 1.8.6   三维梯度回波 TOF MRA 序列

在读出、相位和选层三个方向都有速度补偿

用三维 TOF MRA，一个厚体积被激发，脉冲序列如图 1.8.6 所示，在层面选择方向通常分 16～128 层，三维傅里叶变换重建终像，体元可小到 $0.8 \times 0.8 \times 0.8 \ mm^3$，比二维 TOF 的小，而 SNR 不低，层面轮廓好，T_2^* 效应也比二维 TOF 的小. 在三维 TOF 成像中使用很短 TE、一阶流动补偿和小体元，使这种技术相对能抗湍流效应，又具有多投影显示血管的能力.

3D FT TOF 成像对评价颈动脉分叉很实用（图 1.8.7）.

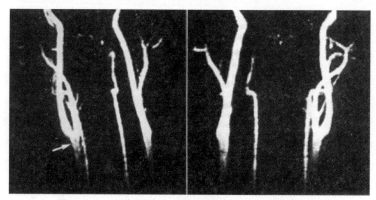

图 1.8.7   正常颈动脉和脊椎动脉的 MR 血管造影图

两个斜视图是用 MIP 算法从一冠位 3D FT 采集（6 分钟）产生的. 左：右分叉处（箭）RAO 视角；右：左分叉处 LAO 视角

缺点: 宽 slab 激发/饱和依赖于流速决定的在 slab 内的驻留时间和 RF 脉冲频度(TR). 由于饱和效应可能损失血管对比度,如图 1.8.8 所示,估计总 FRE 的损失发生在 $10\sim20$ 次激发之后[65]. slab 薄时,血管内的血基本不饱和; slab 厚时,血液远未流出成像体积便饱和了. 动脉流速高,FRE 比较充分. 而静脉血比较慢,外围动脉病理引起慢速动脉流动,可能甚至在较小成像体积中就变得充分饱和. 这就妨碍了这些血管的可视化. 因此,3D FT 方法被限制在相对小的急速流动的区域(脖子或头). 为了在三维 TOF MRA 中克服流入自旋的饱和问题,想了很多办法,比如减小激发角($<90°$),增加 TR,以增加流入自旋透入成像体积的深度,减小 slab 厚度,允许慢血流在饱和之前能穿越整个体积.

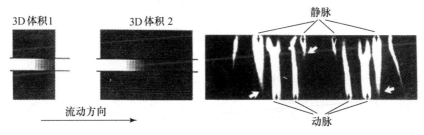

图 1.8.8　向前运动的自旋饱和

左: 穿过一薄体积 FRE 产生足够的对比度; 中: 流入的自旋远未到达厚成像体积末端就饱和了; 右: 脖子厚轴位体积,在向下流的静脉中由于慢流动前位饱和(血管壁处更慢),假性显示血管下端锥形(白箭),而快速流动的动脉血显示最小的饱和

对于三维数据总采集时间是

$$T_a = TR \cdot N_p \cdot N_s, \qquad (1.8.1)$$

N_p、N_s 分别是相编方向和块(slab)选方向的相位编码步数. 在大部分临床协议中,TR 取在 $20\sim40$ ms 之间,对于 3/4 矩形视野,矩阵取为 192×256,在块选方向细分 64 个薄层,这样总采集时间在 $4\sim8$ 分钟之间. 如图 1.8.9 所示三维 TOF MRA,随自旋深入成像体积,由于自旋经历了多次 RF 脉冲后逐渐饱和(图 1.8.9(a)),造成血管对比度下降以致损失. 横向磁化强度 $M_\perp$ 随 RF 脉冲增大而减小(图 1.8.9(b)),使血和静止组织之间信号差迅速减小. 如果穿过成像块时用可变的激发角[66]代替固定激发角(图 1.8.9(b)),情况就会改善. 在入口层面自旋以 M_0 进入,一个小激发角,例如 $10°$ 就可提供足够的信号,M_z 下降不多. 接下来激发角一点一点增大,则整个体积血自旋的信号可以维持或略有增加. 在原理上,根据整个成像体积和特定流速计算出激发角分布是可能的.

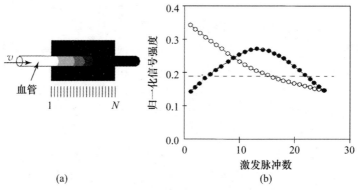

(a)　　　　　　　　　　　　　　　(b)

图 1.8.9　三维 TOF MRA 的信号饱和情况

(a) 当采用固定激发角 $\alpha=20°$ 时,块厚为 D 的整个体积内饱和情况. 血管对比度在靠近入口处比较大,靠出口处由于饱和对比度单调减小.(b) 横向磁化强度作为 RF 脉冲的函数. 对于固定激发角 $\alpha=20°$,$M_\perp$ 单调减小直到达到稳态(○). 然而,用变激发角 $\alpha=10°,\cdots,30°$ 时,在约 12 次激发后,M 达到最大值(●). 血的对比度在整个成像体积内可维持较长的距离

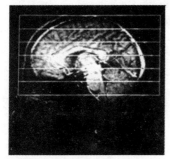

图 1.8.10

避免前向位自旋饱和的机制是用多个薄的 3D FT 体积. 成像整个颅内循环可能需要 4～7 个邻接或稍微重叠的 slab 体积

另一个方法是顺序采集多个较薄的 slab(每个 slab 分 16～32 层),以覆盖整个 ROI(图 1.8.10). 这样,流入饱和效应降低,允许慢流动血的可视化,同时保留了 3D FT TOF 的优点(空间分辨率高,体元小,SNR 高)[67]. 相比较,二维 TOF 很快,对评价慢流动和较大 ROI 比 3D FT TOF 更优越.

用磁化强度转移饱和[68](magnetization transfer saturation,MTS)抑制背景组织,也可以提高三维 TOF MRA 的对比度,降低血管边界的模糊和背景组织生理运动造成的伪影.

MTS 可以抑制背景组织,而对血信号几乎没有影响. MTS 的思想(详见 §4.1 节)是用偏离共振(off-resonance)RF 脉冲饱和不易动的质子(例如束缚在宏观大分子上的). 由于磁化强度交换和化学交换过程,一些饱和磁化强度被转移到某些背景组织,如灰质或白质,结果引起这些背景组织部分饱和. 而血不受 MTS 脉冲影响,结果使血和背景组织之间对比度增大. 这一技术在评价颅内动脉中增强血管对比度是特别有效的. 体内应用时受到高功率沉积的限制.

三维 TOF MRA 技术独有的优点是,用一个单数据采集可以得到解剖上复杂的血管分布结构及异常的多个投影,可以进行三维显示.把 MRA 和常规 SE 脑成像结合起来,对某些脑血管病人,可以增大 MRA 的灵敏度和特异性.三维流入 MRA 是否被普遍接受,依赖于它在疾病诊断中的灵敏度和特异性.在西方,三维 MRA 技术正在用作一个体检的工具,以识别正常血管和血管狭窄以及由动脉粥样硬化引起的阻塞.

1.8.4 黑血造影,最小强度投影

基于未饱和自旋流入(FRE 效应)产生血管对比度的 TOF 方法允许选择性显示动脉或静脉.根据静、动脉流动方向相反,巧妙运用预饱和 90° RF 脉冲[69],就可能把动脉和静脉分开成像.如在成像层面或体积的上边加预饱和脉冲,则静脉失去 FRE,而动脉仍保持 FRE,可以实现动脉可视化,消除了叠加的静脉信号.同样,预饱和脉冲加在下边时则动脉失去 FRE,只允许静脉成像.其实,巧妙运用预饱和脉冲还可得到"黑血"对比度.

"亮血"MRA 技术尽管用短 TE、梯度重聚和小体元,但有时由于流动情况复杂,叠加有自旋相位而遭受信号损失,这样会使信号降落过多而导致狭窄过估.解决这个问题的一个办法是通过在感兴趣区的一边加预饱和脉冲以饱和掉流入的动脉血,使动脉血是"黑"的.另外,动脉自旋通过用长 TE(用 SE 序列)有意使其散相增大,目的是使"狭窄"处更"黑",以避免狭窄过估.黑血图像采完后,用最小强度投影(minimum intensity projection,Min IP)算法[70,71]产生二维投影的血管造影图(图 1.8.11).在此技术中,复杂流动的存在实际对血管对比度有贡献,可能允许对狭窄作出更准确的估计.

1.8.5 三维快黑血像和黑血 MRA

黑血造影需要用黑血图像,利用三维 fSE 和流空效应可以产生黑血像,利用最小强度投影可产生黑血 MRA 像.用这类黑血 MRA,可视直径大于 0.5 mm 以上的血管和血管病理以及很慢流动或退行流动的血管[71~73].因为对比度产生于血管的流空效应,这种技术对在"白血"TOF 成像中发生的速度依赖空间失配伪影(§1.3 节)不敏感.

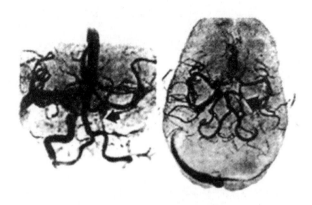

图 1.8.11　黑血 MRA 像

左：侧视 Min IP；右：轴视 Min IP. 是从 3D FT TOF 采集得到的，显示一个锥形细胞贫血小孩的右颈动脉完全阻塞（箭）

对三维 fSE TOF 黑血像用中间滤波器（median filter）[74～76]进行处理，可以显示小血管细节，如图 1.8.12 所示[76]. 从减像通过最小强度投影（Min IP）处理得到的轴位、矢位和冠位 MRA 像显示在图 1.8.13 中. 左上是滤波前的 Min IP 轴面像，靠近脑/壳界面处的血管在未滤波像上（图 1.8.13 左）是看不见的，在滤波过的像上是清楚的，这证明中间滤波器效果是显著的. 注意，宽度大于中间滤波器半宽度的血管是不增强的. 因此，中脑动脉、颈虹吸动脉和后面大的血管在滤波的 Min IP 像上看不到. 这是由滤波核的大小决定的.

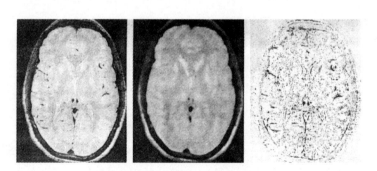

图 1.8.12　三维 fSE 黑血图像

$TR=1000$ ms, 有效 $TE=25.8$ ms, $ETL=8$, 相对带宽 $rBW=\pm15.62$ kHz, $FOV=22\times15.5$ cm², 厚 1.0 mm, 面内矩阵 512×256, 20 层/slab. 左：原始轴面黑血像；中：三维体积中中间-滤波的掩模（mask）像；右：从原始像减去掩模像得到的图像，主要显示小血管细节，大血管不被增强

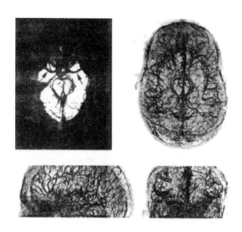

图 1.8.13

左上：中间滤波之前的 Min IP 像；右上：中间滤波后的轴面 Min IP 像；左下：中间滤波后
矢位 Min IP 像；右下：中间滤波后冠位 Min IP 像

§1.9　相位对比度血管造影(PC MRA)

1.9.1　用相位探测运动的原理

1. 双极梯度脉冲

如图 1.9.1 所示双极梯度脉冲,脉冲两叶面积相等,极性相反,间距为 T. 对静止自旋的横向磁化强度,双极梯度不产生净相移. 然而,对沿梯度方向运动的自旋,由 §1.7 已经知道,被速度感应的净相移 ϕ 可表示为

$$\phi = \gamma v T A_g, \qquad (1.9.1)$$

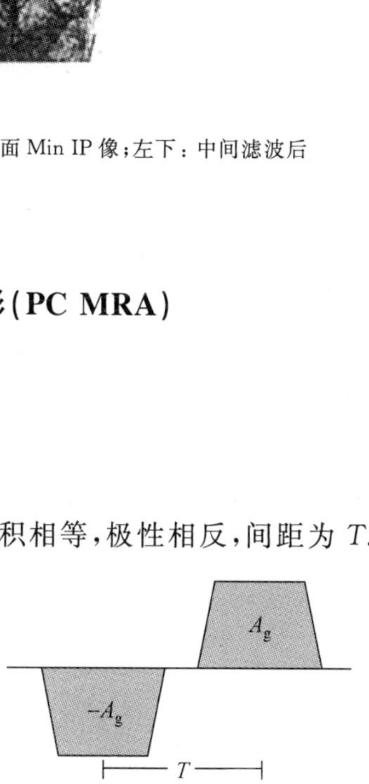

通常称这双极梯度为"流动-编码梯度",可简称为"流-编梯度". 这相移正比于速度 v,也正比于

图 1.9.1　双极流动-编码梯度脉冲

梯度对时间积分的面积 $\left(A_g = \int g(t)\,\mathrm{d}t\right)$ 及两叶间隔 T. 用双极梯度组合出更复杂的梯度波形,可用来编码高次运动,如加速度和加加速度(见图 1.9.2).

一旦横向磁化强度被赋予一个正比于速度的相移,那么不止一种方法可用来从静止自旋信号中检测运动自旋产生的信号. 由于流动-编码梯度脉冲只是

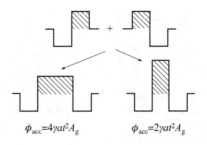

$$\phi_{acc}=4\gamma at^2A_g \qquad \phi_{acc}=2\gamma at^2A_g$$

图 1.9.2　加速度-编码梯度脉冲波形由结合两个速度-编码梯度波形构成

使 $M_\perp$ 产生相移的许多潜在源之一,直接检测相位通常是不实际的. 庆幸的是,非流动现象感应的相移可以通过各种调制机构去除掉.

　　2. 聚相-散相模减技术[77]

　　用大倾倒角、短 TR 梯度回波序列,静止组织饱和不贡献信号,仅流动血贡献信号,采集两组数据. 一组有流动补偿,得到流动血聚相的模像;另一组无流动补偿,如图 1.9.3 所示序列中,阴影部分的梯度不加,得到流动血散相的模像. 其他参数如 TE、TR 保持不变,两次采集,静止组织贡献的信号完全相同,只是流动信号贡献不同. 两组数据的模相减后,静止组织贡献的信号全部减掉,剩下的流动信号则夸大了,产生的血管分布图[77~79]如图 1.9.4 所示. 这方法需要用心电门控,采集数据可在舒张期也可以在收缩期[80],回波时间要短.

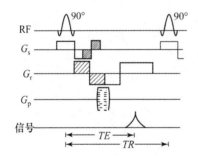

图 1.9.3　模减式相敏法血管成像序列

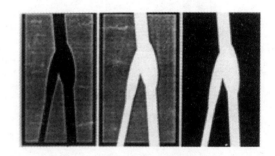

图 1.9.4　模减血管造影图
左:散相的模像;中:聚相的模像;右:中像减去左像得到的模像

　　3. 流动-编码梯度反转极性复数减技术[81,82]

　　把如图 1.9.5 所示流动-编码双极性梯度加在如图 1.8.2 所示序列的读梯度之前,采集两组数据,除流动-编码梯度极性相反外,其他条件完全相同. 然后对两组数据进行复数减,由于流敏梯度变换极性对静止自旋无影响,或者说在两幅像中静止组织有完全等同的信号,于是减掉了,剩下流动自旋产生的信号.运用此技术时,流敏梯度的幅度要小,以使体元内速度分布引起的相位对消最小.但另一方面,流敏梯度的幅度还要足够大,以使信号中由速度引起的相移可探测出来.对复数差数据有两种处理办法.

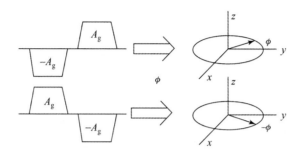

图 1.9.5

流动-编码梯度极性反转,则流动感应的相移具有相反的符号

(1) 复数差的模重建

计算复数差的模,用模重建图像.复数差数据的意义显示在图 1.9.6 中.采两组数据,第一组双极梯度的正叶在前,负叶在后;第二组双极梯度的负叶在前,正叶在后.其他条件相同.对两组数据求复数差,静止组织的复数差是零.只有运动血的复数差是非零的(图 1.9.6).用此法得到的 MRA 图,看起来运动的血是亮的,静止组织几乎无信号.复数差数据对体元内静止自旋磁化强度的存在相对不敏感,但它提供的像素强度并不与速度成线性关系,而是满足

$$I = k\left|\sin(\gamma v T A_\mathrm{g})\right|, \tag{1.9.2}$$

式中 k 是比例常数.这种关系如图 1.9.7 所示.当速度感应的相移比较小时($\phi < 1$ rad),复数差的模近似与速度成线性关系.然而速度感应的相移过大时,则与小相移不可区分(aliasing 效应).因此,需要控制流敏梯度脉冲,对于期望的最高速度,相移不要超过 1 rad.在此假设下有

$$x \approx \sin x. \tag{1.9.3}$$

于是,像素强度近似正比于速度.

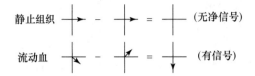

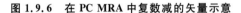

图 1.9.6　在 PC MRA 中复数减的矢量示意

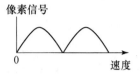

图 1.9.7　用复数差的模重建时,像素信号和速度之间的关系

（2）复数差的相位重建

对于复数差数据的相位计算,如图 1.9.8 所示,两次采集由流动引起的相位差是

$$\phi_{流动} = \frac{\phi_{流动2} - \phi_{流动1}}{2} = \frac{(\phi_{观察2} - \phi_{静止}) - (\phi_{观察1} - \phi_{静止})}{2}. \quad (1.9.4)$$

用此相位差数据,进行相位重建.在此相位像中,像素强度被设置得等于相位差,于是这像素强度正比于速度.但是它对速度的依赖是不连续的,而是以 π 为周期,如图 1.9.9 所示.注意,计算相位差时,为了保持所期望的速度和相位之间的线性关系,先移除静止组织从共振偏置条件产生的相移是非常重要的.当设置像素强度等于采集的数据的相位差时,这图像有确定的表观.静止组织和无信号区域典型地呈灰色,在流敏梯度方向流动的血有很亮的信号强度,与速度成正比.在相反方向流动的血呈黑色.

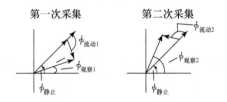

图 1.9.8　在 PC MRA 中相位差计算的矢量表示,两次采集的条件同图 1.9.6

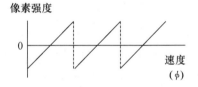

图 1.9.9　像素强度是速度的周期函数,相移以 2π 为周期

当速度定量成像时,往往用相位差显示.为了保证图像的定量性质,由速度以外的源产生的相位偏离必须消除掉.这些源包括共振偏离条件比如发射机失调、主场 B_0 不均匀性、化学位移和涡流效应等.

4. 血管选择性造影的方法

在临床实践中,经常限制造影图中血管的数量和性质.在 X 射线造影图中,是通过在选定的血管用导管注入对比度增强介质来实现血管的选择性.既然 MRA 用血的运动作对比度,选择性注射是不可能的.实际上存在好几种方法可以对血管进行选择性检测.

（1）饱和法：最经常用的方法是饱和感兴趣区外围的区域.所谓饱和区,是受强 RF 脉冲(典型倾倒角在 $90°\sim135°$ 之间)作用的区域,这些脉冲重复施加使区域内组织的纵向磁化强度变饱和.

流经这区域的血也变饱和.离开饱和区继而进入感兴趣区的血被搞得不可见,因为其 $M_z=0$,不能产生 $M_\perp$.一旦这血在 ROI 待了一会儿,它的 $M_\perp$ 达到新稳态,这血可变得可见.在许多临床应用中,饱和区是有用的.特别是这目标血管穿过饱和区到 ROI 只有一次的那些区域.

（2）速度筛选法：相敏 MRA 依靠速度差.这就有可能裁减流敏梯度,使被选速度范围的血产生最大相移.较小的流敏梯度脉冲将只对最高速度感应相移,对慢流血几乎没有影响.因为动脉血典型是高速的,静脉血是低速的,相敏造影图通常用小流-编梯度脉冲加亮动脉结构,用大流-编梯度脉冲加亮静脉结构,大流-编梯度将使高速血的相移超过 π,动脉结构的像素强度将不再正比于速度.

（3）选择脉动的方法：在活体内,动脉血倾向是脉冲式的,而静脉血流相当平稳,动脉脉动性依赖于体内动脉的位置,并且受狭窄影响很大,如图 1.9.10 所示.如果要加亮脉动流动而抑制稳态流动,采集数据应与心跳周期同步,在心跳周期内采集多点并计算各像素的标准

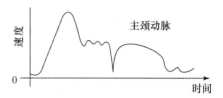

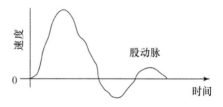

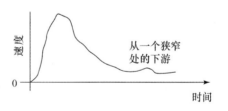

图 1.9.10　在体内几处,在一个心跳周期内的血速度

注意,在不同的血管中速度包络线差别很大,并受血管疾病影响

偏差,就可以在造影图上加亮脉动流动.因为平稳流动的标准偏差接近于零.

5. **多流动分量的多路检测**

在 PC MRA 中用流-编梯度脉冲感应的相移只是正比于与外加梯度方向平行的速度分量.为了建立包含所有速度分量的造影图,必须采集三维正交流敏方向的数据.既然一个流敏方向需要采集两次,那么三个方向共需采集六次.在

六次激发 PC 造影图上存在的信息,只有四个独立分量,即静止组织的和三维正交速度方向的. 有可能用四次激发多路检测机制[83~85] 更有效地获得这些信息. 执行四次激发时,每次都有流-编梯度脉冲同时加在所有三个正交方向上. 各次激发时,流敏梯度脉冲极性的组合是不同的. 一种可能的组合是:

激发梯度轴	X	Y	Z
1	+	+	+
2	−	−	+
3	−	+	+
4	+	−	−

这里＋、−号表示外加流-编梯度脉冲的极性. 四个分量的信息可以通过计算所采数据适当的线性组合提取出来. 从上述调制机制,这线性组合取如下形式:

$$静止组织 = E_{x1} + E_{x2} + E_{x3} + E_{x4}, \tag{1.9.5}$$

$$X\ 流动分量 = -E_{x1} + E_{x2} + E_{x3} - E_{x4}, \tag{1.9.6}$$

$$Y\ 流动分量 = -E_{x1} + E_{x2} - E_{x3} + E_{x4}, \tag{1.9.7}$$

$$Z\ 流动分量 = -E_{x1} - E_{x2} + E_{x3} + E_{x4}, \tag{1.9.8}$$

这里 E_{xi} 代表第 i 次激发采集的数据.

1.9.2　PC MRA 的重要属性

有几个重要属性可区别 PC MRA 和 TOF MRA 以及 X 射线造影.

1. 采集时间短,效率高

在相敏步骤中,每次采集都只对一个分量敏感. 如果需要完全的造影,至少需要采集四次以得到三个速度分量和静止组织分量. 这与大部分 TOF 步骤的单次检测(只测一个速度分量)不同. 然而,PC MRA 采集时间并不必须是 TOF MRA 采集时间的四倍. 因为对于 PC MRA 来说,最佳重复时间 TR 是系统可能的最短时间(例如 16 ms),而对于 TOF 造影来说,最佳 TR 比较长(例如 30～40 ms),以允许非饱和自旋磁化强度流入成像区.

2. 视野不受限制

PC MRA 图像采集相对来说不受视野限制,因为在相敏造影图中图像对比度源是运动. 对在小血管中慢流动的血的图像可在小视野内用 PC MRA,和在大血管中高速流动血在大视野内采集一样容易. 然而 TOF MRA 是受血管几何和血速要求限制的,因为要保证弛豫的血流入,ROI 必须最佳化.

3. 对静止组织抑制充分

因为运动是 PC MRA 的唯一的图像对比度源,故对静止组织产生的背景信号可以做到极好的抑制.然而用 TOF MRA 充分抑制背景组织是困难的,因为 TOF MRA 中图像对比度源是不同水平的自旋饱和.于是,在 TOF MRA 中为抑制静止组织的自旋磁化强度饱和,也抑制流动血的信号.TOF MRA 的另一个问题是,具有短 T_1 的组织(例如注入 Gd-DTPA 对比剂后的黏液和肿瘤)呈现与流动血一样的信号强度.虽然在 PC MRA 中组织间不同水平的自旋饱和也时而发生,但这不影响对静止组织的抑制,并且部分饱和的血只是呈现降低的信号强度.

4. 定量性质

广泛应用的相敏法 MRA 的一个属性是它的定量性质.这包括薄层面法,即对血管的横截面进行成像,各像素强度正比于流动感应的相移[86~88].另一方法是把图像的一个空间维转换成速度维[89,90].用这种方式采集的图像,不受从背景相移产生的伪影的影响,并且表观上很类似于多普勒超声图像.

5. 对 MRI 机器性能要求高

PC MRA 方法很强地依赖于 MRI 仪器的质量.具体说来与相位稳定直接相关,因为在 PC MRA 中相移被用来检测和度量运动.在 MRI 系统中最普通的相位不稳定也许是来源于涡流.涡流是磁场梯度脉冲在磁体内的金属结构中感应出来的.相位不稳定也可能来源于 MRI 仪器的发射机系统和接收机系统.因此,只有在高度稳定和具有自屏蔽梯度的系统上才能执行 PC MRA.在无心电门控、没有自屏蔽梯度但还比较稳定的 MRI 系统上,用 PC MRA 只能作静脉造影图.

1.9.3　相敏流动成像脉冲序列

1. 二维 PC MRA

把双极性流敏梯度插在二维梯度回波序列中,可以构成二维 PC 流动成像序列.二维 PC MRA 通常用单层面或多层面采集方式.二维序列的优越性在于快,可缩短对病人的总检查时间.然而,为了提供更多诊断信息,也经常采集额外的数据,这包括额外的视角或额外的层面位置.通过采集额外的数据可使一定类型的伪影最小化.例如,在心脏周期期间,血速度变化产生的相-编伪影可以通过检测平均速度感应的相移而最小化.具体说来,用相对大的 N_{ex} 采集,例如取 $TR=50$ ms,若心脏节律是 60/分,可选 $N_{ex}=20$,于是可使速度变化在心脏周期间取平均值.

2. 电影 PC MRA

用 ECG 同步数据采集,具体说来,用心电门控(ECG),R 波触发,以保证跨心脏周期每对应时间点所采回波反映近似相同的血速.同一个相位编码步采心脏周期内若干个对应时间点,全部数据采完后,参照同时记录的 ECG 信号,把数据重新排序,用心脏周期内对应时间点(TR 间隔)的数据构建图像,得到一系列图像,在心脏周期内按时间先后排列,用电影方式显示,这叫作电影采集.电影采集的心脏图像可以显示心脏收缩、舒张功能变化的情况.

对电影采集的改进序列称为"追溯性门控".即不用 ECG 的 R 波触发,而是以固定的重复率采集图像[91].二维相-编梯度的步增时间比平均心脏周期略长.数据采完后利用同时记录的 ECG 信号按照具体的心脏时相把数据分类,内插并重建图像,这叫"追溯性门控电影成像",其好处是改善了时序精度,并剔除了由于固定重复数后电影序列停止,下一心脏节拍重新开始发生稳态畸变引起的显著信号变化.

应当说明,"追溯性门控"虽比 R 波触发有改进,但要付出代价,即数据处理比较麻烦.因此,用 ECG 的 R 波触发的电影采集并未完全淘汰.电影 MRA 对成像外围动脉是特别有用的.因为在那些血管中血流典型是多向的,向前流、向后流都有,并在心脏各周期不同时间点保持一致.利用动脉血流动力学可以把动脉流动和静脉流动区分开来.

薄层面电影 PC 成像(显示的是像素的相位)应用很广泛[86~88].这些像提供了心脏周期内各时间点血速度的定量度量,并应用于头[92]、主动脉[45]、肾[93]、肠系膜[94]和外围血管[95].

3. 三维 PC MRA

三维造影图有近似各向同性的体元.由于体元很小,体元内相位变化是最小化的.然而,最显著的优点是,数据可以按各种方式追溯性地分析;可对任意视角产生二维投影;用三维 MRA 很容易产生血管的横截面.

4. 傅里叶速度编码

傅里叶速度编码脉冲序列是相敏速度成像的一种形式.这种序列等价于传统脉冲序列,只是空间定位的相位-编码梯度脉冲被双极流动-编码梯度波形代替.换句话说,傅里叶速度编码图像有一个相位-编码维,在那里信号的位移依赖于自旋速度而不是自旋位置.在这些像中,像素强度由成像系统灵敏度和待测 MR 信号强度决定.各像素的相位被共振偏置条件,比如发射机失调、场不均匀性和磁化率效应决定.图 1.9.11 显示了了用于人腹部的傅里叶速度编码像.在此像中,水平轴对应于受试者的左右轴,竖直轴是速度维对应于与受试者下、上轴平行的速度分量. 这里激发层面厚 5 mm. 注意,主动脉中速度分布是窄的,而静脉腔中速度分布是相对宽的.

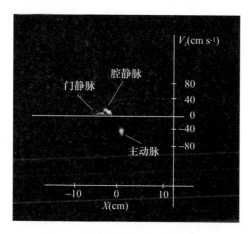

图 1.9.11 腹部的傅里叶速度编码像

有一个空间维、一个速度维,用于度量血管内的速度分布

1.9.4 数据后处理

当前用的许多 MRA 方法都是采集三维数据. 例如三维 PC 造影有三个空间维度. 电影二维 PC 造影图也是三维,只是由两个空间维和一个时间维构成. 不幸的是,三维数据在绝大多数单位没有硬件可直接显示,必须对三维数据作二维提取并转成适当形式比如胶片,以用于诊断. 当前用的几种方法列举如下:

1. 最大强度投影(MIP)

这方法在 TOF MRA 一节已描述过,就是对三维数据作二维投影,这样就损失了一维信息. 如果用变化的视角显示多个 MIP 投影,就可以产生三维物体的幻像.

2. 子体积重建

在理想的 MR 造影图中,血管和静止组织的像素强度相差足够大,能够保持用 MIP 算法只检测血管. 要完全抑制静止组织,特别是对于 TOF 方法,经常是不可能的,MIP 算法有可能投影最强的静止组织背景的像素,这使低像素强度的小血管特征难以检测. 如果把 MIP 算法只用于选择的一个子体积,就可使非抑制组织的表观最小化,而在投影像上血管对比度得以提高. 子体积重建还可用来剔除重叠的血管,增强感兴趣血管的外观.

3. 时域滤波

对用时间维采集的数据也可以用投影算法. 在动态范围内所有血管的表观可通过在时间维用 MIP 算法增强. 所不同的是, 沿射线走过去把像素强度的标准偏差, 而不是最大像素强度写到投影像上以突出动态特征, 比如动脉. 在心脏周期间信号比较恒定的比如静脉和背景被抑制. 但要注意, 阻塞和高度狭窄下游的动脉血流可能不再是脉动的, 一个标准偏差投影可能抑制而不是增强这类血管.

1.9.5 临床应用

PC MRA 在临床上经常用来显示病理血流情况. 用 PC 方法的主要原因有二：① 通过抑制背景信号改善了血管检测；② 利用速度/相位关系提供关于血流的生理信息. PC 方法的灵活性使它在临床环境显得比 TOF 方法更复杂. 尽管如此, PC 方法对于评价有可疑血管性疾病的病人越来越有价值.

1. 在 PC MRA 中流-编梯度强度的作用

双极流-编梯度脉冲的幅度决定速度编码量. 较大幅度使 MRA 对低速敏感, 而小幅度使 MRA 更突出高速[96]. 因此, 通过选择速度(更接近病理流动状态)编码, 可以产生显示病理条件的 PC 造影图. 对较慢流速的编码可改善静脉结构内比如硬脑膜窦或脑深部血管中慢流动的检测, 也能提高小动脉结构的可视化水平. 一般来说, 要使颅内动脉结构可视化最佳, 30 cm/s 的速度编码比较好, 可改善对沿血管壁慢血流的检测, 也有助于定义小血管和降低了流速的病理血管. 类似地, 当 PC 技术识别动脉瘤时, 为了使瘤中部慢涡流[97]最佳可视化, 用低速编码是重要的. 在 PC"速度"成像中, 相位卷绕(wrap)不是一个严重问题, 因为较高速度发生在血管的中央, 血管的形态主要是由血管边缘较慢血流的可视化来描写.

通过选择高速编码(100~150 cm/s)和用相位差重建, 图像能突出高速流动结构, 并保持定量的相位/速度关系. 对识别高流动脉、动静脉畸形, 或与颅内动脉瘤有关的高速流入喷射是有利的. 相位差图像也可把流动-感应的相移的符号编码为像素强度, 这对决定血管内血流的方向是特别有用的.

2. 在 PC MRA 中 T_1 对比剂的作用

血流入 ROI 经历多个 RF 脉冲后达到一个稳态, 其信号强度降低. 对 TOF MRA 来说, 慢流动血的饱和是成像的不利因素, 因为血液信号强度最终降低到和周围背景组织一样, 造成两者之间的低对比度以至于无法有效区分. 对 PC MRA 来说, 慢流动血的饱和也是一个问题. 但是在 PC 造影图中背景信号强度是零.饱和只是降低了血信号的强度,血管还是可见的.如果设法使慢流血的 M_z 增大,血管成像就会比较容易.通过使用对比剂比如 Gd-DTPA 缩短血的 T_1,就可以增快血的 M_z 的恢复. T_1 对比剂只在血流中,达到稳态可给出较强的 MR 信号.在 0.5 mmol/kg 浓度以下,T_1 缩短与对比剂的浓度成正比,相应稳态 M_z 也正比地增大.超过上述浓度,T_2 缩短效应将起支配作用,MR 信号强度开始减小[97].

对 PC 方法来说,静脉内对比度增强效应与速度编码有关.在高速编码时,慢流动有较低信号强度,可视化较差.在这种情况下,静脉内对比剂将显著改善对慢流动的检测.这在以下四种临床情况都是特别有利的.

(1)小动脉:慢速流动的小动脉由于饱和往往难以检测,会导致"血管阻塞"的误诊.静脉内注入对比剂,与慢流血相关的信号强度增大 2 倍,使血管易于检测.信号增大使测量血管流速的动态范围扩大,注入 T_1 对比剂后慢流动灵敏度增大的例子如图 1.9.12 所示.

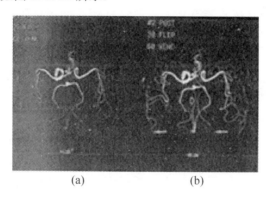

(a)   (b)

图 1.9.12 Gd-DTPA 增强的 PC MRA

(a) 用 256×256 矩阵和 20 cm 视野得到的非增强的轴位 PC 造影图.(b) 使用剂量为 0.1 mmol/kg 的 Gd-DTPA 后,用完全相同的成像参数重复扫描.较小的动脉分支(箭)以及静脉结构(空心箭)可以识别出来

(2)静脉结构:静脉结构成像可采用静脉内对比剂,以减轻静脉慢血流尤其沿血管壁更慢血流的饱和,从而得到成像质量更好的造影图.存在硬脑膜窦血栓的情况下,侧向流动的流速很慢,检测很困难,所以有必要采用对比剂成像.

(3)复杂流动:动脉瘤内的涡旋流动可能由于饱和而产生信号损失.通过缩短 T_1,这动脉瘤的腔可更好界定.

（4）增大空间分辨率：对大部分 MRA 采集，要提高空间分辨势必降低 SNR. 静脉内对比度增强允许用小视野和更高分辨的矩阵，因为对比剂提高了小血管的信号.

3. 在头和颈中的临床应用

PC MRA 在头[98]、颈[99]、腹[100] 以及外围血管[101,102] 中是有用的. 下面仅简介这些应用.

（1）脑缺血：PC MRA 有定量测量流速和流动体积的能力，可用来评价神经病学的疾病. 除了检测血管形态，PC MRA 还能确定具体血管的血流是否充足以及流动特征. MRA 检查的目的是识别降低的血流，确定其严重程度及病因. 通常，在内颈动脉，脊椎动脉，基底动脉，前、中、后脑动脉中降低或缺乏的血流都可以高精度地辨认出来. 导致脑缺血或梗阻有四大病理条件，都可辨认出来. 第一类是由持续低血压引起的全脑低灌注. 第二类是小穿孔动脉的血栓，导致深层结构比如基底神经节或白质的血管阻塞. 第三类是血栓性疾病，从先前存在的动脉粥样硬化病脱落下来的粉瘤样材料或栓塞物在远侧较小分支血管中产生降低的血流. 第四类情况是主血管的完全栓塞，导致降低或缺乏远侧灌注. PC MRA 经常用来确定上述哪种机制引起病人的缺血事件.

（2）脉管畸形：动静脉畸形（AVMs）常发生在脑幕上，位于软脑膜的浅表层. 偶尔畸形有楔形的样子，楔尖指向脑室系统. 有时脉管畸形区有硬膜成分，也有软膜成分，于是称为混合的 AVMs；畸形完全局限在硬膜上则称为硬膜 AVMs. 脊椎脉管畸形最经常定位在硬膜上，并经常含有直的动静脉瘘管. AVM 的原发灶变化不定，难以准确描述其特征. 一般在可辨认的馈动脉和较大的端漏静脉间的那部分畸形被定义为原灶，代表畸形内动静脉并行的区域. 因此它是畸形的低阻部分，并且引起与畸形有关的血流动力学变化. 定义 AVM 原灶的大小和位置的能力对病人适当选择手术、血管内疗法或聚焦的放射治疗是很关键的.

对 AVMs 病人，MRA 评价的目标是：① 识别给 AVM（图 1.9.13）供血的动脉；② 确定 AVM 原发灶的尺寸和位置；③ 定义漏静脉的位置和形态（图 1.9.14）；④ 识别高流动脉瘤；⑤ 检测 AVM 内瘘管的存在. 这病人先用 SE 图像评价，都做了矢状位 T_1 加权和轴状位快 SE T_2 加权像. 矢状位二维 PC 造影图以多速度编码（如 80 和 20 cm/s）采集，产生分别突出快速和慢速的图像，有可能定性评估 AVM 内的血流. 该方法的优点是，馈动脉可用较高速度编码定义，漏静脉可用较低速度编码描绘. 高流速也可以用电影 PC MRA 技术进行定量研究.

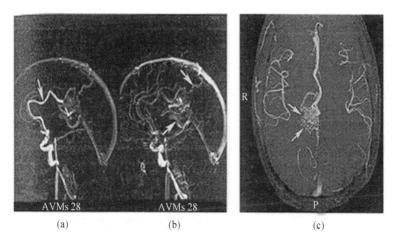

(a) (b) (c)

图 1.9.13 立体放射手术之前 AVM 的 MRA

(a) PC 造影图(速度编码＝80 cm/s)证明了右周胝胝体动脉(箭)扩张.(b) 第二个
PC 造影图(速度编码＝20 cm/s)揭示了深静脉漏进 Galen 血管.注意沿右顶叶中面
的皮层漏静脉(箭).(c) 在 PC 造影图之后,运行 3D TOF 采集,轴位投影证明了周
胝胝体动脉馈给 AVM 及 AVM 原发灶(箭)

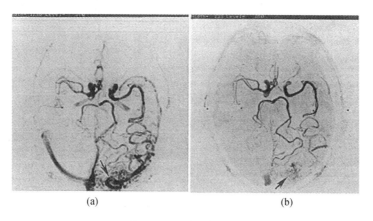

(a) (b)

图 1.9.14 枕叶 AVM

(a) PC MRA 证明了扩大的中脑动脉分支和右后脑动脉的扩张.有膨大的皮层血管覆
在脉管畸形的上面,其表层漏静脉延伸进横窦(箭).(b) 不用静脉内对比剂的三维
TOF MRA.脉管畸形的原灶(箭)被识别出来,后、中脑馈动脉描绘得很清楚

(3) 颅内动脉瘤:MRA 也可用来识别颅内动脉瘤.虽然 MRA 作为识别颅
内动脉瘤的非侵入性方法有突出的潜力,但在病人中使用必须小心谨慎.弄不

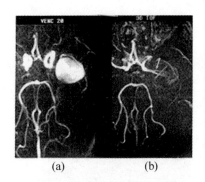

图 1.9.15 巨型中脑动脉瘤

(a) 轴面二维 PC MRA 表明动脉瘤内的慢涡旋流动(速度编码＝20 cm/s);(b) 轴面三维 TOF MRA 只显示高速流入喷射(箭),动脉瘤内的慢流动由于饱和是看不见的

好会导致误治疗,继而引起蛛网膜下大面积出血.颅内动脉瘤出血之前的识别至关重要,因为有急性蛛网膜下出血的病人几乎有一半在破裂 30 天内死亡.虽然三维 TOF MRA 能很好地描绘出颅内动脉瘤的形态,但关于动脉瘤血流动力学的额外信息只能用 PC MRA 得到(图 1.9.15).一个有用的方法是用二维 PC 造影图在一平面上描绘出动脉瘤和通导血管的轮廓.通过反复看三维 TOF 造影图选择一个适当平面是方便的. PC 造影的速度编码能够选择突出较快的流入喷射或较慢回旋的中心涡流.PCA 的另一优点是高信号强度血栓在造影图上不出现,于是对肿瘤内腔可以描绘得比较好.另外,时间分辨的电影 PCA 采集可定义动脉瘤的尺寸和结构在心脏周期间的变化(图 1.9.16).有时,动脉瘤壁的一部分在收缩期间将膨出,暗示这部分壁最可能破裂.可见,PC MRA 在 3D TOF MRA 用于颅内动脉瘤病人的术前计划时起很重要的辅助作用.

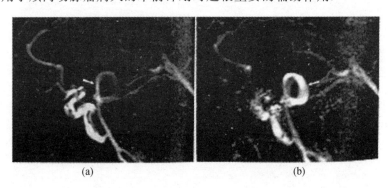

图 1.9.16 在心脏周期内动脉瘤大小的变化

(a)电影二维 PC 像在收缩期得到,代表心跳一周间采 16 幅像之一个.注意高信号强度流入喷射(箭).(b)舒张期间沿动脉瘤壁的慢流动能被正确评价(箭)

(4) 脑静脉血栓:复数差二维 PCA 对成像硬脑膜窦内的血流是一个快且有效的方法.通过选择一个相对慢的速度编码(如 20 cm/s),可使 PCA 对静脉流速灵敏.如图 1.9.17 所示,证明临床上关于硬脑膜窦有用的图像可在约 4 分钟内得到.一个中线矢位 PCA 显示了在矢状窦以及在内脑血管、Galen 管和直

窦中的流动.PCA 也能在轴面内得到,以检测侧窦和角血管中的流动.在此投影中,硬脑膜窦的回合处、侧窦的横段和乙状段都很清楚.

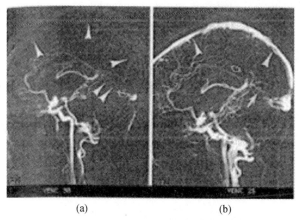

(a)　　　　　　　　　　(b)

图 1.9.17　矢窦血栓和再通导

(a) 以 30 cm/s 速度编码得到的矢位 PCA 揭示了在矢窦和直窦中没有血流(箭头).(b) 抗凝血治疗一个月后,PCA 证明了矢窦(箭头)已恢复流通.然而在直窦(箭)中仍有血栓.注意下面的矢窦是可见的(空心箭)

　　PCA 有几个特点:① 有利于成像硬脑膜窦;② 对所有方向流动都敏感,方便对复杂的几何结构成像,如乙状窦;③ 由于减掉背景组织对平面内的流动,也有较好的可视化;④ 高信号强度血栓能够和其他软组织一起从流动像中减掉,使 MR 静脉造影图对慢流动敏感并且只显示移动着的血.

§1.10　全身 MRA

1.10.1　对比度最佳化

　　TOF 和 PC 方法都应根据待成像的区域和目标最佳化.所谓最佳化,不单是得到最高的 SNR,还要最好的 CNR,即目标物的可见度.PCA 提供了最好的背景组织抑制,当两个相位像相减时得到最好的 SNR.当图像强度正比于速度时,较低的速度最难以观察.用 PCA 时,可以用大梯度使低速引起的散相足够大.于是,低速便可以有足够的对比.当速度随时间变化比较大时,会引起伪影,用电影模式,成像门控到心脏周期便可以克服.TOF 在多方面可给出好的对比度(后面将详细讨论),对此方法的主要改进来自磁化强度转移对比度(MTC)和应用对比剂.

　　另外,还有其他对比度机制,比如黑血[103]和稳态自由进动成像(反映血管组织特性而不是其流动[104]).在后者,挑战是使信号对流动不敏感,并用自旋密度或 T_1/T_2 从背景组织中辨认出血.下面着重讨论被 MRA 应用覆盖的身体的不同区域.

1.10.2　头和颈 MRA

　　虽然 MRA 广泛用于头和颈成像,但仍然有不少问题存在.概括主要问题有四个:① 由扰动或快流动引起信号损失(比如在曲线流动或很狭窄区);② 被静止血或很慢流动(比如被阻碍的流动或在颈脉球中的流动)血引起的自旋饱和;③ 分辨率不够(比如在颅内或颈动脉分叉的研究中准确地证实狭窄是否是75％或更高);④ SNR 不足(当用高分辨时).对这些问题的解决办法包括:用较短的梯度产生回波;用空间变化的脉冲(TONE)、MTS、脂肪饱和以及用对比剂提高 CNR;用小视野或部分傅里叶重建法提高分辨率;设计新线圈提高SNR.脂肪饱和本身要求 B_0 很均匀,以避免水的饱和.不用分割(segmentation)方法时,在 MIP 中脂肪残余的高信号会阻塞信息,尤其是用 MTS 脉冲抑制脑中灰、白质或颈中肌肉信号后,这问题更严重.其他方法,比如突出血管壁的"黑血"像能以高分辨率检查血管,谱分析方法,以及用功能成像方法(用或不用对比剂)来看动态的局部血流等.

　　理想情况是能很快覆盖很大 ROI,但这往往导致血饱和.上述方法的有效组合使在 5~10 分钟内覆盖整个头或颈是可行的.在现时,高对比度和高分辨率是用多个薄块(slab)实现的.这后面的方法,用 MIP 算法,用对比剂,也都要求用血管跟踪或血分割后处理,以从图像中提取血管的最好表象.多块技术要求相邻三维块的显著重叠,因为 RF 包络在块边缘处有锥度降落,不是理想矩形(见《核磁共振成像——物理原理和方法》书中图 2.5.5 和图 2.5.6).在大部分层面中分割从背景中提取血管是可能的.归并新处理的数据,现在能在最终的 MIP 像中消除块交界伪影(图 1.10.1).

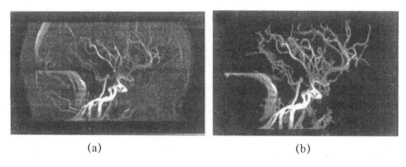

(a)　　　　　　　　　　　　　(b)

图 1.10.1　用高分辨两块(slab)无血管跟踪(a)、有血管跟踪(b)的颅内 MRA 研究

成像参数是：$TR = 35$ ms,矩阵 $= 160 \times 256$ 对应 5/8 矩形 FOV,倾倒角 $FA = 15°$,层厚 $TH = 1$ mm,块细分为 64 层.注意,(a)中有块分界伪影,而(b)中此伪影已基本消除

1.10.3　心血管成像

心脏的 MRA 和心脏的 MR 流动成像是专门的挑战,有显著的技术困难. 在心律和呼吸周期间心脏跳动是一个主要障碍,难以得到前后一致的 MR 图像.通常需要用某种运动补偿来克服这一问题.预期性或追溯性心电图(ECG)触发几乎用于所有成像情况,以得到电影图像或最小化心脏运动效应.呼吸运动效应,通常是通过预期的或追溯的呼吸门控、多信号平均或屏住呼吸来降低或消除.在心脏中 MR 流动成像应用的主要领域包括冠状动脉、大血管、心室和瓣膜,以及肺动脉.

1. 冠状动脉

心脏跳动对冠状动脉 MRA 是主要挑战,心跳效应可通过在舒张期采集数据而减到最小.

除运动外,冠状动脉的尺寸比较小,要冠状动脉可靠地可视化,高 SNR 和高空间分辨率是需要的.另外,冠状动脉被心包脂肪包围着,心包脂肪的信号很强.因此,为增大冠状动脉的显著性,脂肪抑制是必要的.对冠状动脉 MRA 的早期努力用多层面、多相位、SE、二维 GE 电影[105,106]和 IR 技术[107].后来的努力在分段二维 GE 采集[108]、快 spiral EP 采集[109]和三维采集[91,110,111].二维扫描通常在一次屏住呼吸间采集,于是消除了呼吸运动效应.然而,二维图像的层面比较厚,并且从不同屏息间采的层面不连续,而冠状动脉又是高度曲折的,这样图像评价就复杂化了.二维图像采集也要求病人很好地配合,操作者要有丰富的经验.

用分段梯度回波序列,Burstein 首次报告了在隔离的和在活休心脏[112]中测量冠脉流动的可行性. 把此方法修改为相位对比度方法,允许在屏住呼吸内定量测定冠状动脉的流速[113]. 用 EPI 冠状动脉流动的 TOF 定量提供了实时电影图像[114].

使脂肪饱和的快三维扫描能产生薄且连续邻接的层面,并容易后处理以可视化冠状动脉(图 1.10.2). 三维扫描信噪比和分辨率都比二维的高,且不需要屏住呼吸. 然而,发生图像模糊时,有效分辨率降低. 高级硬件(EPI 系统、高且快的梯度能力、好的 RF 线圈、呼吸门控等)和软件(序列和后处理,比如追溯性呼吸门控[115,116])会进一步提高冠状动脉 MRA 的质量. 这些改进导致可用三维追溯[115,117,118]或三维屏住呼吸[119~122]技术进行更快的冠状动脉成像和对心脏的更大覆盖. 王乙[123]等人用呼吸反馈监视器(RFM)改进右冠状动脉可视化取得显著效果,示于图 1.10.3 中.

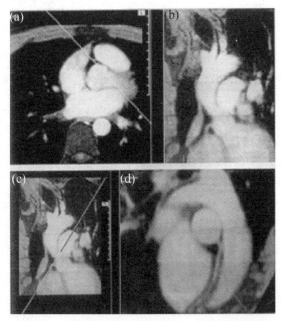

图 1.10.2　用三维技术采集三块(每块 64 mm 厚,分为 32 层)

第一个多平面重建(MPR)(b)是沿(a)中示线得到的. 右冠状动脉(RCA)在主根的起源在(b)中能清楚识别. 第二个 MRP(d)是沿(c)中示线得到的. 右冠状动脉的一段在(d)中是清楚可视的

应当指出,当前技术中,图像分辨率受数据采集过程中残留运动量的限制,还不足以描绘冠状动脉狭窄. 需要发展新的导航回波技术,以亚毫米精度实时

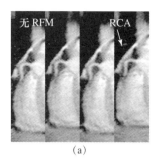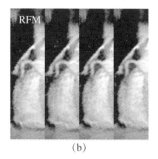

(a)   (b)

图 1.10.3

呼吸反馈监视器(RFM)在四个不同的屏息间 RCA 成像的上下
变化范围从(a)无 RFM 的 5.6 mm 降低到(b)有 RFM 的 0 mm

测量心脏运动的所有分量(包括在所有方向上的平移、旋转以及膨胀),并以此校正每一运动分量引起的效应. 这样才有可能进行精确的血体积、血流计算,提高 MRA 检测冠状动脉疾病的特异性和灵敏度.

2. 大血管

大血管解剖结构可用 SE 图像表达,由于流出效应,血是黑的,血管壁是加亮的. 二维和三维 TOF MRA 序列都可用于评价大血管. 主大血管疾病包括解剖学疾病和先天性疾病. 对于复杂的血管异常,三维序列由于三维图像的后处理能力具有明显优势. 电影 PC 方法被广泛用于评价主动脉中的血流. 研究大血管中流动形态,评价大血管疾病的功能重要性时,血流信息是重要的. 这些方法也可用于评估腔静脉[124].

3. 心室和瓣膜

电影 GE 序列被广泛用于可视化心池、评价心脏功能. 磁化强度转移饱和(MTS)用于增强心肌对比度. 心脏参数比如喷射分数、搏动体积和心输出量都可以从图像计算出来. 一个分段 GE 序列被用于在一个屏息(消除呼吸感应的心脏运动)内采集电影图像. 在心血池中"空喷"(void jets)信号可指示瓣膜异常,比如反流和狭窄. 电影扫描的相位像能提供关于血和心肌在心跳周期间的额外信息. 具体说,喷射速度定位图被用于评价瓣膜狭窄[43].

4. 肺动脉

肺动脉流动成像是一个困难的任务,因为运动,肺中空气-组织界面产生磁化率效应以及动脉和静脉交织重叠. TOF GE 技术可用于肺血管成像,二维扫描在一单屏息间运行[125~127]. 由于足够地流进,血信号是增强的,使用流动补偿,使流动伪影最小.

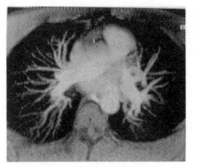

图 1.10.4　从 ECG-触发的三维扫描产生的肺血管 MIP 像,细分 32 层,层厚 2 mm

二维序列也被提议[125~128]用于可视化肺血管系统.多信号平均用来消除运动伪影,并显示血管大部分时间所在的位置.通过在数据采集前加反向脉冲,可以得到黑血扫描.亮血和黑血扫描结合起来,能够区分正常血和血栓,因血栓在两次扫描中都应是高强度的.三维成像的优点是:这图像能被 MIP 后处理,以评价整个血管系统.从 ECG-触发的三维"亮血"扫描产生的 MIP 图像的例子显示在图 1.10.4 中.

1.10.4　肾动脉

与心脏、呼吸和肠运动有关的图像伪影,肾动脉本来的复杂流动方式和方向对于肾动脉流动成像是一个主要的挑战.用二维[101,129]和三维 PC 方法[130]成像肾动脉都取得了一定的成功.这些方法对慢流动是敏感的,并能较好地抑制背景组织.然而,这些方法对脉动、非均匀流动和组织运动也是敏感的并且很费时间.

屏住呼吸二维 TOF 方法[131]也已用来采集肾动脉的 MRA 图像.这些技术的主要问题是层面较厚,并且在不同的屏息间采的层面可能有失配.三维 TOF 成像[132~134]虽然可以使用,但运动感应的模糊和伪影严重退化了图像质量.

背景抑制能提高血-组织对比度,帮助更好地描绘血管网络细微处,也能降低血管边界的模糊和由背景组织生理运动产生的伪影.MTS 能用来抑制背景,对血管信号影响不大.MTS 在评价颅内动脉中增强血管对比度方面是相当有效的,当用在体成像中则遭遇到高功率沉积问题.选择性反向恢复、快速 GE 序列[135]被提议抑制背景和背景感应的运动伪影.在舒张期采集数据,以使体元内的血由脉动流动产生的散相最小化.由这序列产生的一个 MIP 像显示在图 1.10.5 中.

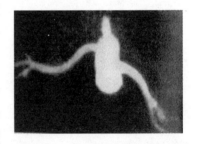

图 1.10.5　从三维舒张期采集和选择性 IR 背景抑制产生的肾动脉的 MIP 像

在成像腹动脉中对比剂 Gd-DTPA 已成功地用来增强血管对比度.连续注射而不是团注,可用来增强动脉而不是静脉血管[136].用电影 PC 方法[137]成功地测量了肾血流.同样序列也用来测量门静脉系统的体积流率.要进一步提高空间分辨率,需要更好的硬件并进一步改进技术.

1.10.5 四肢血管成像

慢流动成像有一定困难,因为血饱和.使用血管内对比剂可以用约 30 秒以快三维扫描采集两腿的冠位图像[138].梯度是 25 mT/m,上升时间是 300 μs,平面内分辨率为 1 mm×1 mm,32 个分层,层厚 2 mm,$TR=5$ ms,则总成像时间$t=(5\times32\times192)$ms$=30.72$ s.花几分钟扫描以更高的分辨率覆盖整条腿是可能的.注入后短时间(如 30 s)内血管快扫描,只有动脉是增强的,随后稳态扫描显示静脉也被增强,因为在动脉和静脉中达到了同样的平衡值.

要处理上述问题有三种方法:① 血管跟踪;② 利用动脉和静脉间的 T_2 差;③ 利用动、静脉间的相位差.静脉血较短的 T_2 可用来抑制静脉的信号,同时保持动脉血的亮度.简单地用长回波时间可达此目的.用 T_2 预备脉冲,渐开螺旋采集可以得到高分辨图像[139],其上动脉显著比静脉以及周围肌肉亮.相位也可利用来抑制静脉信号.因为静脉血的磁化率不同于其血管平行于静磁场 B_0 的周围组织(此差由静脉中脱氧血红蛋白引起).

1.10.6 未来发展前景

未来发展依赖于:① 目前技术还没有解决的问题;② 待研究的新方向.前者,用快速 GE(有速度补偿)、对比剂增强 TOF 成像对比度、更快的成像、相位不卷绕高 SNR 的 PC 定量流动成像是继续研究的主要领域.后者,主要新方向包括血管内更高弛豫率对比剂的应用、回波平面流动成像的应用、流动动力学的应用、相位阵列线圈的应用、更大矩阵采集、更好的后处理和三维显示技术.就 TOF MRA 和 PC MRA 哪一个更好来说,虽然有些争论,但随着新系统采集速度的提高,两种方法更多的是互补而不是竞争淘汰的问题.以其高分辨率图像和功能,MRA 正在成为非侵入性地获取大部分血管信息的理想方法.

§1.11 磁化率加权成像(SWI)

常规 MRI 序列对脑组织内铁成分含量不敏感,无法有效评价静脉结构和相关病变.为了解决这一问题,1997 年 Haackc 等人对磁共振相位成像技术进行了发展[140,141],让相位图可以和局部组织的相位变化直接相关,使利用 MRI 评价局部磁化率(susceptibility)成为可能,并最终形成了能够测量组织中铁沉积的磁化率分布图(susceptibility mapping)技术[142]. 这种基于不同组织之间磁化率差异性的成像技术后来被称作磁化率加权成像(susceptibility-weighted imaging,SWI)[143].

SWI 技术有机地融合了 MRI 相位像和幅度像,增大了幅度像上组织间的磁化率差异,提供了一种不同于传统的质子密度、T_1 或 T_2 的图像对比度,有效地反映了血液成分、颅内出血、钙化、铁沉积和小静脉分布等生理特征,在肿瘤、外伤出血、血管系统和神经系统疾病中具有重要意义,在脑功能研究方面也得到了广泛应用.

1.11.1　SWI 原理

物理学中的磁敏感性通常用磁化率来度量,表示物质在外加磁场作用下的磁化程度,可以反映组织特征.经典的 SWI 成像采用 SPGRE(spoiled GRE)序列成像,信号公式可以表示为

$$S_{\text{spoil}} = S_0 \frac{\sin\theta[1 - \exp(-TR/T_1)]}{1 - \cos\theta[1 - \exp(-TR/T_1)]} \exp(-TE/T_2^*). \quad (1.11.1)$$

在外加磁场作用下,组织内将产生感应磁场.考虑到不同组织间局部磁场的变化,信号强度可以表达为

$$S = S_{\text{spoil}} \exp(-\mathrm{i}\gamma\Delta BTE), \quad (1.11.2)$$

式中,γ 是磁旋比;ΔB 代表局部磁场变化,依赖于外磁场强度和具体组织磁化率特性.上式可以进一步表达为

$$S = S_{\text{spoil}} \exp(-\mathrm{i}\gamma g\,\Delta\chi B_0 TE), \quad (1.11.3)$$

这里 g 是具体组织的几何因子,$\Delta\chi$ 是感兴趣组织和周围对比组织之间的磁化率变化,B_0 为主磁场强度.上式体现了局部磁化率变化,进一步结合拉莫尔方程,可以推导出两不同组织成分间由于磁化率不同而导致的相位差异:

$$\Delta\phi = -\gamma g\,\Delta\chi B_0 TE. \quad (1.11.4)$$

由上式可见,组织间磁化率不同(例如静脉和周围脑组织)导致局部磁场发生变化,进而使不同组织在频率偏移下出现了相位差异,最终在相位图上得到反映.因此,相位图中的相位差异,提供了一个能够反映组织特性的图像对比

度,可以用来增强静脉和其他组织的信号对比.

实际情况中,决定组织间相位变化的因素较为复杂,和具体组织的生化特性以及外加磁场的均匀性都有关系,可以概括表达为

$$\Delta\phi = -\gamma(\Delta B_{local} + \Delta B_{cs} + \Delta B_{global} + \Delta B_{main})TE, \qquad (1.11.5)$$

其中 ΔB_{local} 代表由于组织磁化率不同导致的局部磁场变化,ΔB_{cs} 与化学位移有关,ΔB_{global} 代表组织整体几何特性引起的磁场变化,ΔB_{main} 则表示外加主磁场的不均匀性.ΔB_{global} 和 ΔB_{main} 在相位图空间上变化缓慢,可以对相位图采用空间高通滤波(high-pass filter,HP),从而去除这两种背景磁场因素的影响.高通滤波后的相位图主要体现了不同组织间局部磁化率的变化,如图1.11.1 所示.

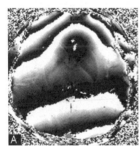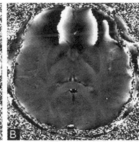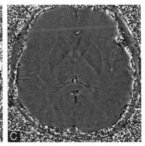

图 1.11.1

(a) 原始相位图像;(b) 空间高通滤波后的相位图像(滤波模板 32×32);(c) 采用 64×64 模板滤波后的相位图像

滤波后的相位像和 T_2^* 加权 GRE 序列采集的 SWI 原始幅度像合并,利用相位信息生成一个相位模板来增强幅度像的图像对比度,突出静脉和铁沉积等生理结构和病理特征,就最终产生了磁化率加权的 SWI 图像(图 1.11.2).用于 SWI 图像增强的相位模板的值一般限制在 0~1 之间.在 SWI 相位像中,静脉通常为负相位,而大部分正常脑实质则为正相位或较小的负相位.如果需要增强负相位区域(静脉)的图像信息,那么无需增强的非负相位区域对应的模板值就置为 1,模板设计公式如下:

$$f(x) = \begin{cases} [\pi + \varphi(x)]/\pi & -\pi \leqslant \varphi(x) < 0, \\ 1 & 0 \leqslant \varphi(x) \leqslant \pi, \end{cases} \qquad (1.11.6)$$

式中 $\varphi(x)$ 代表空间位置 x 处的相位.经过相位像到相位模板的转换,对应的值

域从 $[-\pi,\pi]$ 变为 $[0,1]$. 在图像增强过程中, 可以把模板 $f(x)$ 和相位图像进行多次相乘, 得到增强后的图像:

$$S'(x) = f^m(x)S(x), \qquad (1.11.7)$$

这里 $f^m(x)$ 表示将相位模板和幅度像进行 m 次相乘, m 不同则最终增强的效果不同. 一般 m 可以取 4, 也可以取多个值, 得到不同对比度的一系列 SWI 图像. 这里设计的负相位模板不改变正相位区域的信号, 仅改变负相位区域例如静脉的信号, 显著压缩其对应的幅度像信号值, 增强了体现组织之间相位变化的图像对比度.

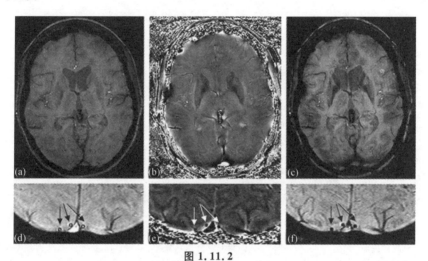

图 1.11.2

(a) 未增强的原始 SWI 幅度像; (b) 高通滤波后的相位图像; (c) 经过相位模板增强处理后的 SWI 幅度像 (乘积加权系数 $m=4$); (d) 如箭头所示, 原始 SWI 图像在静脉边界处呈黑色圆圈, 静脉内则呈现高信号; (e) 滤波后的相位像上静脉区域呈连续低信号; (f) 增强后的 SWI 幅度像上静脉区域呈现均匀的低信号

　　经过相位模板增强处理, SWI 图像提高了反映组织磁化率特性的图像对比度, 实际应用中对得到的增强图像采用最小强度投影重建 (MIP), 来更好地显示连续的静脉结构和分布 (图 1.11.3). 常用的最小强度投影算法是将成像体积投影在某一平面, 保留空间最小信号强度形成一幅图像, 从而将表现为低信号的静脉血管结构连续化. MIP 技术可采用不同投影角度, 从不同角度观察感兴趣的组织特征. 由于 SWI 技术采集得到高分辨率的三维图像, 整个体积的单平面投影将导致组织过度重叠从而降低空间分辨率, 所以实际应用中采用薄层投影或者滑动 MIP (sliding MIP) 技术来减小

混叠,以提高显示效果(图 1.11.3).

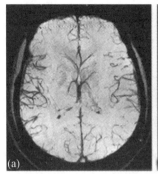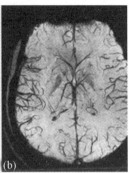

图 1.11.3

MRI 3.0 T 下未增强(a)和增强后(b)SWI 的 MIP 投影像(投影区块 14 mm),对比可见(b)中血管的清晰度明显提高了

1.11.2 SWI 在医学中的应用

常规血管成像技术(PC MRA 和 TOF)受血液流速和血管走向影响,虽然能够有效地显示动脉结构,但是显示静脉还存在问题,主要表现为:不能有效地区分动静脉结构;静脉显影局部缺失;对小静脉不敏感. SWI 首要的优势在于,显示静脉结构,很少出现静脉显像缺失和各种假像,小静脉显示丰富[144]. 增强 SWI 显示高信号动脉 MRA 图像和更低信号的静脉图像,自然而方便地区分颅脑内的动脉和静脉结构. SWI 技术不但能对静脉结构很好地成像,并且由于大多数组织磁化率变化主要与含铁成分有关,从而 SWI 图像可以反映血液成分、局部出血和铁沉积等因素,在中枢神经系统病变中具有巨大的临床应用潜力[145].

1. 脑外伤出血

脑外伤(traumatic brain injury,TBI)常采用 CT 来检查明显的颅内出血病灶,以便于采取及时的手术治疗. SWI 可以定位小的出血灶,看到可能受损的血管和水肿区域,所以 SWI 可以更好地了解外伤所引起的病变,进而了解内在的病情是否有变化. 弥漫性轴索损伤(diffuse axonal injury,DAI)是由剪切力引起的脑白质的弥漫性脑损伤,通常伴有多发小出血灶. 常规 MRI 和 CT 成像常常不能有效显示 DAI 病灶,而 SWI 则能发现脑白质深处的小出血病灶并确定病灶性质,进一步可以利用 SWI 持续监测颅内出血灶,跟踪病情变化(图 1.11.4).

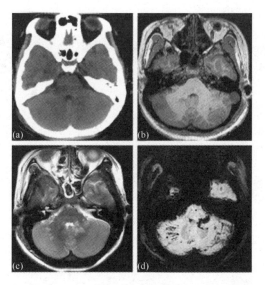

图 1.11.4　38 岁女性脑外伤患者的 CT 和 MR 图像

CT 图像(a)中脑桥和双侧脑桥臂区域可见可疑低强度信号,MRI T_1 像(b)可见类似低信号,
T_2 像(c)可看到多处类似高信号,SWI 图像(d)则清晰地显示了出血灶的数量和位置

2. 脑血管疾病

　　血管畸形和血管瘤往往导致血流速度较慢,常规磁共振血管造影技术如
PC MRA 和 TOF MRA 依赖于血流速度和方向,不能对病灶进行有效显影.
SWI 在不使用对比剂的情况下就可以对微小血管和脑白质深部血管成像,不受
血流速度和方向的影响,有助于血管畸形的分类(图 1.11.5).所以,SWI 对于
颅内隐匿性血管疾病更加敏感,有利于检出更多的病灶.

3. 脑梗死和出血

　　由血栓和血管狭窄导致的脑缺血将会导致脑组织梗死,同时可能会伴有局
部出血.在临床上常采用扩散加权成像(diffusion-weighted imaging,DWI)、灌注
成像(perfusion-weighted imaging,PWI)和磁共振血管造影成像(MRA)等 MR 影
像技术对急性脑中风进行早期诊断,为后期治疗提供指导.SWI 对出血病灶敏感,
可以早期检出脑梗塞,对脑静脉血栓的诊断也具有重要价值(图 1.11.6).与 PWI、
DWI 和 MRA 相比,SWI 可以提供更多有用信息:由于对脑损伤区域局部出血成
分敏感,可以判断是出血性还是缺血性病灶;辅助 PWI,确定组织缺血范围;可以
检出急性血栓导致的血管堵塞;有效确定缺血半暗带,并对急性卒中血管内溶栓
治疗后可能的微小多发出血(并发症)敏感,从而为溶栓治疗提供指导.

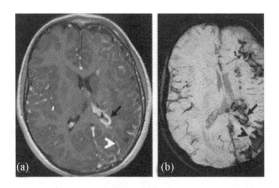

图 1.11.5 一位 5 岁脑颜面血管瘤综合征患者示例

(a) T_1 对比剂增强图像上可见软脑膜(白箭头)和周围静脉(黑箭)出现了增强;(b) SWI 图像上可见由于钙化导致的脑回区域低信号(黑箭头和虚线箭头),静脉的细节也显示得更加清楚(黑箭)

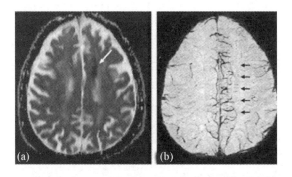

图 1.11.6 一位左颈内动脉严重狭窄的急性中风病人

(a) DWI 成像得到的 ADC 图,可见低信号的急性梗死区域(白箭);(b) SWI 图像上清晰可见多处低信号的皮质静脉,说明左大脑前动脉供血区域的氧代谢水平明显下降了

4. 神经退行性病变和铁沉积

前人研究表明,脑组织中(特别是基底节区域)的铁成分含量会随着年龄增长. 中枢神经系统(central nervous system,CNS)中的异常铁含量水平往往伴随着各种类型的神经退行性病变(neurodegenerative diseases). 尽管 CNS 的发病机制尚不清楚,但事实证明,过量的铁沉积在帕金森症(Parkinson disease)、亨丁顿舞蹈病(Huntington disease)、痴呆症(Alzheimer disease)、多发性硬化(multiple sclerosis,MS)等 CNS 疾病很常见,铁代谢异常是可能的致病因素之一. 借助 SWI 技术,定量评价脑组织中的铁沉积将对患者治疗提供帮助,可以更好地理解发病机制,见图 1.11.7. 另一方面,CT 和 MRI 很难区分钙化与出

血.脑组织中的抗磁性矿物质钙成分与顺磁性的铁成分具有不同的磁化率效应,所以利用 SWI 可以对多种矿物质沉积进行区分和研究.

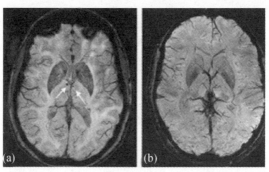

图 1.11.7

(a) 一位患有 CADASIL 脑病的 57 岁患者的 SWI 图像,显示丘脑外侧有 2 处小出血灶(箭头),基底节有铁沉积;(b) 一位 53 岁的健康人的 SWI 图像,只在苍白球区域看到了铁沉积

5. 肿瘤的诊断

借助 MR 技术,肿瘤诊断评价不再仅仅依赖于形态学信息,而是考察肿瘤的代谢情况,基于肿瘤的血管增生和出血等局部血管系统特征.利用血性成分与正常组织之间磁化率的差异性,SWI 技术可以有效显示肿瘤边界和内部结构,并对肿瘤内部出血敏感.传统增强 T_1 加权成像上,肿瘤常表现为整体增强,只能判断出大体血供情况.而 SWI 则能显示肿瘤静脉分布和血液代谢产物,还可以发现水肿区域(图 1.11.8).

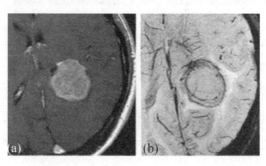

图 1.11.8

脑膜瘤的 T_1 对比剂增强像(a)和 SWI 像(b),SWI 中刻画出了围绕肿瘤的静脉

目前 SWI 技术采用了全流动补偿的高分辨率快速 3D GRE 序列,可以在 4 分钟内完成全脑 SWI 成像.但是 SWI 同时也具有一定的局限性:受成像原理所限,SWI 不能显示动脉血管,对非顺磁性的病变不敏感;组织内的不同顺磁性

物质之间具有相似信号强度,在 SWI 图像难以对具体成分进行有效区分时,只能再辅助形学态信息加以判别;最小强度投影可能导致不相关的影像结构相互混叠,丢失有用的诊断信息.

§1.12 快速 MRA

作为 MRI 成像技术的一种,MRA 的缺点之一是数据采集时间较长,成像速度较慢.20 世纪 90 年代以来,研究者致力于通过提高静磁场的场强、研究新的快速成像序列、开发能够快速切换的梯度磁场来提高成像速度.近年来从减少数据采集量出发,先后出现了并行成像(parallel imaging)和压缩感知(compressed sensing,CS)等技术,其中基于 CS 方法的 MRA 成为目前 MRI 血管成像的发展热点.

1.12.1 压缩感知(CS)技术

2004 年前后,Candes 和 Donoho 分别提出了压缩采样和非线性重建信号的理论体系,定义为压缩感知(CS)技术,并在受累于成像速度的磁共振成像领域得到了广泛的应用[146~148].

根据奈奎斯特(Nyquist)采样定理,只有在两倍于原始信号带宽的采样率下,才可从采样数据中无失真地恢复出原始信号.为了提高采样效率,压缩感知技术提出了更为有效的采样途径:利用变换空间描述信号,通过随机采样得到少量采样数据,再通过非线性优化重建,从压缩的采样数据中恢复原始信号,大大缩短了采样时间,实现了低采样率下的高分辨信号恢复重建.

2007 年,Lustig,Donoho 和 Pauly 将压缩感知技术引入到磁共振成像领域,证明了磁共振图像在一定条件下是可以压缩的[149].在合适的变换域中,原始 MR 图像可以具有稀疏特征,特别是对于磁共振血管造影图像,其图像信号在空间域就具有稀疏性.CS 技术在 MRI 中的应用涉及三个方面:① 图像必须在某个变换域中呈现稀疏;② 下采样导致信号混叠在该变换域中具有不相干特性(类白噪声);③ 非线性重建.条件①表明 CS 方法需要寻找 MR 图像合适的稀疏域,条件②则对采样方式提出了要求,来实现信号混叠的不相干性,最后采用非线性重建算法通过迭代优化过程恢复原始图像.图 1.12.1 显示了压缩感知技术的信号采样和重建过程的步骤.

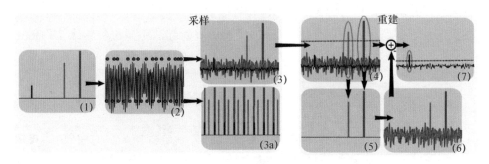

图 1.12.1　压缩感知技术的信号采样和重建过程

(1)是一个稀疏信号,含有 3 种不同信号强度的成分,在其对应的频域中分别采用伪随机和均匀方式
进行 8 倍下采样(2),均匀采样数据反变换后出现信号混叠而无法恢复(3a),伪随机采样数据反变换
后显示出噪声样信号混叠(3),含有明显高于混叠水平的信号峰值,采用阈值技术(4)可以检测出峰值
信号(5),再反算出已检出信号的混叠成分(6),并从图(4)中将其去除,经过多次迭代优化过程,最终
可以降低混叠水平,恢复出小信号成分(7)

　　理论上 CS 技术要求 MRI 是在 K-空间随机采样,但在 MR 成像过程中,信号能量大部分集中于 K-空间中央,向 K-空间边缘快速衰减,均匀随机采样并不科学.设计 MRI 的 CS 采样模板时,考虑到 K-空间能量分布特点,通常采用变密度采样方式(variable density sampling),在 K-空间中央密集采样,随着远离 K-空间中央而降低采样密集程度,这同时也降低了采样信号变换后的不相干性.

　　对于多数常规 MRI 序列来说,相位编码步数是影响二维成像速度的主要因素,因此在相位编码方向采用 CS 技术进行下采样,可以加快扫描过程.对于 MRI 三维成像,CS 技术可以同时在相位和层面编码两个方向进行下采样.MRI 动态成像可看作是频率-时间域(K-t)上的数据采集,由于受 MRI 成像速度所限,常规 MRI 动态成像的时间分辨率很低,往往无法满足临床需求.结合 CS 技术,MRI 动态成像可以在保证足够的空间分辨率的前提下,提升时间分辨率,其四维的数据量则蕴含着更大的压缩空间[150,151].

1.12.2　基于 CS 技术的 MRA

　　Lustig 在把压缩感知技术引入磁共振领域时,就明确指出血管成像是一个很好的应用实例(图 1.12.2),具有天然的稀疏性[149].同时 MRA 多为三维成像,应用 CS 方法可以大大缩短扫描时间.通过结合 MRI 血管成像,CS 技术显示出了巨大的应用潜力.

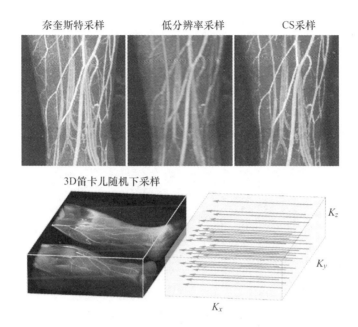

图 1.12.2 对比剂增强下肢 3D 血管成像

上图：即使采用 10 倍下采样率,CS 重建依然能够得到和奈奎斯特采样近似的图像质量,恢复绝大多数血管信息.同时和直接在 **K**-空间中央低分辨率采集重建的图像相比,CS 技术明显提高了空间分辨率.下图：3D 笛卡儿随机下采样模板示意图

　　并行成像技术和 CS 技术都加快了 MRI 成像速度,两者基本原理不同,但却不是对立的. Trzasko 等人在研究中提出把 SENSE 和 CS 结合起来[152],在保持扫描方式基本不变的情况下,结合 CS 重建方法,进一步降低了图像噪声和混叠伪影,并把该方法推广至 3D 和 4D 应用(图 1.12.3).

　　信噪比和成像速度是影响磁共振应用的重要课题,提高硬件性能、加快数据采集一直是主要的发展方向,但是考虑到硬件发展和人体安全性,仅靠硬件性能加快 MR 扫描速度已经越来越困难.压缩感知理论利用了信号的稀疏特性,其采样率远远小于奈奎斯特采样率,结合非线性优化重建算法来最大化地恢复原始信号,在保证 MRI 图像质量的前提下有效地降低了数据采集量,成了解决 MRI 瓶颈问题的有力工具.

∗　　　　∗　　　　∗

　　总结：本章以血流和血管成像为中心,首先介绍了血流的生理运动特征、血液流动对信号的影响以及相关校正补偿技术;然后讲述了血管造影和黑血技

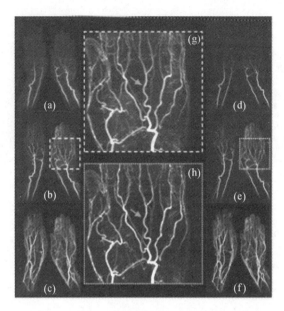

图 1.12.3

(a～c)和(d～f)是在造影剂灌注早期、中期、后期的双手冠状位 MIP 图像,其中(a～c)采用传统 SENSE 重建,(d～f)则是 Trzasko 等人利用 CS 方法重建;(g)和(h)分别是放大显示的细节对比,可以发现 CS 重建的图像中血管边缘更清晰,同时更好地抑制了背景组织

术,并对静脉成像进行了分析;最后是快速成像技术在 3D 血管成像上的应用. 综上所述,血管成像实现了血管系统的可视化,无需外源性造影剂的情况下就可以达到较好的图像质量,是临床诊断的有力工具.MRI 血管成像技术的发展,依赖于成像速度和空间分辨率的提高.

参 考 文 献

[1] Crooks L, Sheldon P, Kaufman L, et al. IEEE Trans Nucl Sci, 1982, NS-29: 1181.

[2] Kaufman L, Crooks L, Sheldon P, et al. Radiology, 1984,151: 421.

[3] Singer JR, Crooks LE. Science,1983,221: 664.

[4] Bradley WG, Waluch V. Radiology, 1985,154: 443.

[5] Haase A, Matthaei D, Hanicke W, et al. J Magn Reson,1986, 67: 258.

[6] Colletti PM, Raval JK, Benson RC, et al. Magn Reson Imaging(MRI), 1988,6: 293.

[7] Ehman RL, Felmlee JP. Magn Reson Med(MRM),1990,14: 239.

[8] Haacke EM, Patrick JL. Magn Reson Imaging,1986,4: 359.

[9] 赵凯华,罗蔚茵. 新概念物理教程:力学. 北京:高等教育出版社,1995:249-255.

［10］Bradley WG，Waluch V，Lai KS，et al. AJR，1984，143：1167.

［11］Stark DD，Bradley WG. Magnetic Resonance Imaging. 2nd ed. Washington DC：The C V Mosby Company，1992：255.

［12］Valk PE，Hale JD，Crooks LE，et al. AJR，1981，146：931.

［13］von Schulthess GK，Higgins CB. Radiology，1985，157：687.

［14］Waluch V，Bradley HG. J Comput Assist Tomogr，1984，8：594.

［15］Alvarez O，Hyman RA. J Comput Assist Tomogr，1986，10(4)：699.

［16］Kucharczyk W，et al. Radiology，1985，157：195.

［17］Kucharczyk W，et al. Radiology，1986，161：767.

［18］McMurdo SK，et al. Radiology，1986，161：83.

［19］Hricak H，Amparo E，Fisher MR，et al. Radiology，1985，156：415.

［20］Perman WH，Moran PR，Moran RA，et al. J Comput Assist Tomogr，1986，10：473.

［21］Silverman PM，Patt RH，Baum PA，et al. AJR，1990，154：633.

［22］Felmlee JP，Ehman RL. Radiology，1987，164：559.

［23］Duerk JL，Pattany PM. Magn Reson Imaging，1989，7：251.

［24］Haacke EM，Lenz GW. AJR，1987，148：1251.

［25］Richardson DN，Elster AD，William DW III. Am J Neuroradiol，1990，11：209.

［26］Axel L. AJR，1984，143：1157.

［27］Enzmann D，Augustyn GT. Radiology，1988，172：777.

［28］Cox IJ，Bydder GM，Gadian DG，et al. J Magn Reson，1986，70(1)：163.

［29］Dixon WT. Radiology，1984，153：189.

［30］赵凯华，陈熙谋. 电磁学(下册). 北京：高等教育出版社，1979：第五章.

［31］Young IR，Bydder GM. Phase Imaging. In MRI edited by Stark DD and Bradley WG，1992.

［32］Page DR，Young IR. Proc of 8th SMRM Meeting，Amsterdam，1989.

［33］Young IR，Bydder GM，Khenia S，et al. J Comp Assist Tomogr，1989，13(3)：490.

［34］Axel L，Shimakawa A，Macfall J. Magn Reson Imaging，1986，4：199.

［35］Shimizu K，Matsuda T，Sakurai T，et al. Radiology，1986，159：195.

［36］Stahlberg F，Nordell B，Ericsson A，et al. J Comput Assist Tomogr，1986，10(6)：1006.

［37］Axel L，Morton D. J Comput Assist Tomogr，1987，11：31.

［38］Bryant DJ，Payne JA，Firmin DN，et al. J Comput Assist Tomogr，1984，8：588.

［39］Young IR，Bydder GM，Payne JA. Magn Reson Med，1986，3：175.

［40］Mastsuda T，Shimizu K，Sakurai T，et al. Radiology，1987，162：857.

［41］Edelman RR，Mattle HP，Kleefield J，et al. Radiology，1989，171：551.

［42］Feinberg DA，Crooks LE，Sheldon P，et al. Magn Reson Med，1985，2：555.

[43] Kilner PJ, Firmin DN, Rees RSO, et al. Radiology, 1991,178: 229.

[44] Moran PR, Moran PA, Karstaedt N. Radiology, 1985,154: 433.

[45] Nayler GL, Firmin DN, Longmore DB. J Comput Assist Tomogr, 1986,10: 715.

[46] Spritzer CE, Pelc NJ, Lee JN, et al. Radiology, 1990,176: 285.

[47] Pelc NJ, Fwa F, Grist TA, et al. Magn Reson, Quart, 1991, 7: 229.

[48] Morgan VL, Price RR, Lorenz CH. Magn Reson Imaging, 1996,14(9): 1043-1051.

[49] Mueller E, Laub G, Graumann R, et al. 7th Annual Meeting of SMRM, San Francis-
co, 1988.

[50] Bendel P, Buonocore E, Bockisch A, et al. AJR, 1989,152:1307.

[51] Underwood SR, Firmin DN, Klipstein RH, et al. Br Heart J,1987,57: 404.

[52] Singer JR. Science,1959,130: 1652.

[53] Bowman RL, Kudravcev V. IRE Trans Med Elec,1959,6: 267.

[54] Hahn EL. J Geophys Res,1960,65: 776.

[55] Packer KJ. Mol Phys,1969, 17: 355.

[56] Moran PR. Magn Reson Imaging,1982, 1: 197.

[57] Morse O, Singer JR. Science,1970,170: 440.

[58] Grover T, Singer JR. J Appl Phys,1971,42: 938.

[59] Kim JH, Cho ZH. Magn Reson Med, 1990,14: 554.

[60] Gullberg GT, Wehrli FW, Shimakawa A, et al. Radiology, 1987,165: 241.

[61] Keller PJ, Brayer BP, Fram EK, et al. Radiology, 1989,173: 527.

[62] Rossnick S, Kennedy D, Laub G, et al. Proc of IEEE Comp in Card Conf,Piscataway,
NJ,1986.

[63] Masaryk TJ, Modic MT, Ruggieri PM, et al. Radiology, 1989,171: 801.

[64] Ruggieri PM, Laub GA, Masaryk TJ, et al. Radiology, 1989,171: 795.

[65] Lenz GW, Haacke EM, Masaryk TJ, et al. Radiology, 1988,166: 875.

[66] Atkinson D,et al. Radiology,1994,190: 890.

[67] Marchal G, Bosmans H, Van L, et al. Radiology, 1990, 175: 443.

[68] Wolff SD, Balaban RS. MRM,1989, 10: 135.

[69] Felmlee JP, Ehman RL. Radiology, 1987, 164: 559.

[70] Edelman RR, Mattle H, Atkinson DJ, et al. 8th Annual Meeting of SMRM, Wash-
ington DC,Feb 24—28,1990.

[71] Alexander AL, Buswell HR, Sun Y, et al. Magn Reson Med, 1998,40: 298.

[72] Pernicone JR, Siebert JE, Copper TG, et al. Proc 4th Annual Meeting of ISMRM,
New York, 1996: 574.

[73] Yu BC, Jara H, Melhem ER, et al. J Magn Reson Imaging, 1998,8: 1334.

[74] Chen H, Hale J. Magn Reson Med, 1995,33: 534.

[75] Du YP, Parker DL, Davis WL. J Magn Reson Imaging, 1995, 5: 151.

[76] Alexander AL, Chapman BE, Tsuruda JS, et al. Magn Reson Med, 2000,43: 310.

[77] Alfidi RJ, Masaryk TJ, Haacke EM, et al. AJR, 1987,149: 1097.

[78] Axel L, Morton D. Magn Reson Imaging, 1986, 4: 153.

[79] Naylor W, Firmin DN. Magn Reson Imaging, 1986,4: 156.

[80] Wedeen VJ, Meuli RA, Edelman RR, et al. Science, 1985,230: 946.

[81] Dumoulin CL, Hart HR. Radiology,1986, 161: 717.

[82] Dumoulin CL, Souza SP, Walker MF, et al. Magn Reson Med, 1989, 9: 139.

[83] Dumoulin CL,et al. JMRI,1991,1: 399.

[84] Pelc NJ, et al. JMRI,1991, 1: 405.

[85] Hausmann R,et al. JMRI,1991,1: 415.

[86] van Dijk P. J Comput Assist Tomogr,1984,8: 429.

[87] Bryant DJ, et al. J Comput Assist Tomogr,1984, 8: 588.

[88] Young IR, Bydder GM, Payne JA. MRM,1986, 3: 175.

[89] Hennig J, et al. Radiology,1988,166: 237.

[90] Dumoulin CL, et al. MRM,1991,21: 242.

[91] Lenz GW, Haacke EM,White RD. MRI,1989, 7: 445.

[92] Henry-Feugeas MC, et al. MRI,1993,11: 1107.

[93] Debatin JF, et al. Radiology,1994,190: 371.

[94] Li KCP, et al. Radiology,1994,190: 175.

[95] Hofman MBM,et al. MRM,1993,29: 648.

[96] Wagle WA, et al. Am J Neuroradiol,1989, 10: 911.

[97] Lin W, et al. JMRI,1992,2: 277.

[98] Nussel F, Wegmuller H, Huber P. Neuroradiology,1991,33: 56.

[99] Kido DK,et al. Nueroradiology,1991, 33: 48.

[100] Dumoulin CL, et al. J Comput Assist Tomogr,1993,17: 328.

[101] Steinberg FL, et al. MRM,1990, 14: 315.

[102] Lanzer P, et al. MRM,1990,15: 372.

[103] Edelman RR, Chien D, Kim D. Radiology,1991, 181: 655.

[104] LeBihan D,Turner R, MacFall JR. MRM,1989,10: 324.

[105] Cho ZH, Mun CW, Friedenberg RM. MRM,1991,20: 134.

[106] Dumoulin CL, et al. J Comput Assist Tomogr,1991, 15: 705.

[107] Wang SJ, Hu BS, et al. MRM,1991,18: 417.

[108] Edelman RR, et al. Radiology,1991, 181: 641.

[109] Meyer CH, Hu BS, et al. MRM,1992, 28: 202.

[110] Li D, et al. Radiology,1993,181: 401.

[111] Paschal CB, Haacke EM, Adler LP. JMRI,1993,3：491.

[112] Burstein D. JMRI,1991, 1：337.

[113] Edelman RR, et al. JMRI,1993,3：699.

[114] Poncelet BP, et al. MRM,1993,30：447.

[115] Hofman M, et al. J Comput Assist Tomogr,1995,19：56.

[116] Wang Y, Grimm RC, Rossman PJ. MRM,1995, 34：11.

[117] Wang Y, et al. Radiology,1996,198：55.

[118] Li D, et al. Radiology,1996,201：857.

[119] Wielopolski PA, Manning WJ, Edelman RR. JMRI,1995,5：403.

[120] Goldfarb JW, Edelman RR. Radiology,1998, 206：830.

[121] Zheng J, et al. J Cardiovasc Magn Reson,1998,1：33.

[122] Li D, et al. MRM,1998,39：1014.

[123] Wang Y, et al. MRM,1995, 33：116-121.

[124] Mohiaddin RH, et al. Radiology,1990, 177：537.

[125] Hatabu H, et al. Radiology,1989,171：391.

[126] Foo TKF, et al. Radiology,1992,183：473.

[127] Grist TM, et al. Radiology,1993,189：523.

[128] Wielopolski PA, et al. Radiology,1992,183：465.

[129] Dumoulin CL, et al. J Comput Assist Tomogr,1990, 14：779.

[130] Vock P, et al. Br J Radiol,1991,64：10.

[131] Kim D, et al. Radiology,1989, 174：727.

[132] Borrello J, et al. Radiology,1995,197：793.

[133] Hardy PA, et al. JMRI,1993,3：58.

[134] Yucel EK, et al. MRI,1993,11：9251.

[135] Li D, et al. MRM,1994, 31：414.

[136] Prince MR, et al. JMRI,1993,3：877.

[137] Lundin B, et al. MRI,1993,11：51.

[138] Grist TM, et al. Radiology,1998, 207：539.

[139] Brittain JH, et al. MRM, 1997,38：343.

[140] Haacke EM, et al. Int J Imaging Syst Technol, 1995,6：153-163.

[141] Reichenbach JR, et al. Radiology, 1997,204：272-277.

[142] Haacke EM, et al. MRI, 2005, 23：1-25.

[143] Haacke EM, et al. MRM, 2004,52：612-618.

[144] Haacke EM, et al. AJNR,2009,30：19-30.

[145] Mittal S, et al. AJNR,2009,30：232-252.

[146] Candes E, et al. IEEE Trans Inform Theory, 2006, 52：489-509.

[147] Donoho D. IEEE Trans Inform Theory, 2006, 52:1289-1306.

[148] Candes E, et al. IEEE Trans Inform Theory, 2006, 52: 5406-5425.

[149] Lustig M, et al. MRM, 2007, 58: 1182-1195.

[150] Gamper U, et al. MRM, 2008,59: 365-373.

[151] Jung H, et al. MRM, 2009,61: 104-116.

[152] Trzasko JD, et al. MRM, 2011, 66: 1019-1032.

第2章 脑功能磁共振成像

1991 年哈佛大学 John Bellioveau 等人[1]首次成功地利用 MRI 技术测定了在视觉刺激下人类大脑脑血容量(CBV)的变化位置(反映视觉皮层的神经元兴奋区域). 1992 年,Kenneth Kwong[2],Peter Bandettini[3]和 Seiji Ogawa[4]所在的三个独立的研究小组分别发表了利用血氧依赖水平对比度(blood oxygen level dependent,BOLD)的磁共振成像技术研究大脑皮层活动的文章,这些开创性的工作奠定了功能磁共振成像(fMRI)的基础. 凭借其对人体的无创性和优良的时空分辨率,fMRI 迅速地成为脑功能和脑科学研究领域中极富生命力的技术手段.

§2.1 血氧水平依赖功能磁共振成像(BOLD-fMRI)

2.1.1 神经活动的生理基础

神经活动时,精确测定脑血流和代谢能量需求之间的定性定量关系对我们了解大脑的活动及其生理机制至关重要. Roy 和 Sherrington 早在 1890 年就观测到脑血流供应随着局部神经活动的变化而不同,并把此现象归结为神经激活时新陈代谢的速率加快,代谢中产生的某些化学产物会使血管舒张,使血流量增加. 因此,他们认为,神经活动时脑血流的变化和能量需求以及氧和葡萄糖的供应是紧密相连和对等匹配的.

为了进一步证实 Roy 和 Sherrington 的匹配理论,20 世纪 70 年代,Sokoloff 用自动射线照相术发现葡萄糖的新陈代谢速率和相同脑区域的血流速度是相匹配的. 葡萄糖是大脑的主要能量来源,葡萄糖的有氧代谢是大脑产生能量效率最高的形式,有氧代谢中葡萄糖和氧的关系如下:

$$C_6H_{12}O_6 + 6O_2 \Longrightarrow 6CO_2 + 6H_2O$$

从上式可知,氧化 1 mol 葡萄糖分子需要 6 mol 氧分子,因此如果所有进入脑细胞内的葡萄糖分子都被氧化,那么理想的氧对葡萄糖的比例为 6:1. 在静息情况下的脑实验发现这一比例约为 5.5:1,这表明虽然静息情况下绝大多数的葡萄糖在脑内进行的是有氧代谢,但是仍有一小部分的葡萄糖进行的是无氧代谢.

Peter Fox 和 Michael Raichle 等人在 20 世纪 80 年代做了一系列正电子发射断层成像(PET)脑功能实验,来测量和确定任务刺激条件下,脑血流(CBF)、脑葡萄糖代谢率(CMR_{glu})和脑氧代谢率($CMRO_2$)的变化关系. 他们发现,在持续的视觉刺激条件下,视觉皮层的 CBF 增长了 50%,CMR_{glu} 也相应增长了 50%,脑血流和脑葡萄糖代谢的关系符合上述匹配理论. 令人吃惊的是,在同一 PET 实验中,Fox 和 Raichle 发现相应的脑氧代谢率在视觉刺激条件下仅仅增加了 5%[5]. 换言之,在任务刺激条件下,血流量的变化和脑氧代谢率的变化违反了 Roy 和 Sherrington 的匹配理论. 其他独立实验室的后续的 PET 实验进一步证实了 Fox 和 Raichle 关于血流和脑氧代谢率不匹配的原始发现. 为解释这种不匹配现象,Fox 和 Raichle 认为,神经激活时增长的大部分葡萄糖没有进行有氧代谢,而是以厌氧糖酵解的方式进行无氧代谢. 有关解释不匹配现象的其他理论模型请见 2.1.4 节.

Fox 和 Raichle 的实验揭示了在神经活动时,运输到脑激活区域的氧含量要大于神经活动所需要消耗的氧含量. 图 2.1.1(a)展示了氧气在血液和组织之间的交换模型,从动脉传输过来的充分含氧血,在毛细血管处与组织进行交换,组织摄取氧后,在毛细血管的末端含氧血红蛋白含量降低,所以流经毛细血管到静脉的血中氧含量减低,脱氧血红蛋白浓度升高. 神经激活时,由于过量的含氧血流经激活区域,神经激活处的毛细血管中脱氧血红蛋白和静脉中的脱氧血红蛋白会被含氧血红蛋白取代,导致含氧血红蛋白所占的比例升高,脱氧血红蛋白比例降低(图 2.1.1(b)).

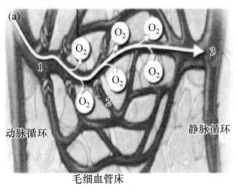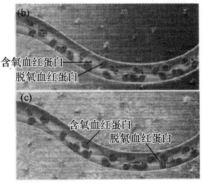

图 2.1.1

(a) 氧在血液和组织间的交换. (b) 在正常生理条件下,毛细血管内的含氧血红蛋白以一定的速率转化为脱氧血红蛋白,两者的比例保持一定水平. (c) 在当神经激活之后,供应的氧含量远大于神经活动所需要的,导致含氧血红蛋白所占的比例升高,脱氧血红蛋白比例降低

2.1.2 BOLD 现象

1936 年,美国化学家、诺贝尔奖获得者 Linus Pauling 对血红蛋白的分子结构进行了系统的研究,通过分离富含含氧血红蛋白的动脉血和既有含氧血红蛋白又有脱氧血红蛋白的静脉血,他们发现了一个有趣的现象:血红蛋白分子与氧结合时的磁特性与不和氧结合时的磁特性不同.含氧血红蛋白(OxyHb)血红素上由于没有不成对的电子,磁矩为零,表现为抗磁性.与此相反,脱氧血红蛋白(DeoxyHb)血红素上有 4 个未配对电子(图 2.1.2),占据高的自旋态,有较强的磁矩,表现为顺磁性.

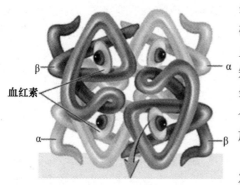

图 2.1.2 血红蛋白结构

由两条 α 肽链和两条 β 肽链组成.当血红蛋白未与氧结合时,会有四个未配对电子

1982 年,Thulborn 等人通过实验发现,由于顺磁性物质在磁场中会引起自旋散相,导致横向弛豫时间 T_2^* 衰减,所以对 T_2^* 敏感的磁共振信号会在含氧的血液中显示高信号,而在脱氧的血液中显示低信号.他们发现,横向弛豫时间的衰减与含氧血红蛋白的比例有关(图 2.1.3),横向弛豫率随氧含量的升高显著减低,而纵向弛豫率几乎不变.同时这一变化的大小与磁场强度的平方成正比.在低场强的情况下(小于0.5 T),横向弛豫时间在含氧血和脱氧血两种情况下的差别很小,但是在高场情况下(大

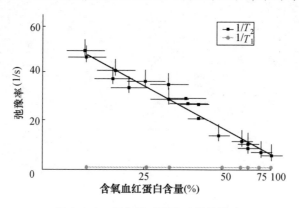

图 2.1.3 氧含量对弛豫时间的影响

横坐标表示血液中氧含量的百分比,虚线表示纵向弛豫率,实线表示横向弛豫率

于 1.5 T），这一差别就非常显著．可见，高场条件对于血流的 T_2^* 加权成像是非常必要的．这一结果提供了一个用 MRI 来测量血氧变化的理论基础．

1989 年，Ogawa 等人在 7T MRI 扫描仪上使用大鼠来研究血氧水平的变化对磁共振图像的影响[6]．当大鼠呼吸的是 100％ 的纯氧或者一氧化碳气体时，从 T_2^* 加权梯度回波 MRI 图像上，可以轻微显示出大脑结构上的差异，不过几乎看不到血管（图 2.1.4(a)）．但是当这些大鼠呼吸的是正常空气时（21％ 氧气），其大脑结构的差异变得很明显，并且在垂直于脑皮层的表面可以看到很多细小的黑线出现在静脉血管附近（图 2.1.4(b)）．当呼吸气体氧含量降到 0％ 时（完全缺氧情况下），这些黑线变得更加突出．这些现象表明，随着血氧水平的变化，MRI 的信号也发生改变，其根本原因在于与氧或者一氧化碳结合的血红蛋白是抗磁性的，而脱氧血红蛋白是顺磁性的，抗磁性物质置于外加磁场中时，对周围磁场的影响很小，而

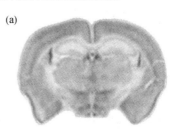

(a)

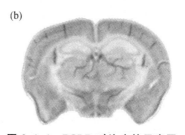

(b)

图 2.1.4　BOLD 对比度的示意图

(a) 大鼠吸入纯氧气体的 MRI；(b) 大鼠吸入标准空气的 MRI

顺磁性物质置于外加磁场中时，会产生顺磁磁化，磁化后形成附加的磁场叠加到原磁场上，导致原磁场发生畸变，使 T_2^* 减小，进而使与 T_2^* 有关的 MRI 信号降低．Ogawa 和他的同事们将这一发现定义为血氧水平依赖（BOLD）对比度．

2.1.3　BOLD-fMRI 原理

1992 年 Kwong、Ogawa 和 Bandettini 所在的实验室率先利用 BOLD 成像方法成功地获得了视觉和运动任务刺激下人脑活动的磁共振图像，开辟了利用 BOLD fMRI 研究人脑功能活动的新领域．基于 Fox 和 Raichle 的发现，在神经激活时，脑血流增长的速率远大于脑氧代谢率（50％：5％），导致神经激活处供应的氧含量远大于消耗的氧含量，即脑氧含量过剩，使脱氧血红蛋白比例降低，BOLD 信号增加，所以，BOLD fMRI 是建立在与脑活动有关的生理响应基础上，以脱氧血红蛋白作为内源性对比剂．通过 MRI 测量响应神经活动时的血流动力学变化和代谢变化，来生成脑功能定位图像．

1. 脑神经活动感应的 MRI 信号

通常用单脉冲序列采集的 MRI 信号表示为

$$S = M(T_1^*) \cdot A(T_2^*), \tag{2.1.1}$$

式中 M 是外推到回波时间等于零时的磁化强度,其模被 T_1^*(有流入时的 T_1)决定,也依赖于 NMR 信号采集方法(与 T_1 有关);A 是信号衰减,即在横平面内磁化强度的 T_2^* 衰减,BOLD 对比度源于 T_2^* 衰减过程.

在毛细血管床中,水穿越毛细血管壁的时间长于 T_1 和血渡越毛细血管床的时间,因此在毛细血管床内血水和组织水的纵向磁化强度可以加在一起.从毛细血管流出的静脉血的磁化强度类似于组织水的磁化强度.另一方面,T_2^* 衰减比水交换快得多,使血液和组织对衰减因子 A 有不同的贡献.

当在毛细血管床内有活动感应的 MRI 信号时,信号变化是 M(随 T_1^* 变)和 A(随 T_2^* 变)两者变化之和:

$$\frac{\Delta S}{S} = \frac{\Delta M}{M} + \frac{\Delta A}{A}. \tag{2.1.2}$$

右边第一项是流入效应(inflow effect).如果采样时间磁化强度维持在充分弛豫条件下,则此项等于零.如果在一个连续采样的稳态,重复时间 $TR \leqslant T_1$ 且以恩斯特角激发时,此项为

$$\Delta M/M \approx 0.4\Delta(1/T_1^*)/(1/T_1^*). \tag{2.1.3}$$

式中 $1/T_1^* = 1/T_1 + CBF/\alpha$, $\Delta(1/T_1^*) = \Delta(CBF)/\alpha$.水的部分系数 $\alpha = 0.92$ 且当 $\Delta(CBF)$ 高到 50 mL 血/100 g 组织每分钟时,流入贡献 $\Delta M/M$ 大约是 0.0035.

考虑式(2.1.2)中第二项:

$$A = \exp(-TE/T_2^*), \quad \Delta A/A = -TE\Delta(1/T_2^*). \tag{2.1.4}$$

在 fMRI 实验中,$\Delta(1/T_2^*)$ 的估计值是 $(1/s)$ 量级,依赖于场强 B_0,典型的回波时间是 20~40 ms,因此在组织中 $\Delta A/A$ 是百分之几.

因此,在毛细血管床中,由于 CBF 增加引起的流入效应($\Delta M/M$ 是 10^{-3} 量级)相对 BOLD 信号变化($\Delta A/A$ 是 10^{-2} 量级)小一个数量级,因而 BOLD 引起的 MRI 信号变化起主导作用.

2. 红细胞感应的磁化率效应

BOLD 对比度产生于含顺磁性脱氧血红蛋白的红细胞相对于其周围环境的磁化率差($\Delta\chi$).由于血红蛋白脱氧水平的变化,使红细胞的体磁化率(BMS)改变了这些红细胞内、外的场移(见图 2.1.5).在血液中,水分子通过血浆扩散,在细胞内、外空间以比 TE 短的时间穿越红细胞膜进行交换.而穿越血管壁的水交换很慢,血管外面组织水感觉到的空间依赖场移小于血管内的场.对于 MR 场移的 z 分量是有意义的物理量.根据方程:

$$\Delta\left(\frac{1}{T_2^*}\right) = \Delta(\gamma\Delta B) = \Delta(\gamma B_0\ \chi) = \gamma B_0\Delta\chi, \tag{2.1.5}$$

磁化率 χ 与脱氧水平 $(1-Y)$ 成正比:

$$\chi = V(1-Y), \tag{2.1.6}$$

式中 V 是体元内血体积份额, Y 是静脉血氧水平或含氧饱和度, $(1-Y)$ 代表脱氧水平. 这里把毛细血管入口处即动脉血的含氧水平假定为 1. 由于 $A=\exp(-TE/T_2^*)$, 因此

$$\frac{\Delta A}{A} = -TE\Delta\left(\frac{1}{T_2^*}\right) = -TE\cdot\omega_0\Delta\chi = -TE\cdot\omega_0 V\Delta(1-Y). \tag{2.1.7}$$

可见, fMRI 信号变化正比于脱氧水平的变化, 也正比于 B_0 场强度及体元内血的体积份额. 从物理机制来说, 场移引起相移 $\Delta\phi=\Delta\omega\cdot TE$, $\Delta\omega=\omega_0 V\Delta(1-Y)$, 体元内 MRI 信号是相位因子的空间和时间平均: $\langle\exp(i\Delta\phi)\rangle$. 时、空平均意味着对水分子在 TE 期间的扩散运动或在红细胞和血浆之间的交换进行平均. 对在体元内 ϕ 值出现的范围 $\Delta\phi$ 进行平均导致信号衰减, 即 T_2^* 缩短效应. 在血管内的平均信号有一个残余的相移, 而血管外组织水没有残余相移. 方程(2.1.7) 也可写成

$$\frac{\Delta A}{A} = TE\cdot\omega_0 V\frac{\Delta Y}{1-Y}. \tag{2.1.8}$$

神经活动时, CBF 显著增加, 氧消耗并不显著增加, 则脱氧水平 $(1-Y)$ 变小, 血氧水平增大 $(\Delta Y>0)$, 于是 MRI 信号是增强的.

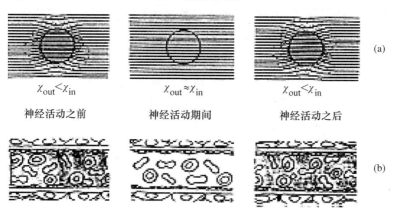

图 2.1.5　非均匀 BMS 对磁场的影响

(a) $\theta=90°$ 情况, 磁感应线弯曲表明磁场不均匀, 磁感应线平行表示磁场均匀. 脑活动期间, 血管中血氧水平提高, χ_{in} 减小, 使 $\chi_{in}\approx\chi_{out}$, 这就是 BOLD 效应. 实际上 χ 很小, 图示有夸张. (b) 血管的纵剖面图

3. 血管内、外 BOLD 贡献

既然血管内外水的 T_2^* 衰减速度很不同,方程(2.1.1)中 T_2^* 衰减因子 A 不得不分为两项:

$$A = \left[fA(T_2^*) \right]_{\text{血}} + \left[fA(T_2^*) \right]_{\text{组织}},\qquad (2.1.9)$$

式中 f 是血体积比率. 一般说来, T_2^* 衰减所依赖磁化率的部分,血水的比组织水的大. 因为组织水离红细胞更远,而红细胞内和血浆中的水感觉红细胞 BMS 效应更强. 然而,这血体积份额 $f_{\text{血}}$ 比组织水份额 $f_{\text{组织}}$ 要小得多.

实验表明,在 1.5 T 执行叩手指任务,当在采集信号时加一个很小的偶极扩散梯度($b=42$ s/mm²)时,运动皮层中 BOLD 信号消失. 原因是在扩散梯度下,从非毛细血管(血流速＝几个 mm/s)来的血管内信号完全色散掉了. 这暗示,这些 fMRI 信号是血管内的并且主要是非毛细血管贡献的. 血管外贡献的信号在 1.5 T 是小的,尤其是毛细血管周围. 然而,在高场比如 3 T 和 4 T,在梯度回波采集时 fMRI 的 BOLD 信号,即使偶极扩散梯度强到 $b=400$ s/mm²,也仍然存在. 这表明,血管外的 BOLD 贡献在高场具有更大的支配作用. 在很高场强血管内成分的相对重要性很可能依赖于回波时间 TE,因为 $A_{\text{血}}$ 本身在静息和激活条件下都比 $A_{\text{组织}}$ 小. 因此,用长回波时间时,对磁化率变化的高灵敏度对总的 BOLD 信号贡献不是很大.

4. BOLD 信号和 CBF 与 $CMRO_2$ 关系

BOLD 信号来源于神经激活时脱氧血红蛋白含量的变化,而脱氧血红蛋白浓度的变化与脑血流和脑氧代谢率的变化紧密相关. Ogawa 在 1993 年首次建立了基于功能磁共振的 BOLD 信号来计算氧消耗($CMRO_2$)的理论模型,Davis 在 1998 年进一步完善了这一模型[7].

BOLD 对比度源于顺磁性脱氧血红蛋白在组织和血液中的差异,使得组织与血液之间产生磁化率差($\Delta\chi$),由于横向弛豫率 R_2^* 正比于磁化率 χ 的 β 次幂,在 Davis 的模型中,$\beta=1.5$. 组织与血液之间横向弛豫率差 ΔR_2^* 是产生 BOLD 效应的根本原因.

由于磁化率正比于脱氧血红蛋白的含量([DHb]),根据 Fick 定理,[DHb]$\propto CMRO_2/CBF$. 所以,横向弛豫率差与氧消耗速率和血流的关系可以表示为

$$\Delta R_2^*(t) = A\left[CBV_{\text{act}}\left(\frac{CMRO_{2\text{act}}}{CBF_{\text{act}}}\right)^{\beta} - CBV_{\text{rest}}\left(\frac{CMRO_{2\text{rest}}}{CBF_{\text{rest}}}\right)^{\beta} \right],$$

$$(2.1.10)$$

根据式(2.1.7),BOLD 信号衰减正比于 $\exp(-TE/T_2^*)$,所以当脱氧血红蛋白

含量增加时，R_2^* 增大，T_2^* 减小，信号衰减加快，使得核磁共振信号降低. 对于小的弛豫变化（$TE \cdot \Delta R_2^* \ll 1$），激活时的 BOLD 信号相对于静息条件下的 BOLD 信号，可表示为

$$\frac{\text{BOLD}_{\text{act}}}{\text{BOLD}_{\text{rest}}} = 1 - TE\,\Delta R_2^*. \tag{2.1.11}$$

将式（2.1.10）代入式（2.1.11）得

$$\frac{\text{BOLD}_{\text{act}}}{\text{BOLD}_{\text{rest}}} - 1 = A \cdot TE \cdot CBV_{\text{rest}}\left(\frac{CMRO_{2\text{rest}}}{CBF_{\text{rest}}}\right)^{\beta}$$

$$\left[1 - \left(\frac{CBV_{\text{act}}}{CBV_{\text{rest}}}\right)\left(\frac{CMRO_{2\text{act}}}{CMRO_{2\text{rest}}}\right)^{\beta}\left(\frac{CBF_{\text{rest}}}{CBF_{\text{act}}}\right)^{\beta}\right]. \tag{2.1.12}$$

式中 A 是和磁场强度有关的常数，$CMRO_2$ 是氧消耗量，CBV_{rest} 是静息情况下的血体积，TE 是回波时间. 令 M 的表达式：

$$M = TE \cdot A \cdot CBV_{\text{rest}}\left(\frac{CMRO_{2\text{rest}}}{CBF_{\text{rest}}}\right)^{\beta} \tag{2.1.13}$$

代入式（2.1.12），可得出 BOLD 信号与氧代谢速率的关系为

$$\frac{\text{BOLD}_{\text{act}}}{\text{BOLD}_{\text{rest}}} - 1 = M\left[1 - \left(\frac{CBV_{\text{act}}}{CBV_{\text{rest}}}\right)\left(\frac{CMRO_{2\text{act}}}{CMRO_{2\text{rest}}}\right)^{\beta}\left(\frac{CBF_{\text{rest}}}{CBF_{\text{act}}}\right)^{\beta}\right]. \tag{2.1.14}$$

即

$$\frac{CMRO_{2\text{act}}}{CMRO_{2\text{rest}}} = \left[1 - \frac{1}{M}\left(\frac{\text{BOLD}_{\text{act}}}{\text{BOLD}_{\text{rest}}} - 1\right)\right]^{\frac{1}{\beta}}\left(\frac{CBV_{\text{act}}}{CBV_{\text{rest}}}\right)^{-\frac{1}{\beta}}\left(\frac{CBF_{\text{act}}}{CBF_{\text{rest}}}\right).$$
$$\tag{2.1.15}$$

因此，脑氧代谢率的变化可以通过脑血流、脑血体积和 BOLD 信号的变化来确定.

2.1.4 神经激活时脑血流和脑氧代谢率的不匹配现象的理论解释

在本节第一部分我们已经描述了在神经激活时，Fox 和 Raichle 所发现的脑血流和脑氧代谢率不匹配的现象和他们解释这种现象的厌氧代谢的观点. 虽然脑血流和氧消耗的不匹配现象被大量实验支持，但是关于不匹配现象的理论解释还存在大量的争议，这些争议都与 BOLD fMRI 有关. 下面我们介绍三种最有影响力的模型来解释 CBF、CMR_{glu} 和 $CMRO_2$ 的关系.

1. Malonek 和 Grinvald 模型

1996 年，Malonek 和 Grinvald 基于他们的脑刺激光学成像实验结果提出了一个动态模型[8]. 他们用高时空分辨率的光学成像方法来研究猫的视觉皮层. 因为不同的分子（含氧血红蛋白和脱氧血红蛋白）吸收光的波长不同，所以通过反射光可以分析皮层上不同位置处各种物质的含量. 研究结果表明，脱氧

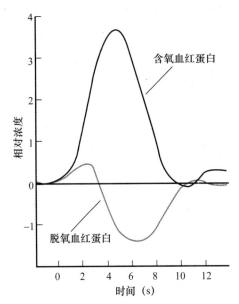

图 2.1.6　神经激活后含氧血红蛋白和脱氧血红蛋白含量的变化

血红蛋白在刺激开始后快速地上升,刺激开始 2 秒后达到最大值,然后开始快速下降,在刺激 6 秒后,达到最低值(低于正常水平). 与此相反,含氧血红蛋白在刺激刚开始有轻微的延迟反应,接下来便开始增加,并在刺激开始 5~6 秒后达到最大值,幅度相对于脱氧血红蛋白大很多. 含氧血红蛋白没有像脱氧血红蛋白那样反映出与神经激活相同的模式,含氧血红蛋白的空间范围很广,甚至扩散到没有神经激活的区域. 含氧血红蛋白和脱氧血红蛋白的含量在刺激情况下随时间变化的曲线如图 2.1.6 所示.

Malonek 和 Grinvald 从他们的实验中得出三条结论. 首先,神经激活后立刻利用现存的氧来进行有氧代谢,来提供神经活动需要的能量. 其次,刺激初期的神经活动变化和脱氧血红蛋白的变化有极高的相关性. 最后,含氧血红蛋白的变化表明,激活调节的血流量和氧的传输量与代谢的需求是不匹配的,远远大于代谢的需求. Malonek 和 Grinvald 基于他们的实验结果,认为不匹配现象不是来源于增加的厌氧糖酵解,而是由于含氧血的灌注量远远超过了能量代谢需求导致的,把此现象类比为"watering the garden for the sake of one thirsty flower".

2. 星形胶质细胞-神经元乳酸穿梭模型(ANLS)

Pellerin 和 Magistretti 认为,厌氧糖酵解在神经激活时是一定存在的,至少有短暂的存在,为此他们发展了一个新颖的模型(astrocyte-neuron lactate shuttle model,ANLS)[9],把神经元(neuron)和星形胶质细胞(astrocyte)紧密联系起来(图 2.1.7). 星形胶质细胞与神经元紧密相邻,神经元及其突触之间的空隙几乎全部由星形胶质细胞填充. 星形胶质细胞有多种与神经元相同的离子通道和神经递质受体,因此可调节细胞外离子和化学环境,支持血脑屏障,为神经组织提供营养物质.

ANLS 模型认为,神经元被激活后,从突触前膜释放大量的兴奋性神经递质谷氨酸(glutamate),协同三个钠离子进入星形胶质细胞. 随着协同转运的进行,星形胶质细胞有两大问题要解决.一是为了保持细胞内外的钠-钾离子平衡,需要把三个钠离子运输出星形胶质细胞,这一过程的实现需要消耗一个 ATP 来激活钠-钾泵.第二个问题是实现谷氨酸的循环利用,使神经活动得以持续进行,这是通过将星形胶质细胞内的谷氨酸转化成非兴奋的谷氨酸盐(gluta-mine),同时消耗一个 ATP.谷氨酸盐被星形胶质细胞释放,进入神经元后,再次转化为谷氨酸.等待下一个动作电位的到来,使其释放到突触间隙,重复循环进行.所以,在星形胶质细胞中需要产生两个 ATP 来实现快速地移出钠离子和循环谷氨酸.在 ANLS 模型中,这两个 ATP 是通过每个葡萄糖分子厌氧糖酵解产生的.这样星形胶质细胞内会产生大量的乳酸.ANLS 模型认为,星形胶质细胞内的乳酸会被释放到细胞外空间,使胞外乳酸浓度升高,乳酸便会扩散到神经元细胞内,在细胞质内乳酸脱氢酶会被激活,使乳酸通过脱氢作用转化成丙酮酸,丙酮酸进入线粒体内进行有氧代谢,产生另外的 34 个 ATP 供给神经元的能量消耗.

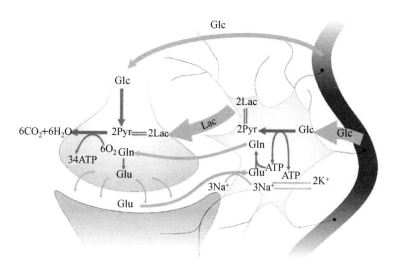

图 2.1.7 星形胶质细胞-神经元乳酸穿梭模型(ANLS)

从突触释放出来的谷氨酸(Glu)迅速被邻近的星形胶质细胞(astrocyte)吸收,并在胶质细胞内转为谷氨酸盐(Gln),再运输到神经元内.其中 Glu 和 Gln 的转化过程需要消耗一个 ATP,这个 ATP 是来自厌氧糖酵解.厌氧糖酵解产生的另外两个产物:一个是乳酸,被运输到细胞外空间;另一个是 ATP,被用于保持细胞内外钠离子的平衡

ANLS 模型说明,大脑在神经活动开始的最初阶段,星形胶质细胞内会进行快速的厌氧糖酵解,这与 Fox 和 Raichle 的厌氧代谢观点一致.可是这个模型

认为,当厌氧糖酵解产生的乳酸在神经元内转化为丙酮酸进入三羧酸循环(TCA)后,丙酮酸会以有氧代谢的方式消耗.所以 ANLS 模型认为,厌氧糖酵解只是短暂存在于刺激开始的阶段.1991 年,Prichard 通过^{1}H 核磁共振波谱实验发现,在视觉刺激初期[10],乳酸浓度显著增加,随着视觉刺激的继续,乳酸浓度缓慢降低,因而认为在神经激活初期,大部分葡萄糖是进行厌氧代谢的,这项波谱实验的结果吻合 ANLS 模型的推论.

3. 气球模型(ballon model)

Buxon 等人提出了一个气球模型,用于解释神经激活时脑血流和脑氧代谢率不匹配的实验现象[11].Buxon 等人认为,血流的增大是因为流速增加而不是血液通过的毛细血管数量增加(毛细血管充盈现象不存在);氧通过血管传递到组织受很多因素的限制,氧的摄取量正比于血流流过毛细血管的时间,血流流速的增加,使传输时间减少,单位时间氧的摄取量减少;另外,所有从毛细血管摄取到组织的氧都被氧化代谢,没有剩余的氧存在于组织中;最后,组织中的葡萄糖没有被全部代谢.

Buxon 进一步假定单位时间从毛细血管摄取的氧的概率是恒定的,由于神经活动时血流速度增加,所以血流流经毛细血管的时间减少,导致氧单位时间的摄取量减少,这样氧的摄取率和增加的血流呈现非线性关系.正是由于这种非线性关系,Buxon 等人认为,血流大幅度的增加就是为了实现血氧的小幅度增加.换句话说,Buxton 等人的气球模型不认为神经激活时血流和血氧代谢的不匹配现象是由葡萄糖进行无氧代谢导致的.

§2.2　BOLD-fMRI 实验设计和时空分辨率

2.2.1　实验设计

BOLD-fMRI 的实验设计会直接影响实验结果和实验的准确性,目前用于脑功能的实验设计方法主要分为块型(block-fMRI)设计、事件相关型设计(event-related fMRI).图 2.2.1 展示了这两类实验设计,其中图 2.2.1(a)为块型设计,一连串事件(刺激或认知任务,用▲表示)连续加在被试上,数据分析的是刺激存在的这一"块"中信号的平均变化.由于噪声是高斯分布的,当将无刺激下采集的信号相加时,噪声不会增加,而将有刺激下采集的信号相加时,和激活区域相关的信号可以按照线性关系叠加在一起,从而达到提高信噪比的目的.图 2.2.1(b)为事件相关型设计,它试图把单个事件分离开来,这样更有利于

检测到每一事件引起的神经元生理效应引起的变化,其中主要是血流动力学响
应(hemodynamic responce).

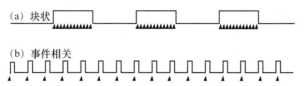

图 2.2.1   块状和事件相关实验设计,小三角形标志刺激和数据采集开始时间

血流动力学响应主要是指神经元被激活后引起的磁共振信号的变化,其源于单位体素内脱氧血红蛋白浓度的降低.血流动力学响应随不同的神经活动而有稍微的差异,但可以肯定的是,神经元放电速率增加,会增加血流动力学影响的强度,神经活动时间的增加会使血流动力学的线宽增加.针对上述提出的块状型设计和事件相关型设计的血流动力学响应如图 2.2.2 所示.皮层的神经响应可在刺激开始后几十毫秒的量级发生,可是血流动力学响应来源于脑血流、脑氧代谢率等因素的变化,所以响应时间约为 2 秒.因此,神经活动开始后的 2 秒会出现脱氧血红蛋白的短暂增加,之后由于运输到激活区域的氧大于摄取的氧,使体素内的脱氧血红蛋白降低,BOLD 信号在神经激活 2 秒后开始增加,并在 5～6 秒达到最大值,这个最大值称为血流动力学响应的极值 (peak).不过有些实验也发现,在 BOLD 信号增长之前,神经激活开始后立刻出现一短暂(约 2 秒)的低信号,被称为早期负响应(initial dip).当刺激继续进行,极值会继续保持.刺激结束后,BOLD 信号会降低到低于基线水平一段时间,这被称为下冲现象(undershoot).

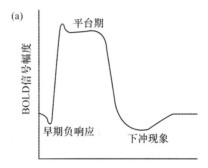

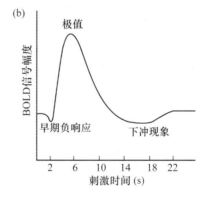

图 2.2.2   血流动力学响应曲线

(a) 为块状型设计响应曲线;(b) 为事件相关型设计响应曲线

2.2.2 BOLD-fMRI 的空间分辨率和时间分辨率

1. 空间分辨率

fMRI 的空间分辨率是指能够区分空间相互位置的能力,一个直接的决定因素是体素大小(voxel size).体素大小由三个扫描参数决定:扫描区域大小(field of view,FOV)、扫描矩阵大小(matrix size)和扫描层面厚度(slice thickness).例如,FOV 是 24 cm×24 cm,矩阵大小为 64×64,则在一个层面内的体素大小是 3.75 mm×3.75 mm,层面厚度一般等于或者大于层面内的体素大小.如果层面厚度等于层面内的体素大小,则此时的体素是正立方的,也就是说这时的空间分辨率是各向同性的.大多数实验采用 64×64 或者 128×128 的扫描矩阵,因为这样可以方便图像重建时的快速傅里叶变换.在实际研究中空间分辨率与实验设计有关,当需扫描整个脑区域时,通常用相对较大的体素,如每一坐标方向 3～5 mm 左右.如果研究的是一个单独的脑区域,如视觉皮层,可以用相对较小的体素,如每一坐标方向 1～2 mm.通常在扫全脑的情况下,经常用到的体素大小为每一坐标方向 2～3 mm.在 fMRI 实验中通常把功能图像叠加到结构图像上来显示,结构图像的空间分辨率一般较高(层面内每一坐标方向 1 mm).

高空间分辨率是 fMRI 实验所追求的,因为这样可以增强区分各个功能脑区的能力.皮层柱(cortical column)是大脑皮层最基本的功能单元,研究皮层柱的激活响应,可以更精确地分析各个脑区的功能特点.2000 年,Kim 等人在高场下(4.7 T 和 9.4 T),利用 BOLD 技术研究猫的视觉皮层方位柱(orientation column)对不同方向光刺激的反应,进而讨论 BOLD 技术反映神经活动的特性.由于猫视觉皮层方位柱之间的距离为 1 mm 左右,一般的 BOLD 空间分辨率难以满足要求,需要更高的空间分辨率来表达方位柱的功能激活图像.他们采用的平面内空间分辨率是 0.156 mm×0.156 mm.Cheng 等人(2001 年)和 Yacoub 等人(2007 年)分别在 4 T 和 7 T 的 MRI 机器上用 BOLD fMRI 来研究人视觉皮层眼优势柱(ocular dominance column,ODC)对单向眼刺激的反应,他们采用的平面内空间分辨率分别为 0.47 mm×0.47 mm 和 0.50 mm×0.50 mm.图 2.2.3 为 Yacoub 等人用 BOLD 研究人眼优势柱的高分辨率图像.

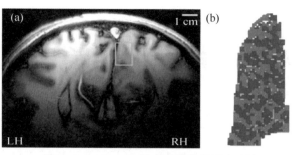

图 2.2.3　Yacoub 等人眼优势柱研究实验

(a) 中方框内的区域为感兴趣区域;(b) 中蓝色区域表示刺激左眼感兴趣区域内的 ODC 图像,红色区域表示刺激右眼感兴趣区域内的 ODC 图像,平面内空间分辨率为 0.5 mm×0.5 mm

综上所述,在高空间分辨率的条件下,BOLD fMRI 可用来研究皮层柱成像,对深入理解大脑功能的特异性有深远影响. 值得一提的是,这些超高的空间分辨率(亚毫米)的获得只适用于单层或少数几层的脑功能成像,并在高场上实现. 若想获得亚毫米级的 fMRI 全脑成像,将具有很大的挑战性,主要是扫描时间过长,被试者难以承受.

高空间分辨率的另一优势为,小体素可以有效地减小部分体积效应(partial volume effects). 一般来说,每个体素都会包含不同的组织成分,这些组织成分对 MR 信号都会有不同的影响. 例如在脑皮层附近的体素会包含灰质、白质和脑脊液,可是只有灰质对 BOLD 信号有贡献,其他组织中的氢质子将会增加本底噪声. 一般情况下,一个大脑体素内包含数百万个神经元和数百亿个胶质细胞,另外约 3% 的比例是血管成分,不过实际情况还要结合体素大小和空间位置而定. 提高空间分辨率,就意味着减小体素大小,这样将导致信噪比(SNR)降低,同时又会增加扫描时间,这是高空间分辨率成像的不利因素. 与低场比,高场(7 T 以上)所拥有的高信噪比可以补偿小体素带来的信号损失.

fMRI 的空间分辨率不仅仅由体素大小决定,还决定于神经活动时的血管响应. 从动脉传输过来的含氧血在毛细血管内与组织进行氧的交换,使得毛细血管内脱氧血红蛋白含量升高,毛细血管末端的血液最终会流入静脉内,导致静脉内的脱氧血红蛋白浓度升高. 在第一节中已经讲过,脱氧血红蛋白是产生 BOLD 信号变化的根本原因,所以 BOLD 信号的变化来源于激活区域附近的毛细血管和远离激活区域的静脉血管. 远处非激活区域的静脉血管对 BOLD 信号的贡献,被称为大血管效应(larger-vessel effects),这很可能是导致 BOLD 产生的激活区域大于真正激活区域的原因. 为了更精确地确定激活区域的位置,我们需要高的空间分辨率来排除静脉血管产生的信号.

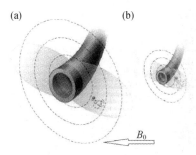

(a) (b)

B_0

图 2.2.4 不同口径血管对血管外自旋的影响

(a) 为大血管对血管外自旋的影响；(b) 为小血管对血管外自旋的影响

先进的采集技术可以减小大血管对 BOLD 信号的影响. 这些技术利用大口径和小口径血管的不同磁特性以及血管内、外自旋的不同扩散性质. 由大血管内的脱氧血红蛋白产生的磁场梯度可以扩散到较大的空间中（周围的软组织中），而小血管产生的磁场梯度可以扩散的空间很小. 所以，大血管外的磁场梯度变化缓慢，而小血管外的磁场梯度变化较急剧（图 2.2.4）. 因此，在 BOLD fMRI 经常用的采集时间内（几十毫秒），可以认为大血管外附近的水分子自旋在这段时间扩散在恒定的非均匀场中，而小血管外的水分子自旋在这段时间内在变化的非均匀场中扩散. 由于 SE 序列中的 180°脉冲可以消除场不均匀性恒定产生的相位散相，所以可以用 SE 序列来排除大血管外成分对 BOLD 信号的贡献. 由于小血管的情况和大血管不同，所以 SE 序列仍然保留小血管外成分对 BOLD 信号的贡献.

血管内的水分子自旋也受到场不均匀的影响，而且它们的扩散速度很快，所以 SE 序列不能排除大血管内部水分子自旋对 BOLD 信号的贡献. 但是由于大血管内的自旋有较大的流动性，所以可以用对运动敏感的成像方法，例如扩散加权成像（DWI），来选择性地抑制大血管内的水分子对 BOLD 信号的贡献. 结合 SE 序列和 DWI 可以消除大血管对 BOLD 信号的影响，同时又保留小血管对 BOLD 的贡献. 可是这个方法降低了 BOLD 敏感性，所以建议在高场上使用这个方法.

另外，并行成像（parallel imaging）是另一个提高空间分辨率的技术，这个技术采用多个激发线圈和接收线圈，空间分辨率与线圈数目的平方根成正比. 然而这个技术对脑皮层的信号比较好用，对于较深处的组织，如海马等，表现较差.

除了体素大小和血管效应外，数据后处理对空间分辨率也有较大的影响. 其中最常见的降低空间分辨率的方法是对数据用高斯滤波器（Gaussian filter）进行空间平滑，详见 2.3.3 节. 由于大多数统计检验方法的限制，为了提高检测的灵敏度，目前通常采用的高斯滤波的半带宽为 3 个体素大小，这样相当于增加了体素的大小和部分体积效应，降低了空间特异性，并且提高了检测的假正值率. 所以为了保持较高的空间分辨率，发展不依赖于空间平滑的统计检验方法尤其重要，其中一款基于 FSL 软件的 threshold-free cluster enhancement 方法,对空间平滑的依赖性较小(半带宽约为 1.5 个体素大小). 其他分析步骤也对空间分辨率有不同程度轻微的影响,如空间标准化(normalization),结合多个被试的图像为一幅图像和感兴趣区域(region of interest, ROI)分析. 所以在数据处理中要尽量减少对空间分辨率的损失,最有效的方法便是使用尽可能少的空间平滑.

2. 时间分辨率

fMRI 的时间分辨率是指识别信号随时间变化的能力. 测量脑活动的时间响应对于理解神经活动是至关重要的,高的时间分辨率有助于深入理解脑活动的形式. fMRI 的时间分辨率并不是很高,这主要由两个因素决定:采样时间(TR)[①]和血流动力学固有的响应时间. 根据实验设计的不同,常用的 TR 范围为 500 毫秒到 3 秒,在特殊情况下 TR 可以更小(几十毫秒). fMRI 是用 BOLD 技术来检测血流动力学响应,而不是直接测量脑神经元、脑电或者脑内化学成分的变化,所以 fMRI 提供的是一种间接测量神经活动的方式. 一般情况下,血流动力学响应在神经活动开始 5～8 秒后发生,在神经活动结束 15～30 秒后停止,所以我们不可能从 fMRI 数据中得到神经活动的瞬时信息,而是通过血管响应的缓慢变化来估计神经活动. 减小 TR 有助于更好地显示血流动力学响应,便可以更好地估计刺激后血管系统和神经系统的变化. 下面我们将讨论减小 TR 对血流动力学响应曲线的影响.

图 2.2.5 显示的是事件相关设计的血流动力学曲线. 图(a)、(b)、(c)和(d)分别显示的是当 $TR=3$ 秒、1.5 秒、0.75 秒和 0.375 秒时的血流动力学曲线. 从这些图中我们可以看出,当 $TR=3$ 秒时,血流动力学响应的变化可以大体显示,但是响应曲线的形状却不够细致. 随着 TR 降低到 1.5 秒,响应曲线随时间的变化更加细致平滑,但是响应幅度并没有很大的改变. 与 $TR=1.5$ 秒相比,当 TR 继续降低到 0.75 秒或者 0.375 秒时,虽然采样点更密,但是对血流动力学响应的幅度和随时间的变化并没有显著影响. 这一结论表明,增加采样率对时间分辨率的影响较小. 这是因为刺激开始后,相比神经元放电的快速时间响应(几十毫秒左右),脑血流和脑氧代谢率的变化非常缓慢(几秒左右);如果脑血流和脑氧代谢率的变化也像神经元放电那么快的话,那么增加采样率会对准确估计响应曲线有重要影响. 从本例中可以看出,事件相关设计的血流动力学响应时间为10～15 秒,那么块状设计的响应变化将会更加缓慢,所以块状设计实验甚至可以用更长的 TR 来采集数据. 在大多数情况下,TR 为 1～2 秒便可

----

① 这里 TR 是指用对某个层面 EPI 成一幅像的间隔时间,与 SE、GE、IR 等序列中的 TR 不同.

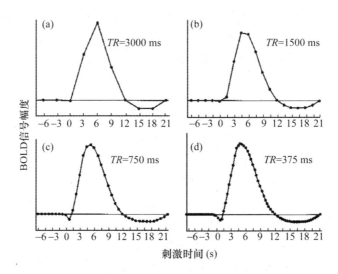

图 2.2.5　采样率(*TR*)对测得的血流动力学的影响

以满足实验需求.

　　在一些特殊情况下,如区别不同任务情况下,同一脑区的响应时间顺序,能够帮助推断脑神经活动的快慢,因而需要高采样速率(通过减小 *TR*)来精确地测定 BOLD 信号达到峰值的时刻. 在介绍磁共振信号时,我们提到了成像参数——反转角(flip angle),反转角能够体现纵向磁化强度反转到横平面内的大小,并且磁共振信号的强度和横平面内的磁化强度成正比. 对于典型的 GE 序列,90°反转角可以使横平面内的磁化强度最大,但是反转角越大,使磁化强度从横平面完全恢复到纵向的时间就越长,*TR* 为 2 秒可以满足需求. 如果这时选择小的 *TR*,下次采样时的纵向磁化强度减少,从而减低磁共振信号强度. 另外小的 *TR* 也会减少扫描层数,例如对于一个给定的脉冲,*TR* 为 1 秒时可以扫描 14 层,那么 *TR* 为 0.5 秒时,只能扫描 7 层. 下面我们将从实验设计和采集技术两方面来介绍目前提高 fMRI 时间分辨率的方法.

　　在实验设计方面,交错刺激法(interleaved stimulus presentation)可以在不减小 *TR* 的情况下,增加时间分辨率. 交错刺激是指在多次试验的情况下,*TR* 固定,但是刺激开始的时间点在 *TR* 内的不同时刻. 图 2.2.6(a)展示了交错刺激法的基本步骤. 在一个 *TR* 为 3 秒的实验中,首先使刺激发生在 *TR* 的开始时刻(0 时刻),这样血流动力学响应的采集点是在刺激发生后的 3 秒、6 秒、9 秒等时刻,接下来使刺激发生在三分之一的 *TR* 时刻(1 秒时刻),这样血流动力学响应的采集点是在刺激发生后的 2 秒、5 秒、8 秒等时刻,最后使刺激发生在三分之二

的 TR 时刻(2 秒时刻),这样血流动力学响应的采集点是在刺激发生后的 1 秒、4 秒、7 秒等时刻.通过结合所有这些数据,我们就得到了相当于时间分辨率为 1 秒的血流动力学曲线(图 2.2.6(b)).交错刺激法可以在不减少扫描层数和信号强度的情况下,获得较高的时间分辨率,不过它的代价是需要多次重复试验,这样增加了总的实验时间.

在成像技术方面,目前 fMRI 普遍使用的成像序列为 EPI(echo planar imaging),EPI 可以在 1~2 秒内采集空间分辨率为 3 mm 的多层脑功能图像,几乎可以满足多数实验设计的需要.EPI 每次采集一个层面(二维),在一个 TR 内可以采集多个层面;EVI(echo volumar imaging)将 EPI 扩展到三维空间,可以同时采集三维图像.相比于 EPI,EVI 的优势在于可以使用极短的 TR,如 200 ms,在这样短的时间内,可以认为所有的层面都在同一时刻采

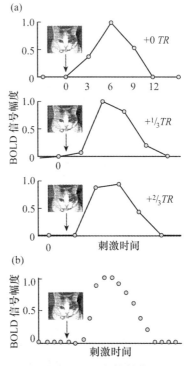

图 2.2.6　交替刺激

集,这样可以避免层面时间校正,另外在这样极短的时间内,可以有效地减少由于被试者运动带来的伪影和血管的流入效应.不过传统的 EVI 并没有被广泛地应用于 fMRI 研究,这是因为当感兴趣的脑区较大或者需要高空间分辨率的图像时,EVI 并不能满足这些要求.针对这一问题,Rabrait 等人在 2008 年提出了改进的 EVI 技术,他们将 EVI 和并行采集以及 SENSE 重建结合起来,可以在 200 ms 内得到 $120 \times 120 \times 144 \ mm^3$ 的感兴趣脑区.改进的 EVI 虽然能够在短时间内取得较大脑区的三维图像,但并没有解决空间分辨率的问题.为了更好地发挥 EVI 的优势,EVI 空间分辨率和信噪比需要提高.除了 EVI 外,很多实验室也提出了其他快速成像的技术,如 Lin 等人在 2006 年提出的 inverse imaging(InI)技术,Grotz 等人在 2009 年提出的 highly undersampled projection imaging(PI)技术,Feinberg 等人在 2010 年提出的 multiplexed EPI 和 Zahneisen 等人在 2011 年提出的 fast volumetric imaging 技术.这些方法都可以使时间分辨率达到 100 ms 甚至更快.

§2.3　fMRI 实验数据预处理

fMRI 常用的数据分析软件有 AFNI(www. afni. nimh. nih. gov/afni/)、Brain Voyager (www. brainvoyager. com)、FSL (www. fmrib. ox. ac. uk/fsl)、VoxBo(www. voxbo. org)和 SPM (www. fil. ion. ucl. ac. uk/spm)等. 在对fMRI数据进行统计分析之前,一般要先作预处理,对原始数据进行必要的加工,以尽可能地去除所有与 BOLD 信号不相干的干扰因素. 预处理的一般步骤是: 层面时间校正、头动校正、空间标准化和数据平滑. 其中头动校正和空间标准化都属于图像配准范畴.

2.3.1　时间校正

通常 fMRI 实验都是在 TR 为 1~3 秒内采集多层脑图像以覆盖整个大脑,每层图像间的时间间隔一定. 其中最常用的方式便是隔层采集,先采集奇数层,再采集偶数层,这样便会使相邻两层的采集时间相距较远,以降低相邻层间的信号相互影响. 如在 TR 为 3 秒内采集 12 层图像,隔层采集的层面顺序为 1-3-5-7-9-11-2-4-6-8-10-12. 则第一层在 0 时刻采集,而第二层却在之后的 1.5 秒得到,所以我们得到的第二层的血流动力学响应与第一层相比延迟了 1.5 秒,这会严重影响数据分析的准确性,对事件相关型实验这种现象带来的影响更为严重. 层面时间校正的目的是通过插值运算使所有的层面在同一时间采集. 插值运算一般是先选择采集时间中点的一层为参考层,然后对其他每一层图像进行邻近时间点的数据插值(线性插值或正余弦插值)运算,使对于每个 TR,插值后采集每一层图像的时间点与参考层所在时间点一致[12].

2.3.2　图像配准

在 fMRI 数据采集过程中,被试者头部运动难以完全消除,因此对图像数据进行头动校正是必需的. 头动校正的目的是为了得到采集过程中的脑图像始终保持在同一个位置,所以我们需要对不同时刻采集到的脑图像作空间校正,即图像配准. 由于同一个被试的大脑大小和形状相同,所以头动校正相当于作刚体变换. 刚体变换是指通过调整三个平动和三个转动参数,可以使两个大小相同、形状一致的物体重叠在一起.

头动校正可以满足对单个被试的数据分析,可是很多时候,我们想比较不同被试对同一个实验条件的反应,但是不同被试大脑的大小和形状差别很大(成人的脑体积范围为 1100~1500 cm³);当我们对不同被试的 fMRI 图像进行比较时,一般都是直接用像素位置来判断解剖位置,也就是说,只要两个像素坐标相同,就认为它们在相同的解剖位置上. 在不同被试的脑图像中,因为个体差异,相同的像素位置并不代表相同的解剖结构. 因此,就需要一个图像处理过程来消除不同被试脑图像之间的解剖结构差异,尽可能地把对应的脑区域在不同被试之间对应起来,这个过程就是"空间标准化(或称为空间归一化)"(spatial normalization). 空间标准化和头动校正都属于图像配准,和头动校正不同的是,空间标准化待校正的物体大小和形状不同,刚体变换不能满足要求,要对物体进行拉伸、挤压和弯曲以满足空间标准化. 空间标准化通常是先通过仿射变换匹配脑到一个事先选定的模板(template)脑像,随后引进由许多平滑基函数描写的非线性形变,所以空间标准化方法需要 12 个参数来描写仿射变换和非线性基函数的系数. 目前,在脑成像界被普遍接受和采纳的标准模板是由加拿大蒙特利尔神经病学研究所(Montreal Neurological Institute)基于上百个成人的脑解剖图像提炼的 MNI 空间模板,图 2.3.1 展示的是 MNI 模板的横断面.

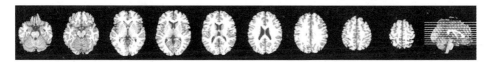

图 2.3.1　MNI 的空间模板(横断面)

1. 头动校正

头动校正本质上说,就是刚体变换,需要 6 个参数(平移和转动各三个),一般分为两步:① 首先确定待配准(源)图像和参考(模板:template)图像之间合适的数学变换模型以及在该变换模型下的匹配目标函数,然后在参数空间中进行搜索,以得到满足目标函数的参数.② 按照这些参数将源图像进行变换,这样就得到头动校正后配准的图像.

(1) 重取样图像

设 X_i 是对应参考图像中第 i 个像素的体元坐标,$Y(X_i)$ 是 X_i 变换到源图像空间后的体元坐标. 由于图像数据是离散的,最小坐标单位是像素或体元,用整数表达. 尽管 X_i 是一组整数,与参考图像一一对应,但变换后的坐标 $Y(X_i)$ 不一定为整数. 这样,在源图像的原始数据中就没有一个像素坐标与 $Y(X_i)$ 对应. 如何获取体元坐标为 $Y(X_i)$ 点的信号强度? 这就是图像重取样要解决的问题. 在待变换图像坐标和源图像之间一旦有了一个保形映射,有必要重新取样以施行空间变换. 空间变换图像通常是执行一个"拉"操作(像素值从源像拉进它们的新位置),而不是"推"操作(即源像中的像素被推进它们的新位置). 具体说明如下:

　　配准的最终图像与模板图像(而不是源图像)具有相同的层数和扫描矩阵.形象地讲(如图 2.3.2 所示),完成配准后的终像初始时是一卷空白图像(每个像素的值待赋).获取配准图像的过程就是为这幅空白图像逐像素填入信号强度值或灰度值.每个像素的值都是从源图像中"取"出的,取值规则是

$$I(X_i) = S(Y(X_i)), \qquad (2.3.1)$$

X_i 是配准终像第 i 个像素的像素坐标,$I(X_i)$ 表示配准终像中 X_i 处的信号强度值,$Y(X_i)$ 是 X_i 变换到源图像空间后的体元坐标,$S(Y(X_i))$ 是源图像中体元坐标为 $Y(X_i)$ 处的信号强度值,这个值需要通过图像重采样获得.这涉及确定待变换图像中各体元对应源像中的强度.通常要求在体元中心之间取样,因此需要某种形式的内插.

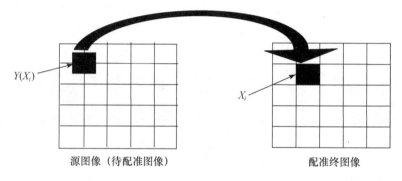

图 2.3.2

获取配准终像的过程即是根据 X_i 的逐一变化,从源图像(左图)中取出 $Y(X_i)$ 处的信号强度值,然后再填入 X_i(右图)中

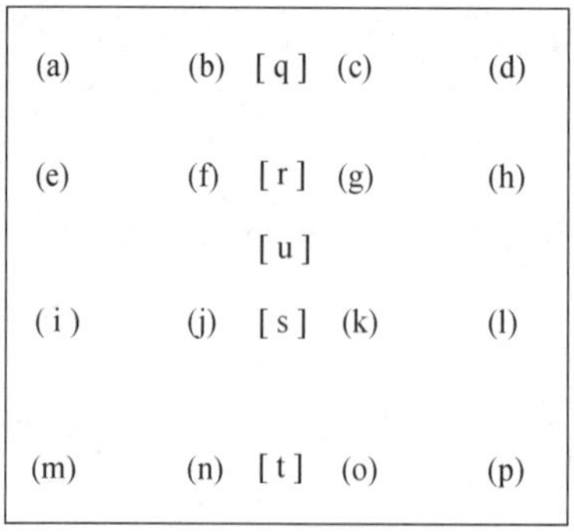

(a)	(b)	[q]	(c)		(d)
(e)	(f)	[r]	(g)		(h)
		[u]			
(i)	(j)	[s]	(k)		(l)
(m)	(n)	[t]	(o)		(p)

图 2.3.3　举例说明二维图像内插

点 a 到点 p 代表原规则像素栅格点,u 为被确定值的点.点 q 到 t 在计算中被用作中间点

　　最简单的方法是取最邻近体元值,称作最邻近点或零阶保持再取样.其优点是源体元强度被保留,但生成的像有相当退化.另一方法是用三线性内插重新取样的数据,称为一阶保持再取样.这比最邻近点内插稍微慢一些,但生成的图像有较少的块状伪影.然而,三线性内插有损失源像高频信息的缺点.

　　图 2.3.3 举例说明二维双线性内插.假定有一个规则像素栅格在坐标 (X_a, Y_a) 到 (X_p, Y_p) 具有强度 V_a 到 V_p,并且重新取样点是在 u,那么首先确定 r 点和 s 点的值如下:

$$V_r = [(X_g - X_r)V_f + (X_r - X_f)V_g]/(X_g - X_f), \qquad (2.3.2a)$$

$$V_s = [(X_k - X_s)V_j + (X_s - X_j)V_k]/(X_k - X_j). \qquad (2.3.2b)$$

然后,通过在 V_r 和 V_s 之间内插确定 V_u:

$$V_u = [(Y_u - Y_s)V_r + (Y_r - Y_u)V_s]/(Y_r - Y_s). \qquad (2.3.3)$$

这方法延伸到三维是很繁琐的. 在三维情况估计一点的值,不仅要用 8 个最邻近点,为了拟合到一个平滑函数,还要用更多的邻近点,然后读出所希望位置的函数值. 多边形内插也是一个办法,零阶和一阶保持内插是简单的低阶多边形内插. 现在举例说明 V_q 如何从 a~d 确定. 穿行这些点的多边形系数 q 可以通过计算得到:

$$q = \begin{bmatrix} 1 & 0 & 0 & 0 \\ 1 & (X_b - X_a) & (X_b - X_a)^2 & (X_b - X_a)^3 \\ 1 & (X_c - X_a) & (X_c - X_a)^2 & (X_c - X_a)^3 \\ 1 & (X_d - X_a) & (X_d - X_a)^2 & (X_d - X_a)^3 \end{bmatrix}^{-1} \begin{bmatrix} V_a \\ V_b \\ V_c \\ V_d \end{bmatrix}. \qquad (2.3.4)$$

然后,V_q 可以从这些系数确定:

$$V_q = (1 \quad (X_q - X_a) \quad (X_q - X_a)^2 \quad (X_q - X_a)^3)q. \qquad (2.3.5)$$

为了确定 V_u,一个类似的多项式可从 q、r、s 和 t 点拟合出来. 多项式内插通常用拉格朗日多项式执行.

以最小内插伪影对图像应用刚体变换的最佳方法是在傅里叶空间进行. 在真实空间,给出逼近傅里叶内插结果的内插方法是 sinc 内插. 为了执行一个纯的 sinc 内插,图像中每个体元应用来取样一个点. 考虑到速度,这是不可行的,因此用有限数目最近点来近似. 因为 sinc 函数延伸到无限远,它是通过用 Hanning 窗调制截断的(见图 2.3.4). sinc 内插的执行类似于多项式内插,在三维体积空间是顺序执行的. 对一维情况用 I 个最近相邻点的有窗 sinc 函数为

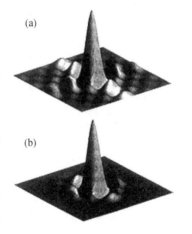

图 2.3.4 二维 sinc 函数

(a) 有 Hanning 窗;(b) 没有 Hanning 窗

$$v = \sum_{i=1}^{I} v_i \frac{\dfrac{\sin(\pi d_i)}{\pi d_i} \dfrac{1}{2}[1 + \cos(2\pi d_i/I)]}{\displaystyle\sum_{j=1}^{I} \frac{\sin(\pi d_j)}{\pi d_j} \frac{1}{2}[1 + \cos(2\pi d_j/I)]}, \qquad (2.3.6)$$

式中 d_i 是从第 i 个体元中心到被取样点的距离,v_i 是第 i 个体元的值. 当用很

多个邻近体元时,sinc 内插很慢. 为了使刚体变换有效,稍微更好的方案是用傅里叶内插. 在一维情况,一个平移就是与一个平移 δ 函数的卷积. 对于不是整数像素的平移,用一个中心在平移距离的 sinc 函数代替 δ 函数. 用快速傅里叶变换进行卷积,其速度最快,如同傅里叶空间的乘法. 用这种方式进行平移,概念是很清楚的,但旋转并不明显. 作旋转的一个方式涉及用三个剪切代替三个旋转. 对于一个简单二维情况,编码一个绕原点转 q 弧度的旋转矩阵,可以通过把三个有效剪切矩阵乘在一起而建立:

$$\begin{bmatrix} \cos\theta & \sin\theta & 0 \\ -\sin\theta & \cos\theta & 0 \\ 0 & 0 & 1 \end{bmatrix} = \begin{bmatrix} 1 & \tan(\theta/2) & 0 \\ 0 & 1 & 0 \\ 0 & 0 & 1 \end{bmatrix} \begin{bmatrix} 1 & 0 & 0 \\ \sin\theta & 1 & 0 \\ 0 & 0 & 1 \end{bmatrix} \begin{bmatrix} 1 & \tan(\theta/2) & 0 \\ 0 & 1 & 0 \\ 0 & 0 & 1 \end{bmatrix}.$$

$$(2.3.7)$$

一个剪切简单地涉及把一个图像的不同的行或列平移不同的量. 这样,可通过一系列傅里叶空间一维卷积进行各个剪切.

对于 fMRI 研究,对运动校正实际上是进行三维刚体变换. 对于一个图像中的各个点 (x_1, x_2, x_3),一个仿射地图可以定义进另一个空间坐标 (y_1, y_2, y_3),这被表示为

$$\begin{cases} y_1 = m_{11}x_1 + m_{12}x_2 + m_{13} + m_{14}, \\ y_2 = m_{21}x_1 + m_{22}x_2 + m_{23} + m_{24}, \\ y_3 = m_{31}x_1 + m_{32}x_2 + m_{33} + m_{34}. \end{cases} \quad (2.3.8)$$

这经常用一个简单的矩阵乘来表示 $(Y = MX)$:

$$\begin{bmatrix} y_1 \\ y_2 \\ y_3 \\ 1 \end{bmatrix} = \begin{bmatrix} m_{11} & m_{12} & m_{13} & m_{14} \\ m_{21} & m_{22} & m_{23} & m_{24} \\ m_{31} & m_{32} & m_{33} & m_{34} \\ 0 & 0 & 0 & 1 \end{bmatrix} \begin{bmatrix} x_1 \\ x_2 \\ x_3 \\ 1 \end{bmatrix}. \quad (2.3.9)$$

(x_1, x_2, x_3) 是参考图像空间中(头内)任一点的笛卡儿坐标,(y_1, y_2, y_3) 是同一点在待配准图像空间中的笛卡儿坐标,$m_{ij}(i=1,2,3; j=1,2,3,4)$ 是待定参数. 用矩阵表示变换的好处是,几个变换可以通过把几个矩阵乘在一起形成一个矩阵而组合成一个变换. 这就意味着,当重新取样一幅像时,可以避免数据的重复再取样. 在三维情况,刚体变换用六个参数描写,即三个平移和绕正交轴的三个旋转. 执行平移的矩阵是

$$M_t = \begin{bmatrix} 1 & 0 & 0 & p_1 \\ 0 & 1 & 0 & p_2 \\ 0 & 0 & 1 & p_3 \\ 0 & 0 & 0 & 1 \end{bmatrix}, \tag{2.3.10}$$

p_1、p_2、p_3 三个参数分别表示沿 x、y、z 轴的平移量. 执行分别绕 x、y、z 轴旋转的矩阵是

$$\begin{bmatrix} 1 & 0 & 0 & 0 \\ 0 & \cos p_4 & \sin p_4 & 0 \\ 0 & -\sin p_4 & \cos p_4 & 0 \\ 0 & 0 & 0 & 1 \end{bmatrix} 、 \begin{bmatrix} \cos p_5 & 0 & \sin p_5 & 0 \\ 0 & 1 & 0 & 0 \\ -\sin p_5 & 0 & \cos p_5 & 0 \\ 0 & 0 & 0 & 1 \end{bmatrix} 和 \begin{bmatrix} \cos p_6 & \sin p_6 & 0 & 0 \\ -\sin p_6 & \cos p_6 & 0 & 0 \\ 0 & 0 & 1 & 0 \\ 0 & 0 & 0 & 1 \end{bmatrix}.$$

$$\tag{2.3.11}$$

式中 p_4、p_5、p_6 分别表示绕 x、y、z 轴的旋转角度(单位是弧度). 组合变换可通过按一定次序将矩阵乘在一起来实现. 在矩阵运算中,次序很重要,不同的次序所完成的操作是不一样的. 为了用刚体变换配准图像,必须考虑到图像体元的大小.

(2) 参数优化

基于刚体变换的自动配准算法是 6 参数刚体变换描述待配准图像与参考图像之间的映射关系,然后定义一个目标函数作为最优化参数的标准,再用高斯-牛顿算法对参数进行迭代优化,直到目标函数达到最小值,得到最优化参数,最后实行逐像素变换得到配准的图像.

刚体变换中仅有 6 个参数是独立的. 三维空间中的刚体变换 M 由三维正交平移变换 M_t 和三维正交旋转变换 M_r 组成,即

$$M = M_r M_t. \tag{2.3.12}$$

在 M_t 中有沿三个正交轴的三个平移参数 p_1、p_2 和 p_3;在 M_r 中有绕三个正交轴的三个旋转参数 p_4、p_5 和 p_6. 在图像处理中一般用体元坐标而不是笛卡儿坐标. 设一个像素的体元坐标是 (u_1, u_2, u_3),u_1 等于像素所在列数,u_2 等于像素所在行数,u_3 等于像素所在层(plane)数. 笛卡儿坐标系的原点定义在一卷图像所形成的六面体的中心. 两种坐标之间的变换关系为

$$X = M_f U. \tag{2.3.13}$$

考虑到上述体元坐标与笛卡儿坐标的关系,参考图像与待配准图像之间的最终变换形式是

$$Y = M_g^{-1} M_r M_t M_f X, \tag{2.3.14}$$

式中 Y 是待配准图像空间的体元坐标,X 是参考图像空间的体元坐标,M_g 是待

配准图像中体元坐标到笛卡儿坐标的变换矩阵,M_f 是参考图像中体元坐标到笛卡儿坐标的变换矩阵.在方程(2.3.14)中包含 6 个待定参数$(p_1,\cdots,p_6)$.参数优化过程就是首先给这些参数赋初值,然后对这些参数进行迭代优化.判断优化的标准是目标函数 χ^2,它是一个模型和真实数据之间的方差:

$$\chi^2 = \sum_i \left[s(Y(X_i)) - p_7 t(X_i) \right]^2. \qquad (2.3.15)$$

使这个方差最小的一组参数就是最优参数.式中 i 代表第 i 个像素;$s(Y)$ 代表源图像中体元坐标为 Y 的像素的信号强度;$t(X_i)$ 表示模板图像中体元坐标为 X_i 的像素的信号强度;p_7 是新引入的第 7 个参数,作为源图像与模板图像信号强度基线的调节因子.

　　所有的参数都要赋予初值,一般情况下初值就是理想状态的值,即头部无任何运动时的值,这时平移量和旋转量都是零:$p_1,\cdots,p_6 = 0$;初始状态,认为图像信号强度基线相同,即 $p_7 = 1$.具备了参数初值和目标函数之后,就可以进行参数迭代优化了.

　　优化的目的是对于一个模型确定一组最佳参数.为了使这模型和一组实际数据之间标准方差最小,通常在这模型中有很多参数,不可能搜索尽整个参数空间.通常的方法是作一个初始参数估计,并从那里开始迭代搜索.在每次迭代时,这模型用当前的估计和计算的 χ^2 来评价.在继续评价下一次迭代之前,这参数如何修改作一个判断.当某个收敛判据达到(通常 χ^2 停止减小)时,最佳化也就结束.

　　这里描述的配准方法本质上就是最佳化.一个图像(目标像)被空间变换通过使 χ^2 最小,把它与另一图像(模板像)匹配起来.被优化的参数就是描写空间变换的那些参数.迭代优化算法经常选择高斯-牛顿最佳化算法,说明如下:

　　假定 $d_i(\boldsymbol{p})$ 是源图像在参数向量 $\boldsymbol{p} = (p_1,\cdots,p_6)$ 下变换后的第 i 个像素和模板图像第 i 个像素信号强度之差,对于各体元(i),当参数向量 $\boldsymbol{p}$ 有一增量 $\boldsymbol{t}$ 时,可用泰勒展开的一阶近似来估计这差将取的值:

$$d_i(\boldsymbol{p}+\boldsymbol{t}) \approx d_i(\boldsymbol{p}) + t_1\frac{\partial d_i(\boldsymbol{p})}{\partial p_1} + t_2\frac{\partial d_i(\boldsymbol{p})}{\partial p_2} + \cdots + t_6\frac{\partial d_i(\boldsymbol{p})}{\partial p_6}.$$

$$(2.3.16)$$

$\boldsymbol{t}$ 的选取应该使 $\chi^2 = \sum_i \left[d_i(\boldsymbol{p}+\boldsymbol{t}) \right]^2$ 最小化.为此,可以建立一个形如 $A\boldsymbol{t} = \boldsymbol{d}$ 的联立方程组,以估计 $\boldsymbol{t}$ 应假定的值:

$$\begin{bmatrix} \dfrac{\partial d_1(\boldsymbol{p})}{\partial p_1} & \dfrac{\partial d_1(\boldsymbol{p})}{\partial p_2} & \cdots & \dfrac{\partial d_1(\boldsymbol{p})}{\partial p_6} \\[2mm] \dfrac{\partial d_2(\boldsymbol{p})}{\partial p_1} & \dfrac{\partial d_2(\boldsymbol{p})}{\partial p_2} & \cdots & \dfrac{\partial d_2(\boldsymbol{p})}{\partial p_6} \\[2mm] \vdots & \vdots & \ddots & \vdots \end{bmatrix} \begin{bmatrix} t_1 \\ t_2 \\ \vdots \\ t_6 \end{bmatrix} \approx \begin{bmatrix} d_1(\boldsymbol{p}) \\ d_2(\boldsymbol{p}) \\ \vdots \end{bmatrix}. \qquad (2.3.17)$$

由方程组 (2.3.17) 可导出迭代的步骤. 对第 n 步迭代, 参数 $\boldsymbol{p}$ 更新为

$$\boldsymbol{p}^{(n+1)} = \boldsymbol{p}^{(n)} - (A^{\mathrm{T}}A)^{-1}A^{\mathrm{T}}\boldsymbol{d}, \qquad (2.3.18)$$

式中 A 就是方程组 (2.3.17) 左端的变换矩阵, $\boldsymbol{d}$ 是方程组 (2.3.17) 右端的列矢量. 此过程重复进行, 直到 χ^2 不再减小. 或者对于固定的迭代步数, χ^2 小于一个预设阈值:

$$\chi^2_{n+1} - \chi^2_n < \sigma_{\mathrm{th}}, \qquad (2.3.19)$$

这时就认为 χ^2 已经达到最小值. 这样迭代得到的参数就是最优化参数.

这种方法不保证将达到最佳全局解, 因为 χ^2 有收敛到局部极值的可能 (见图 2.3.5). 为减少这类问题, 对 p 的起始估计应设置在尽可能接近最佳解处. 另外, 对图像进行平滑也可以减少局部极值的个数. 在实际编程时, 还应当考虑到一种特殊情况: χ^2 需要很多次迭代才能达到最小值, 或是根本达不到最小值, 这样会造成配准时间过长或是进入死循环, 无法响应用户的其他操作. 所以, 在实际软件设计时, 应当设置一个迭代次数阈值 N_{th}, 如果在 N_{th} 次迭代之内 χ^2 无法达到最小值 (无法满足式 (2.3.19)), 那么在第 N_{th} 次迭代过后, 程序会终止配准过程, 把最后一次的优化结果作为最优化参数. 这一阶泰勒展开近似对较大位移更精确. 实践中, 方程 (2.3.18) 中的 $A^{\mathrm{T}}A$ 和 $A^{\mathrm{T}}\boldsymbol{d}$ 对各次迭代可以飞跃式计算. 通过一次仅用几行 A 和 $\boldsymbol{d}$ 计算这些矩阵, 占用内存比把整个矩阵 A 调入内存要少得多. 另外, 偏导数 $\partial d_i(\boldsymbol{p})/\partial p_j$ 可用链式规则从图像的梯度快速计算出来.

在校准之后, 仍可能有一些运动相关的伪影留在图像数据中. 运动相关伪影的起源有许多, 列举如下:

(1) 从用于变换图像的再取样算法来的内插误差是运动相关伪影的主源之一. 当这图像系列被重新取样时, 用很准确的内插方法, 比如 sinc 或傅里叶内插是非常重要的.

(2) 当 MR 图像重建时, 最终像通常是起始复数据的模, 结果把原来是负值的体元中的值都变成正值. 当这些图像重新取样时, 它将导致脑的边缘出现误差, 即使好的内插方法也无法校正. 解决这类问题可能的方法是用复数据重建, 不用模建, 或者在取模之前对复数据进行低通滤波.

(3) 各层面的灵敏度 (层面选择) 轮廓也经常会引进伪影.

(4) fMRI 图像是空间畸变的, 这畸变量部分地依赖于人头在磁场内的位置.

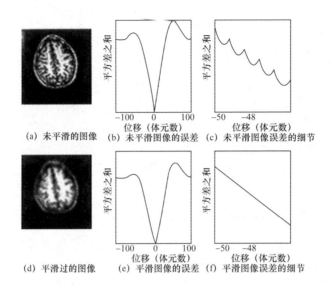

(a) 未平滑的图像 (b) 未平滑图像的误差 (c) 未平滑图像误差的细节

(d) 平滑过的图像 (e) 平滑图像的误差 (f) 平滑图像误差的细节

图 2.3.5   一个像和其本身在一个方向平移不同量(用双线性内插)之间差平方的和

(a) 是原始像;(b) 差平方和随平移量的变化曲线;(c) 是(b)中细节被放大,周期性效应产生于内插.
当这步骤用一个平滑过的像重复时,这效应可降低,如(d)、(e)和(f)所示.这图说明,如果起始估计在
一定界限内,这参数优化才能收敛到最佳解

相对大的人体移动使脑像改变形状,而这些形状变化不能被一个刚体变换校正.

（5）一个层面被磁化后,激发的组织要花些时间以恢复到它的原始状态,所发生的恢复量将影响这个组织在图像中的强度.在各次重复激发采集期间,层面移出原位置,不仅影响这层面的图像保真度,也影响其他层面的保真度.这也意味着自旋激发以与头运动有关的方式变化,因此导致更多运动相关伪影.

（6）图像中伪影不像头那样遵守刚体规则,因此用刚体旋转校准头并不等于校准伪影.

（7）估计的配准参数的精度正常在几十 μm 范围.这依赖于许多因素,包括上面提到的效应,甚至被实验发出的信号变化对估计的参数也有少许的影响(几 μm).

上述这些问题不能通过刚体配准来校正,因此可能成为刺激相关运动伪影的起源.系统的运动伪影只产生 $1\%\sim2\%$ 的信号变化,经多次扫描的实验可能导致显著的假阳性.对于某些实验尤其重要,比如执行运动任务、说话本身就可能引起头轻微移动,这些运动与实验设计高度相关.在这种情况下,从与刺激相关的运动伪影中分离出真实的活动是极其困难的.倘若在系列中有足够多的图像,并且运动很小,这些伪影的某一些可以用 ANOVA 模型来消除.然而当运动参数估计与实验设

计相关时,很多真正的 fMRI 信号很可能损失掉. 总之,还有很多问题有待解决.

2. 空间标准化

空间标准化问题涉及如何把一个人的脑像映射进一个标准空间. 假定所采用的标准空间对其他标准空间有一个已知的关系,那就允许基于像素范围的分析并有利于比较不同的人和不同的数据库.

空间变换可分为基于标记和基于非标记两类. 基于标记的技术需要识别图像和模板中的对应特征(标记)并找到这变换,以把它们叠加得最好. 标记可以是点、线或面. 对应特征经常是手动识别,并且很花时间,也带有主观性. 用点或线作标记是在脑中几乎没有什么可识别的分立点或线,然而表面是很容易识别出来的,在很多情况下,能自动(至少半自动)提取. 表面一旦识别出来,这空间变换可以有效地把对应标记重合在一起.

基于非标记的方法鉴别一个空间变换,可以使目标像和模板像之差的一些指数最小. 匹配判据通常是基于最小化其方差和,或者最大化其相关系数. 对基于非标记的空间变换有许多方法. 描述调整两个图像在一起的非线性变换需要很多参数(高维问题). 众多空间变换形式的差别在于如何对付这大量的参数. 如黏滞流体模型用有限元法解偏微分方程,而这偏微分方程模拟一个像,好像它流到另一个同样形状的像中,这个方法的主要优点是它们能考虑很大的非线性位移,并能保证这扭曲像的拓扑结构被保留下来,但其缺点是计算量很大;多分辨率方法,一次只确定几个参数,通常用整个体积来描写全局低频畸变的参数,然后把这体积分割对各子体积求出稍高频率的畸变;还有一个常用的方法是减少模拟畸变的参数的数目,考虑位置、取向和整个脑尺寸的差别,用 9 个或 12 个参数仿射变换进行空间归一化图像,这个方法用低频基函数线性组合描写畸变对头形的低空间频率全局变量,小数目参数不能使每一个特征都精确匹配,但它允许全头形被模拟.

跟刚体变换不同,变换图像到相同空间所要求的变形不是清楚确定的. 不过,在没有任何约束条件下变换任一个图像使之与另一个图像准确匹配也是可能的. 问题不在于变换的性质,在于确定的约束或者影响变换的先验条件. 一个变换的有效性通常简化到这些先验条件的有效性. 下面我们先介绍空间变换最常用的先验条件:最大后验估计(MAP),然后再介绍空间变换的方法:仿射空间归一化和非线性空间归一化.

(1) 最大后验解

贝叶斯规则一般用连续形式表达如下:

$$P(a_p \,|\, b) = \frac{P(b \,|\, a_p) P(a_p)}{\displaystyle\int_q P(b \,|\, a_q) P(a_q) \mathrm{d}q}, \tag{2.3.20}$$

式中 $P(a_p)$ 是 a_p 为真的先验概率，$P(b \,|\, a_p)$ 是给定 a_p 为真时 b 被观察的条件概率，$P(a_p \,|\, b)$ 是给定被测 b 后、a_p 为真的后验概率. 对参数 p 的 MAP 估计是 $P(a_p \,|\, b)$ 的模. $P(a_p)$ 代表（从被抽参数）已知的先验概率分布，$P(b \,|\, a_p)$ 是给定这参数（最大可能估计）得到数据 b 的可能性，并且 $P(a_p \,|\, b)$ 是被最大化的函数. 最佳化可通过假定所有概率分布是多维的、正态的（多正态的）而被简化，因此可以用一平均矢量和一个协变矩阵来描述.

当接近到最小时，最佳化几乎变成一个线性问题. 这允许我们假定被拟合参数（p）的误差可通过用具有协变矩阵 c 的多元正态分布来局部近似. 我们假定这真实参数是从已知的平均值为 p_0、协变矩阵为 c_0 的多元正态分布取得的. 通过用这参数的先验概率密度函数（p, d, f），可以通过取 p 和 p_0 的加权平均得到这真实参数的更好的估计：

$$p_b = (C_0^{-1} + C^{-1})(C_0^{-1} p_0 + C^{-1} p). \tag{2.3.21}$$

为使用此法需要对 C 的估计，C 是估计的拟合参数标准偏差的协变矩阵，并且是从数据本身导出的. 如果这些观察是独立的，各个有单位标准偏差，那么 C 由 $(A^T A)^{-1}$ 给定. 在实际上，这些观察的标准偏差是未知的，因此我们假定对所有观察它们均相等，并从如下方差和估计其值：

$$\sigma^2 = \sum_{i=1}^{I} d_i(p)^2 / \nu, \tag{2.3.22}$$

式中 ν 是指自由度. 这给出协变矩阵：

$$C = (A^T A)^{-1} \sigma^2. \tag{2.3.23}$$

结合方程（2.3.21）、（2.3.22）和（2.3.23），可得到下面概念：

$$p_b^{(n+1)} = (C_0^{-1} + A^T A / \sigma^2)^{-1} [C_0^{-1} p_0 + A^T A p_b^{(n)} / \sigma^2 - A^T d / \sigma^2]. \tag{2.3.24}$$

考虑这最佳化方案的另一条途径是两个判据同时取最小. 第一个是图像之间的方差和；第二个是这些参数和其已知期望值 $p_b^T C_0^{-1} p_b$ 之间的距离平方.

（2）仿射空间归一化

对不同人脑像之间配准或空间归一化方法几乎都是从确定最佳 9 或 12 参数仿射变换开始的. 这步骤是通过最小化（或最大化）这些图像的某些互函数而自动执行的. 仿射配准的目标是用 12 参数仿射变换拟合这图像到一个模板像. 这图像可能以不同比例缩放，因此一个额外的密度标尺参数被包含在这模型中.

如果没有约束，数据又差，这种简单的参数最佳化方法可产生极不可靠的变换.例如,当图像只有几个横向层面(x-y平面)时,要用这方法精确确定z方向区域是不可能的.对此值的任何估计都可能有很大误差.当不用MAP方法时,由于参数难以确定,指定它为一固定值,其余用拟合会更好些.通过包括先验信息进入最佳化步骤,在固定和拟合的参数间的平滑过渡可以实现.当知道一个特定拟合参数的误差比较大时,那么这参数将更多地基于这先验信息.

　　为了采用MAP方法,先验的参数分布应该知道.与脑形状和大小有关的参数的适当的先验分布很容易从大数目图像用基本最小平方最佳化算法估计的仿射变换得到.

　　(3) 非线性空间归一化

　　仿射配准之后,更细微的整个脑形状差可用非线性空间归一化来校正.一个方法就是用平滑基函数的线性组合描述空间变换.基函数的选择部分地依赖于这边界应当如何平移.如果这变换被计算完边界上的点不需要在任何方向移动,那么这基函数应该由最低频三维分立正弦变换(DST)组成.如果在边界上没有任何约束,那么三维分立余弦变换(DCT)是适合的.这两种变换用同样的基函数族代表在各方向的扭曲(warps).此外,DCT和DST基函数混合能用来限制在这体积表面上的平移平行于这表面(滑动边界条件).通过用DCT和DST基函数的不同组合,这体积的角落能被固定.在这表面上的其余点能在所有方向自由移动(弯曲边界条件).基于这些原理变形的典型例子显示在图2.3.6中.最佳化就是确定一组系数,能使扭曲的目标像和模板像之间的方差和最小.

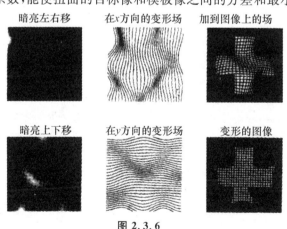

图 2.3.6

对二维情况,变形区域由两个标量场组成.其一是水平变形,其二是竖直变形.左边像显示这变形场是基本像的线性组合.中间一列显示了具有更直观意义的变形.右上是形变场叠置到目标像上.右下是重新取样(resampling)的像

　　不用 MAP 公式表示时,有可能引进不必要的变形,只能使剩余平方和减少很小的量(见图 2.3.7).这潜在地使这算法很不稳定.为了正则化最佳化,对MAP 方法的第一个要求是对参数定义某种形式的先验分布.对于简单线性方法,先验条件由参数平均(假定是零)的先验估计和描写参数绕平均值分布的协变矩阵组成.对模拟这些先验条件有许多可能的形式,每一种都涉及某种类型的"能量"项.这些能量项的可能形式包括变形场的膜能量(或拉普拉斯能量)、弯曲能量和线性-弹性能量.这些方案都不执行目标像和模板像之间的严格的一对一的映射,但在我们感兴趣的地方对小的形变不造成差别.

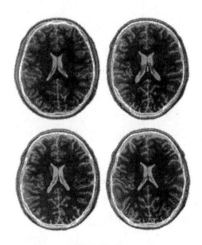

图 2.3.7

左上是模板像.右上是用 12 参数仿射变换与它配准的一个像.左下是用 12 参数仿射变换与它配准的同一幅像,但跟着一个正则化全局非线性配准.很清楚,经非线性配准后这图像形状更逼近模板像.右下是同样仿射变换和非线性配准的一个像,但未用任何正则化.在仿射配准后这像和模板之间平均平方差是 472.1,正则化非线性配准后降到 302.7

2.3.3　图像平滑

　　图像平滑包括时间域平滑(temporal filtering)和空间域平滑(spatial filtering),目的都是去除不感兴趣的频率成分.

　　时间域滤波是首先将 fMRI 时间域的数据通过傅里叶变换转为频率域信息,在频率域内选择不同的滤波器,衰减不感兴趣的频率成分,然后再将频率域数据通过反傅里叶变换转化为时间域信息.这里我们介绍时间域平滑如何可以改善图像质量,提高 SNR.在数据分析中,我们希望保留和任务有关的频率成分,而去除或最小化其他频率,如生理噪声的频率.根据先验知识,人平均每 4 秒呼吸一次,相当于频率为 0.25 Hz,在 fMRI 数据分析中,相对于神经元活动,呼吸带来的信号是噪声,需要排除.如果实验任务的频率和呼吸频率相差较大,可以用时间域滤波来消除频率在 0.25 Hz 左右的成分,而其他频率成分可以保留,这种滤波器称为带通滤波器.类似地,如果噪声频率较高,频带很宽,且大于感兴趣成分频率,则可以在时间域选择低通滤波器,滤除高频的噪声成分;如果噪声频率较低,频带较宽,且低于感兴趣频率,则可以在时间域用高通滤波器,滤除低频噪声成分.不过,当噪声频率和感兴趣成分频率相近时,简单的时间域滤波不能起到滤除噪声、提高信噪比的目的.

空间平滑一般采用低通滤波器来去除高频噪声信号,对 fMRI 数据处理有很重要的影响.空间滤波是将附近体素的信号强度进行加权平均,以得到平滑的图像.最常用的空间滤波器是高斯滤波器,图像平滑的程度用高斯滤波器的带宽(full-width half maximum,FWHM)来表示.FWHM 越大,图像越平滑,fMRI 数据处理一般选择 FWHM 为 2~3 个体素大小.当选择的高斯滤波器的带宽与图像激活区域大小相同时,可以显著提高图像的信噪比,这是因为功能区域内的所有体素,在神经激活时都有较高的强度,而噪声的分布很离散,所以当进行适当的平滑时,噪声的信号会被平均掉,获得较高的信噪比.另外,由于噪声会被平滑掉,这也可以减小假正值率.空间平滑也可以用于多个被试的比较,因为不同被试大脑的大小和形状差别较大,同一个功能脑区在不同的被试中出现在不同的体素位置,所以可以对多个被试的数据进行体素间的空间平滑,来得到一幅平均的激活图像.空间平滑也有很大的局限性,例如当选用的带宽过大,而激活区域较小时,这时的平滑会使信噪比降低,同时大量的研究也表明,空间平滑会模糊空间信息,降低空间特异性.因此是否应用空间平滑,如何选取滤波的带宽要根据实际情况而定.

§2.4 fMRI 数据统计步骤和方法

2.4.1 fMRI 数据特征

在 fMRI 实验中,相应于刺激/静息或任务/控制时间段,被试的大脑皮层某些区域处于活动/静息状态.在一段时间(比如说 30 分钟)内,对于以秒计(间隔可以是 2~3 秒)的每一个时间点,采集一卷(volume,三维或二维多层面)图像数据.因此,脑功能 MR 图像数据是四维时-空数据,或者说是三维空间图像的时间序列数据. 对于脑皮层中的任一个位置, 其信号强度值构成一个数据系列. 这种 4 维时-空数据安排在 $T \times V$ 维矩阵 $Y = [y_{tv}]$ 中, 形成时-空数据系列之集合. 这里 T 是产生图像的时间点总数; V 是代表脑位置坐标的体元总数. 矩阵元素 y_{tv} 是 t 时刻在体元 v 内的信号强度值. 矩阵的行指标是时间 $t, t = 1, \cdots, T$ (T 是最大时间点数); 列指标是空间 $v, v = 1, \cdots, V$ (V 是最大体元编号). 即把 3D 脑位置按照特定次序编入到 1D 矢量即 Y 的列指标中. 这样, Y 的各列是一个 $T \times 1$ 时间序列:

$$Y_v = (y_{1v}, \cdots, y_{Tv})^{\mathrm{T}}, \qquad (2.4.1)$$

v 从 1 取到 V 就取遍了脑的全部体元. 同样, Y 的各行是一个 $1 \times V$ 的空间系列:

$$Y_t = (y_{t1}, \cdots, y_{tV})^{\mathrm{T}}, \qquad (2.4.2)$$

t 从 1 取到 T 就取遍了所有图像. 可以用一个已知参考函数 X:

$$X = (x_1, \cdots, x_T)^{\mathrm{T}}, \qquad (2.4.3)$$

应用到每一个空间位置. 这里参考函数 X 不限于为 fMRI 刺激设计的简单开/关状态. 数据处理的任务是通过对这个时间序列信号的统计分析来决定脑的哪些区域在刺激时被激活了, 以及激活的强度有多大. 也就是决定什么东西在 Y 和 X 上是有关的, 什么东西是无关的.

2.4.2　基于一般线性模型(GLM)的统计分析方法

统计分析首先要把数据(观察值)划分为几种成分: 感兴趣的成分和非感兴趣的成分以及误差. 一般线性模型(general linear model, GLM)认为, 每一个观察值是这几种信号成分的线性叠加:

$$Y = X\beta + e, \qquad (2.4.4)$$

这里 Y 是 $T \times V$ 数据矩阵, 对应 V 个体元和 T 次扫描; X($T \times B$, B 是每个观察值对应的参数个数)称为设计矩阵(design matrix), 每个列向量代表在特定条件下进行的一次扫描, 或者说包含了影响最终获取信号(Y)的各种因素产生的所有信号的叠加, β($B \times V$) $= [\beta_1 | \beta_2 | \cdots | \beta_V]$ 是参数矩阵, β_j 是第 j 个体元的参数组成的列向量; e 是误差矩阵, 假定符合标准正态分布 $N(0, \sigma_j^2)$. 在 X 是满秩的情况下, β 的最小二乘估计 b 为

$$b = (X^{\mathrm{T}}X)^{-1}X^{\mathrm{T}}Y. \qquad (2.4.5)$$

为了更清楚地理解 X、β 的意义, 方程(2.4.4)扩展为

$$Y = X_1\beta_1 + X_c\beta_c + H_1\gamma_1 + H_c\gamma_c + e. \qquad (2.4.6)$$

其中 X_1 为由 0 和 1 组成的矩阵, 0 或 1 代表某种感兴趣的条件(如刺激)是否存

在;X_c 代表感兴趣的协变量（covariant）;H_1 是指示变量（indicator variable）矩阵,代表一些不感兴趣的因素;H_c 包含不感兴趣的协变量或"有害"变量,如整体活动或混淆的时间效应;γ 的意义和 β 相类似. 进行参数估计后,观察值信号作如下修正,以消除不感兴趣的效应:

$$Y^* = Y - [H_1 \mid H_c] \cdot [X_1^{\mathrm{T}} \mid X_c^{\mathrm{T}}]^{\mathrm{T}}. \tag{2.4.7}$$

接下来要对感兴趣效应进行统计推断,即找出哪些脑区被激活. 这是通过统计检验零假设来达到的. 零假设是指：假设感兴趣效应（如刺激引起信号改变）是不显著的,或说线性模型中 β_1 和 β_c 等于 0. 对某个体元,在某种统计检验下,如果对应的统计量落在一定阈值范围内,就可以否定零假设,从而推断发现了感兴趣效应. 诸像素的检验就产生了脑的统计参数（激活）地图. fMRI 中常用的统计检验方法为：基于体素检验方法（voxel-size test）、基于团簇检验方法（cluster-size test）和不依赖阈值的团簇增强检验方法（threshold-free cluster enhancement，TFCE method）. 其中 voxel-size test 和 cluster-size test 基于随机场理论（random field）,而 TFCE method 基于置换检验理论（permutation test）.

2.4.3 感兴趣区（ROI）分析

通常情况下,fMRI 数据处理都是建立在以全脑体素为分析对象的基础上,可是有些时候我们想研究的是大脑的哪些区域对特定的任务敏感,于是提出了感兴趣区域（regions of interest，ROI）分析方法,即只对感兴趣的特定脑区进行分析. 这种分析方法首先要选择一个或多个目标脑区,具体的选择方法大致有两种,其一是依靠先验知识在结构像上确定 ROI,再通过配准在功能像上找到要研究的脑区;其二是先进行一次功能定位扫描,经过统计分析确定被激活的区域,并据此直接在功能像上选择 ROI. 通常认为所选择的某一 ROI 区域只对应特定的功能,不可再进行功能分割. 然后对一个 ROI 内的所有信号进行平均,将一个 ROI 看成一个整体来分析其时间过程.

感兴趣区域分析的优势在于：首先,ROI 的数目远远小于体素的数目,这大大减少了统计检验时的多重比较校正,改善了多重比较校正过于严格的状况;其次,由于每一个 ROI 的信号是对具有相同功能的体素信号的平均,因此其 SNR 得到了很大的提高;最后,感兴趣区域分析更有利于进行多个被试之间的比较,因为感兴趣区域分析比较的是与特定功能有关的脑区,讨论的是这个脑区的响应情况,不需要将被试的全脑图像配准到标准空间,从而避免了空间标准化致使功能区形变所带来的被试间的误差.

　　感兴趣区域分析也有其局限性,根据经验选择 ROI 时,很难保证选定的 ROI 只对同一任务有响应,即某一 ROI 可能对应多重功能.对于特定的任务, ROI 内的体素可能只有一部分被激活,这样反而会导致 SNR 降低.通过功能定位确定激活区域作为 ROI,可以在一定程度上减轻此类问题的影响.目前感兴趣区域分析并没有被广泛接受,因为不同被试的脑结构差异很大,依靠经验会带来较大误差.不过可以结合感兴趣区域分析和体素分析,即先用感兴趣区域分析来确定哪些区域被激活,再用体素分析来精确确定 ROI 内的哪些体素是真的激活,具体的分析方法应结合实验设计来确定.

2.4.4　块型和时间相关模块的 fMRI 实验数据处理的差异

　　从数据处理的角度来看,块型设计更简单些,因为数据很容易分成“任务”和“控制”两部分,或者把它们看作两个样本进行 t 检验,或者指定一个参考函数进行相关检验.事件相关模块要复杂得多. ER-fMRI 分析有两个基本特征: ① 决定每一事件的起始点(onset); ② 对基于这些起始点的事件进行选择性平均并给出响应的模型.对事件相关响应的分离首先取决于图像的获取过程,图像获取应和感兴趣事件“对齐”,因为这种“对齐”或“事件锁定”既可能发生在图像与感兴趣事件(如刺激)之间,也有可能在图像与其他事件(如伴随刺激的行为响应或自发的生理事件)之间.另外,事件持续时间和间隔时间的选择也是重要的.事件分离后的统计分析和检验方法与块型实验中所用的方法是类似的,如先用线性模型进行参数估计和信号修正,然后在零假设下进行统计检验;甚至可对这些时间序列图像通过合适的时间延迟分成“任务”和“控制”(“on” and “off”)的块型数据.还有一种有效的办法,如果知道特定事件的响应函数的形状,可以用分离出来的事件的每个像素的数据与这种理想的响应函数(或一系列可能的响应函数)进行相关检验,从而产生相关系数激活地图.两种实验设计所用统计方法相似的根本原因在于,事实上事件相关的设计可以看作块型设计的一个极端情况,即只加一次刺激.

2.4.5　其他分析方法

1. 非线性方法

　　线性模型在 fMRI 数据处理中占统治地位.但假如存在某些参数,观察值不随之线性变化,那么线性模型就不能准确地描述 fMRI 数据,为此,需要作非线性修正:

$$Y_i = \beta_0 + \beta_1 t_i + k\{\exp[-\alpha_1(t_i - t_0)] - \exp[-\alpha_2(t_i - t_0)]\} + e_i.$$

$$(2.4.8)$$

在这种情况下,参数估计需要采用估计值与观察值的均方误差最小的原则对参数进行最优化.这种最优化是困难的,对许多最优化方法来说迭代计算可能收敛于局部极小值或根本就不收敛.一个比较可行的方法是随机搜索法.

2. 参数方法与非参数方法

参数方法需要一些假定,例如参数符合高斯分布、每个像素信号强度的涨落(variance)不随时间变化等.而非参数方法,如 Kolmogorov-Smirnov 统计,对可能的参数不作任何假定.需要指出的是,在实际数据符合假定的条件下,参数方法无疑比非参数方法要优越、有效.

§2.5　静息态功能磁共振成像和脑功能连通图

目前对于大脑功能的神经科学研究主要集中于研究大脑对于不同任务或者刺激的反应.功能磁共振成像(fMRI)就是基于这一原理对大脑的功能进行研究.不同的任务或者刺激会激活不同的脑区.现有的 fMRI 技术主要是基于 BOLD 信号的测量,大脑激活状态下的 BOLD 信号相比于静息状态(没有特定任务下)会有增加.然而,大量的研究表明,大脑在静息状态下(没有外界的刺激),神经元活动仍然十分活跃.

2.5.1　人脑在静息状态下的代谢

人脑在静息状态(resting state)下的代谢研究可以追溯到 20 世纪 40 年代. 1948 年,Seymour Kety 和 Carl Schmidt 利用一氧化二氮第一次实现了对全脑血流和代谢的定量测量[13].他们使被试者在麻醉的状态下吸入低浓度的一氧化二氮,并且抽血测量股动脉和颈静脉的一氧化二氮含量来定量测得整个大脑血流.他们发现,只占身体总重量 2% 的大脑在静息状态下却要消耗身体总能量的 20%. 1955 年,同一个研究小组测量了正常人在任务状态下(复杂的心算,difficult mental arithmetic)全脑的血流和氧消耗量,并与静息状态下的结果对比发现,不管是全脑的血流量还是氧消耗量都没有增加[14]. 80 年代,随着 PET 的兴起,使局部脑区的血流和氧消耗量的定量测量成为了可能.研究发现,大脑活动引起的是局部脑区血流的增加,并伴随着成比例的葡萄糖消耗量的增加,不过氧消耗量并不是成比例增加.由于任务态下大脑局部区域的代谢增长并不大,而局部效应对于整体的影响有限,所以基于全脑能量消耗的测量并没有探测到可观测的变化.也就是说,大脑的很大一部分能量都是在静息状态下消耗的,可见我们所说的静息态其实并不是绝对的静息.

大脑局部区域氧消耗的自发性波动早在 20 世纪 50 年代就被发现了. 现在看来,这些氧消耗的波动其实和 BOLD 信号的自发性波动是一样的原理. 很多研究都专注于研究氧波动的起源和意义,并把它与大脑不间断的代谢联系在一起. 这些研究中有成功的也有失败的,最终研究通过动物实验将血流和氧消耗的自发波动与电生理的信号的模式联系在了一起,这是意义非凡的.

2.5.2 静息态功能磁共振成像的发现

1995 年,Biswal 等人创立了静息态功能磁共振成像(resting state fMRI)技术[15]. Biswal 等人在研究 fMRI 的生理噪声的时候发现,把 BOLD 时间序列进行傅里叶变换之后得到的频谱,除了心跳和呼吸之外还有显著的低频(<0.1 Hz)信号. 这些低频 BOLD 信号的频率与之前发现的血流和氧代谢自发波动的频率相似,而根据 BOLD 信号的机制,Biswal 等人把两者联系在了一起,认为它们是同一种机制所造成的现象. 因此,低频的 BOLD 信号反映了大脑活动的自发性波动. Biswal 等人通过进一步的研究发现,大脑的左右两侧的初级运动皮层 BOLD 的自发波动具有显著的相关性,如图 2.5.1 所示. 而这个相关性就是我们今天所讲的静息态功能连接. 随后的几年中,Biswal 等人的发现得到了不断的验证,人们除了发现人脑运动网络之外,还有其他的功能网络,比如视觉网络、听觉网络等.

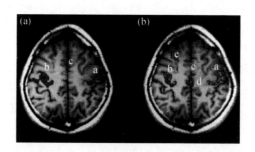

图 2.5.1

(a) 双手活动的 fMRI 激活结果,叠加在 GRASS 结构像上. (b) 利用激活体素在静息态下的时间序列与所有体素的时间序列计算相关的结果($|r|>0.35$). 红色表示正相关,黄色表示负相关

2.5.3 BOLD 自发性波动的生理基础

对于静息态功能磁共振的研究,我们最感兴趣的是频率小于 0.1 Hz 的 BOLD 信号. 这个低频的波动信号又被称作是自发性的波动(spontaneous fluctuation),一般被认为是大脑自发的内在活动的反应.但是 BOLD 信号这种低频震荡的神经机制到现在也没有真正被解释清楚.在过去很长的一段时间内,这一直是一个争议课题,很多研究者认为,不同脑区静息态下的关联效应不过是由于生理噪声(比如呼吸和心跳)造成的.由于现有的磁共振技术时间分辨率有限(采集一幅全脑的 BOLD 信号一般需要 2~3 s,采样频率约为 0.5 Hz),导致高频的呼吸和心跳震荡信号会卷折到低频的静息态信号中来.而大脑组织中呼吸和心跳的震荡在不同区域上是一样的,这样就会增加了 BOLD 信号时间序列的相关性.所以,有学者认为,静息态的相关性可能是生理噪声的伪影.但是,功能相似但解剖上并不相邻的脑区构成的网络确实可以通过静息态磁共振勾勒出来,这就为它提供了可能的神经学上的基础.这些结论表明,同一个功能网络的不同脑区在静息状态下具有高度相关的自发神经元活动,而且不同的脑区在协调一致地工作.2001 年,威斯康星大学的 Cordes 等人研究了不同频段的静息态 BOLD 信号对于功能连接的影响[16],并得出结论,低频段的信号(<0.1 Hz)对于功能连接起决定性的作用,而高频的呼吸和心跳信号只起很小的一部分贡献.这个结论支持 BOLD 信号的自发震荡及其所产生的功能连接都是有生理意义的,而不是单纯地由噪声造成的.

要想研究静息态下 BOLD 信号的自发震荡是不是有相应的生理基础,可以从静息态功能连接与结构连接的关系入手.如果静息态下 BOLD 信号的自发性波动描述了神经元的自发的活动,那么功能相似的不同脑区之间神经元的同步震荡应当有解剖的基础来维持和传递.1997 年,威斯康星大学的 Lowe 等人发表了第一篇关于此方面研究的文章[17].他们对胼胝体发育不全(callosal agenesis)的病人进行了研究,发现与正常人相比,胼胝体损伤的病人左右两侧听皮层之间的功能连接有显著地降低,如图 2.5.2 所示.并且患者经常伴有听力损伤或者阅读障碍等疾病,这说明,结构连接的缺失会在一定程度上影响静息态功能连接.同一个研究小组在 2002 年对于多发硬化(一种白质病,在白质纤维上产生斑块,阻止白质信号的传递)病人的研究表明,多发硬化的病人与正常人相比双侧运动皮层之间的功能连接显著降低[18].

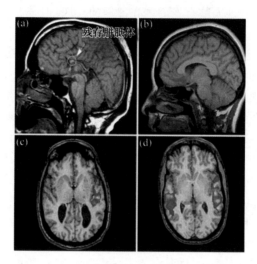

图 2.5.2

(a) 胼胝体发育不全的病人矢状位的 T_1 加权像显示残余的胼胝体；(b) 正常被试矢状位的 T_1 加权像显示正常的胼胝体；(c) 胼胝体发育不全的病人左侧听皮层(绿框标记)的功能连接结果；(d) 正常被试左侧听皮层(绿框标记)的功能连接的结果

　　随着 DTI 的诞生,使人脑白质纤维的活体追踪(《核磁共振成像——物理原理和方法》书中§6.8节)成为了现实,这给研究者们提供了描述大脑结构连接的方法.2002 年,Koch 等人研究表明,由短距离纤维连接的相邻脑回之间具有很强的功能连接[19].此外,对于全脑尺度的研究显示,具有高的结构连接的脑区之间也有强的功能连接.事实上,近期的研究表明,已发现的静息态功能网络中几乎所有功能相关的脑区都存在白质纤维的结构连接.以上的研究结果证明了静息态功能连接是有其结构基础的,从另一方面也说明了静息态下大脑的自发活动也是有生理基础的.不过值得注意的一点是,尽管大脑的功能和结构网络具有相关性,但目前还没有办法找到它们一一对应的关系,它们之间准确的关系仍属于未知.对于功能网络和结构网络的关系需要进一步的探索.

　　除此以外,有研究发现,自发性的 BOLD 信号和电生理信号具有很强的相关性,这也说明了它是有其生理基础和机制的.Leopold 等人发现,局部场电位(local field potential)和自发性的 BOLD 信号具有很高的相关性[20].而且傅里叶分析的结果表明,在频率小于 0.1 Hz 的频段这种相关性显著增加,这给静息态功能连接使用小于 0.1 Hz 的频段提供了一个可能的生理依据.在 2003 年的另外一个研究中,Kenet 和他的同事利用对电压敏感的染料对猫的视觉皮层在有视觉刺激和静息两种情况下进行成像[21]. 他们发现, 利用静息状态下的自发波动所得到的功能连接的空间模式和任务态下激活的空间模式十分相似. 这说明, 自发性大脑活动的相关性很好地反映了功能连接. 随着 EEG 和 MRI 的兼容成为可能, 科学家们可以同时记录 EEG 信号和 BOLD 信号. Laufs 等人在一系列研究中发现, 在很多脑区中静息态 MRI 的自发波动与特定波段的 EEG 信号有很强的相关性[22], 如图 2.5.3 所示. 综合考虑, 越来越多的研究支持静息态下自发波动的 BOLD 信号有其对应的生理基础和机制, 并不是噪声. 因此, 大家的疑问也逐渐从静息态磁共振的模式是不是反映了神经活动和功能连接, 转变成了非神经元的信号, 比如呼吸和心跳波动, 对于静息态功能连接的影响有多大. 然而, 这并不意味着静息态 fMRI 的信号只反映了静息状态下大脑神经元的同步活动. 一些非神经元的信号依然可能影响甚至破坏静息态信号, 所以减小这些信号干扰的数据处理方法在静息态 fMRI 中十分重要, 现在数据处理步骤也变得越来越标准化.

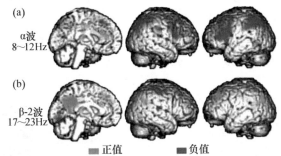

图 2.5.3   静息态下 BOLD 信号和自发的 EEG 波动显著相关的脑区

绿色表示正相关, 红色表示负相关($p < 0.001$, 未校准)

2.5.4   静息态功能磁共振的数据处理方法

静息态 fMRI 的预处理步骤和一般的 fMRI 区别不大, 主要是时间层校正、头动校正、配准和平滑等等. 后续还需要做去线性漂移(linear trend removal)、滤波(band-pass filtering)和去除协变量(covariates regression)等等. 检验脑区之间功能连接的方法有很多, 这些方法主要有种子点相关方法(seed-based correlation method)、主要成分分析(principle component analysis, PCA)、独立成分分析(independent component analysis, ICA)、奇异值分解(singular value decomposition)和聚类分析(clustering methods). 粗略地说, 这些方法主要可以分为模型依赖(model-dependent)和非模型依赖(model-free)两类.

1. 模型依赖的方法

模型依赖的方法主要是种子点相关方法. 种子点相关方法是检验特定脑区功能连接最直接的方法. 它是把指定区域的静息态时间序列和所有其他区域的时间序列作相关系数计算,从而得到一个功能连接的图(functional connectivity map,fcMap),这张图描述了指定脑区和其他所有区域的功能连接. 具体步骤可以参见图 2.5.4. 我们感兴趣的指定区域被称作种子点(seed region). 种子点可以通过先验知识所作出的假设得到,也可以通过任务实验得到的激活结果选取. 例如,如果我们想研究左侧初级运动皮层和其他脑区的功能连接模式,可以通过让志愿者做右手的手动实验,然后在中央前回选择激活程度最高的像素点当作种子点. 提取出种子区域的静息态时间序列和所有像素点的静息态时间序列作相关,就可以得到左侧初级运动皮层的功能连接图. 因为计算得到的就是两个脑区之间的相关系数,所以基于种子点的功能连接方法的最大优势是计算和分析相对简单,而且对于结果的描述也最为直接. 功能连接图清晰地展现出了不同脑区和选定的种子点的功能连接,为检验大脑的功能连接提供了一个十分简便的方法. 但是,对于种子点的选择必须要有先验的知识,而且这个方法只能获得选定脑区的功能连接,并不能从整个大脑连接模式这个方面来考虑.

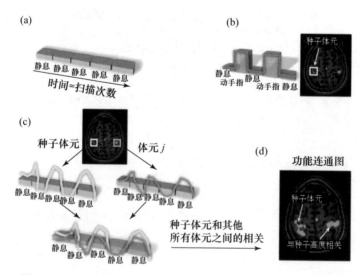

图 2.5.4　用种子点相关方法计算静息态功能连接的一般步骤

(a) 静息态部分的扫描.(b) 利用激活实验来提取种子点. 种子点的提取也可以基于先验知识而不一定通过实验来得到.(c) 提取种子点在静息态下的时间序列,并和其他体素的时间序列作相关. 可以得到种子点和每一个体素的相关系数.(d) 校正之后的功能连接图

2. 非模型依赖的方法

如果需要研究整个大脑的连接模式,就需要利用非模型依赖方法.顾名思义,非模型依赖的方法就是不需要依赖于模型的选取,不需要利用先验知识来选取种子点.与种子点相关的方法相比,非模型依赖的方法是用来研究整个大脑的一般性的功能连接模式.目前,人们已经提出了几种非模型依赖的方法,并且应用也十分成功,例如,PCA、ICA、聚类分析等等.基于 ICA 的方法是目前运用最为广泛的一种,一致性也最高.ICA 利用复杂的算法来分析整个 BOLD 信号,并把它分成在统计意义上独立的几种成分.每一种成分在空间上有一个分布,形成该成分的空间图.有些成分代表了噪声,有些成分则反映了神经元的解剖结构.ICA 是一个纯数据驱动的方法,并且能够自动地把噪声的成分分离出来.它能在全脑的尺度上来进行功能连接分析,这是种子点相关方法所不能做到的.因此,越来越多的研究开始利用 ICA 进行分析.但是,它也面临一些挑战.第一,ICA 的结果十分依赖于独立成分数目的选取,不同的成分数目得到的结果完全不同,目前也没有一种公认的方法来确定成分数目;第二,分出来的每种成分的意义并不清楚,研究者必须来确定哪种成分代表噪声,哪种成分代表神经活动,因而具有相当的主观性和不确定性.

除了 ICA 之外,一些聚类的方法也被应用于静息态 fMRI.这类方法也需要预先选取一些种子点,当然这些种子点就是我们需要进行分类的感兴趣区.然后计算每个种子点的功能连接模式,再根据这些模式,利用聚类的方法将需要分类的种子点分成不同的子集.聚类方法是用来确定哪些种子区域是更紧密相关的,哪些是不相关的.根据这些信息可以构建出一个拓扑结构图,用来看很多个感兴趣区域之间的关系.

对于功能连接的分析方法还有很多种,这里就不一一介绍了.尽管每种方法都有自己的优点和局限性,但是它们分析的结果还是具有很好的一致性的.从最初的运动网络、视觉网络、听觉网络,到后来的注意网络、默认网络等都能用以上几种不同的方法展现出来,如图 2.5.5 所示.这些方法所得到的结果有很大的交集,说明大脑确实在静息状态下存在不同的功能网络,也从侧面说明了静息态 fMRI 的有效性.

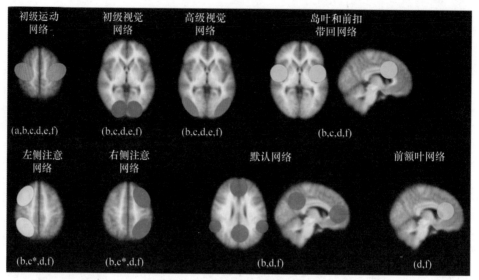

图 2.5.5 静息态大脑功能网络

许多静息态 fMRI 的研究报道了大量静息态下的大脑网络. 虽然这些研究选取的是不同的被试,利用的是不同的机器和数据处理方法,但是它们结果之间有很大的相似性. 本图展示了在所有报道的网络中最一致的几个,包括初级运动网络(primary motor network)、初级和高级视觉网络(primary and extra-striate visual network),一个包括双侧岛叶和前扣带回的网络(insular-temporal/ACC network),还有双侧的注意网络(包括双侧顶叶和额叶的上部,parietal-frontal network),以及所谓的默认网络(default mode network). 这些网络是由以下几篇文章提出来的:(a) Biswal et al. (1995),(b) Beckmann et al. (2005),(c) De Luca et al. (2006),(d) Damoiseaux et al. (2006),(e) Salvador et al. (2005),(f) van den Heuvel et al. (2008)

2.5.5 默认网络

　　静息态的研究结果表明,在静息的状态下,大脑内存在很多功能上有联系的网络,这些网络被称为静息态脑网络(resting-state networks). 这些大脑网络由一些空间上分开但是功能上有联系的脑区构成,这些脑区在静息状态下自发性的神经元活动具有很高的一致性. 迄今为止,神经影像学研究已经确定了八个功能网络,如图 2.5.5 所示. 其中最重要也最有意思的就是所谓的默认网络(default mode network).

　　2001 年华盛顿大学圣路易斯分校的 Raichle 等人发现,有一些脑区在静息状态下比在任务状态下有更多的代谢[23],如图 2.5.6 所示. 这个结论是基于之前的对很大一部分人的 PET 结果的分析,而且在认知任务下的活动减低并不依赖于任务的细节. Raichle 等人基于一些脑区在静息状态比在任务状态下更活跃这个事实提出了一个假设,大脑在静息状态下也会以一种特定的模式活跃,这就是所谓的默认模式(default mode). 而那些在任务态下功能减低的脑区就被称为默认网络. 几乎在与 Raichle 等人工作的同时,威斯康星医学院的 Jeff Binder 等人在 fMRI 实验中也发现了与 Raichle 等人提出的相同的现象,即脑区在感知任务下的活动相对于静息态下会减低. 不过在执行语义任务的时候,这几个脑区的活动在任务态和静息态之间没有差别. 他们认为,这些在认知任务中活动减低的脑区很可能参与认知的处理工作. 2003 年,美国斯坦福大学的 Greicius 等人研究发现,默认网络的大部分脑区的静息态 fMRI 数据高度相关[24]. Greicius 等人用的是种子点相关方法,选取了 PCC(后侧扣带回)和 VACC(腹侧前扣带回)作为种子点来研究,从静息态 fMRI 的角度证实了默认网络的存在.

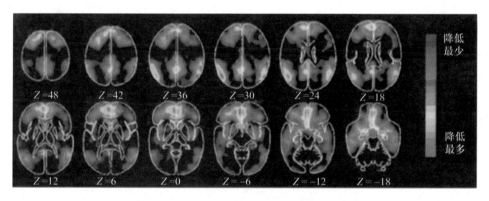

图 2.5.6 在认知任务下活动减低的脑区

这些数据表示的是 9 个 PET 脑功能研究的 meta-analysis 的结果,一共包括 132 个被试的数据. 这些活动减低的脑区基本不依赖于任务

默认网络一般被认为参与人类认知的处理,包括认知的整合、情绪的处理、对于周围世界的监测,甚至是走神(mind-wandering). 这也让很多研究者利用默认网络的活动来研究一些大脑的神经性疾病和精神性疾病,比如老年痴呆症和精神分裂症等. 需要注意的一点是,默认网络并不是唯一的在静息态下具有一致的自发波动的脑区,其实所有脑区在静息态下都有自发性波动. 之前所说的很多脑网络,构成其脑区之间的自发性波动就具有很强的相关性. 所以,默认网络不是唯一的有静息态活动的网络,不过它是唯一一个在静息态下的活动比在任务态下高的网络.

2.5.6　图论和大脑网络

　　最近,越来越多的研究者侧重于对于大脑网络整体结构的研究,这使得另一种工具迅速兴起,那就是图论(graph theory).有意思的是,这些研究表明,除了之前提到的那些静息态功能网络之外,所有的脑区和子网络一起组成了一个复杂的整体网络.研究这个整体网络的构成和特性对于大脑功能的研究提供了一种新的途径.图论为研究复杂网络的拓扑结构提供了一个理论框架,可以对局部和整体的大脑功能网络的构成提供重要信息.

　　利用图论,大脑的功能网络可以视作是有很多节点(node)和边(edge)组成的一幅图(graph),如图 2.5.7 所示.在图论的理论中,大脑网络的节点就是预先选定的不同的脑区,可以根据解剖模板或者 fMRI 的结果来选取.两个脑区之间的静息态功能连接就当作两个节点之间的关联性.然后根据预先设定的阈值来确定两个节点之间的边是不是存在,如果大于阈值,则认为两节点之间只有直接路径(path),也就是边;如果小于阈值,则两节点之间不直接关联,也就是没有连接的边.这样,就可以利用图论来描绘出整个大脑功能网络的拓扑图.在图论中,对于图的性质可以用一些特征量来进行描述,比如聚类系数(clustering coefficient)、特征路径长度(characteristic length path)、节点度(node degree)和节点度的分布(node degree distribution)、集中性(centrality)和模块性(modularity)等等,可参见图 2.5.7.一个图的聚类系数表征的是该图的局部相邻节点聚类的程度,描述了一个节点和它的邻居的汇聚程度.特征路径长度描述的是一个节点和网络中其他所有节点之间的平均距离,它反映了一个网络的整体连接性.节点的度指的是一个节点的边数,换句话说,就是考察它与其他几个节点相连.度数高的节点表示和很多节点都有关联,这样的节点被称为中心节点(hub node).集中性是对于一个节点而言的,一个节点的集中性指的是多少最短路径通过一个特定的节点.如果集中性越高,说明有越多的最短路径会通过这个节点,也说明这个节点对于整个网络的重要性.最后,一个图的模块性指的是一个图可以分成一些子网络,在子网络之内的节点与该网络中的节点连接度高而与其他子网络的节点连接度低.以上这些特征量对于一个图的性质提供了很重要的信息,根据这些量可以把图分成不同的种类.越来越多的研究把图论用于神经影像学,来研究大脑结构网络和功能网络的特性.

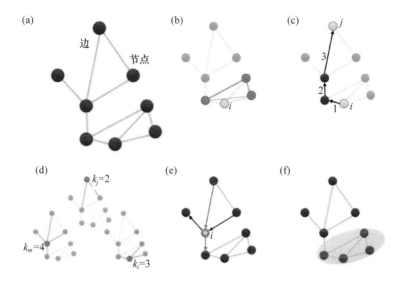

图 2.5.7 图的特征

(a) 一幅图由节点和连接节点的边组成.(b) 聚类系数,节点 i 的聚类系数等于几点 i 直接的邻居数除以它可能的最大邻居数.它表征了一幅图的局部连接性.(c) 特征路径长度,节点 i 的特征路径长度表示的是节点 i 和其他所有节点 j 之间的距离.它用来衡量网络全局的效率.(d) 节点的度,节点 i 的度表示的是节点 i 的总的连接数.(e) 集中性,节点 i 的集中性表示的是网络从一个节点到另一个节点的最短路径通过 i 的数目.集中性越高,表示这个节点对于整个网络的连接越重要,并且它是中心节点的可能性也越大.(f) 模块性,一个图的模块性描述的是这个图的可能构成,表征了一群节点构成相对独立子网络的可能

一系列开拓性的图论分析方法用于静息态 fMRI 数据,给大脑功能网络的研究提供了新的视角.这些静息态 fMRI 的研究表明,大脑结构是一个小世界网络(small-world network).小世界网络是一个介于完全规则(regular network)和完全随机(random network)之间的网络.它具有很好的局部连接性,但是仍然具有很短的整个网络节点与节点之间的平均路径.所以说,小世界网络无论在局部还是全局都有很好的效率.另外,和随机的网络每个节点具有相同的连接度概率不同,大脑功能网络中有些节点的连接度多于其他节点.这说明有些节点是中心节点,在整个网络中的地位更为重要.利用事先定义了的大脑结构模板提取出来的脑区作为节点的研究表明,一个节点连接度的分布满足截断了的指数分布.同样,基于体的研究也有类似的发现.而连接度是截断的指数分布,这是无尺度网络(scale-free network)的特性.这种网络对于随机的进攻具有很强的抵御能力,所以是很稳定的网络.但是它很难抵御对于特定中心节点

的进攻. 这也说明, 一些中心节点出现问题很容易导致大脑的连接性疾病. 利用图论对静息态 fMRI 的研究表明, 大脑中存在一些连接度很高的中心节点, 而且有些节点在老年痴呆症的病人中会出现异常, 因而影响大脑的正常功能和效率.

综上所述, 利用图论对静息态 fMRI 的研究表明, 大脑是一个十分高效的网络, 它并不是完全随机的网络, 它是保证局部和全局的高效性的情况下的一个最优配置.

§2.6　实时脑功能磁共振成像(rtfMRI)

2.6.1　rtfMRI 背景与一种经典算法

在绝大多数的 fMRI 研究中, 研究者并不能够在实验结束后马上获得实验结果, 往往还需要几个小时甚至几天的时间对数据进行线下处理. 然而, 就在 fMRI 问世之后不久, Robert Cox 于 1995 年提出了一种实时功能磁共振成像 (real-time fMRI, rtfMRI)技术[25], 使得 fMRI 图像分析处理的时间可以与图像采集的时间相比拟. 众所周知, 目前大多数的 fMRI 研究中采用的都是回波平面成像(EPI)序列, 在一次序列重复时间(TR)内采集共计几十层的全脑图像, EPI 序列的 TR 大小反映了 fMRI 的时间分辨率, 一般都在秒的量级. 粗略地说, rtfMRI 就是在下一个 TR 的图像采集结束之前完成对上一个 TR 的图像的分析处理, 从而以 TR 为周期更新大脑活动情况.

一个典型的 fMRI 实验会带来庞大的实验数据, 对一个被试者来说, 往往也有成千上万幅图像需要处理. Bandettini 在 1993 年提出了一种处理 fMRI 数据的方法[26], 这种方法将同一个体素在每一幅图像中的信号强度作为分量(该体素在第 i 幅图像中的信号强度为 x_i), 在扫描结束后, 这些分量就构成了这个体素的数据矢量 x, x 的分量个数等于采集的图像总数, 亦即实验所采集的时间点数. 如图 2.6.1 中绿色的体素, 它在整个实验时间进程中各个时间点的信号强度构成了它的数据矢量 x, 即

$$x = \begin{bmatrix} x_1 & x_2 & x_3 & x_4 & x_5 & x_6 & x_7 & x_8 & \cdots \end{bmatrix}^{\mathrm{T}}. \tag{2.6.1}$$

另外定义一个与任务条件相关的参考矢量 r, 它与数据矢量 x 具有相同的分量个数, 但它是反映任务条件在整个实验进程中的编排情况. 如图 2.6.1 所示, 实验具有两个任务条件, 与任务条件 A 和任务条件 B 对应的 r 分量分别为 r_A 和 r_B. 因而参考矢量 r 可表示为如下形式:

$$r = \begin{bmatrix} r_A & r_A & r_A & r_A & r_A & r_A & r_B & r_B & \cdots \end{bmatrix}^{\mathrm{T}}. \tag{2.6.2}$$

举例来说,对于简单的视觉刺激实验,任务条件 A 是不呈现视觉刺激的静息状态,而任务条件 B 为视觉刺激呈现状态,为便于理解,可以令 r_A 为"0",r_B 为"1".值得注意的是,在实际中采用的参考矢量 r 肯定不会是这种理想的"方波"形式,还需要考虑到 BOLD 信号延迟,一种常用的做法是将其与血流动力学模型进行卷积,得到更"真实"的参考矢量 r,这里不再赘述.定义如式(2.6.3)所示的相关系数 ρ,很显然,信号强度随

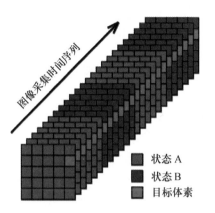

图 2.6.1　fMRI 图像采集示意图

着任务条件的改变而有显著变化的体素具有较大的相关系数 ρ,而且二者的变化趋势越一致,ρ 的值就越大.另外,根据柯西施瓦茨不等式可知 $-1 \leqslant \rho \leqslant 1$.

$$\rho = \frac{r^T x}{|r| \cdot |x|}. \tag{2.6.3}$$

通过比较每个体素的数据矢量 x 和参考矢量 r 的相关系数 ρ 与某一特定阈值 ρ_{thr} 的大小关系,就可以判断这个体素是否被激活.显然,全部数据采集完后再进行处理是不能满足"实时"处理这一要求的,同时也没有任何理由要求被试者躺在扫描仪里等待实验者处理数据.因此,Robert Cox 等人在 Bandettini 的基础上提出了一种递归地计算相关系数 ρ 的算法,使得每得到一幅新的图像就更新一次相关系数 ρ.需要指出的是,BOLD 信号变化幅度是很小的,即便在 7 T 高场情况下一般也很难超过 20%,因此有必要在计算 ρ 之前去除平均信号强度,另外实验数据可能还有各种原因造成的信号线性漂移.基于以上两点可建立如下的信号模型:

$$x = \alpha r + \sum_{k=1}^{L} r_k s_k, \tag{2.6.4}$$

$$\alpha = \rho \cdot \frac{|x|}{|r|} = \frac{r^T x}{|r|^2}. \tag{2.6.5}$$

式(2.6.4)中的 α 是使得 $|x - \alpha r|$ 取得最小值的系数,它在最小二乘的意义上提供了 x 对 r 的最佳拟合.$\{s_1 \quad s_2 \quad s_3 \quad \cdots \quad s_L\}$ 是想要从数据中去除的成分(或称去势矢量)的矢量集,可以定义 $S = [s_1 \quad s_2 \quad s_3 \quad \cdots \quad s_L]$,其中每一个矢量分量 s_i 代表一种成分.举例说来,为了去除平均信号强度和线性漂移趋势这两个成分($L=2$),可以取 $s_1 = [1 \quad 1 \quad \cdots \quad 1]^T$,$s_2 = [1 \quad 2 \quad \cdots \quad N]^T$,其中 N

为数据矢量的维度,亦即所采集的 MRI 图像数.可以通过一个投影矩阵 P(满足 $P^{\mathrm{T}}P=P$)来消除 $\boldsymbol{x}$ 中的 $\{\boldsymbol{s}_k\}$,于是

$$\rho = \frac{(P\boldsymbol{r})^{\mathrm{T}}(P\boldsymbol{x})}{|P\boldsymbol{r}|\cdot|P\boldsymbol{x}|} = \frac{\boldsymbol{r}^{\mathrm{T}}P\boldsymbol{x}}{(\boldsymbol{r}^{\mathrm{T}}P\boldsymbol{r}\cdot\boldsymbol{x}^{\mathrm{T}}P\boldsymbol{x})^{1/2}}. \tag{2.6.6}$$

式(2.6.6)中去除 $\{\boldsymbol{s}_k\}$ 后得到的 ρ 实际上是"部分相关系数",为简便起见下面仍称 ρ 为"相关系数".显然,式(2.6.6)仍然不太适用于 rtfMRI,因为每当采集一幅新的图像后,为了更新每个体素的 ρ 值,需要重新进行去除数据 $\boldsymbol{x}$ 中 $\{\boldsymbol{s}_k\}$ 的最小二乘运算,这意味着几乎要重新计算 $P\boldsymbol{x}$ 中的每一个元素.随着图像采集数目(数据矢量维度)的增加,计算量也会剧增,为解决此问题,Cox 提出了如下的方法.

首先考虑这样的一个 $(L+2)\times(L+2)$ 的矩阵

$$\widetilde{S}^{\mathrm{T}}\widetilde{S} = \begin{bmatrix} S^{\mathrm{T}} \\ \boldsymbol{r}^{\mathrm{T}} \\ \boldsymbol{x}^{\mathrm{T}} \end{bmatrix} \begin{bmatrix} S & \boldsymbol{r} & \boldsymbol{x} \end{bmatrix} = \begin{bmatrix} S^{\mathrm{T}}S & S^{\mathrm{T}}\boldsymbol{r} & S^{\mathrm{T}}\boldsymbol{x} \\ \boldsymbol{r}^{\mathrm{T}}S & \boldsymbol{r}^{\mathrm{T}}\boldsymbol{r} & \boldsymbol{r}^{\mathrm{T}}\boldsymbol{x} \\ \boldsymbol{x}^{\mathrm{T}}S & \boldsymbol{x}^{\mathrm{T}}\boldsymbol{r} & \boldsymbol{x}^{\mathrm{T}}\boldsymbol{x} \end{bmatrix}. \tag{2.6.7}$$

这个矩阵包含了与计算 ρ 值相关的矢量之间各种可能的内积,通过对矩阵求逆可以得到 $\widetilde{S}^{\mathrm{T}}\widetilde{S}^{-1}$ 右下角 2×2 的子矩阵,

$$\Delta = \begin{bmatrix} \boldsymbol{r}^{\mathrm{T}}P\boldsymbol{r} & \boldsymbol{r}^{\mathrm{T}}P\boldsymbol{x} \\ \boldsymbol{x}^{\mathrm{T}}P\boldsymbol{r} & \boldsymbol{x}^{\mathrm{T}}P\boldsymbol{x} \end{bmatrix}^{-1} = \frac{1}{\boldsymbol{r}^{\mathrm{T}}P\boldsymbol{r}\cdot\boldsymbol{x}^{\mathrm{T}}P\boldsymbol{x}-(\boldsymbol{r}^{\mathrm{T}}P\boldsymbol{x})^2} \begin{bmatrix} \boldsymbol{x}^{\mathrm{T}}P\boldsymbol{x} & -\boldsymbol{r}^{\mathrm{T}}P\boldsymbol{x} \\ -\boldsymbol{x}^{\mathrm{T}}P\boldsymbol{r} & \boldsymbol{r}^{\mathrm{T}}P\boldsymbol{r} \end{bmatrix}. \tag{2.6.8}$$

式(2.6.8)表明,一旦求得逆矩阵 $[\widetilde{S}^{\mathrm{T}}\widetilde{S}]^{-1}$ 的子矩阵 Δ,那么 ρ 就可以通过矩阵 Δ 的元素间的运算得到:

$$\rho = -\frac{\Delta_{12}}{(\Delta_{11}\Delta_{22})^{1/2}}. \tag{2.6.9}$$

实际上我们最关心的是采集了第 $m+1$ 幅图像之后如何将 $\rho^{(m)}$ 更新为 $\rho^{(m+1)}$.显然,$\widetilde{S}^{(m+1)}$ 是在 $\widetilde{S}^{(m)}$ 的基础上增加了一行,前者是 $(m+1)\times(L+2)$ 的矩阵,后者是 $m\times(L+2)$ 的矩阵.把 $\widetilde{S}^{(m+1)}$ 新增加的第 $m+1$ 行单独拿出来,用列矢量 σ_{m+1} 表示,可以得到如下关系:

$$[\widetilde{S}^{(m+1)}]^{\mathrm{T}}[\widetilde{S}^{(m+1)}] = [\widetilde{S}^{(m)}]^{\mathrm{T}}[\widetilde{S}^{(m)}] + \sigma_{m+1}\sigma_{m+1}^{\mathrm{T}}. \tag{2.6.10}$$

利用式(2.6.8)~(2.6.10)通过对矩阵 $[\widetilde{S}^{(m+1)}]^{\mathrm{T}}[\widetilde{S}^{(m+1)}]$ 求逆,就能更新相关系数 $\rho^{(m+1)}$.相较于直接对矩阵求逆,通过对矩阵 $\widetilde{S}^{\mathrm{T}}\widetilde{S}$ 进行乔利斯基分解(Cholesky decomposition),也可以得到相关系数 ρ,并且其计算量远小于直接

求逆,因此这种高效的方法更适合 rtfMRI.乔利斯基分解可以将 $\widetilde{S}^{\mathrm{T}}\widetilde{S}$ 分解为一个$(L+2)\times(L+2)$的下三角矩阵 C 与它的共轭转置矩阵(对于实数矩阵则为其转置 C^{T})的乘积,即

$$[\widetilde{S}^{\mathrm{T}}\widetilde{S}] = C^{\mathrm{T}}C. \tag{2.6.11}$$

代入式(2.6.10),得

$$[C^{(m+1)}]^{\mathrm{T}}[C^{(m+1)}] = [C^{(m)}]^{\mathrm{T}}[C^{(m)}] + \sigma_{m+1}\sigma_{m+1}^{\mathrm{T}}. \tag{2.6.12}$$

进一步的推导可以得到矩阵 Δ 与矩阵 C 各元素之间的关系.

$$\begin{cases} \Delta_{11} = \dfrac{1}{C^2_{L+1,L+1}}\left[1 + \dfrac{C^2_{L+2,L+1}}{C^2_{L+2,L+2}}\right], \\[3mm] \Delta_{12} = -\dfrac{C_{L+2,L+1}}{C^2_{L+2,L+2}C_{L+1,L+1}}, \\[3mm] \Delta_{22} = -\dfrac{C_{L+2,L+1}}{C^2_{L+2,L+2}C_{L+1,L+1}}. \end{cases} \tag{2.6.13}$$

因此,可以建立相关系数 ρ 与矩阵 C 之间的关系:

$$\rho = \dfrac{C_{L+2,L+1}}{(C^2_{L+2,L+2} + C^2_{L+2,L+1})^{1/2}}. \tag{2.6.14}$$

只要知道 $C^{(m)}$ 和 σ_{m+1},即可通过一系列的运算得到 $C^{(m+1)}$,进而得到更新后的相关系数 $\rho^{(m+1)}$,这种递归算法极大地简化了求解过程,缩短了运算时间.由于 σ_{m+1} 的前 $L+1$ 个分量是去势矢量 $s_1, s_2, \cdots, s_L$ 和参考矢量 r 中的第 $m+1$ 个分量,它们对于每一个体素都是相同的,故 $C^{(m)}$ 的前 $L+1$ 行对所有体素也都是完全相同的,只需要计算和储存一次.$C^{(m)}$ 的最后一行,即第 $L+2$ 行,与第 m 幅图像体素信号值的大小 x_m 有关,因此需要对所有体素逐个计算.在获得第 $m+1$ 幅图像之后逐个更新各体素相关系数 $\rho^{(m+1)}$ 的流程详见图 2.6.2.迭代的初始值 $C^{(0)} = \delta l$,其中 δ 是为避免除数为零所设置的一个极小的正整数,在 Cox 的文章中取 $\delta = 10^{-7}$.通过这种递归算法,每一次更新相关系数所需的计算量都是相同的,不会随着图像数目的增加而增加,并且可以实现在一个 TR 内完成对所有体素的计算.

算法1a: 初始化第m+1幅图像

$$\mathbf{z} \leftarrow \begin{bmatrix} s_{1,m+1} & s_{1,m+1} & \cdots & s_{L,m+1} & r_{m+1} \end{bmatrix}$$

$\beta_{old} \leftarrow 1$

for $j = 1, 2, \cdots, L+1$ do

$\quad h_j \leftarrow z_j/c_{jj}$ 　　　　　[save h_j]

$\quad \beta_{new} \leftarrow (\beta_{old}^2 + h_j^2)^{1/2}$

$\quad f_j \leftarrow \beta_{new}/\beta_{old}$ 　　　　[save f_j]

$\quad g_j \leftarrow h_j/(\beta_{new} \cdot \beta_{old})$ 　　[save g_j]

$\quad \beta_{old} \leftarrow \beta_{new}$ 　　　　　[save β_{old}]

$\quad$ for $k = j, j+1, \cdots, L+1$ do

$\qquad z_k \leftarrow z_k - h_j \cdot c_{kj}$

$\qquad c_{kj} \leftarrow f_j \cdot c_{kj} - g_j \cdot z_k$

算法1b: 更新每个体素的 ρ 值

$\hat{z} \leftarrow x_{m+1}$ 　　　　体素x在第m+1幅图像中的值

for $j = 1, 2, \cdots, L+1$ do

$\quad \hat{z} \leftarrow \hat{z} - h_j \cdot c_{L+2,j}$

$\quad c_{L+2,j} \leftarrow f_j \cdot c_{L+2,j} + g_j \cdot \hat{z}$

$c_{L+2,L+2} \leftarrow (c_{L+2,L+2}^2 + \hat{z}^2/\beta_{old}^2)^{1/2}$

$\rho^{(m+1)} \leftarrow c_{L+2,L+1}/(c_{L+2,L+2}^2 + c_{L+2,L+1}^2)^{1/2}$

图 2.6.2　相关系数 ρ 的递归算法更新流程

若得到相关系数 ρ 大于统计检验阈值 ρ_{thr}，则可认为该体素被激活. 关于阈值的计算不再赘述，其流程见图 2.6.3，ρ 值为预先设定的每个体素出现"假激活"的概率，v 为自由度，且 $v = N' - L - 1$，其中 N' 为目前采集到的图像总数，L 为去势矢量的个数.

算法1a: 初始化第m+1幅图像

$s \leftarrow \sqrt{-2\log(p/2)}$

$x \leftarrow s - \dfrac{0.010328s^2 + 0.802853s + 2.515517}{0.001308s^3 + 0.189269s^2 + 1.432788s + 1}$

$t_{v,p/2} \leftarrow x + \dfrac{x^3 + x}{4v} + \dfrac{5x^5 + 16x^3 + 3x}{96v^2}$

$\rho_{thr} \leftarrow \dfrac{t_{v,p/2}}{\sqrt{v + t_{v,p/2}^2}}$

图 2.6.3　判断激活的相关系数阈值算法流程

图 2.6.4 是由 Cox 等人完成的第一个 rtfMRI 实验的结果图,通过 rtfMRI 得到的激活图像叠加在扫描中第一幅 EPI 原始图像上.实验共有五个循环,每个循环 40 s,前 20 s 要求被试者进行双手扣指任务,后 20 s 静息无任务.TR 取 2 s,故整个实验共采集 100 幅图像.图中第一行左侧"$m=15$"的图像表示采集 15 幅图像(30 s)之后通过比较各体素的相关系数与阈值得到的激活图像.众所周知,双手扣指任务对应的是大脑中央前回的初级运动皮层(M1),但在 m 比较小的时候,在 M1 区域之外的区域也发现了零散的激活情况.可能的原因有两个,其一是在完成一个循环之前($m<20$),噪声对信号的影响还是较为严重的,随着 m 的增加这种噪声造成的伪激活越来越少,不过即使在 m 较小的时候,也能明显地看到在中央前回处有激活体素的汇聚现象;其二是由于采集的图像直接用于统计分析而未进行校正,因此在 $m=15$ 和 $m=25$ 两幅图像中大脑左侧边缘处的激活很有可能是由被试者轻微的头动造成.

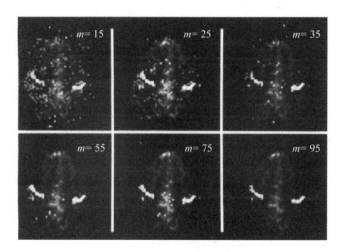

图 2.6.4　第一个 rtfMRI 实验得到的大脑激活图像

虽然能够实时地处理数据并展示大脑皮层激活情况,但 rtfMRI 远远不能替代传统的 fMRI 对实验数据的线下处理.线下数据处理方式经过多年的发展和改进,已经有一系列统计学上的方法用于激活的检测,还有许多精妙的算法用于图像在空间和时间上的校正以及去除图像伪影等方面.总之,fMRI 数据具有丰富的结构,而且极易受到各种伪迹的影响,被数据层层掩盖的实验结果需要训练有素的研究者灵活使用各式各样的数据处理分析方法得到,并且还要经得起从不同角度出发的检验和推敲.rtfMRI 作为一种实时成像技术固然有它不可替代的特点,但也只是众多选项之一,至于如何取舍则要依据具体的研究目的.

2.6.2　rtfMRI 系统与技术进展简介

rtfMRI 系统对硬件的要求并不是很高,只需在原有的 MRI 系统基础上稍加改动,并根据需要增加一至两台用于实时数据分析和神经反馈(neuro feedback)呈现的计算机即可(rtfMRI 中的"神经反馈"通常是指所选定的感兴趣区域 BOLD 信号强度的平均值).图 2.6.5 是一套典型的 rtfMRI 系统的硬件配置,其中带箭头的粗线表示数据的传输.图中的这套系统一共有四台计算机,如系统计算机(HOST)、图像重建计算机(MR image reconstruction, MRIR),用于实时头动校正和统计分析的工作站(RT computer),以及一台为被试者呈现任务相关刺激以及神经反馈的计算机(task computer).前三台计算机通过 100 Mbps 的互联网相互连接,RT Computer 和 Task Computer 之间则通过串行接口相连.实际上在没有特殊要求的情况下,完全可以使用一台计算机来完成实时处理数据和为被试者呈现神经反馈这两项任务.从图上看得出来,数据在 rtfMRI 系统中形成了一个闭合回路,即从被试者身上采集到的原始图像,经过分析处理,再以神经反馈的形式呈现给被试者.rtfMRI 系统的实现在硬件上的关键点在于数据的传输,具体有两方面.其一是对 MRI 扫描仪的要求,即每个 TR 重建得到的图像数据能立即传出来,而且越快越好.不同公司的 MRI 扫描仪图像重建流程和输出图像的格式都不尽相同,有的本身就很适于 rtfMRI,比如 Siemens 的 Dicom Mosaic 格式,更多的时候还需要自行编写数据格式的转换接口.其二是对数据在系统闭合回路传输方式的要求,必须保证数据能稳定且迅速地在各台计算机之间传递,杜绝发生数据堆积的现象,一种高效的方式是图 2.6.5 中这样利用 TCP/IP 协议进行网络传输.

在软件系统方面,早期的 rtfMRI 研究中使用的基本都是自行编写的处理程序,这样的好处是可以根据研究目的尽可能优化各项设置,更具有针对性,但缺点是通用性不高,往往只针对个别研究者的个别实验,很难被广泛使用.经典的离线 fMRI 处理软件 AFNI 和 SPM 也可以用于 rtfMRI,其中 AFNI 本身就带有 rtfMRI 模块,但是 AFNI 基于 Linux 系统,可能在操作上会相对比较繁琐,而且 AFNI 的实时处理方式相对更适合 GE 的 MRI 扫描仪的数据类型.SPM 并没有 rtfMRI 模块,但是由于其开源性,可以将 SPM 中头动校正、GLM 模型分析等模块单独拿出来,"组合"成一套用于 rtfMRI 处理的软件,不过需要额外编写数据接口,其稳定性也相对较差.而且 SPM 本身不是为

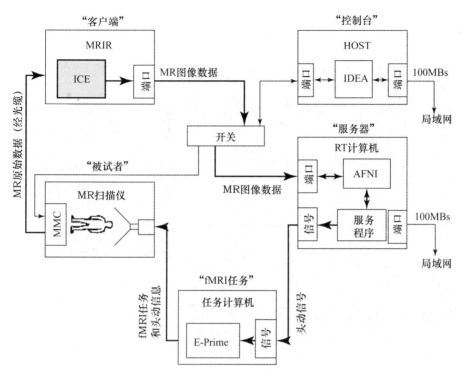

图 2.6.5 rtfMRI 硬件系统示意图

实时数据处理而开发的,所以在算法方面也需要进一步优化以更好地满足实时处理的要求.另外还有一款专门用于 rtfMRI 的商业软件 Turbo-Brain Voyager(TBV),它具有直观的用户界面,在操作性上也要优于上面提到的几款软件.TBV 的通用性很强,内置有针对不同品牌 MRI 扫描仪的数据接口.最新版本的 TBV 除了可以给被试者呈现神经反馈之外,还可以利用支持向量机(support vector machine,SVM)方法进行大脑状态识别,另外也能实时地对大脑激活模式进行独立成分分析.图 2.6.6 是 TBV 软件的截图.界面左侧显示的是全脑 25 个横截面的激活情况,每个 TR 更新一次.右侧由上至下依次是 fMRI 对比度的设置情况、所选取的两个感兴趣区域(ROI)的 BOLD 信号强度随时间的变化情况、被试者的头动情况,以及相关的实验参数.

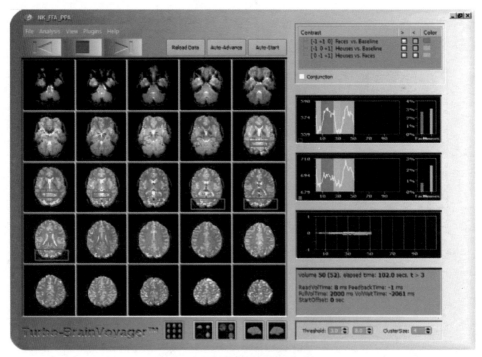

图 2.6.6　TBV 软件的操作界面

　　迄今为止,尚没有一套通用的衡量 rtfMRI 系统优劣的标准.提到 rtfMRI,人们总会问所谓的"实时"究竟有多快?是否被试者大脑里有任何风吹草动,就能立刻被觉察到? rtfMRI 中的"实时"是相对传统的离线处理方式而言的,如果考虑 BOLD 信号作为二级响应本身相对大脑皮层神经元活动 5 s 左右的延迟,再加上将近一个 TR 的数据处理时间,最终我们看到的"实时结果"距它确切的发生时刻(相应的神经元活动)已经过去了大约 7 s 左右(若 $TR=2$ s).因此,有人会在这一点上质疑 rtfMRI 的实时性甚至有效性.其实这也是源自BOLD 信号的本质和 fMRI 在时间分辨率上的固有瓶颈,它目前达不到 EEG 那样的时间分辨率,相反,fMRI 优良的空间分辨率和全脑覆盖性也是 EEG 难以企及的,因此研究者要根据实验目的进行选择.

　　另一方面,基于 rtfMRI 的大脑计算机接口(brain computer interface,BCI)在神经反馈和大脑模式识别方面的应用强有力地证实了 rtfMRI 技术的有效性,这也是这项技术能够持续发展的原因之一.图 2.6.7 是在基于 rtfMRI 的神经反馈实验中延迟时间(delay time)的示意图.所谓的延迟时间,指的是从扫描开始到第一个反馈呈现给被试者所用的时间.

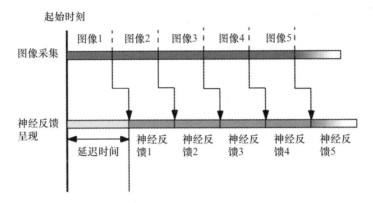

图 2.6.7 rtfMRI 反馈与 fMRI 图像采集的时间关系

自 1995 年 rtfMRI 问世以来,在 MRI 数据采集、处理算法以及机器硬件方面的进步大大提升了 rtfMRI 的灵敏度、速度和适用性.举例来说,在 1995 年 Cox 的文章中,每个 TR(2 s)只采集一个层面,图像重建之后需要 500 ms 的处理时间.而在 2011 年 Hamilton 的文章中,仅需要 750 ms 就可以完成对覆盖全脑的 20 层图像的处理[27].虽然这两篇文章在机器、采集序列乃至分析处理方法上都有所不同,但至少可以看出将近 20 年来 rtfMRI 技术所取得的巨大进展.具体说来,在 MRI 数据采集方法上的进步大大地提高了 rtfMRI 的实时性与数据质量.Multi-echo EPI 序列减少了采集死时间同时最大化 BOLD 信号的敏感度,而且如果采集时伴随有交替变化的相位编码极性,还可以减少磁化率造成的图像几何畸变.Hernandez-Garcia 等人甚至将 rtfMRI 与 ASL 结合在一起,提供了一种新的研究方式[28].Hollmann 等人则利用 7 T 高场环境下更强的 BOLD 信号灵敏度开展相关的 rtfMRI 工作[29].尽管在数据采集方面的进展是显著的,但在数据预处理和统计分析方法上的进步才是 rtfMRI 得以广泛应用的原因.同相应的离线处理方法一样,在线的 rtfMRI 预处理也趋于完善.1999 年 Cox 等人提出了实时头动校正[30],2003 年 Posse 等提出了针对 rtfMRI 的时域滤波和空间平滑技术[31],同年 Gao 等人又提出了对图像进行空间标准化的快速算法[32].虽然目前 rtfMRI 已经可以完成离线数据预处理的各个步骤,但是在实际使用过程中,为了缩短处理时间以保证实时性,在没有特殊要求的情况下通常只进行简单的头动校正.在数据的统计分析方面,各种单变量和多变量分析方法都被用于 rtfMRI 上,例如基本的 t 检验(t-tests),相关性分析(correlation analysis),多元回归分析(multiple regression analysis),一般线性模型(general linear model),以及用于大脑状态识别的支持向量机(support vector machine)和关联向量机(relevance vector machine)方法,甚至还有从数据本身出发的独立成分分析方法(independent component analysis).从本质上讲,大多数为了降低计算复杂程度的改进都是通过将计算限制在一个时间窗之内进行,但其统计效力会相对弱一些.另外不可忽视的一点是,计算机在硬件和运算能力上的显著提高(例如并行计算)也极大地促进了 rtfMRI 技术的发展.

2.6.3 rtfMRI 的相关应用简介

rtfMRI 这种在线的数据处理方式带来的直接好处是使得实时地监测数据质量、确认被试者的任务完成情况成为可能.与此同时,rtfMRI 也带来了一种新颖的实验设计,即实验中呈现给被试者的刺激可以实时地随被试者的大脑活动情况而变化,最好的例子就是大脑皮层神经元响应的生物反馈(biofeedback),即神经反馈(neurofeedback).被试者利用 rtfMRI 反馈的大脑活动情况反过来学习如何控制相应脑区的活动.rtfMRI 还可以充当大脑计算机交互接口(BCI)的角色,通过它将大脑活动转化为数字信号.近年来,由于在临床上的潜在应用和一些相关的新奇的神经科学研究,基于 rtfMRI 的神经反馈和 BCI 研究得到了广泛关注.

1. 利用神经反馈对大脑皮层的自主调节(self-regulation)

神经反馈是生物反馈的一种特殊形式,它所反馈的大脑活动信息可以用来训练被试者对自身大脑活动的自主调节.大多数 rtfMRI 实验采用的是区块设计(block design),神经反馈指的就是感兴趣脑区(ROI)的平均 BOLD 信号强度,它在实验进程中会根据不同区块的任务条件而变化,rtfMRI 则可以把这种实时变化的信号反馈给被试者,如图 2.6.8 所示.

rtfMRI 神经反馈的相关研究中,ROI 的选定一般需要进行一次快速的功能定位扫描,以确定目标脑区的位置.另外,目标脑区的平均 BOLD 信号强度不能直接用作神经反馈的依据,通常还需要选择一处与该脑区或者与实验任务不相关的脑区,以后者的平均 BOLD 信号强度作为参考,二者相减的结果作为最终输出给被试者的神经反馈.这样做可以减少全脑非特异性效应(例如全局性的脑血流增加)对反馈信号强度的影响.有实验表明,被试者屏气对与参考值相减后的 BOLD 信号影响小于对选定脑区自身信号的影响.rtfMRI 中的神经反馈多以图像的形式呈现.如图 2.6.9 所示,A 是随着信号增强而燃烧更旺盛的

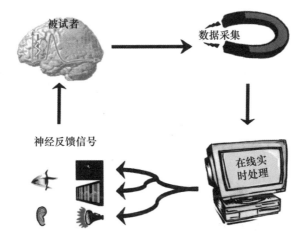

图 2.6.8　基于 rtfMRI 系统的闭合神经反馈回路

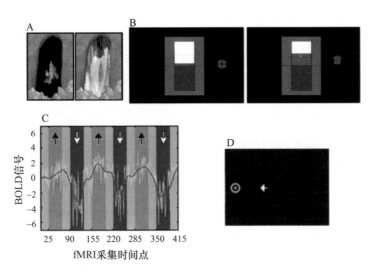

图 2.6.9　神经反馈的各种呈现方式(视觉)

火焰;B 是随信号强度改变而增高或降低的条形柱;C 这种卷轴的形式不仅呈现当前的信号强度,还反映了信号的演变过程,其中向上和向下的箭头分别指示被试者增强和抑制相应脑区的活动;D 采用可以水平移动的箭头,它可以根据ROI 的激活情况接近或远离目标. 神经反馈的形式并不限于视觉,还可以有诸如听觉和触觉等形式,但是之前基于 EEG 的神经反馈研究表明,视觉形式相对其他几种形式更有利于被试者对特定脑区自主调节的学习. 被试者根据相应脑区的神经反馈信号,采取相应的认知策略即可实现对该脑区活动进行的自主调节. 例如,为了使辅助运动区(supplementary motor area, SMA)的活动增强,被试者可以采取想象挥拳或者投掷动作的策略. 可能有人会认为,这种对大脑的自主调节主要是由于被试者采用的有意识的认知策略,但是大量研究表明,在不提供神经反馈的情况下,仅凭有意识的认知策略并不能够实现对感兴趣脑区的有效自主调节.

利用 rtfMRI 神经反馈研究这种生理上的自主调节,其目的是为了探索被调节的大脑活动与相应的行为学表现之间的关系. 传统的神经影像学研究的是大脑对外部刺激和行为的生理反应(例如 BOLD 信号),也就是说被试者的行为是可以调控的自变量,而被试者的大脑皮层神经元响应是因变量. 利用神经反馈则可以颠覆这种关系,使大脑活动作为可以调控的自变量,研究由此造成的被试者行为学上的变化. 迄今为止,已经证实可以通过 rtfMRI 神经反馈实现自主调节的脑区包括运动区(motor areas)、躯体感觉皮层(somatosensory cortex)、前扣带皮层(anterior cingulate cortex)、杏仁核(amygdala)、额下回(inferior frontal gyrus)、脑岛(insula)、喙外侧前额皮层(rostrolateral prefrontal cortex)、海马旁回(parahippocampus)以及部分视觉区(visual cortex)和听觉区(auditory cortex),这些脑区覆盖了运动、感觉、情感以及认知加工等多项功能. 在充分的训练和学习之后,被试者甚至可以在没有神经反馈信息的情况下维持对相应脑区的自主调节能力,而对特定脑区自主调节带来的行为上的效果也能够持续一定的时间. 对不同脑区的自主调节带来不同行为学上的变化,例如,在对脑岛的自主调节下,被试者对包含感情色彩的图片的评分发生显著改变;对运动皮层的调节造成被试者的按键反应时减少;被试者在记忆力相关任务中的表现随着对海马旁回的调节而改变.

曾有研究表明,利用生物反馈可以实现对血压的调节,而 rtfMRI 的神经反馈从本质上讲仍是基于 BOLD 信号的,因此有人质疑被试者自主调节的是大脑血流情况而非大脑皮层的神经活动情况,但是以上这些被试者在对大脑活动的自主调节过程中或者这个过程之后行为上的变化强有力地反驳了这种质疑. 另外值得一提的是,这种 rtfMRI 神经反馈调节方式还有潜在的临床治疗作用. deCharms 等人研究了前扣带回的 rtfMRI 神经反馈对疼痛评级的影响,研究发现,无论是对健康被试者还是慢性神经疼痛患者,利用神经反馈对前扣带回的成功调节都能在对疼痛程度的评级上产生显著的变化,例如对于手掌处相同温度的热疼痛刺激,在前扣带回激活水平高的情况下被试者对疼痛的评级要高于激活水平低的情况. 在最近的一项对精神分裂症患者的研究中, 被试者对脑岛自主调节的训练成功率与他们症状的严重程度呈现负相关, 同时该研究表明, 对脑岛的调节会改善精神分裂症患者识别高兴和厌恶两种表情的能力. 总而言之, rtfMRI 神经反馈具有广泛的应用前景, 但是目前亟待解决的问题是, 尚未有一套有效的模型来解释如何利用基于 BOLD 信号的神经反馈信息学习并掌握对特定脑区自主调节的能力, 解决这一问题对今后相关实验的最优化设计以及潜在的临床应用都将起到极大的推进作用.

2. 基于 rtfMRI 的大脑计算机接口(brain computer interface, BCI)

rtfMRI 的另一项主要应用是作为大脑计算机接口, 通过对大脑状态的解读实现人机互动, 或者作为一种辅助工具实现与有交流障碍的人之间的沟通.

rtfMRI 技术与和多元分析方法(multivariate analysis approach)相结合可以训练一个能够根据 fMRI 图像实时"解码"被试者大脑状态的模型, "解码"后的大脑状态既可以作为脑机接口的输入信息, 也可以作为呈现给被试者的反馈信息. 用于 rtfMRI 的多元分析方法是针对整幅 fMRI 图像而言的, 不需要事先选定 ROI, 这弥补了基于 ROI 分析方法的不足. 因此, 多元分析方法尤其适合对功能网络激活情况的研究, 或者不同被试者激活差异很大的情况, 以及有多个 ROI 无法确定哪一个最适宜研究的情况. 在 fMRI 实验中, 大脑的活动情况被数以万计的体素以约 $0.5\sim2$ Hz 的采样频率记录下来, 而这些活动是与实验任务紧密相关的, 因此通过 rtfMRI 技术和多元分析方法可以在实验进行过程中将大脑图像与对应的任务条件联系起来. 有别于利用与 GLM 相关的单变量统计分析方法的 rtfMRI 技术, 这种所谓的"读脑术(brain reading)"或者"多体素模式分析(multi-voxel pattern analysis)"从本质上讲是一种机器学习的方法, 常使用神经网络(neural network)、线性判别分析(linear discriminant analysis)和支持向量机(support vector machine)等算法. 一般地, 机器学习相关算法需要对矢量输入和相应标量输出之间的关系进行估量, 针对 rtfMRI 则是把矢量化的 fMRI 图像作为输入, 输出的是由此预测的大脑状态. 目前大多数研究中都利用"解码"的大脑状态来控制呈现给被试者的刺激或者一些外部设备, 因而被试者仅凭大脑活动就能够控制外界的一些事物(例如控制屏幕上光标的左右移动), 从而实现人机交互. 下面以 LaConte 等人的一项研究[33]为例, 简要说明如何利用 rtfMRI 技术和多元分析方法实现对大脑状态的实时分类. 如图 2.6.10 所示, 实验的目的是通过支持向量机算法识别左右手食指分别持续按键时大脑的不同状态, 进而控制屏幕上光标的水平移动方向.

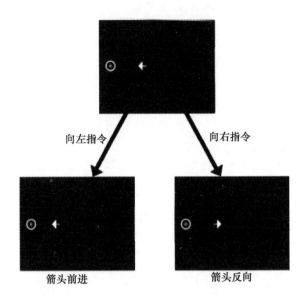

图 2.6.10   LaConte 的研究中对分类后的大脑状态的反馈形式

如图 2.6.11 所示,首先需要采集高分辨率的 T_1 加权结构像. 为了使用支持向量机算法,需要把将全脑图像矢量化,一种直接的方法是将图像每一行数据首尾相接"串联"起来,这就意味着一幅 $64 \times 64 \times 20$ 的全脑图像会得到一个 80192 维的矢量. 这种方法有两个明显的缺点,其一是如此高的维度会增加运算负担,其二是脑干、脑室、矢状窦和眼球等无关区域会干扰对模型的训练. 因此,需要使用一个"二值化的面具"去除图像上的无关区域,以优化对支持向量机模型的训练.

$$D(x_t) = (w \cdot x_t) + w_0. \tag{2.6.15}$$

式(2.6.15)是支持向量机模型的决策函数,其中 x_t 是第 t 幅矢量化的 fMRI 全脑图像;w 就是所谓的"支持向量",其本质是一个高维空间上的决策边界,是整个模型的核心所在;w_0 为一常数. 在模型训练环节中要求被试者轮流进行左右手食指按键动作,定义左手食指按键决策函数 $D(x_t)$ 的值为"-1",右手食指按键决策函数 $D(x_t)$ 的值为"$+1$". 因此,如果图像矢量 x_t 代入式(2.6.15)使得 $D(x_t)$ 大于 0,就表示该时刻被试者在进行右手食指按键动作,反之亦然. 所谓的模型训练,就是以左右手食指按键时的图像矢量 x_t 和相应的决策函数 $D(x_t)$ 值("-1"或"$+1$",称为标签)作为输入,通过核函数及相关算法得到使目标函数 M 收敛为最小值的支持向量 $w. M$ 的定义如下:

$$M = \frac{C}{T} \sum_{t=1}^{T} S_t + \frac{1}{2} \| w \|^2,$$

$$(2.6.16)$$

式中 T 为图像矢量的个数；S_t 是"松弛变量"，它表示对第 t 个图像矢量的判断情况，若判断错误取"1"，正确则取"0"；C 是一个常数，用以调节判断错误的试次对模型的影响程度，训练完成即可得到相应的支持向量 w.

在正式的扫描中，直接将新得到的图像矢量 x_t 代入决策函数中，根据函数值判断被试者哪只手在按键($D(x_t)>0$ 为右手，$D(x_t)<0$ 为左手)，并将这个结果以图 2.6.10 中光标在屏幕上移动方向的形式反馈给被试者(左手则光标向左移动，右手则光标向右移动).

图 2.6.12(a)是四名被试者的各自模型的输出曲线(红色)，可以看出它与理想结果

结构像扫描

- 定位 (9秒)

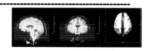

- 结构像 (4.5分钟)

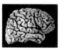

功能像扫描

- 全脑模板 (<10秒)

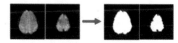

- 训练 (6分钟)

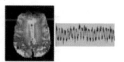

- 神经反馈 (6分钟)

刺激　　　　　机器学习

实时功能磁共振成像

图 2.6.11　基于 rtfMRI 的大脑状态识别系统流程

(黑线)的"正负"情况基本相符，模型对大脑状态判断的正确率较高. 支持向量 w 与 x_t 具有相同的维数，它们的分量是一一对应的，但 w 中的大多数分量都是 0，这一点很容易理解，毕竟与左右手食指活动相关的脑区只是很小的一部分，所以只有在左右手食指活动时信号强度发生显著变化的体素对应的 w 的分量才有较大的绝对值. 图 2.6.12(b)是其中一名被试者(S3)的 SVM 分布图，该图反映了各体素对应的 w 的分量大小，其中正值用黄色表示(右手)，负值用蓝色表示(左手)，很明显，它们主要对应于大脑左右半球初级运动皮层.

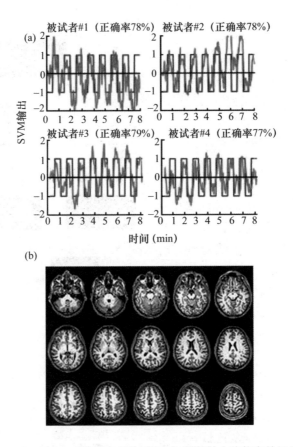

图 2.6.12   LaConte 的研究中的 SVM 分类器对大脑状态的识别情况

除了可以使用上述的支持向量机方法对全脑进行分析,使用 ROI 分析的方法也能达到将 rtfMRI 作为一种 BCI 手段实现人机互动的目的. Goebel 利用 rtfMRI技术开发了一套"拼写系统"[34],使一种不依赖任何动作的交流方式成为可能,即通过被试者的大脑活动判断他想要表达的文字内容. 如图 2.6.13 所示,这套系统利用任务种类、任务持续时间、任务延迟时间这三个维度对 26 个字母和 1 个连字符"-"共 27 个字符进行了编码. 举例来说,如果想表达字母"E",就需要在每个试次开始 10 s 之后执行"运动想象"任务,并且持续 30 s 的时间;而表达字母"S",则需要在每个试次开始时就立即(延迟时间为 0 s)进行持续 20 s 的"默语"任务. 在与每一项任务相关的脑区选取两个特征 ROI,首先分别考察它们的信号强度以确定被试者完成的是哪一种任务,然后再根据 ROI

的信号强度随时间的变化曲线的特征与"延迟时间"和"持续时间"的关系,最终确定被试者所表达的字母,"延迟时间"长则峰值出现的晚,"持续时间"长则峰值维持的时间也长.实验过程中在屏幕上呈现一些简单的问题,被试者通过这种 rtfMRI"拼写系统"回答.考虑到一个单词中个别字母拼写错误对单词作为一个整体的识别影响不大,这套系统对被试者"拼写"的单词识别正确率近乎完美.这一研究表明,可以利用基于 rtfMRI 的 BCI 实现与同时患有语言障碍和运动障碍的病人之间的交流.但是想要进一步推广使用,还有很多工作需要完善,例如目前每一个试次,即表达每一个字母,需要 84 s 的时间,这显然还有进一步优化的空间.

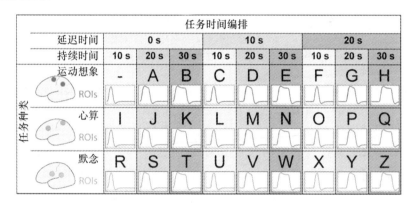

图 2.6.13　Goebel 的 rtfMRI 拼写系统的编码方式

　　以上两个实验简要说明了 rtfMRI 在 BCI 方面的应用,但是还有很多问题值得进一步研究.长久以来,对于计算机视觉的研究一直都是一个热点,研究者希望利用计算机模拟人类的视觉,但是目前尚未有哪种方法能够完全模拟人类复杂的视觉系统.利用多元变量分析的方法对大脑状态的识别也可以视为一项计算机视觉的应用,仅凭人眼是不可能识别出两幅看上去几乎完全一样的 fMRI 图像有什么区别的,在这一点上,计算机视觉利用其在高维空间上的优势胜过了人的视觉,因此其他一些计算机视觉方面的算法或许也能够用于对大脑状态的识别,从而增强基于 rtfMRI 的 BCI 性能.图 2.6.14 表示的是 rtfMRI 系统的两种不同反馈信号的获取流程.

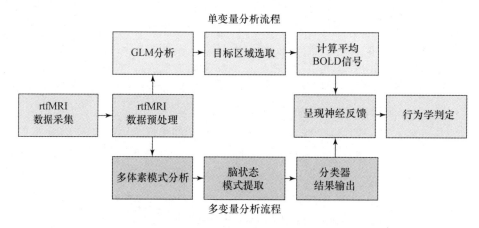

图 2.6.14　rtfMRI 系统的两种不同反馈信号的获取流程

　　LaConte 的实验中可以将对大脑状态识别的结果作为反馈呈现给被试者,这与把特定脑区的 BOLD 信号作为神经反馈呈现给被试者有一些类似,都是让被试者实时地观察到自身的大脑活动,但这种反馈是否像神经反馈一样可以帮助被试者实现对特定脑区活动的自主调节尚无定论.另外,由于决策函数的计算只涉及一次矢量的内积和一次加法,尽管向量的维数很高,但与对图像的实时统计分析运算相比,其运算量是非常小的,甚至可以说对大脑状态的判断在得到 MRI 图像的瞬间就能够完成.当然,这也是建立在前期耗费一定时间训练模型的基础之上的.

　　另外,可以使用特征提取的方法进一步降低图像矢量的维数.大脑的可塑性已经被许多研究所证实,之前提到利用神经反馈可以调节大脑的活动情况,于是就会有这样一个疑问:既然大脑活动情况是会变化的,利用多元变量分析的方法识别大脑状态是否可靠? LaConte 用同一个模型(SVM 分类器)对同一名被试者分别在实验结束 4 天后和 2 年后进行测试,实验目的仍是识别左右手食指分别按键时大脑的状态,结果如图 2.6.15 所示,可以看出二者的结果没有很大的差别,也就是说,这种对大脑状态识别的方法是比较可靠的,至少对于像动手指这样的基础行为是可靠的.利用多元变量分析识别大脑状态,本质上是一种机器学习的方法,目前的做法是针对每一名被试者都需要训练一个模型,即模型不具有通用性.或许可以找到一些针对模型的配准方法,这样用于某种大脑状态识别的模型就可以用于不同的被试者,从而降低了训练模型所消耗的成本.

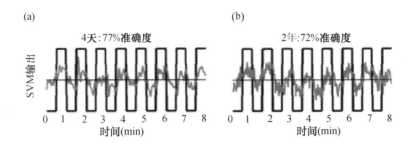

图 2.6.15　同一个模型(SVM 分类器)用于同一名被试者在实验 4 天后和 2 年后的结果

　　通过 rtfMRI 技术,数据处理所消耗的时间可以缩减到 TR 量级,亦即在下一个 TR 扫描结束之前就可以获得上一个 TR 所对应的大脑状态,这就使"实时"地观察大脑活动情况成为可能.如上所述,rtfMRI 技术能够在实验进行中实时得到结果的这一特点为其带来了广泛的应用,比如数据质量控制和快速功能定位.利用 BOLD 信号的实时神经反馈可以训练对相应脑区激活情况的自主调节,进一步地还可以研究由此带来的行为学上的影响,例如,对慢性疼痛的调节、反应时变化和语言与情感的加工.BOLD 信号的实时神经反馈为研究行为与大脑活动的关系提供了一种新的实验范式,不同于传统的神经影像研究把行为作为自变量,通过不同的行为考察大脑活动的变化.这种实时的神经反馈使得大脑活动可以作为自变量,通过改变大脑活动来研究行为结果产生的行为上的变化.与此同时,rtfMRI 还可以作为一种大脑计算机交互接口,而且其优良的空间分辨率和全脑覆盖性等优点是基于 EEG 的 BCI 所不能比拟的.通过支持向量机等机器学习的方法可以对实时获得的大脑图像进行分类与识别,据此判断大脑的状态和思维活动,从而实现人机交互的目的.另外,越来越多的证据表明,由于大脑的功能可塑性,在受到创伤后有可能通过神经康复训练恢复相关机能,这正是 rtfMRI 的一个潜在研究方向.虽然 rtfMRI 早在 1995 年就被提出,但目前这个研究方向仍方兴未艾,愈发展现出勃勃生机,尤其是它作为一种脑机接口的潜在应用价值.但是仍有很多的问题尚待得到解答,例如通过神经反馈对大脑的活动进行自主调节背后有怎样的机制?在调节某一脑区的同时,与该脑区相关的功能网络是否也能得到调节?如何改进才能将利用神经反馈对大脑活动的自主调节这一方法广泛用于临床造福精神疾病患者?利用大脑不同条件状态下的影像实时解读大脑活动,这种"读心术"究竟能达到什么样的程度?能否洞察大脑深处埋藏着的诸多秘密?人类对知识的渴望总是没有止境的,这些充满挑战性的问题势必会引领和促进 rtfMRI 技术的发展,吸引越来越多的人加入这个研究队伍中,相信在不远的将来我们就能够找到这些问题的答案.

§2.7 光遗传学功能磁共振成像(ofMRI)

光遗传学结合了光刺激和遗传学方法,通过把从微生物中提取的对光敏感的蛋白表达在某些特定类型的哺乳动物可兴奋细胞中,来实现对单个细胞或一组细胞的活动与功能的控制.光控视蛋白是拥有七个跨膜 α 螺旋的膜蛋白,这些蛋白在细胞内跟全反式视黄醛结合形成功能单位,从而可以被特定波长的光激活,如图 2.7.1 所示.光控视蛋白主要分为三类:第一类是被光激活后产生净的内向电流,如 channelrhodopsin2 (ChR2);第二类是被光激活后产生净的外向电流,如 Natronomonas pharaonishalorhodopsin (NpHR);第三类是被光激活后可以激活下游的信号通路,如 optoXR. 光控遗传学技术具有时空分辨率高、激活类型特定、无损伤等众多优点,在神经科学领域有很重要的应用.

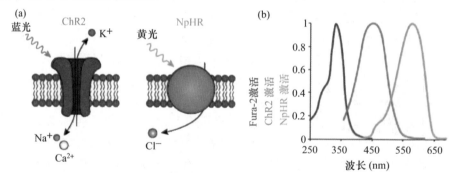

图 2.7.1 膜通道蛋白 ChR2 和 NpHR 的光激活

(a) 表示蓝光激活阳离子通道 ChR2,使得细胞去极化产生动作电位;黄光激活氯离子泵 NpHR, 使得细胞超极化压制动作电位的产生.(b) 表示 ChR2 和 NpHR 的吸收谱足够分开,使得我们可以选择性地激活一种光控通道,另外还有足够的谱宽给予细胞内钙离子的荧光蛋白标记物(如 Fura-2),这样可以借助光学成像观察神经活动

在信号处理中我们知道,要研究一个系统,需要输入信号再读出输出信号,系统就是作用于输入函数的卷积核,只要输入和输出信号都已知,那么系统函数也就清楚了.大脑系统也是如此,光遗传学技术可以在特定时间对特定区域的特定类型神经元群控制其发放或者抑制,是大脑系统的理想输入,而 fMRI 技

术最擅长读取大脑输出,两者的结合对于大脑研究势在必行.美国斯坦福大学Lee 等人[35]在 2010 年首次将光控遗传学技术引入功能磁共振成像领域,发展了光遗传学功能磁共振成像(optogenetic fMRI,ofMRI)的新技术.

　　Lee 等人在大鼠 M1 区域注射 AAV5-CaMKIIa：ChR2(H134R)-EYFP,待其完全表达后,用蓝光刺激并且同时用 MRI 采集注射区域得到相应的BOLD 信号;对照组没有注射 ChR2,因而没有相应的 BOLD 信号,并且光遗传学刺激激活的 BOLD 信号 HRF(ofMRI-HRF)与传统 fMRI-HRF 较为一致,如图2.7.2所示.

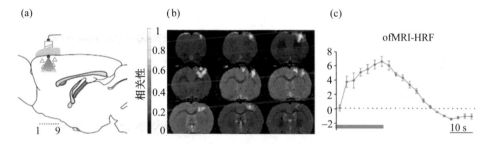

图 2.7.2　ChR2 表达区的 ofMRI 激活

(a) 三角形表示 ChR2 表达区,其上的圆锥即为蓝光光锥,下方的 1～9 表示 MRI 采集层数;(b) 是1～9层(次序为从左到右,从上往下)激光刺激后 M1 区的 BOLD 激活图;(c) 是相应的 HRF 曲线,蓝色条表示 20 s 的蓝光刺激

　　为了研究大脑连接,Lee 等人在 M1 注射 ChR2,待其完全表达后用蓝光刺激同一区域,但是用 MRI 采集丘脑区,发现激光刺激 M1 病毒表达区,刺激点周围以及丘脑均有 BOLD 激活,无论是从电生理还是 BOLD 时间曲线来看,丘脑区神经元放电和 BOLD 激活均在 M1 区神经元活动后延迟几毫秒出现,这是因为 M1 病毒表达区的神经元有轴突投射到丘脑区,M1 区激活会传导到下游丘脑区引起激活.当 Lee 等人把蓝光刺激放到丘脑区而用MRI 采集 M1 区和丘脑区,结果也发现,蓝光刺激丘脑区会在刺激点周围及 M1 区产生 BOLD 信号激活,如图 2.7.3 所示.这些结果也揭示了大脑连接的双向性.

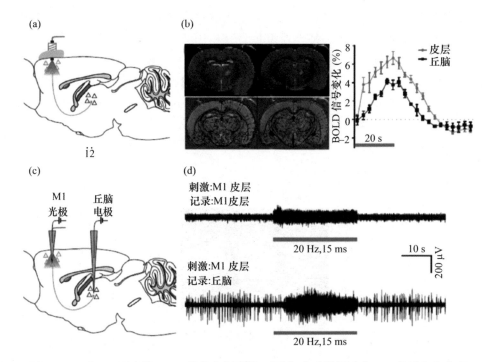

图 2.7.3　在 M1 区表达 ChR2 并蓝光刺激同一区域,在丘脑区采集 MR 信号和电生理信号

(a) 表示在 M1 区注射 ChR2(绿色三角形)并蓝光刺激(蓝色光锥),有一条绿色的线投射到丘脑区
(示意感染 ChR2 的神经元的轴突);(b) 表示丘脑激活图以及相应的 M1 和丘脑的 HRF 曲线;
(c) 表示在图(a)的基础上,电生理记录 M1 注射区以及丘脑区;(d) 表示 M1 和丘脑的神经元发放

目前绝大多数的 ofMRI 实验都是在无脊椎和啮齿类动物上完成的.2012
年,Gerits 等人第一次在恒河猴上研究了光遗传学刺激引起的 fMRI 信号变
化[36],他们借助 fMRI 介导的神经导航在两只猴子(M1 和 M2)的前额皮质和腹
侧前运动区注射 AAV-CAG-ChR2-GFP,待其完全表达后用蓝光刺激注射区,
引起猴子全脑 fMRI 活动改变,如图 2.7.4 所示.

除了上述注射病毒的方式外,还可以采用光遗传的转基因小鼠,这样的好
处是不用注射病毒以及省掉了病毒表达的时间,但是转基因动物只有小鼠才
有,而且每一种转基因小鼠的病毒类型、表达神经元种类、表达区域都是固定且
广泛的,相比病毒注射方式表达效率较低,实验设计受限较大,因而 ofMRI 大多
采用病毒注射方式.

ofMRI 不仅在病毒表达及激光刺激点周围产生 BOLD 激活,而且会在远离

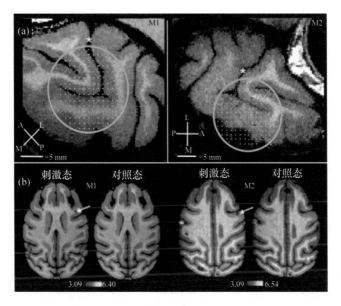

图 2.7.4

（a）是病毒注射及蓝光刺激点，其中在前额皮质用绿色"＋"表示，在腹侧前运动区用蓝色"＋"表示；（b）所示是光遗传学刺激引起的 fMRI 活动变化，如图是蓝光刺激猴子 M1 和 M2 弓状沟的前岸和后岸获得的叠加在水平 T_1 权重图像上的 t 分数图，对照图（control）是通过同样条件刺激周边没有感染病毒的区域得到的 fMRI 图

刺激点的下游产生 MR 信号，这说明 ofMRI 可以用来研究某一区域神经元群的大脑全局效应. 与基于相关性分析的传统脑网络研究不同，ofMRI 可以通过刺激某一脑区找到所有该区域神经元轴突投射到的脑区，从而研究大脑各个脑区神经元的相互投射，结合电生理，我们可以确定神经活动从一个脑区传递到另一个脑区的延迟时间. 因此，ofMRI 非常适合用来研究大脑网络连接以及各种大脑功能网络异常的全脑表现. 值得注意的是，光刺激引发的细胞温度变化也可能造成磁共振信号的变化，这种温度变化造成的伪影需要在 ofMRI 的图像中排除.

§2.8　非 BOLD 脑功能磁共振成像

上述 BOLD fMRI 主要依靠测量大脑血流动力学响应来推测大脑活动，而不是直接检测大脑神经元的电活动. 由于神经元活动与大脑血流动力学响应的关系不是很明确且在不同脑区会不一样，因而仅仅依靠血流动力学响应不足以精确反映大脑的神经活动. 而且目前 fMRI 技术的时空分辨率还会被复杂的血管走向和缓慢的大脑血流反应所限制. 为了从根本上解决以血流动力学为基础的功能磁共振成像的以上缺陷, 研究人员试图发展不依赖血流动力学响应的功能磁共振成像(bloodless fMRI)技术, 能够更直接地探测神经元活动, 获得更好的时空分辨率. 目前 bloodless fMRI 研究进展主要集中在四种技术上: 神经电流磁共振成像(neuronal current MRI, ncMRI)、分子功能磁共振成像(molecular fMRI)、洛伦兹效应成像(Lorentz effect imaging, LEI)和扩散功能磁共振成像(diffusion fMRI, dfMRI), 下面我们将一一作简单介绍.

2.8.1 神经电流磁共振成像(ncMRI)

神经元活动会在轴突和树突上产生离子电流变化, 这些离子电流会产生瞬时的神经元磁场(neuronal magnetic fields, NMF). 如图 2.8.1 所示, 各处树突的电位都用颜色标记出了, 神经元周围的向量表示三维神经元磁场, 其颜色表示磁场方向而长度表示磁场幅度. 其中平行于主磁场 B_0 的神经元磁场成分会改变核自旋的进动频率, 从而调制 MR 信号的相位. 假设梯度回波成像, 则相位调制是

$$\Delta\phi = \gamma\Delta B_z TE. \tag{2.8.1}$$

这有可能产生相干的相位平移或者相位发散, 被 MRI 的相位和幅度信号检测出来. 2003 年, Xiong 等人尝试利用 MRI 直接检测大脑活动的神经电流信号, 即神经电流磁共振成像[37]. 从原理上, 因为 ncMRI 是直接检测神经元离子电流产生的磁场, 相比传统以血流动力学为基础的 fMRI 技术, ncMRI 会取得更高的时空分辨率.

ncMRI 技术可以直接探测基于感觉和认知过程的电生理变化, 将细胞活动与系统水平的脑功能活动直接联系起来. 然而, ncMRI 是否可行一直是个疑问, 研究人员在人体和动物模型上作了各种尝试, 比如 Park 等人的蜗牛神经节癫痫模型[38]和 Petridou 等人的大鼠组织切片自发神经活动模型[39]得到了正面的实验结果, 而 Luo 等人的离体无血乌龟视觉模型得到了负面的实验结果[40]. 下面我们简单介绍其中两个实验.

Petridou 等人研究了人工培养的大鼠脑片的电活动及相应的磁共振信号, 第一个实验他们在 7 T 上以 10 Hz 的采样率采集了加河豚毒素(TTX)前后涵盖整个切片的单个体素的 NMR 谱信号, 如图 2.8.2 所示是来源于同一个脑片的 NMR 幅度和相位信号与多电极场电位信号的能谱分析. 在一个 0~5 Hz 频率范围内, NMR 和 LFP 显示相似的谱分布, 加 TTX 后, 两者信号均被压制. LFP 的平均频率以及 TTX 引起的 LFP 压制与 MR 相位而不是幅度信号更为相似. 由于脑片不

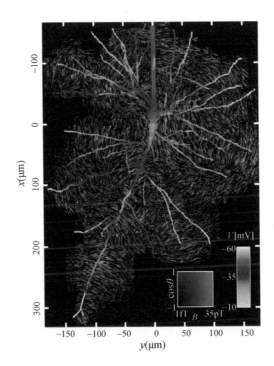

图 2.8.1 模拟电活动的恒河猴椎体细胞重建图以及激活 30 ms 后的磁场分布图

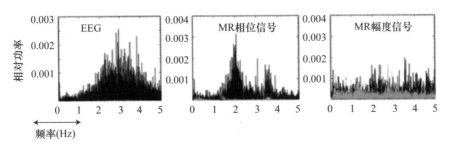

图 2.8.2 来源于同一个脑片的 NMR 幅度和相位信号与多电极场电位信号的能谱分析

加 TTX 后 EEG 信号谱和 MR 相位谱信号明显减小,其中绿色表示加 TTX 后的信号谱,黑色表示
加 TTX 前的信号谱

受血流动力学反应干扰,并且该实验中 MR 信号主要来源于相位信号,这可以排
除扩散和洛伦兹效应的影响,因而推测该实验信号主要来源于神经电流磁场.

在 Park 小组和 Petridou 小组成功探测到了离体电刺激和药物刺激产生的

神经电流信号后,Luo 等人试图采集视觉刺激一个离体但是完整的脊椎动物中枢神经系统引发的神经电流信号,他们选用了离体无血乌龟视觉模型,这个模型在离体后几十个小时内能够产生正常的视觉刺激反应,同时排出了血流动力学响应的干扰.Luo 等人分别用电生理和 MRI 采集了视觉刺激产生的电活动,结果如图 2.8.3 所示.

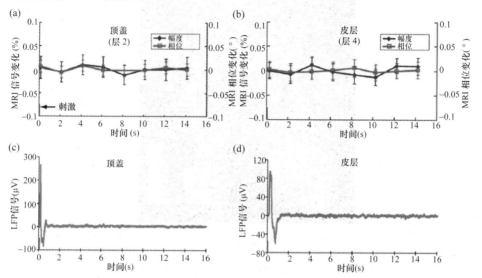

图 2.8.3　视觉刺激引发的离体无血乌龟视觉模型视顶盖和视皮层记录的 LFP 和 MR 信号
(a)和(c)对应同一层视顶盖的 MR 和 LFP 信号,(b)和(d)对应同一层视皮层的 MR 和 LFP 信号. 尽管(c)和(d)均观察到明显的视觉刺激引发的 LFP 反应,(a)和(b)没有对应的 MR 信号变化,原因可能是该实验中的神经电流信号强度低于 MR 机器的灵敏度

　　尽管从原理上 ncMRI 能够直接探测神经电流磁场,具有极高的时空分辨率,但是由于生物体神经电流非常微弱,它所引起的 MRI 信号变化可能非常小. MRI 能否直接对我们日常的感官任务刺激而导致的神经电流变化成像,目前还没有一个实验能够给出强有力的结论.

2.8.2　分子功能磁共振成像

　　当神经递质与突触神经元上的受体结合并引发动作电位时,Ca^{2+} 进入神经元促使该神经元的突触前膜释放神经递质. 因此,测量 Ca^{2+} 的流进量或者神经元内 Ca^{2+} 浓度的变化可以很好地预示膜电位的变化,从而比 BOLD 信号更直接地反映神经细胞的活动.

目前用来测量细胞内 Ca^{2+} 浓度变化的方法有如下几种：第一种是正在发展的 Gd 螯合物可以作为 Ca^{2+} 的感应剂，其原理是用一种二元螯合剂，一头约束着 Gd^{3+}，另一头用来结合 Ca^{2+}，当这种螯合剂与 Ca^{2+} 结合时，暴露给 Gd^{3+} 的水分子就改变了，这样 T_1 弛豫时间就随着 Ca^{2+} 浓度的变化而变化，如图 2.8.4所示；第二种是通过测量质子依赖化学交换的饱和转移(chemical exchange dependent saturation transfer，CEST) 测量细胞内 Ca^{2+} 浓度，CEST 显像剂依赖测量显像剂和水分子之间的化学交换；第三种是利用氧化铁粒子的浓度或者聚集程度测量细胞内 Ca^{2+} 浓度，Ca^{2+} 浓度增加会引起氧化铁粒子的聚集，从而增大水分子的 T_2 值.

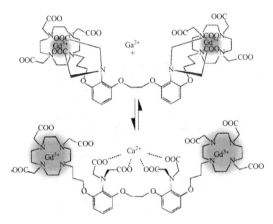

图 2.8.4 Li 等人合成了一种对 Ca^{2+} 敏感的螯合剂

这种造影剂能够探测 $\mu mol/L$ 水平的 Ca^{2+} 浓度. 当这种螯合剂没有结合 Ca^{2+} 时，有更多的配体与顺磁性 Gd^{3+} 配对；当它与 Ca^{2+} 结合后，这些配体就会析出而增加内部复合体的溶解性，从而增加 T_1 弛豫时间

Mn^{2+} 是第一种用于改变 MRI 对比度的顺磁性粒子，Mn^{2+} 拥有与 Ca^{2+} 相似的化学性质和离子半径，它可以通透细胞膜上的电压门控 Ca^{2+} 通道，因此激活区域 Mn^{2+} 的通透量可以表示 Ca^{2+} 的通透量从而用于脑功能成像，原理如图 2.8.5 所示. Lin 等人第一次实现了锰增强脑功能磁共振成像(Mn-enhanced fMRI，MEMRI)并获得了大鼠躯体感觉区的功能图像[41]. 最近在小鼠嗅球、下丘脑、视网膜、运动皮层、疼痛传输通路和听觉中脑的实验证明，MEMRI 具有探测小片神经元激活、大脑层状活动甚至是单个嗅小球激活的灵敏度，这些区域太小以至于用 BOLD fMRI 很难成像. 图 2.8.6 是 Yu 等人基于 MEMRI 获得的小鼠听觉中脑统计图像，对于 MEMRI 的量化分析和深层核团成像具有重要意义[42].

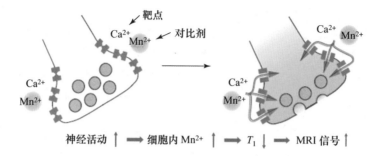

图 2.8.5   将顺磁性 Mn²⁺ 用作 Ca²⁺ 的模拟物,产生神经元活动相关的 T_1 权重增强像
由于 Mn²⁺ 能够在体内停留好几周,在反复刺激的条件下细胞外 Mn²⁺ 和 Ca²⁺ 一起通过电压门控通道在细胞内聚集

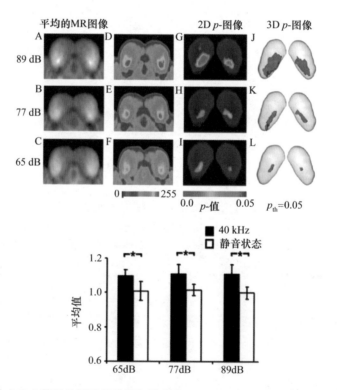

图 2.8.6   在 7 T 上获得的听觉刺激引起的小鼠下丘 MEMRI 激活,对应的信号强度随刺激幅度的增强而增强

MEMRI 比 BOLD 信号更直接地反映神经细胞的活动,具有较高的灵敏度,但是在大多数大脑区域,Mn^{2+} 通透率有限而需要破坏血脑屏障,因而 Mn^{2+} 在大脑神经元细胞内的积累比较慢,它从细胞的排泄更慢,甚至需要几周,而且 Mn^{2+} 也具有毒性,这些都阻碍了其在人体上的应用,MEMRI 目前还不能用于人体脑功能成像.

2.8.3 洛伦兹效应成像(LEI)

如果把一根通有电流的导体放到磁场中并且导体电流方向与磁场方向不平行,那么该导体就会感受到洛伦兹力的作用. 如果此时该导体处于弹性介质中,即没有足够强的外力将该导体固定住,那么该导体就会产生位置移动,这种位移变化可以用梯度编码及解码的方法检测出来,利用这种原理成像的技术就是洛伦兹效应成像,它由 Song 等人在 2001 年首次提出[43].

例如,可以在没有电流通过导体时加编码梯度,在有电流通过时加解码梯度(编码梯度和解码梯度幅值、时间长度均相同且方向相反),电流导体受洛伦兹效应影响挤压周围区域,导致这些区域发生位移变化,感受到不同幅度的编码和解码磁场,从而产生洛伦兹效应相关的相位变化. 假设洛伦兹力只存在于 x 方向,则电流导体周围点位移引起的相位变化是

$$\phi = \int_0^T \gamma \cdot G \cdot \Delta x \mathrm{d}t, \tag{2.8.2}$$

其中 G 是编码和解码梯度,Δx 是位移值,T 是编码与解码梯度间隔. 即使是非常小的位移,只要 $G \cdot T$ 足够大,相移就会显著.

由于电流导体周围不同区域受挤压程度不同,这种相位变化在相应体素中表现为不相干的叠加,造成电流导体周围像素磁共振信号幅度呈指数衰减,如同横向弛豫的效果一样. 这种对比度机制不要求电流必须是单向的,一种随机电流模式仍能产生同样的效果. 如果多次重复施加编码梯度和解码梯度(即振荡梯度),则可以累积洛伦兹效应相关的相位变化,增大磁共振信号衰减幅度. 图 2.8.7 是 Truong 和 Song 在 4 T 全身 MRI 机器上利用振荡磁场梯度检测电刺激在人体正中神经中传导引起的洛伦兹效应[44],电刺激与振荡梯度保持同步,使神经电传导只在振荡梯度的负叶瓣发生,从而大幅放大洛伦兹效应幅度,极大增强了该技术的探测灵敏度.

洛伦兹效应强度以及信噪比随场强的增大而增大,因而高场上做洛伦兹效应成像更有优势,但是由于大脑皮层的神经电流较弱,目前皮层的洛伦兹效应还没有被观察到. 再则大脑激活的神经电流时间曲线不明确,很难做到振荡梯

度与神经电流梯度保持同步,这也增加了大脑皮层洛伦兹效应成像的难度.洛伦兹效应能否用于脑功能成像,目前还是一个疑问.

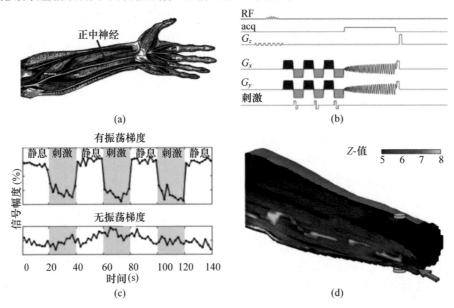

图 2.8.7

(a) 人体正中神经示意图;(b) Trong 和 Song 所用序列,在 x 和 y 轴加三次振荡梯度,并且在每个负梯度开始时加 1 ms 的电刺激脉冲,电流幅值小于引发肌肉收缩的阈值;(c) 加同样的电刺激脉冲序列,添加振荡梯度与否的信号-时间曲线,如上图所示,加振荡梯度时刺激产生激活区信号幅度下降,而加电刺激但不加振荡梯度则没有信号变化;(d) 所示是电刺激人体正中神经的激活图,图中两个黄色的小圆盘是电刺激点

2.8.4　扩散功能磁共振成像(dfMRI)

人们在早期便发现,大脑癫痫发作、局部缺血、兴奋性中毒会引起脑细胞膨胀,之后 Andrew 等人实验发现,大鼠海马脑片在有兴奋性突触输入引起动作电位时神经元细胞也会膨胀.在大脑中,细胞膨胀是神经元活动引起的生理反应之一.扩散磁共振成像可以提供诸如细胞膜、大分子等影响水分子扩散的微观信息,因而可以提供关于细胞结构的信息.细胞大小的任何变化都会引起细胞膜束缚的水相层的改变.一般认为,皮层细胞的瞬时膨胀及胞外空隙的收缩增加了水分子扩散的曲折度,从而引起水分子扩散系数的微小降低,这可以用重扩散加权成像(heavily diffusion-weighted MRI)检测出来.

LeBihan 等人用 dfMRI 研究了视觉刺激引起人体视皮层的激活图像[45],如图 2.8.8 所示. 他们在多个 b 值条件下成像(b 值范围是 $0\sim2400$ s/mm^2),并估计了视觉刺激任务态和静息态时水分子扩散的快扩散(约 10^{-2} mm^2/s)与慢扩散(约 10^{-4} mm^2/s)常数比例. 他们发现,在给予视觉刺激时慢扩散常数有增加(约 $33\%\sim35\%$),激活区域与同样刺激条件下传统 BOLD 成像所得激活区域一致,并且两者的信号时间轨迹也较一致,只是 dfMRI 在刺激给予时信号没有延迟,立即就减小,几秒后达到峰值,$5\sim10$ 秒降到基线,因此扩散信号整体比 BOLD 快几秒. 但是 dfMRI 还是需要几秒时间达到峰值,从峰值降到基线还要好几秒,说明 dfMRI 信号并没有和神经电流信号直接联系起来.

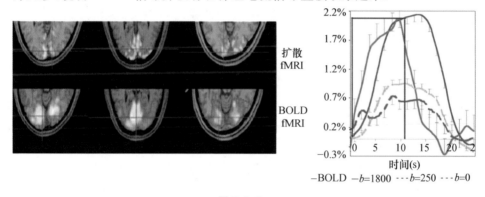

图 2.8.8

左图所示是 $b=1800$ s/mm^2 时所得 dfMRI 激活图像和 BOLD fMRI 激活图像. 相比 BOLD 激活图像的广泛分布甚至到达皮质下区域,dfMRI 激活图像更好地分布于皮质带,说明 dfMRI 图像有更好的空间分辨率. 右图所示一个被试的视皮层感兴趣区 dfMRI 和 BOLD 信号的时间曲线. 黑色方波代表视觉刺激模式,高 b 值 dfMRI 信号的时间演化超前于 BOLD 信号 2 s 左右,说明 dfMRI 信号有更好的时间分辨率

细胞膨胀不仅包括神经元胞体,还包括轴突以及树突区域,甚至可能涵盖胶质细胞,细胞膨胀以及膨胀引发的调节对神经细胞功能有重要意义. 细胞及细胞膜膨胀与其电活动同步发生,并且膨胀的最大值刚好对应动作电位的峰值. 但是在达到峰值之后恢复到静息状态的过程较慢,如果 dfMRI 需要做多次重复实验,需要间隔较长时间. 另外 dfMRI 需要高 b 值加权,与未加权成像相比,它的信噪比低好几个量级,这使得 dfMRI 实验结果变得微妙模糊. 最后 dfMRI 能否探测到脑功能活动还存在争议,Jin 等人用扩散加权自旋回波 fMRI 研究了猫视觉皮层的 ADC 变化,发现当时大脑组织没有 ADC 变化,表明组织结构对 ADC 变化几乎没有贡献. 除了 LeBihan 小组,别的小组 dfMRI 实验负面

结果居多,总之 dfMRI 是否可行还存在争议.

＊　　　　　　＊　　　　　　＊

　　总结:fMRI 是一种非侵入性的成像技术,在人类大脑正常功能和精神疾病的研究中正发挥着极为重要的作用. 由于自身固有的时空分辨率的限制,BOLD fMRI 还不足以精确和直接地反映大脑的神经元活动. 理论上,bloodless fMRI 技术在时空分辨率方面优于 BOLD fMRI,但其技术本身还不成熟,目前仍未得到广泛的应用,所以目前绝大多数功能磁共振成像都依赖于 BOLD 对比度.

参 考 文 献

[1] Bellioveau J, et al. Science, 1991, 254: 716-719.

[2] Kwong KK, et al. PNAS,1992, 89: 5675-5679.

[3] Bandettini PA, et al. MRM,1992, 25: 390-397.

[4] Ogawa S, et al. PNAS, 1992, 89: 5951-5955.

[5] Fox PT, et al. Science, 1988, 241: 462-464.

[6] Ogawa S, et al. PNAS,1990, 87: 9868-9872.

[7] Davis TL, et al. PNAS,1998, 95: 1834-1839.

[8] Malonek D, Grinvald A. Science, 1996, 272: 551-554.

[9] Pellerin L, Magistretti PJ. PNAS,1994, 91: 10625-10629.

[10] Prichard J, et al. PNAS,1991, 88: 5829-5831.

[11] Buxton RB, Frank LR. J Cereb Blood Flow Metab, 1997, 17: 64-72.

[12] Friston K, et al. Neuroimage, 1998, 7: 77-83.

[13] Kety SS, Schmidt CF. J Clin Invest, 1948, 27: 476-483.

[14] Sokoloff L, et al. J Clin Invest, 1955, 34: 1101-1108.

[15] Biswal B, et al. MRM, 1995, 34: 537-541.

[16] Cordes D, et al. AJNR Am J Neuroradiol, 2001, 22: 1326-1333.

[17] Lowe MJ, et al. Neuroimage,1998, 7: 119-132.

[18] Lowe MJ, et al. Radiology, 2002, 224: 184-192.

[19] Koch MA, et al. Neuroimage,2002, 16: 241-250.

[20] Leopold DA, et al. Cereb Cortex, 2003, 13: 422-433.

[21] Kenet T, et al. Nature, 2003, 425: 954-956.

[22] Laufs H, et al. PNAS,2003, 100: 11053-11058.

[23] Raichle ME, et al. PNAS,2001, 98: 676-682.

[24] Greicius MD, et al. PNAS,2004, 101: 4637-4642.

［25］ Cox RW, et al. MRM, 1995, 33: 230-236.

［26］ Bandettini PA,et al. MRM, 1993, 30: 161-173.

［27］ Hamilton JP, et al. Human Brain Map, 2011, 32: 22-31.

［28］ Hernandez-Garcia, et al. MRM, 2011, 65: 1570-1577.

［29］ Hollmann M, et al. J Neuroscience Methods, 2008, 175: 154-162.

［30］ Cox RW, Jesmanowicz A. MRM, 1999, 42: 1014-1018.

［31］ Posse S, et al. NeuroImage, 2003, 18: 760-768.

［32］ Gao K, Posse S. Abstract at 9th Annual Meeting of the OHBM, 2003.

［33］ LaConte SM, et al. Human Brain Map, 2007, 28: 1033-1044.

［34］ Goebel R. NeuroImage, 2001, 13: S129.

［35］ Lee,et al. Nature, 2010, 465: 788-792 .

［36］ Gerits,et al. Current Biology, 2012, 22: 1722-1726.

［37］ Xiong,et al. Human Brain Map, 2003, 20: 41-49.

［38］ Park,et al. NeuroReport, 2004, 15: 2783-2786.

［39］ Petridou,et al. PNAS,2006, 103: 16015-16020.

［40］ Luo,et al. NeuroImage, 2009, 47: 1268-1276.

［41］ Lin,et al. MRM, 1997, 38: 378-388.

［42］ Yu,et al. NeuroImage, 2008, 39: 223-230.

［43］ Song,et al. MRI, 2001, 19: 763-767.

［44］ Truong & Song. PNAS,2006, 103: 12598-12601.

［45］ LeBihan,et al. PNAS,2006, 103: 8263-8268.

第3章 灌注 MR 成像

灌注成像是评价组织生理活动的有力工具,在理论研究和临床应用上都具有重要意义.与基于 SPECT、PET 和 CT 的灌注成像相比,基于 MR 的灌注成像质量好,安全性高,甚至不需要外源性的示踪剂,具有巨大的应用潜力.本章首先介绍灌注 MR 成像基本概念和原理,并回顾基于 CT 等的灌注成像,然后介绍基于外源性示踪剂的 MR 灌注成像以及内源性示踪剂的 ASL 技术;最后将介绍与氧代谢相关的 OEF 和 $CMRO_2$ 的定量成像方法.

§3.1 灌注概念和描写微血管的基本物理参数

3.1.1 灌注基本概念

灌注(perfusion)是指血液通过毛细血管网与组织进行氧、养分及代谢物交换,维持组织器官的活性和功能的过程.灌注过程中,携带含氧血红蛋白的动脉血给细胞供氧并带走代谢产生的 CO_2,形成带有脱氧血红蛋白的静脉血.许多参数都会影响灌注过程,比如血压、血速、毛细血管网络密度及几何分布、毛细血管壁可透率、营养物和氧的扩散率等.这些参数可分为三个群类:① 微血管结构和组织学;② 血液微循环;③ 血-组织交换.

生理上,灌注一般代表血液循环,与上述三类过程都有关;病理上,某些情况下将灌注用于表示组织中正常微血管和异常微血管的密度.

传统灌注测量技术采用放射性核素作示踪剂,监测示踪剂随血液流入(wash-in)、流出(wash-out)的过程,测量每 100 克组织每分钟流入、流出了多少毫升血.灌注的单位是:毫升(血)/100 克(组织)/分钟,mL/(100 g · min).

血液-组织交换和组织灌注是不同的生理概念,前者依赖于所研究的分子种类.用热水循环暖气为例作比喻,解释两个不同的功能现象:

(1)暖气片:热水进入、循环、离开,在暖气管中循环的水流是明确定义、可以测量的物理量.

(2)热量进入房间,必须通过扩散对流或辐射.虽然热量转移依赖于暖气片中的水循环,但是水循环和热转移是不同的客观实在,是分别用不同单位描述的.

综上所述,灌注是指血液在组织毛细血管中的循环,如图 3.1.1 所示.血液通过动脉以一定流速供应给毛细血管网络,流速依赖于心脏血液的输出.在网络内,血与组织交换为细胞提供氧和营养,再由静脉将代谢物运走.经典灌注借助于血流(blood flow,BF)定量,而血流用组织质量归一化.

这里特别提请注意灌注、血流和流速概念的区分:

血液流速(blood velocity)是血液流动的线速度,单位是米/秒(m/s).

血流(blood flow,BF)是单位时间内流过血液的平均体积,单位是毫升/分钟(mL/min).

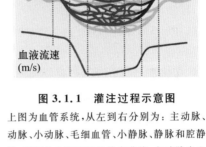

图 3.1.1 灌注过程示意图

上图为血管系统,从左到右分别为:主动脉、动脉、小动脉、毛细血管、小静脉、静脉和腔静脉;下图为血液流速的分布曲线,主动脉内血液流动最快,平均流速约为 40～50 cm/s,而毛细血管内的典型流速则为 0.03 cm/s,非常缓慢

灌注(perfusion)是单位时间内流过单位体积组织的血液体积,单位是毫升/100 克(组织)/分钟(mL/(100g·min)).

上述三个物理量之间有一定联系,但单位不同,属于不同的物理量.

3.1.2 血细胞比容和法拉由斯效应

血液成分包括红细胞、白细胞、淋巴细胞、白蛋白、球蛋白和水.粗分为红细胞和血浆,定义血细胞比容(hematocrit)为红细胞容积与全血容积之比:

$$H_{\mathrm{ct}} = \frac{V_{红细胞}}{V_{全血}}. \tag{3.1.1}$$

法拉由斯效应(Fahraeus effect)[1]:微小血管中的血细胞比容(mH_{ct})小于动脉中的血细胞比容(aH_{ct}).在内腔直径<100 μm 的微小血管中,红细胞优先(或主要)沿血管中央部分流动,在中央部分的流速高于边缘部分的流速.而血浆既在中央流动(相对较快),也在边缘近壁处流动(相对较慢).红细胞流过微小血管时的线速度大于血浆的速度.1928 年法拉由斯首次描述了这种现象,故称为法拉由斯效应,也称为血管型法拉由斯效应(vessel Fahraeus effect)[2].

除了流速差异的原因,法拉由斯效应也可以用血管内分布空间来分析:流动的红细胞只占据微血管腔的中央部分,而血浆处在整个腔内,于是血浆横截面积比红细胞横截面积大,因而微血管比容小于动脉的比容.

在微血管水平上,还有一个网络型法拉由斯效应(network Fahraeus effect)[3~5]:主要涉及毛细血管,包括大脑皮层微血管网络.有一部分大脑毛细血管只是血浆灌注的(称为血浆型毛细血管),而另外一部分是全血(红细胞和血浆)灌注的(全血型毛细血管).所以微血管系统中,红细胞分布体积比血浆小,导致整个网络的血细胞比容小于动脉的血细胞比容[3~5].有研究假设,正常鼠脑中 70% 以上毛细血管为全血型灌注,不足 30% 的毛细血管为血浆型灌注[6].

考虑物质守恒,稳态时红细胞和血浆流入微血管系统的体积分别等于流出系统的体积.如果在该系统内的比容小于流入血管(动脉)和流出血管(静脉)的比容,那么红细胞必须比血浆更快地通过系统,使流进流出的红细胞和血浆的体积各自平衡.

在采用定量放射自显影(quantitative autoradiography,QAR)技术的鼠脑实验中,根据放射标记红细胞量和清蛋白量计算脑实质中微血管比容,结果发现:① 松果腺中为 16%~18%,② 下丘脑中为 36%~37%,③ 较大的动脉内为 45%~48%[7,8].在脑实质微血管床中,比容有两倍之差,说明红细胞和浆蛋白不仅流速不同,而且不同脑区中血浆和红细胞之间速度差异也很大.

由于血管型法拉由斯效应,不同脑区的动脉内压力梯度和流速可能不同,导致微血管比容不同.而在毛细血管和静脉中,由于尺度较小,流速缓慢,血管型法拉由斯效应似乎不太明显.这种情况下,网络型法拉由斯效应导致 mH_{ct} 较低,不同脑区 mH_{ct} 的变化可能是因为全血型毛细血管和血浆型毛细血管比例不同.

3.1.3　平均通过时间

一种血液成分通过血管系统所花的平均时间称为平均通过时间(mean transit time,MTT).对于约束在血管系统中的物质或血液成分(如红细胞和血清蛋白),MTT 可表示为其经过的微血管路径的平均长度除以平均流速,即

$$MTT = \frac{\bar{l}}{\bar{v}}. \qquad (3.1.2)$$

动物实验研究表明[6],采用放射性铬[51]Cr 标记的红细胞和碘[125]I 标记的血清蛋白来测量微血管内的分布体积,再利用碘安替比林(iodoantipyrine)测量脑血流量(cerebral blood flow,CBF),可以在全脑范围内定量出经过标记的红细胞、血

清蛋白和全血的平均通过时间、平均流速和平均路径长度.

当脑血流量升高或降低时,微血管比容(mH_{ct})和平均通过时间(MTT)可能会变化:假设红细胞和血浆的流速发生变化,会导致 MTT 改变,但 mH_{ct} 可能变化,也可能不变化;假设血流的变化原因与参与灌注的毛细血管数目增减有关(毛细血管充盈和退空),则 mH_{ct} 和 MTT 可能都不会发生明显变化,因为微血管流动力学在所有参与灌注的毛细血管中是类似的.

综上所述,通过 mH_{ct} 和 MTT 可以评价脑微血管功能,以及微循环动力学在不同脑区之间和实验条件下的变化情况.

3.1.4 灌注定量的基本原理

血流的定量测量基于物质守恒的费克定律(Fick principle),如图 3.1.2 所示.用 Q_o、Q_a 和 Q_v 分别代表在待测器官(organ)、动脉(artery)和静脉(vein)中的外源性、代谢惰性物质的量,三者满足下面的微分方程:

$$\frac{dQ_o(t)}{dt} = \frac{dQ_a(t)}{dt} - \frac{dQ_v(t)}{dt}, \quad (3.1.3)$$

$dQ_o(t)/dt$ 表示单位时间内目标器官从灌注血液中摄取的某示踪物质的量,$dQ_a(t)/dt$ 表示动脉血单位时间内携带进来的该种物质的量,$dQ_v(t)/dt$ 表示单位时间内从动脉直接流入静脉的该种物质的量.

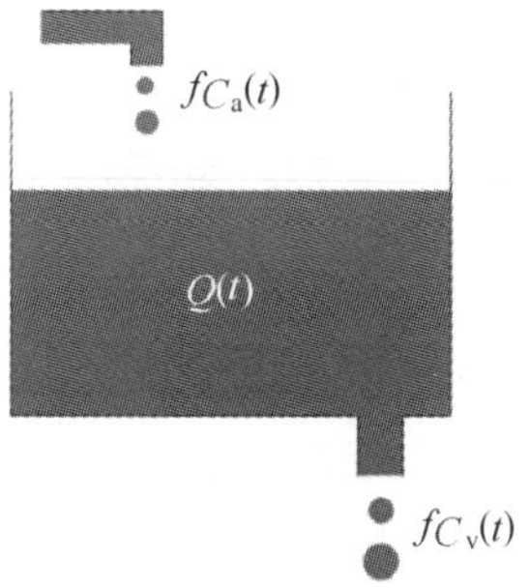

方程(3.1.3)体现了物质守恒.假定动脉流入＝静脉流出＝血流,$C_a(t)$ 和 $C_v(t)$ 分别是该物质在动脉和静脉血中的瞬时浓度,则上式可改写为

$$\frac{dQ_o(t)}{dt} = BF[C_a(t) - C_v(t)]. \quad (3.1.4)$$

图 3.1.2 费克定律示意图
f 是组织血流量,$C_a(t)$ 是动脉血液中的示踪剂浓度,$C_v(t)$ 是静脉示踪剂浓度,$Q(t)$ 是脑组织中示踪剂的剂量

医学上用单位时间内流入器官的绝对血容积来表示血流(mL/min),通常较大的器官需要较多的血流供应,较小的器官需要的较少,因此应该定义一个与器官大小无关的血流强度单位.用器官质量 M 去归一化血流,

$$f = \frac{BF}{M}. \quad (3.1.5)$$

归一化后的血流量 f 为归一化体积流率,用于描述血流强度,称为血流量,单位是 mL/(100 g 组织·min).

假定血液携带的示踪剂在器官内均匀分布,方程(3.1.4)可改写为

$$\frac{\mathrm{d}(Q_\circ(t)/M)}{\mathrm{d}t} = f[C_\mathrm{a}(t) - C_\mathrm{v}(t)]. \tag{3.1.6}$$

设器官组织密度是单位 1,体积为 V,则器官质量 M 可写成 $V \cdot 1$,则上式中 $Q_\circ(t)/M$ 可用组织瞬间浓度 $C_\circ(t)$ 代替.

假定示踪剂在静脉中的浓度和组织中的浓度成正比,且静脉血液和组织处于瞬态(快)平衡中,则有 $C_\circ(t) = \lambda C_\mathrm{v}(t)$,$\lambda$ 称为部分系数(partition coefficient). 把 $Q_\circ(t)/M = C_\circ(t)$,$C_\mathrm{v}(t) = C_\circ(t)/\lambda$ 代入式(3.1.6):

$$\frac{\mathrm{d}C_\circ(t)}{\mathrm{d}t} = -\frac{f}{\lambda}[C_\circ(t) - \lambda C_\mathrm{a}(t)]. \tag{3.1.7}$$

组织浓度 $C_\circ(t)$ 通过实际测量得到,斜率 $k = f/\lambda$,若已知部分系数 λ 和动脉浓度 $C_\mathrm{a}(t)$,那么血流量 $f = k\lambda$ 可通过计算 $C_\circ(t)$ 时间-信号曲线的斜率 k 定出.

§3.2　早期的 SPECT,PET 和 CT 灌注成像

3.2.1　SPECT 和 PET 灌注成像

许多成像技术都可以测量和评价灌注水平,如 SPECT(single-photon emission computed tomography)和 PET(positron emission tomography)等. PET 可以定位放射性核素的发源地,背景噪声较低,目前是最准确的灌注测量技术. PET 常用的示踪剂是 ^{11}C、^{13}N、^{15}O($H_2{}^{15}$O)、^{18}F 同位素.

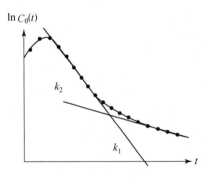

图 3.2.1 是一个流入/流出实验的示例. 用 ^{133}Xe 评价脑灌注,可以监测组织中示踪剂的流入(wash-in),以及流出(wash-out)或达到稳态的过程,尤其是当血液-组织交换很慢时,可用方程(3.1.6)的积分形式. 图 3.2.1 显示了组织浓度对 t 的半对数曲线,两个斜率 k_1 和 k_2 分别对应灰质和白质.

图 3.2.1　流入/流出曲线
反映了组织中的示踪剂浓度随时间的变化

可自由扩散示踪剂灌注成像能够定量测量血流,但示踪剂不是生理营养物质,其在组织中的扩散不一定反映血液-组织交换的真实生理过程,很难得到生理上血液-组织交换代谢的信息.

3.2.2　CT 灌注成像

碘示踪剂结合动态 CT 技术可实现灌注成像测量. 碘示踪剂不进入组织，只是在毛细血管中通过，也叫血池示踪剂(blood pool tracers). 根据物质守恒原理，设示踪剂流入待测器官的量为 M，流出血液中随时间变化的示踪剂浓度为 $C_d(t)$，由于示踪剂不会被组织摄取，所以示踪剂最终都会随着静脉血流出器官（图 3.2.2），则

$$\int_0^\infty BF \cdot C_d(t)\,\mathrm{d}t = M. \tag{3.2.1}$$

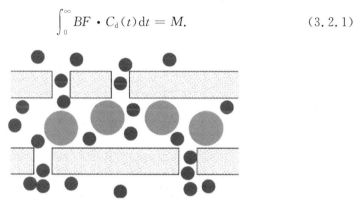

图 3.2.2　非自由扩散的示踪剂（大灰球）流过组织血管的示意图

小黑球代表血液携带的可自由扩散的物质. 注入动脉的示踪剂量为 M，组织的分布体积为 V

如果血流 BF 不变，则式(3.2.1)可改写为

$$\overline{BF} = \frac{M}{\int C_d(t)\,\mathrm{d}t} = \frac{V_d}{MTT}, \tag{3.2.2}$$

式中 V_d 是示踪剂分布的体积；如果血流是脉动的，则 $\overline{BF}$ 代表血流的平均值. 这就是斯图尔特-哈密顿方程(Stewart-Hamilton equation)[9~11]，也称作中心体积定理.

为了测量血流，需要作若干假设和近似：① 血液流动必须稳定并不受示踪剂影响，即示踪剂不影响循环且本身不占体积；② 示踪剂与血液完全混合，测量结果具有代表性；③ 示踪剂浓度能够精确测量；④ 示踪剂再循环必须是可忽略或者能够校正的.

虽然方程(3.2.2)没有要求示踪剂团注(bolus)，但为了校正再循环，示踪剂的注射时间应该尽可能短. 一般而言，取样地点不需要精确定位于器官血液流出的位置，但是也不应该离得太远. 只要浓度曲线下的面积作为时间的函数保

持不变,在稍远处取样而引入的任何延迟都不会影响结果. 类似地,静脉注射后在某一动脉中示踪剂浓度的积分将反映心脏的输出,而不代表通过被取样动脉的血流.

根据流出血液的浓度-时间曲线下的面积和已知的示踪剂流进目标器官的量,利用方程(3.2.2)可计算出该器官的血流,定义示踪剂浓度曲线的第一矩为(图 3.2.3)

$$\bar{t} = \frac{\int_0^\infty tC(t)\,dt}{\int_0^\infty C(t)\,dt}. \tag{3.2.3}$$

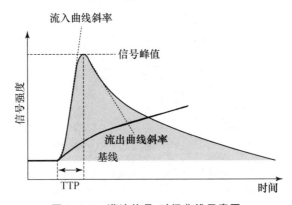

图 3.2.3 灌注信号-时间曲线示意图

粗实线代表正常组织,细实线代表肿瘤组织,TTP(time to peak)是峰值时间,阴影部分是曲线下面积(area under the curve, AUC),曲线的第一矩就是 MTT. 拟合出的流入曲线和流出曲线斜率,代表了示踪剂流入和流出的速率

如果设 $t=0$ 时,理想的示踪剂团注流入器官,那么静脉中浓度-时间曲线的第一矩 $\bar{t}_d$ 就等于示踪剂通过器官期间的分布体积 V(有示踪剂的血管体积)与血流 BF 的比值[11~13]:

$$\bar{t}_d = \frac{\int_0^\infty tC_d(t)\,dt}{\int_0^\infty C_d(t)\,dt} = \frac{V}{BF}. \tag{3.2.4}$$

式中的 $\bar{t}_d$ 是平均通过时间(MTT),体积 V 越小或流速越大,MTT 越短. 血池示踪剂的 MTT 的典型量级为几秒. 如果血管内的示踪剂与血管外空间有交换,示踪剂在器官内的有效分布体积将变大,导致 MTT 变长. 如果测量位置往下游移动,计算出的 MTT 也会变长,因为示踪剂通过的额外体积会表现为延长的

MTT. 如果已知 V 和 MTT,可计算出 BF;反之,如果知道 BF 和 MTT,则可计算得到 V.

　　示踪剂在实际中一般都不是以理想的瞬态团注形态流入目标器官,而是在一个有限的时间段内注入,观察到的示踪剂通过时间有一个相应的延迟. 如果示踪剂的通过函数是"线性"的(不受时间延迟或示踪剂浓度影响),则实测的通过函数 $C_{obs}(t)$ 等于理想瞬时团注("脉冲响应")产生的通过函数 $C_{imp}(t)$ 和实际注入函数 $f_{inj}(t)$ 的卷积,如图 3.2.4 所示.

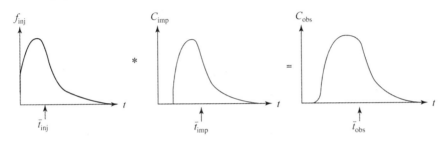

图 3.2.4

示踪剂延迟输入效应是实际注入函数 $f_{inj}(t)$ 与理想团注的示踪剂浓度 $C_{imp}(t)$ 的卷积,产生观察到的浓度曲线 $C_{obs}(t)$. 曲线第一矩的和 $\bar{t}_{inj}+\bar{t}_{imp}$ 等于浓度曲线的第一矩 $\bar{t}_{obs}$.

$$C_{obs}(t) = \int_0^t f_{inj}(t')C_{imp}(t-t')\mathrm{d}t' = f_{inj}(t)*C_{imp}(t). \qquad (3.2.5)$$

可以证明[5]

$$\bar{t}_{obs} = \bar{t}_{inj} + \bar{t}_{imp}. \qquad (3.2.6)$$

$\bar{t}_{imp}$ 是理想的 MTT,如果已知实际的平均注入时间($\bar{t}_{inj}$,示踪剂浓度曲线的第一矩),从观察到的示踪剂通过时间 $\bar{t}_{obs}$ 减去 $\bar{t}_{inj}$ 就可计算出理想的 MTT.

§3.3　基于外源示踪剂的多核 MR 灌注成像

3.3.1　氘(^{2}H)示踪剂

　　氘是氢的稳定同位素,自然丰度 1.5×10^{-4},可用 MR 探测到. 氘以重水(^{2}H$_2$O)形式存在,自旋量子数 $I=1$,有电四极矩,可与电场梯度相互作用,这导致其弛豫时间比 $I=1/2$ 核的弛豫时间短. T_1 缩短能够提高信号平均时的灵敏度和信噪比.

^2H_2O 几乎排他性地分布在水性空间中，^2H_2O 的组织-血的部分系数 λ 为

$$\lambda = \frac{\text{单位体积组织（包括血管空间）的水重}}{\text{单位体积血的水重}}, \qquad (3.3.1)$$

^2H_2O 有潜在的毒性，所用浓度受到限制[14].

1. 氘的使用

^2H_2O 可以采用肌肉注射、动脉/静脉注射. 相对肌肉和静脉注射方式，动脉注射对被试者的侵入性更明显. 动脉注射时可视作团注输入函数，简化了从流出曲线计算流量率的过程. 静脉注射时，需要测量和估计输入函数，再从流出曲线计算血流量. 一般而言，血管内注射示踪剂来标记整个感兴趣的器官，MR 灌注成像技术测量得到的组织血流受限于接收线圈的灵敏范围.

血管内使用示踪剂时，组织-血液的部分系数(λ)依赖于血细胞比容(H_{ct}). 利用示踪剂流出曲线计算血流量的过程中，一般假定 λ 和 H_{ct} 保持不变. 如果示踪剂动脉团注的剂量足够大，以至于 H_{ct} 发生变化（显著稀释血液），那么 λ 也将改变，就引入了一个流动测量的系统误差. 对于肌肉和静脉注射方式则不存在这种问题.

2. 质子-氘交换

^2H_2O 注入后，由于 ^1H-^2H 交换，很快变成 $^2HO^1H$. 相对而言，$^2HO^1H$ 在组织内分布等特征更接近天然的组织水(^1H_2O). 但是 ^2H 原子和非水分子中的 ^1H 原子交换会有不同的效应，氘原子束缚到细胞膜内的类脂膜上就不容易被血流带走，因此一部分氘进入非水性可交换质子池（如蛋白质、糖类、脂肪），将会影响氘的 MR 灌注测量结果. 非水性可交换质子的理论最大比率占全部可交换质子池（即水性和非水性的）的 5.22%. 虽然非水性可交换质子的实际比率尚存争议[15]，但一般估计在 1%~5% 之间. 综上所述，使用氘进行 MR 灌注测量，由氘进入非水可交换质子池引起的误差在 5% 以内.

3. 流动测量

氘可用于各种器官的血流测量，如鼠的骨骼肌[16,17]、鼠肝[14]、鼠的肿瘤[16,18~20]、鼠脑瘤[21]、猫脑[22] 等. Neil 等人对鼠腓肠肌的血流测量实验中[17]，分别对大鼠进行肌肉注射(30 μL)和静脉注射(500 μL)^2H_2O 盐溶液，施加不同频率电脉冲刺激来改变血流量，采用表面线圈探测 MR 信号，单指数流出函数拟合数据，得到的血流量变化范围为 2~80 mL/(100 g・min)，与放射标记微球技术（"金标准"）作比较，如图 3.3.1 所示，得出的斜率为 0.91±0.08，相关系数为 0.91(n=12)，显示两个方法的测量结果相符.

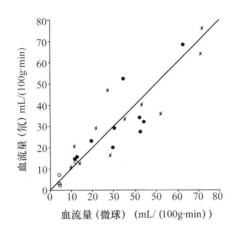

图 3.3.1　氘和微球技术测量结果的比较

采用了两种 D_2O 注射方式：肌肉注射和动脉注射. 肌肉注射 D_2O 和微球技术同时测量的数据点表示为实心圆点（·），非同时测量的数据点为空心圆圈（o）；星号（＊）表示动脉注射 D_2O 和微球技术同时测量的数据点. 实线代表数据拟合的一致性

3.3.2 ^{17}O 技术

1961 年 Meiboom[23] 证明了 pH 接近中性的水的 T_2 变短，原因是 $H_2{}^{16}O$ 中存在少量 $H_2{}^{17}O$（0.037%）. 如果在水样品中富集 $H_2{}^{17}O$，那么 T_2 会进一步变短. 在中性 pH 质子发生的最大效应是由于较长的驻留寿命（或有效相关时间，pH＝7时约为 1 ms）和在 5/2 自旋氧同位素与质子间标量耦合的结果. 离 ^{17}O 远的质子基本不受影响，只是直接束缚在 ^{17}O 上的那些质子被其自旋弛豫，但这种弛豫机制比顺磁化合物对比剂要小几个数量级. 实际应用中要求 ^{17}O 化合物水浓度达到 MRI 可探测的程度，幸运的是 ^{17}O 和 ^{16}O 无明显化学交换，允许在小动物中达到一定浓度而无明显损伤.

早在 1972—1973 年 ^{17}O NMR 方法已应用于生物问题研究[24]，但是直到今天，^{17}O NMR 在生物活体系统中的应用还存在着许多重要问题有待解决. ^{17}O NMR 是一个活跃的研究领域，下面讨论用 ^{17}O 的 T_2 效应作为扩散研究的探针以及在脑生理测量中的作用.

1. $H_2{}^{17}O$ 扩散及其浓度的确定

格雷姆定律（Graham's law）表述了在理想条件下，两种分子扩散速度之比反比于它们的分子量的平方根. 虽然 $H_2{}^{16}O$、$H_2{}^{17}O$ 以及其他同位素水的分子量有差别，并且这差别是气态和液态同位素分离的基础，但是生物实验的试验时间多为小时量级,而同位素分离方法可以花几个星期或几个月,以使同位素比积累到一个显著变化. 因此,活体实验中需要仔细考察 $H_2{}^{17}O$ 扩散与其他形式水扩散的差别,明确 T_2 变化与 $H_2{}^{17}O$ 浓度的关系.

以凝胶作为模型系统[25],在 MR 成像中采用对质子运动敏感的系统来研究水的自扩散,发现 10% 明胶中水的扩散系数是 $(2.13\sim2.30)\times10^{-3}$ mm^2/s. 研究中当 $H_2{}^{17}O$ 宏观扩散进凝胶的 $H_2{}^{16}O$ 区域后,运行 T_2 加权 MRI 序列,

$$S = S_0 e^{-TE\left(\Delta\frac{1}{T_2}\right)}. \tag{3.3.2}$$

$H_2{}^{17}O$ 浓度和 T_2 弛豫变化之间的线性关系是

$$\Delta R_2 = \Delta\frac{1}{T_2} = -\frac{\ln(S/S_0)}{TE} = bC. \tag{3.3.3}$$

弛豫率 R_2 是 T_2 的倒数,$\Delta R_2 = \Delta(1/T_2)$ 为含 $H_2{}^{17}O$ 和不含 $H_2{}^{17}O$ 的弛豫率之差,S 和 S_0 分别是含 $H_2{}^{17}O$ 和不含 $H_2{}^{17}O$ 的信号强度,b 是比例因子,C 是 $H_2{}^{17}O$ 浓度,TE 是回波时间. 弛豫率的变化和 $H_2{}^{17}O$ 浓度呈线性关系.

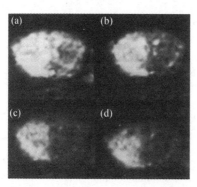

图 3.3.2　$H_2{}^{17}O$ 前后沙鼠大脑图像信号变化

(a) 右颈动脉结扎后 4.5 小时(未注射 $H_2{}^{17}O$),显示右侧早期水肿;(b)～(d) 腹腔注射 1.5% 体重的 $H_2{}^{17}O$ 后 5、15 和 25 分钟的图像,正常灌注侧较早看到图像信号降低,随着 ^{17}O 进入缺血组织,导致右侧图像信号降低. 虽然缺血组织中的图像变化有扩散的作用,但主要作用是血流灌注. 单层采集,层厚 2 mm 左右,$TR=4$ s,$TE=90$ ms

^{17}O 的 T_2 对比度跟踪水分布动力学,其主要优点是利用了质子成像较高的分辨率,允许测量到 mm 尺度. 在测量该尺度的区域性脑血流时,必须考虑毛细血管之外的因素在分布或流出中起显著作用的可能性,即扩散或间隙液运动会影响测量结果.

沙鼠单侧颈动脉结扎,出现单侧缺血症状后,腹膜内注射大剂量 $H_2{}^{17}O$,注射后 1 小时可观察到脑组织 T_2 加权图像信号强度发生变化[26]. 如果 mm 尺度上 $H_2{}^{17}O$ 分布的主要因素是扩散,那么预期缺血区域会由于同位素从周围正常灌注组织的渗透而损失信号强度. 图 3.3.2 显示 $H_2{}^{17}O$ 随血流渗透进缺血区域,其分布主要受毛细血管活动影响,扩散作用较小.

2. ^{17}O 技术在脑部测量的应用

利用 $H_2{}^{17}O$ 流出曲线计算脑血流量(CBF),与 $H_2{}^{15}O$ PET 方法完全相同(图 3.3.3):

$$CBF = \lambda/\tau, \tag{3.3.4}$$

单位是 mL/(g·min);λ 是水的脑-血部分系数,为 0.95 mL/g;τ 是平均通过时间,为单指数拟合衰减常数的倒数.

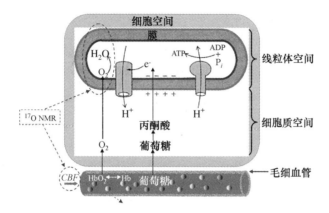

图 3.3.3 脑组织毛细血管和细胞的生理代谢及血流动力学的网络示意图

图中细胞空间分为两部分:线粒体(mitochondria)空间和细胞质(cytosol)空间.虚线椭圆标示出了^{17}O NMR 技术可以检测到的信号来源和化学通路

(1) 静脉内注射

鼠脑实验中,静脉注入 2.4 mL $H_2{}^{17}O$(包含生理水平 KCl,CaCl$_2$,MgSO$_4$ 和 NaCl),快速自旋回波成像(T_2 加权,12 回波,$TE=90$ ms,$TR=2.5$ s,72×256 矩阵,45×90 mm^2 视野,5 层,层厚 3 mm,空间分辨率 0.625×0.35 mm^2),采集丘脑、皮层和 CSF 的流出曲线.为了与标准方法比较,MR 成像后立即用 ^{14}C-碘安替比林确定 CBF.为了得到满意的图像对比度,静脉内注入 $H_2{}^{17}O$ 需要达到较高浓度,会导致^{17}O 高度残留,妨碍信号回到基线.由于这些限制,只能通过用单指数拟合中开始两点的 ΔR_2 得到衰减常数近似值.

$$\Delta R_{2a} = \Delta R_{2b}e^{-kt}, \tag{3.3.5}$$

式中 ΔR_{2a} 和 ΔR_{2b} 是时间 a 和 b 的值;t 是 a 和 b 之间的时间间隔;k 是时间常数,即平均通过时间的倒数,代入方程(3.3.4)可估计 CBF.左、右丘脑的 CBF 分别为 48 和 39 mL/(100 g·min),左皮层为 25 mL/(100 g·min),右大脑中动脉(middle cerebral artery,MCA)结扎导致右皮层没有血流,对应区域用

^{14}C-碘安替比林得到的测量值分别为 198、169 和 136,近似是 H$_2$^{17}O 测量值的4～5倍.从图 3.3.4 中可见,CSF 中 H$_2$^{17}O 的流入和流出速度比在脑组织中的慢得多.

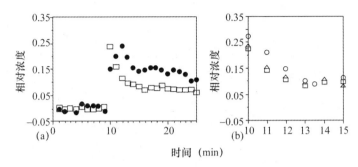

图 3.3.4   相对浓度曲线,第十幅像(10 min)之前静脉注射 H$_2$^{17}O

(a) 丘脑(□)和 CSF(●)的 H$_2$^{17}O 浓度-时间曲线,其峰位相差 2 min;(b) 左丘脑(□)、右丘脑(△)和右皮层(○)的相对浓度曲线.上述脑区 CBF 的相对比例是近似正确的,但数值比^{14}C-碘安替比林的值低4～5倍

(2) 动脉内注射

颈动脉团注 H$_2$^{17}O,用单激发 T_2 加权 EPI 序列采集狗/猫大脑图像,跟踪图像信号强度变化,从流出曲线可以测量 CBF[27,28].团注 H$_2$^{17}O 与吸入^{17}O$_2$ 的实验采用相同的线圈和成像参数,在吸入^{17}O$_2$ 期间跟踪测量 H$_2$^{17}O 的增加.为了避免与吸入^{17}O$_2$ 产生的 H$_2$^{17}O 测量干涉,两个实验之间要隔开足够长时间,例如团注 H$_2$^{17}O 大约 30 分钟后再开始吸入^{17}O$_2$.团注 H$_2$^{17}O 的响应如图 3.3.5 所示,从流出数据拟合到方程:

$$C_b(T) = C_b(0)e^{-(f/\lambda)T}, \tag{3.3.6}$$

式中 f 代表脑血流量,Pekar 等人[28]计算出的脑血流量是 0.32 mL/(g·min).

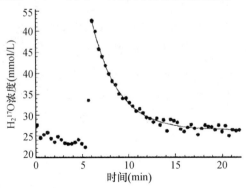

图 3.3.5   单体素 H$_2$^{17}O 的浓度-时间曲线

(3) $^{17}O_2$ 气体吸入

近来,Chen 的研究团队把 ^{17}O 的技术在高场下进行了发展[29],提高了信噪比,改进了定量模型,缩短了 ^{17}O 技术和临床应用的距离.研究中综合采用 $^{17}O_2$ 气体吸入方式(图 3.3.6),在大鼠体内产生 $H_2^{17}O$. $H_2^{17}O$ 随灌注进入脑组织,可以视为一种可自由扩散的失踪剂.灌注成像在 9.4 T 场强下进行,同时采用了 ^{17}O 和 ^1H 线圈,$2\sim3$ min 的 $^{17}O_2$ 气体吸入,吸入过程中用激光多普勒血流仪检测血流变化.实验中分别测量了不同状态大鼠的脑血流量,拟合后得出一个经验公式,可以用来定量 CBF:

$$CBF(\mathrm{mL/(g\cdot min)}) \approx 1.86(\mathrm{mL/g})\cdot k(\mathrm{min^{-1}}). \qquad (3.3.7)$$

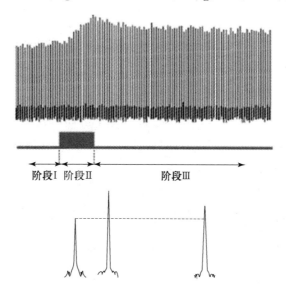

图 3.3.6 典型的 $H_2^{17}O$ 时间信号变化示意图

上图是波谱在时间轴上的连续叠加,反映了信号动态变化;下图是 3 个不同阶段的典型波谱信号.其中阶段 Ⅰ、Ⅱ、Ⅲ 分别代表吸入 $^{17}O_2$ 之前、吸入期间和吸入后

利用上式,研究中对一侧大脑中动脉堵塞(middle cerebral artery occlusion,MCAO)的大鼠模型的脑部进行了灌注的定量分析,CBF 分布图结果如图 3.3.7 所示.

研究证明,通过 MRI 技术追踪流出曲线,利用 ^{17}O 的 T_2 效应来测量脑血流量是可行的.^{17}O 的 T_2 效应成像的优点是结合了临床 MRI 设备和成像方法,目前还没有其他自由可扩散介质分享这些优点.$H_2^{17}O$ 的主要缺点是 ^{17}O 是弱弛豫剂,必须在高浓度下使用,并且可与 ^{16}O 发生交换,实际上存在一个浓度上限.

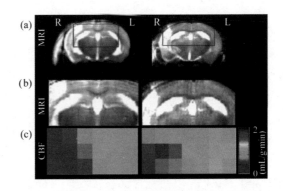

图 3.3.7　$^{17}O_2$ 吸入研究中两例典型的 MCAO 大鼠 CBF 图像

（a）结构像；（b）感兴趣区（ROI）选择；（c）CBF 分布图.对比左右两侧 CBF 信号，可以发现：相对于供血正常的左侧脑区，右脑受 MCAO 影响血供，CBF 值明显下降了

3.3.3　^{19}F NMR 脑血流成像

^{19}F 的灵敏度和共振频率与质子接近，T_2 稍短，可以作为示踪剂来测量脑血流量.清凉剂 FC22（$CHClF_2$）和空气混合吸入后监测清除曲线可以定量血流，类似于 ^{133}Xe 吸入、清除技术[30]，其中血-脑部分系数（$\lambda = 0.9$）采用脑活检[31,32]定出，动脉输入函数可通过在线或离线监测外周动脉中的 ^{19}F 信号而确定出来[31].尽管 FC22 毒性不大，但用于成像的有效浓度仍会引起脑生理和血流的明显变化，而 FC23 具有更好的惰性和无毒性，吸入浓度可以达到 60%[31,32].

Pekar 等人[33]用 CHF_3 作可扩散示踪剂测量猫的脑血流量.研究中动物吸入包含 57% CHF_3、20% O_2 和 23% N_2 的混合气体，测出 $0.4\ cm^3$ 体元中 CHF_3 的浓度-时间曲线如图 3.3.8 所示.动脉血中 CHF_3 浓度 $C_a(t)$ 采用质谱气体探测器测量的呼出气体浓度来近似.图 3.3.8 中的实线是方程（3.3.7）的拟合结果：

$$C_b(T) = f\int_0^T C_a(t)\mathrm{e}^{f/\lambda(t-T)}\,\mathrm{d}t, \qquad (3.3.8)$$

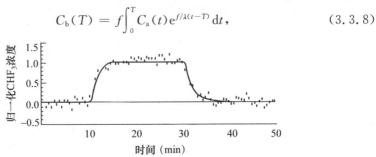

图 3.3.8　CHF_3 流入/流出实验中单体素中的浓度-时间曲线

式中 $C_b(T)$ 是脑组织中 CHF_3 浓度,$C_a(t)$ 是动脉血中 CHF_3 浓度,f 是脑血流量,λ 是 CHF_3 的脑-血部分系数. 假定 $\lambda=0.9$ mL/g,拟合曲线计算得到的 f 为 0.19 mL/(g·min).

^{19}F NMR 成像有两个优点:① 无须脑动脉团注;② 采用双调谐 $^{17}O/^{19}F$ 线圈,血流和血氧能够在一起吸入 CHF_3 和 $^{17}O_2$ 期间同时成像.

^{17}O、^{19}F 和 ^1H 组合的 NMR 方法具有同时测量脑血流和血氧的潜力,并提供配准功能像的 ^1H MR 解剖结构像.

§3.4　顺磁性对比剂的¹H 灌注 MR 成像

3.4.1　对比度增强剂

图像对比度是组织间的信号强度差,利用对比度增强技术可以改变差值大小,提升图像对比度. 对比剂(contrast agents)是一种能改变组织物理特征的药剂,能够影响物理参数,增强图像对比度,例如 X 射线透视时口服硫酸钡能增强肠腔和邻近软组织之间的对比. MRI 和 CT 的对比度增强剂具有完全不同的工作机制:CT 对比剂的功能是直接散射或吸收 X 光子;而 MR 对比剂通过改变组织的局部磁环境来调整图像对比度. 不同模态(核医学、CT、MRI)的对比剂特性列在表 3.4.1 中.

表 3.4.1　用于不同模态成像的对比剂的生化特性比较[34]

特性	MRI	CT	核医学成像
有效成分	顺磁金属离子	碘	γ 发射同位素
分子量	<1000	<2000	<1000
水溶性	高	高	可变
活体中的稳定性	可变	高	高
活体中的代谢	不一定	不	不定
剂量(有效成分,g)	0.05~10	50~150	$10^{-9} \sim 10^{-11}$
生物分布	细胞内外	红胞外	细胞内外

在溶液中掺入顺磁离子,能降低水质子的 T_1 弛豫时间,这种效应几乎是与 NMR 同时发现的[35,36]. 1981 年出现了第一个商业对比剂:Gd-DTPA(gadolinium-diethylenetriaminepen-taacetic acid-dimeglumine)[37]. Gd-DTPA 对比剂能够显著增强正常和患病组织间的图像对比度,因而有效提高了 MR 诊断的灵敏度和特异性(specificity). 因为存在血-脑屏障,血管中的 Gd-DTPA 一般不会扩散到正常的脑组织中,属于非可扩散示踪剂.

3.4.2 顺磁性对比剂的两种作用机制

如果顺磁性对比剂以团注形式快速注入血流中,团注随血流通过一个器官,可以观察血流引起的质子磁特性随时间的变化,这些变化源于"弛豫率"或"磁化率". 顺磁性对比剂使血液的弛豫时间 T_1 和 T_2 减小. 对比剂的高磁化率也导致局部磁场梯度变化,缩短 T_2^*. 弛豫率和磁化率效应同时存在,两者的综合效应依赖于 MR 序列和对比剂类型. 作为非可扩散示踪剂方法,若已知血容量(对比剂分布)和平均通过时间(MTT),可用中心体积定理(方程(3.2.2))来求出血流量.

团注对比剂技术一般用于观测目标组织的图像信号随时间变化的动态效应. 对比剂第一次循环经过目标组织一般持续几秒钟,所以需要快速 MRI 序列来采集信号变化的时间过程,典型的分辨时间应该达到 $1\sim2$ 秒,采用 EPI 和 FLASH 可以满足要求.

3.4.3 弛豫率

顺磁镧系元素,比如钆(Gd)通过自身较大的自由电子自旋和质子自旋之间偶极-偶极相互作用来增强附近质子的弛豫. 弛豫增强同等地影响 T_1 和 T_2,但对 T_1 影响更明显,因为 T_1 通常比 T_2 长得多,所以对比剂技术常用于 T_1 加权的信号增强. 对临床上广泛使用的 Gd-DTPA 来说,在所用浓度范围内,在弛豫增强 $\Delta(1/T_1)$ 和对比剂浓度 C_{Gd} 之间有一线性关系[38]:

$$\Delta(1/T_1) = k \cdot C_{Gd}, \tag{3.4.1}$$

式中 k 为依赖于对比剂、组织和场强的常数. 模型假定水质子和对比剂是快交换的($\tau \ll T_1$),这种假设对血液中的水分子是合理的. 但这种假设在某些情况下是失效的,例如,由于血-脑屏障,顺磁螯合物正常情况下不能渗入脑组织. 脑组织水分子仅仅与血液水分子是慢交换的,由于血液水分子只占一小部分(百分之几),因此 T_1 效应较小. 在血-脑屏障破坏时,对比剂能渗入组织,水交换变得十分有效,T_1 效应将变得特别大. 这一现象导致顺磁性对比剂成功地应用于临床 MRI.

注入 Gd 后 T_1 加权像增强的病灶不一定是高灌注的,但可确定对比剂通过毛细血管网络到达了异常组织. 血-脑屏障破坏引起的对比度增强特别显著, 这对灌注测量来说是一个缺点. ① 如果对比剂只分布于血管内, 预期的信号强度变化不大; ② 当血-脑屏障破坏时, 灌注测量将受到很大影响. 如果采用高时间分辨率来监测对比剂的组织泄漏, 那么对比剂方法可以用来评价血-脑屏障可渗透性.

另一方法是血液中的对比剂浓度恒定, 并持续足够长时间以达到一个稳态, 比如采用 Gd-DTPA 清蛋白[39] 或 Gd-聚赖氨酸, 慢交换组织水分子可以有足够时间与血液水分子达到平衡. 该方法基于监测扩散水分子, 类似可扩散示踪剂方法, 但是用于评价组织灌注之前, 必须先建立组织 T_1 增强和组织对比剂浓度之间的动力学关系.

3.4.4 磁化率

顺磁性对比剂(钆 Gd 或镝 Dy)、超顺磁或铁磁对比剂注入血流中, 能够产生较大的磁化率效应. 在外磁场中, 组织被磁化, 磁化强度取决于磁化率($M = \chi H$). 在一个给定体元中, 组织和含有对比剂的血管空间的磁化率可以相差很大. 磁化率差异使体元内磁化强度分布不均匀, 可看作体元内存在微观磁场梯度, 这些梯度会导致自旋散相. 磁化率差异引起的自旋散相, 在 SE 序列中可被 180° RF 脉冲再聚焦, GE 序列中没有再聚焦 RF 脉冲而导致信号降低. 主场强越强, 散相效应越大. 如果自旋处于动态波动的内部梯度作用下, 或梯度作用下的自旋发生了位移, 无法被 180° RF 脉冲再聚焦, 则 SE 和 GE 序列都会受到影响. 这些动态变化在实际中总是存在的: ① 血液是不均匀的(红细胞和血浆组成), 是运动的; ② 水分子是随机扩散的. 如果回波时间 TE 很长, 允许更多时间发生波动, 这些效应会更显著.

磁化率方法比弛豫率方法有更大效益, 因为其感应的内部梯度远超出毛细血管壁, 对比剂团注通过期间涉及的水分子相对更多, 产生显著的放大效应. 然而, 对比剂浓度和 T_2^* 效应之间的关系则变得极其复杂而不易阐明. 前人的研究中提出了几个理论模型, 认为顺磁性对比剂(如 Gd、Dy)浓度和 T_2^* 变化量之间是线性关系[40], 实验研究证明临床所用的浓度范围内该线性关系是成立的[41]:

$$\Delta(1/T_2^*) = k \cdot C_{Gd}, \tag{3.4.2}$$

式中常数 k 依赖于扫描序列、对比剂特性、组织和场强.

3.4.5　动态磁化率对比度技术

磁化率对比度和高速成像相结合,可以评价肿瘤、中风和神经变性疾病中的脑血容积(cerebral blood volume,CBV)、脑血流量和血氧水平. 如果已知组织功能、代谢和血供之间的联系,就可以实时观察人脑活动[41]. 直接或间接的微血管血流动力学成像技术能够提供正常和病理状态脑功能的重要信息,例如认知刺激期间脑活动的研究[42]和脑组织对脑血管或肿瘤等疾病[43,44]的响应. 动态磁化率对比度成像适合研究中枢神经系统(central nervous system,CNS)中血流动力学变化. 磁化率对比度概念是 Villringer 等人[45]引进的,早期研究中注入对比剂 Gd-DTPA 或 Dy-DTPA,导致 SE 或 GE 成像中脑信号强度显著减小. 长回波时间(80~100 ms)扫描中,钆对比剂(0.1~0.2 mmol/kg)的磁化率效应相当大,MR 信号损失高达 20%～50%. 设对比剂团注首次通过目标器官前后的组织 MR 信号为

$$S(0) = S_0 e^{-TE/T_2^*(0)}, \quad S(t) = S_0 e^{-TE/T_2^*(t)}, \tag{3.4.3}$$

式中 S_0 是完全弛豫的组织信号强度,$T_2^*(0)$ 是示踪剂到达前的弛豫时间,$T_2^*(t)$ 是示踪剂到达后的弛豫时间,则对比剂注射前后信号对比为

$$\frac{S(t)}{S(0)} = e^{-TE\left[\frac{1}{T_2^*(t)} - \frac{1}{T_2^*(0)}\right]} = e^{-TE\Delta R_2^*(t)}, \tag{3.4.4}$$

上式中的 $\Delta R_2^*(t)$ 为

$$\Delta R_2^*(t) = \frac{1}{T_2^*(t)} - \frac{1}{T_2^*(0)}. \tag{3.4.5}$$

脑血容量或脑血流量的定量测量,需要将 MR 信号强度变化转换为对比剂浓度-时间曲线[41,46]. MR 信号降低与两个因素有关:① 血液中对比剂浓度;② 血管内空间在组织中的相对体积. 对比剂浓度和血容量都近似与 $1/T_2^*$ 的变化呈线性关系,即满足式(3.4.2). 把式(3.4.2)式代入(3.4.4),可求得在组织中对比剂浓度:

$$C_{\text{tissue}}(t) = \frac{\ln[S(0)/S(t)]}{k \cdot TE}, \tag{3.4.6}$$

$C_{\text{tissue}}(t)$ 为实测的组织浓度-时间曲线. 通过动态测量组织信号损失随时间的变化,可得到组织中对比剂浓度分布[47]. 脑组织中对比剂的通过时间为秒量级[48-51],需要用超快成像序列,例如 EPI 技术[42,52]测量血管内对比剂通过毛细血管床的时间过程和分布区域. 经典核医学原理[53,54]对于分析动态 NMR 时间过程数据特别有用,定量分析对比剂浓度-时间数据可以得到血流量和血容量

信息[50]. 早期浓度-时间数据分析是 Stewart 作的, 称为中心体积定理[9]. 该定理从质量守恒导出, 提出组织血流量由下式确定(同式(3.2.2)):

$$BF = \frac{V_d}{MTT}.\qquad\qquad(3.2.2a)$$

此方程虽然简单, 在临床实践中却难于求解[55]. 首先, 对比剂分布容积可能是生物多房室的, 其转移以不同速率在不同的组织容积间发生. 考虑到这种情况, 对比剂通过组织的细节必须用模型描写, 依赖介质种类提出了几个基本方法. Lassen[56] 指出, 测量组织浓度-时间曲线而不是静脉输出浓度曲线, 仅能近似求解 MTT 的真实值. 进一步, 甚至对单房室介质, 比如纯血管内标记, 真实通过时间的测量也是困难的. 这是因为 MTT 是按理想团注(delta 函数)通过导出的, 而响应团注的组织浓度-时间曲线称为组织驻留函数 $R(t)$, 在活体中不能测量. 实际测得的组织浓度-时间曲线 $C_{\text{tissue}}(t)$ 是动脉输入函数 $C_{\text{arterial}}(t)$ 和驻留函数 $R(t)$ 的卷积:

$$C_{\text{tissue}}(t) = F \cdot C_{\text{arterial}}(t) * R(t) = F \cdot \int_0^\infty C_{\text{arterial}}(T)R(t-T)\mathrm{d}T.$$

$$(3.4.7)$$

从上式可知, 求解驻留函数 $R(t)$ 需要反卷积实测的组织浓度-时间曲线和动脉血输入函数. $C_{\text{arterial}}(t)$ 可用动脉血取样直接测量(类似 PET 成像), 或者在足够的时间和空间分辨率下分析组织直接供血动脉内像素的时间-信号曲线得到; $C_{\text{tissue}}(t)$ 可从组织像素的图像信号直接得到. MTT 的准确测量依赖于 $C_{\text{tissue}}(t)$ 和 $C_{\text{arterial}}(t)$ 数据的质量. 团注方式下, 顺磁性对比剂通过脑组织的 MTT 在秒量级[50,51]. 由 $C_{\text{arterial}}(t)$、$C_{\text{tissue}}(t)$ 和 $R(t)$ 分别求其通过时间的原理与式(3.2.3)相似(图3.2.4), 三个通过时间的关系也满足式(3.2.6)所描写的规律, 与驻留函数对应的时间就是所求的 MTT.

　　反卷积算法通常都对噪声很敏感. 由于能够减小 NMR 噪声的影响, 奇异值分解(singular value decomposition, SVD)成为了一种主流的反卷积技术, 算法效率高且稳定性好, 结果更为可信[68,69]. SVD 反卷积过程中, 采用阈值技术, 去除小于预设门槛的奇异值, 实现矩阵降秩[70], 因而选择合适的阈值对于 SVD 反卷积技术很关键, 直接影响 MRI 灌注定量结果. 1999 年, Liu 等人提出了一种自适应阈值的 SVD 去卷积方法[71], 并对不同阈值选择对驻留函数 $R(t)$ 以及灌注结果的影响作了深入分析.

$$\sigma_{C_T}(t) = \frac{\sigma}{S(t)} \cdot \frac{k}{TE},\qquad\qquad(3.4.8)$$

式中 $S(t)$ 是注射对比剂后 t 时刻的 NMR 信号值, σ 是 NMR 信号的标准差, k 是比例因子, TE 是序列回波时间. 合成噪声 $\sigma_{C_T}(t)$ 依赖于时间-信号曲线 $S(t)$, 随着组织不同而发生变化, 所以阈值函数也应该随着组织类型不同而相应变化. 为了计算每个像素最优的阈值(%整体阈值), 定义 SNR_c 为对比剂浓度-时间曲线最大值处对应的信噪比, 可以反映组织类型的变化,

$$SNR_c = \frac{C_{T\max}}{\sigma_{C_{T\max}}} = SNR_I \cdot \frac{S_{\min}}{S_0} \cdot \ln\left(\frac{S_0}{S_{\min}}\right), \tag{3.4.9}$$

式中, $C_{T\max}$ 是 $C_T(t)$ 的最大信号值, $\sigma_{C_{T\max}}(t)$ 是 $C_{T\max}$ 的噪声, S_0 是 NMR 信号曲线的基准值, $S_{\min}$ 是对应最小值.

根据式(3.2.2)测量血流 BF 时, 除测量 MTT 外, 还需要知道对比剂的容积分布. 对于血管内对比剂, 容积分布就是组织血容量. 脑血容量是一个重要的生理参数, 尤其是对于脑血管疾病. 绝对血容量 V 可用下式计算[50,51,56,57]:

$$V = \frac{\int C_{\text{tissue}}(t)\,\mathrm{d}t}{\int C_{\text{arterial}}(t)\,\mathrm{d}t}. \tag{3.4.10}$$

从上式可知, 血容量通过对组织和血浓度数据的时间积分来计算, 所以血容量测量不需要很高的时间分辨率. 动脉血数据的测量, 不同时间采血样可以放在一起平均. 在对比剂动脉浓度-时间数据未知的情况下, 假设目标器官内对比剂都来源于同一团注, 也可测量相对血容量. 由于这些原因, 早期 MRI 定量评价微循环参数的研究, 集中在通过测量血容量来反映组织灌注特征. Belliveau 等人[41]在犬模型上团注对比剂, 在注射前后利用单层 EPI 成像连续采集图像(图像采集间隔 1 s), 得到像素水平的对比剂首次通过组织的浓度-时间曲线, 分析磁化率对比度信号变化来估计脑血容量 CBV. 研究中调节通导率或混合气体中 pCO₂ 浓度来改变动脉 pCO₂, 利用已知的 CBV 和动脉 pCO₂ 之间的线性关系, 来检验动态磁化率对比度成像的可行性. 比较注射对比剂前后信号强度变化, 实验结果肯定了在灰/白质中血容量的差异性($\approx 2/1$), 证明了团注技术的可重复性.

利用式(3.4.3), 也可以反解 ΔR_2^*:

$$\Delta R_2^*(t) = \frac{\ln[S(0)/S(t)]}{TE}. \tag{3.4.11}$$

通过高时间分辨率成像, 可以获得 ΔR_2^*-时间曲线, 如图 3.4.1 所示. 血容量 V_d 可用血细胞比容来校准, 与组织浓度-时间曲线的曲线下面积(积分)成正比, 用于半定量分析.

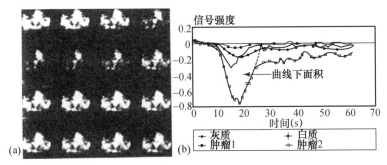

图 3.4.1

(a) 轻度神经胶质瘤病人团注 Gd-DTPA,冠状位 EPI 图像($TR=2$ s),共 16 幅.图中可见团注通过毛细血管网络时,正常脑组织特别是灰质区域信号有明显降落;而肿瘤中的信号降落很小,与其低灌注性质一致.(b) 重度神经胶质瘤患者团注 Gd-DTPA,图中为不同 ROI 的时间-信号曲线($TR=1$ s).利用曲线下面积来进行定量计算,假定该面积正比于局部脑血容量(rCBV)并间接比例于血流量,可用于测量相对变化

公式(3.4.6)中的 k 通常未知,不能求出绝对血容量,如果假设血供来自相同动脉,则不同脑区之间可以作相对比较.结合式(3.4.5)和(3.4.6)以及(3.4.11)可知,组织横向弛豫率变化 $\Delta R_2^*(t)$ 与对比剂浓度之间的关系满足:

$$\Delta R_2^*(t) = k \cdot C_{\text{tissue}}(t). \qquad (3.4.12)$$

计算血流 BF 需要知道目标器官的平均通过时间(MTT),可以用前面介绍的方法确定 MTT,也可由下式求出:

$$MTT = \frac{\int t \Delta R_2^*(t)\,\mathrm{d}t}{\int \Delta R_2^*(t)\,\mathrm{d}t}. \qquad (3.4.13)$$

图 3.4.2 显示了区域脑血容量(rCBV)的半定量分布图.

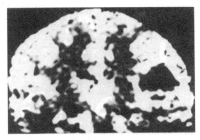

图 3.4.2　坏死恶性胶质瘤病人的血容量图

亮区对应于高血容量,暗区对应低血容量.肿瘤周边表现为高亮度血管信号,而坏死中心没有可探测到的血容量信号

§3.5　对比剂增强灌注 **MRI** 的临床应用

3.5.1　磁化率 χ 对比度和脑血管疾病

　　传统成像技术对急性中风不敏感,迫使人们研究反映血流动力学及代谢过程的其他成像方法,包括采用快速成像技术观测顺磁性对比剂通过组织的过程,来定量测量血流量和血容量等血流动力学指数. 动态磁化率 χ_m 对比度 MR 成像能够测量血容量和平均通过时间,再利用式(3.2.2)可估计出血流量. 动态 χ_m 对比度 MRI 和传统 MRI 相结合,可以同时研究生理过程和解剖结构. 有几个小组用 χ_m 对比度技术在动物模型中揭示灌注缺陷,比如沙鼠中风模型[58],猫脑中动脉阻塞模型[44]. χ_m 对比度成像的测量结果要优于传统灌注测量方法,可用来评价灌注和脑缺血区域的微血管损伤. 团注对比剂后在正常半球测量区域信号强度变化与缺血半球作比较,结果表明,对比度增强灌注成像可以检测到传统 MRI 不敏感的脑急性血管损伤. Hamberg 等人[59]在猫全脑暂态缺血模型上采用 χ_m 对比度成像,测量不同区域间平均通过时间和相对脑血容量(rCBV)的变化,再估计出脑血流量. 虽然目前 MR 技术还不能绝对定量 CBF,但是可以反映缺血损伤引起的局部血流变化.

　　研究结果表明, χ_m 对比度 MRI 在定量评价脑缺血、被动充血等情况下的血流动力学变化是有价值的. 明确正常、缺血和边界区域脑血流和血容量之间的关系特征,能够区分哪些组织能够救活,哪些组织不能救活. 有研究利用猫局部暂态缺血模型进行了深入探索,对血流动力学参数的 MRI 测量表明:在缺血核的周围区域 CBV 是增加的, CBF 是减小的. 这些过渡区域定义为边界血流动力学区域,尽管还存在着供血能力,但脑组织供血的自动调节功能已经大大下降. 在急性中风病人中有效识别这些过渡区域,对定义损伤范围和发展治疗方法具有积极意义.

　　图 3.5.1 是一个中风示例,数据来源于一名大脑中动脉梗塞的患者,MRI 测量得到的血容量在梗塞区域显著降低. Warach 等人[60]用 turbo-FLASH 与血管造影 MRA 相结合得到类似的数据. 对 34 位怀疑脑缺血的病人的研究数据表明,MRA 看到的损伤和 χ_m 对比度成像看到的损伤之间有很好的相关性. 该研究进一步证明, χ_m 对比度可以比传统 T_1 和 T_2 加权更早地发现某些损伤.

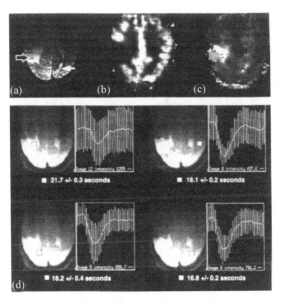

图 3.5.1 用顺磁性对比剂灌注成像评价中风

(a) 74 岁男性在成像前三周内 2 次中风, T_2 加权像上可看到与中风一致的异常信号出现在右颞/顶叶(空心箭头)和左枕叶(实箭头). (b) rCBV 分布图显示,在右半球损伤区 rCBV 降低,而在左半球 rCBV 仅稍微降低. (c) 对比剂峰值到达时间的分布图,证明右半球特别是在中风区,有较高的峰值到达时间. (d) 四个不同感兴趣区(ROI)的时间过程. 左上像显示中风区域 ROI 与对侧半球同位置(右上像)比较,显示团注到达延迟了 5 秒. 传统像中表现正常的皮层区域中,团注峰值的到达时间也延迟了 1.5 秒,暗示该患者有一些残留的大血管疾病. 成像参数: SE-EPI, $TR = 1.5$ s, $TE = 100$ ms, Gd-DTPA 0.2 mmol/kg

3.5.2 脑瘤性疾病

虽然现有放射核数据建议单独血流测量在临床上不能确诊肿瘤性质,但肿瘤生物学新概念指出了肿瘤血管形成作为临床指标的重要性,用它可以度量肿瘤生长规则和恶性程度. 在人的主要星形细胞瘤中,血管原生长基因表达对其生长发展有贡献. 组织微血管血容量的测量对血管生成的表型表达是敏感的,特别是对微血管密度增加更敏感.

χ_m 对比度成像可以用于脑肿瘤研究,注入对比剂后扫描功能像,再计算出肿瘤 CBV 分布图,时间成本不比传统 MRI 增加太多. 通过 CBV 分布图来确定肿瘤状态(早、中、晚)[7],可以对治疗效果进行评价. 当 T_1 和 T_2 加权像上发现预期的对比度变化之后,可以选择单层面或多层面进一步研究 CBV(图 3.5.2). Aronen 等人[61]采用 CBV 分析方法进行了 200 多例脑肿瘤研究,证明该技术是安全可靠的.

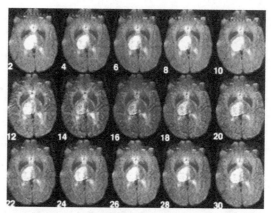

图 3.5.2　患右丘脑瘤病人的 SE-EPI 图像

在 Gd-DTPA 团注后第一次通过之前、期间和之后采集,每秒 1 幅,显示的是第偶数个像,数字指示图像采集的顺序.当对比剂到达脑组织时,引起信号损失(中间一排),较大 CBV 的区域展示较大的信号损失,证明在灰质中血容量比在白质中的大.肿瘤有不均匀的信号损失,在中间最大,有一亮斑表明 CBV 很大

χ_m 对比度成像得到的 CBV 分布图与肿瘤发展阶段密切相关[58,61,62],具有重要临床意义.初期损伤的 CBV 较低,在 CBV 分布图上有典型的均匀表观.虽然原发瘤被认为处在初期阶段,但可见显著不均匀性,这些后来被确定与高度恶性有一致性.传统 T_1 和 T_2 加权像(图 3.5.3)上很难发现这些灶斑性的高 CBV 区域.恶性损伤的 CBV 通常高于正常水平(图 3.5.4).

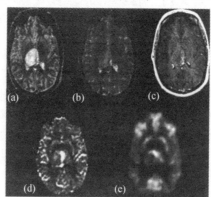

图 3.5.3　CBV 分布图上显示出胶质瘤的不均匀性

一个 26 岁女性自述有头痛和右半身乏力.(a)～(c)分别是质子密度、T_2 加权和 Gd 增强 T_1 加权像,显示肿瘤区域增强很小并相当均匀.(d)是 CBV 分布图,证明在肿瘤的内侧面有 CBV 增加的区域.活组织检查证明是 Ⅲ/Ⅳ 级星形细胞瘤.(e)是 PET ^{18}FDG (18-fluoro-deoxyglucose)分布图,证明 CBV 较高的区域也是葡萄糖高摄取区域

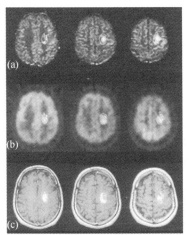

图 3.5.4　高度损伤的 CBV 分布

一个 47 岁妇女自述局部神经麻木.(a) CBV 分布显示一个高 CBV 斑;(b) [18]FDG PET 证明该区域有增加的摄取;(c) 注入 Gd 后 T_1 加权像.活检表明有退化细胞并混有胶质瘤/间胶质瘤,为 Ⅲ /Ⅳ 级.在对比剂注入后,T_1 加权像增强区域用白线圈出并把 [18]FDG PET 和 MRI CBV 加在一起,证明增强和高 CBV/FDG 摄取之间有密切关系

　　CBV 分布图的显示结果与以前血管造影及 PET 的研究[63]一致.晚期胶质瘤在血容量图上显示很不均匀,经常包含血容量增大和减小的区域.MRI 血容量图有助于鉴别胶质瘤发展阶段,选择肿瘤最活跃的区域作为合适的活检位置[64](图 3.5.5).

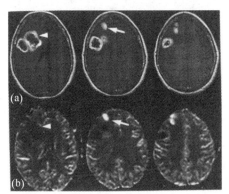

图 3.5.5　坏死高度损伤的不均匀性

65 岁 Ⅳ 级胶质瘤女患者.(a) Gd 增强 T_1 加权像;(b) 0.2 mmol/kg Gd 对比剂的 CBV 图.囊区中心的 CBV 很低,边缘 CBV 较高.损伤区有异常高的 CBV,囊区边缘有不均匀的 rCBV.CBV 图可为活检提供信息,以高血容量指示出实质瘤区域.在肿瘤外缘的低 rCBV 可能是由于缺少活的肿瘤或混有血-脑屏障破坏的效应.肿瘤囊区包含大量坏死的肿瘤细胞.肿瘤也出现在深白质中,符合胶质瘤的渗透性

MRI CBV 分布图能帮助定义肿瘤和正常脑组织间的分界,还有助于描绘活跃和已坏死的肿瘤区域之间的分界. 而传统 MRI,包括静脉注射对比剂,常常不能有效分辨出肿瘤边界,因为对比剂增强的区域并不总是对应肿瘤侵入的外缘. CBV 分布图中肿瘤区域和水肿区域之间的分界线也较为清晰,有助于制订放射治疗计划.

MRI CBV 分布图还能帮助分辨辐照坏死和肿瘤再生,采用需要不同的治疗方法,所以正确区分两种状态具有重要意义. 辐照损伤和肿瘤生长在 CT 和传统 MRI 图像上都可增强,不利于准确地鉴别诊断. PET FDG 能够区分疑似辐照坏死和肿瘤再生[65],[201] Tl 和[99m] Tc-HMPAOSPECT 也可以帮助区分活的肿瘤组织和辐照坏死区域[66]. 在这些情况下 MRI CBV 测量技术是有用的,图 3.5.6 就是一个例证,图中显示位于前额叶的右后边有一个少突神经胶质瘤(经质子束治疗后). CBV 图像清楚地显示在 T_1 加权像上,Gd 增强区域的 rCBV 较高,与肿瘤活检结果一致. [18]FDG PET 显示该区域有增大的摄取,符合重度损伤特征.

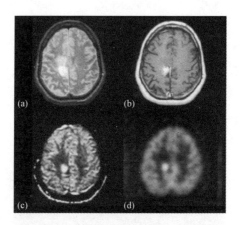

图 3.5.6 高级别胶质瘤的 CBV 分布图

数据来源于一名患有低级胶质瘤接受放疗后的男性患者. (a) T_2 加权像;(b) 对比剂增强 T_1 加权像,可见有新的增强;(c) CBV 分布图显示在 Gd 增强区域的 CBV 很高;(d) [18]FDG PET 证明相关区域有增大的摄取. 结合活检结果,证明胶质瘤复发

3.5.3 神经变性疾病

χ_m 对比度 MRI 技术的最具潜力的临床应用之一是鉴别慢性神经变性紊乱的灌注异常,特别是鉴别早老性痴呆(Alzheimer's disease,AD)和皮克痴呆症

(Pick's dementia). AD 是一种慢性、进行性神经紊乱,影响成千上万 65 岁以上的老年人. AD 病因尚不明确,可能与多种因素相关,临床表现包括记忆丧失、失语、(精神性)失用、视空间知觉障碍和人格变化,有研究表明突触和神经元减少是形成认知机能障碍的主要原因. AD 对老年人是一个巨大威胁,统计表明 $65\sim85$ 岁之间的 AD 患者数量呈指数增加. 随着社会发展和生活水平提高,人类平均寿命延长,预期 AD 患者数目会有大增的趋势. 目前既需要发展新疗法以控制 AD 病情,更需要早期评价 AD 神经病理并跟踪病情发展的有效方法.

Gonzalez 等人[67]在研究中探索脑成像技术评价老年痴呆的可能性,发现 MRI CBV 图像能够提供与 FDG PET 相似的信息. 研究中招募了来自麻省总医院 MGH 记忆障碍科的 10 名痴呆患者,被试者的临床诊断包括:很可能患有 AD 的 5 人,有可能得 AD 的 1 人,可能的皮克病 2 人和原发进行性失语症(primary progressive aphasia)2 人. 研究中采用 PET 和 MRI 分析大脑的各部分之间的相关性:将 PET 与 MRI 数据配准后,在脑皮层区域选择 8 个感兴趣区(ROI)进行分析,发现两者具有显著的一致性(图 3.5.7). 相关性较差的区域有颞叶(temporal lobe)和后颅窝(posterior fossa),可能原因是颞叶区域的 EPI 伪影严重,而后颅窝区域的脉动伪影则较重,造成上述区域的 CBV 定量结果出现较大误差. 研究结果显示,χ_m 对比度 MRI 技术作为一种非侵入性诊断技术,具有重要的临床应用价值,有助于诊断慢性神经变性疾病.

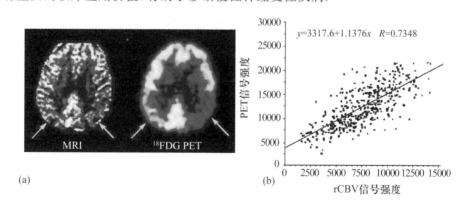

图 3.5.7

(a) 一名疑似 AD 患者的 MRI CBV(左)和 FDG PET(右)图像. 图中箭头处可见,患者顶叶区域(parietal lobe)同时出现了葡萄糖代谢和 CBV 下降,左侧情况更为严重;(b) 对应脑区的 FDG PET(y 轴)和 MRI CBV(x 轴)像素数据的相关性分析,可见显著相关性($r=0.73, P\leqslant10^{-12}$)

3.5.4   乳腺肿瘤

　　王浩宇等把压缩感知(compressed sensing,CS)技术和动态造影剂增强
(DCE-MRI)技术结合起来,实现了高时间分辨率的乳腺成像[72,73].该研究开发
了 CS 采样的 3D 成像序列,将乳腺肿瘤的动态造影剂成像的时间分辨率提高了
10 倍,通过比较 CS 技术和常规成像技术得到动态曲线,发现两者之间具有很
好的相关性($r=0.977\pm0.023$),如图 3.5.8 所示.并且通过水模实验,进一步
确认了 CS 技术在提高时间分辨率的同时不会降低图像的空间分辨率.

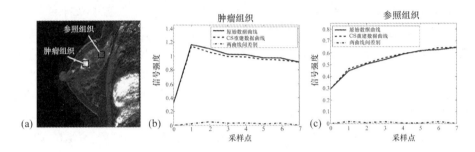

图 3.5.8　结合 CS 技术的 DCE-MRI 得到的动态曲线

(a) 典型乳腺肿瘤图像,图中 2 个 ROI 分别为肿瘤和非肿瘤(参照)区域,每个 ROI 包含 900 个像素点;
(b)和(c) 分别是肿瘤和非肿瘤 ROI 对应的动态曲线,图中的实线是真实的动态曲线,虚线为 CS 重建
出的动态曲线,点划线是两者之间的差别

§3.6   体元内非相干运动(IVIM)和相干运动(IVCM)成像[74]

3.6.1   毛细血管模型和 IVIM 效应

　　基于 MRI 的灌注测量方法目前还不理想.MRI 中一般体元大约在$3\times1\times1\ mm^3$量级.脑皮层中毛细血管平均直径约为 6 μm,数量很大,约 5700 根/
mm^3,纵横交错,各方向都有,可认为取向随机分布.肌肉中毛细血管大体为平
行走向.对体元内的毛细血管网络,为了易于统计处理,设毛细血管由很多直段
组成,如图 3.6.1 所示.设段长的统计平均长度为$\bar{l}$,在毛细血管中血流速度平均
为$\bar{v}$,设测量时间为 T,即回波时间为 TE,那么,可有两种极端情况(见图 3.6.1).
　　假定毛细血管网络由直的随机取向段构成,可以想象有两种模型.在模型
Ⅰ中,在测量时间(TE)内血流速度矢量的方向改变几次,血运动类似于随机扩

散运动,可用对扩散敏感的 MR 序列.如测量时间长、血流速度高就是这种情况.在模型Ⅱ中,血流速度在测量时间内不改变方向,可用对流动敏感的序列,模型要求血流速度很慢和测量时间很短.

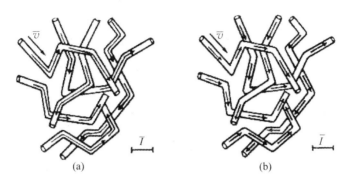

图 3.6.1　不同微循环模型的比较[75]

　　模型Ⅰ(图 3.6.1(a)):在测量时间 T 内,毛细血管内血流改换段几次,那么毛细血管内血液水自旋运动可当作一个随机运动的扩散过程来处理.理论模拟表明,在 T 内血流改换 4 段以上就可认为是一个随机运动,可把微循环当作一个伪扩散过程.我们已知道,扩散会引起回波信号幅度降低,这种微循环伪扩散也引起回波幅度降低一个 F 因子:

$$F = \mathrm{e}^{-bD^*}, \tag{3.6.1}$$

式中 D^* 称为伪扩散系数.对于真正的分子扩散过程,用统计方法时,布朗运动被描述为分子跳跃,这些跳跃的平均长度(即自由程)可用 $\bar{\ell}$ 表示,分子运动平均速度用 $\bar{v}$ 表示,那么扩散系数 D 被描述为

$$D = \bar{\ell}\bar{v}/6. \tag{3.6.2}$$

对分子自由扩散,$\bar{\ell}$ 约在 10^{-10} m,$\bar{v}$ 约为每秒几百微米,对纯水在 40℃时,$D = 2.5 \times 10^{-3}$ mm²/s;在生物组织中,由于黏度大和受限制扩散,扩散系数较低.对于微循环这种伪扩散过程,D^* 也可由方程(3.6.2)来近似,

$$D^* = \bar{\ell}\bar{v}/6. \tag{3.6.3}$$

不过式(3.6.3)中 $\bar{\ell}$ 代表微血管段的平均长度,$\bar{v}$ 代表微血管中血的平均流速.文献[4]报道猫脑中 $\bar{\ell} \approx 57$ μm,$\bar{v} = 2.1$ mm/s,$D^* = 2.0 \times 10^{-2}$ mm²/s. D^* 比在生物组织中测量的水扩散系数 D 大 10 倍.一般由灌注引起的回波衰减要大.

　　模型Ⅱ(图 3.6.1(b)):当血流很慢或毛细血管段很长,或测量时间 T 比较短时,可认为测量时间 T 内血流不改换段,也不改变大小,即血液水自旋仍呆在

直段微血管内,那么速度为 $\bar{v}_j$ 的自旋在 $t = T$ 时刻的相移由下式表示:

$$\delta\phi_j = \gamma\int_0^T \boldsymbol{v}_j \cdot \boldsymbol{G}(t)t\mathrm{d}t = \boldsymbol{v}_j \cdot \gamma\int_0^T \boldsymbol{G}(t)t\mathrm{d}t \equiv \boldsymbol{v}_j \cdot \boldsymbol{C}, \quad (3.6.4)$$

式中

$$\boldsymbol{C} = \gamma\int_0^T \boldsymbol{G}(t)t\mathrm{d}t = \gamma\left[\int_0^{TE/2} - \boldsymbol{G}t\,\mathrm{d}t + \int_{TE/2}^{TE} \boldsymbol{G}t\,\mathrm{d}t\right]. \quad (3.6.5)$$

考虑毛细血管段($\boldsymbol{v}_j$)方向和梯度方向之间夹角为 θ_j,则

$$\delta\phi_j = Cv_j\cos\theta_j, \quad (3.6.6)$$

体元内散相的分布为

$$Fe^{\mathrm{i}\phi} = \int_0^\infty\int_0^\pi p(\theta)\,p(v)\,e^{\mathrm{i}Cv\cos\theta}\sin\theta\mathrm{d}\theta\mathrm{d}v, \quad (3.6.7)$$

θ 和 v 是独立变量,$p(\theta)$、$p(v)$ 分别是 θ 和 v 的分布函数. 假定毛细血管段各向同性分布,上式变为

$$Fe^{\mathrm{i}\phi} = \int_0^\infty p(v)\mathrm{sinc}\left(\frac{Cv}{\pi}\right)\mathrm{d}v. \quad (3.6.8)$$

上式表明没有总散相,是纯粹的幅度衰减. 设 $p(v)$ 是高斯分布,可证明信号衰减的量级与模型 I 的伪扩散很类似. 当 Cv 比较小时,把 sinc 函数用泰勒级数展开取到一次项,考虑在塞流速度的情况下,

$$F \approx 1 - \frac{(Cv)^2}{6}. \quad (3.6.9)$$

把模型 I 的式(3.6.1)也展开取到一次项,于是有

$$F \approx 1 - b \cdot D^*. \quad (3.6.10)$$

如在模型 II 中也引入伪扩散系数 D^*,通过比较式(3.6.9)和(3.6.10)可得

$$D^* = v^2 \cdot \frac{C^2}{6b}. \quad (3.6.11)$$

值得注意,现在伪扩散系数只依赖于毛细血管网络的动态特性 $\langle v \rangle$,不再依赖于几何参数 $\bar{\ell}$(假定毛细血管取向为各向同性). D^* 也依赖于采集序列参数,特别是更多地依赖于测量时间(包含在因子 $b \cdot C$ 中). 而在模型 I 中,伪扩散系数像一个真扩散系数一样是常数.

在体元内流动成分通常只占体元体积的一小部分,如果用 f 表示相对体积,即用 mL(血)/mg(组织)表示活动的(active)毛细血管密度,体元横向磁化强度是

$$M_{xy} = (1-f)M(T_{1s}, T_{2s}, D_s) + fFe^{\mathrm{i}\phi}M(T_{1c}, T_{2c}, D_c). \quad (3.6.12)$$

下标 s 表示静止(static)成分,下标 c 表示毛细血(capillary)循环成分,上式成立

的条件是假定除弛豫、扩散和灌注外没有其他效应. 公式右边第一部分代表静止组织贡献的信号,只有弛豫和扩散;第二部分代表毛细血管贡献的信号,$Fe^{i\phi}$代表灌注引起的幅度衰减($F\leqslant 1$),ϕ是灌注流动引起的相移. 这里忽略毛细血管和组织间的交换效应,同时也忽略较大血管中的血流效应. 静止组织和流动成分的 T_1 和 T_2 在一级近似上被假定是类似的,当然这是有争议的. Young 等人利用 T_2 的差异性从静止成分中区分出流动成分[76].

3.6.2 体元内不相干运动(IVIM)和相干运动(IVCM)

自旋运动会引起体元内磁化强度产生一个相移 ϕ. 如果这相移在 180° 脉冲及适当梯度作用下,在自旋回波时刻能完全消除,实现完全聚相,这种运动称为体元内相干运动(intravoxel coherent motion,IVCM),否则称为体元内不相干运动(intravoxel incoherent motion,IVIM),从而将自旋运动分为两类. IVIM运动,典型的如分子平移扩散运动,不引起固定相移,引起回波幅度降低. IVCM运动,例如大、中、小血管中的定常流动,v、a、j 都会引起运动相关散相,也都有流动补偿办法,恒速运动时,存在第二回波再聚相. 对毛细血管,分为两个模型:

模型 I:体元内毛细血管弯折很多段(segment),在测量时间 TE 内,自旋通过 4 段以上,这种微循环流动可近似为一种随机扩散运动,属于非相干运动.

模型 II:体元内毛细血管平均可以弯折不多,也可以弯折多. 但在测量时间内,毛细血管内血液水自旋运动不换段,只在一个直段内运动,这个运动在第一个回波时产生相移,在第二回波时相移可消除,即第二回波再聚相. 这种运动本质上是相干运动. 如果用第二回波成像,测量时间 $T=2TE$,在 T 内自旋不换段,这就是体元内相干运动,利用第二个回波成像也叫 IVCM 成像. 利用第一个回波成像时,这种运动也可以当 IVIM 处理.

实践上,IVIM 成像发展最为成熟,包括扩散、模型 I 的灌注. 用第一回波成像时,模型 II 的灌注也包括在内. 可见,IVIM 成像是扩散和灌注合在一起的成像. 下面分别讨论 IVCM 成像和 IVIM 成像.

3.6.3 IVCM 成像

流动敏感相位成像可揭示体元内所有自旋的净运动,被称为 IVCM 成像[77]. IVCM 图像的主要应用是在快流动范畴. 然而,考虑把它应用到慢流动(比如灌注)也是恰当的.

为了保证 IVCM 相位像只显示流动感应的相移,一般是采集对应不同流敏梯度的两幅图像. 在 IVCM 图像中,各体元的相位反映自旋在外加梯度方向的平均运动. 所谓"平均运动"有两层含义,一是对各体元的空间平均,二是对敏感期的时间平均. 对于血管包含整个体元的情况,相位信息的解释很简单,它是平均血流的直接度量. 在体元包含许多毛细血管的情况,可分为灌注的 IVCM 模型(在测量期血不换段)和 IVIM 模型(换 4 段以上). 然而在某些组织中,可能有净毛细流动. 在这种情况,相位像可提供关于灌注的额外信息.

事实上,相干运动感应的相位变化在许多组织中都能观察到. 为了解释与灌注相关的相移,可采用两房室模型:一室代表血,具有弛豫时间 T_{1B} 和 T_{2B} 及流动速度 $\bar{v}_B$;另一室代表毛细血管周围的组织,具有 T_{1M} 和 T_{2M},设集体速度是 $\bar{v}_M$. 混合系统的总相移是

$$\phi_{tot} = \arctan \frac{S_B \sin\phi_B + S_m \sin\phi_m}{S_B \cos\phi_B + S_m \cos\phi_m}, \qquad (3.6.13)$$

式中 S_B、ϕ_B 分别是血液房室信号的幅度和相位,S_m、ϕ_m 分别是组织房室信号的幅度和相位. 在组织静止($\phi_m = 0$)情况下,上式化为

$$\phi_{tot} = \arctan \frac{S_B \sin\phi_B}{S_B \cos\phi_B + S_m}. \qquad (3.6.14)$$

显然,组织信号的存在降低了观察相干血流相移的灵敏度. 例如,设血液与组织的信号比例关系为 $S_B \approx 5\% \cdot S_m$,则 $\phi_{tot,max}$ 从 $180°$ 降低到近似 $5°$,这是难以探测的. 然而,相对信号幅度 S_m 和 S_B 不只依赖于各室可见的总自旋密度. 信号还随弛豫时间变化,血的弛豫时间比组织实质的弛豫时间长,也可以利用磁化强度转移[78]来改变信号幅度的差别. 适当选择序列参数,例如用长 TE,S_m 相对于 S_B 可以显著降低,从而提高观察血流的灵敏度.

尽管采取若干措施,对于健康人要从 IVCM 图像中隔离出灌注的贡献仍有困难. 然而,病理条件经常产生增强的灌注,肿瘤研究也证明,相移在某些情况能很好地反映这些变化. 图 3.6.2(a)是一个癫痫病人[79]的标准 T_2 加权像,未显示异常;图 3.6.2(b)是该病人的 IVCM 相位像,显示很清楚的区域相移. 这可能是与癫痫病灶有关的灌注增强的标志. EEG 检查结果确认了病灶位置.

总之,相位像对研究体元内平均相干运动提供了一个灵敏的工具. 这样的相干运动可以包括灌注的贡献,对正常健康人,把灌注从组织体运动中分离出来是困难的. 在病态组织中,灌注是增强的,运动敏感的相位像的确能揭示这些变化. 虽然 IVCM 方法的主要作用可能是研究宏观液体流动和组织体运动,但对灌注流动它也提供一个洞察的窗口.

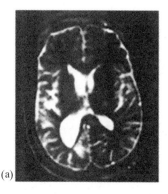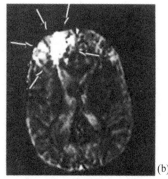

(a)   (b)

图 3.6.2　癫痫患者脑部图像

(a) T_2 加权模像：SE1500/80,未见异常；(b) IVCM 相位像揭示高灌注的癫痫斑区(箭)

3.6.4　IVIM 成像

由以上讨论,可知 IVIM 成像建立在扩散成像技术基础上. IVIM 图像可给出扩散和灌注的信息. 当微循环效应存在时,按照计算扩散的方法得到的图像也依赖于灌注,这就是用术语"表观扩散系数"(ADC)来描述这种图像的特征的原因. 显然 ADC 是人为参数,没有本征物理意义. 图像强度作为梯度因子 b 的函数,衰减特征给出更多的信息. 特别是三个基本参数,即扩散系数 D、灌注衰减 F 和毛细血管密度 f 有可能分别定量出来(见 §3.7 节),需要用不同 b 值采集多个 IVIM 图像[80]. 为了方便,把方程(3.6.12)改写为

$$M_{xy} = (1-f)M(T_{1s}, T_{2s})\mathrm{e}^{-bD_s} + fF\mathrm{e}^{\mathrm{i}\phi}M(T_{1c}, T_{2c})\mathrm{e}^{-bD^*}. \quad (3.6.15)$$

当把不同 b 值的 MR 信号与方程(3.6.15)拟合时,信号衰减曲线最后面的点(对应大 b 值)几乎代表纯粹的扩散,因为 $D^* > D$,在大梯度时灌注效应已被完全消除(图 3.6.3). 第一点(小 b 值)包含扩散和微循环效应. 从扩散渐近线的偏离直接反映了灌注分数 f. 其起始斜率(可从 $b_0 = 0$ 和 $b_1 = 100$ s/mm^2 两点计算)给出乘积 fD^*(正比于血流,见后),它反映灌注的存在. 然而,必须认识到,信号随 b 值变化半对数图上斜率效应无法明确确定微循环效应. 这样行为的通常解释是：至少存在两个不同房室,其扩散系数不同,其间没有交换或交换甚慢. 其中快成分的扩散与体元内非相干运动过程比如微循环有关. 这种循环来自毛细血管血而不是脑脊液.

灌注测量对系统的要求比扩散成像更高,因为只有很小的一部分信号(约 5%)携带着微循环信息[81],对信噪比要求十分苛刻,难以达到. 设备硬件条件较好的情况下,用衰减曲线最后部分逐像素计算扩散系数相对容易.但是实际应用中确定 f 和 D^* 较为困难,通常需要较大的 ROI 和平均像素信息以提高 SNR[81,82],也可使用对比剂增大流动成分的贡献,以提高静止成分和流动成分之间的图像对比度.

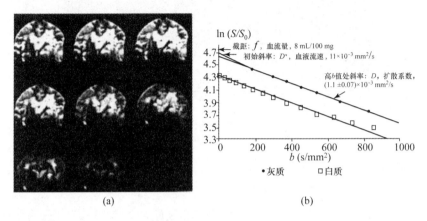

图 3.6.3   IVIM 研究

(a) 脑胶质瘤病人对 IVIM 敏感的 8 幅 EPI 图像.(b) IVIM 实验中信号随梯度因子 b 衰减的变化曲线.在 1.5T 机器上对 70 岁志愿者用 IVIM EPI 采集 16 幅不同的扩散敏感像.将白质和灰质 ROI 内信号平均,按不同 b 值作图.白质曲线近似为一直线,是纯扩散过程,直线斜率给出扩散系数,$D=(1.10\pm0.03)\times10^{-3}$ mm²/s.根据 IVIM 模型,灰质曲线在低 b 值部分的斜率由微循环效应引起,高 b 值部分的直线拟合可得扩散系数.扩散渐近线的截距对应灌注因子 f.实际中把数据与方程(3.6.15)拟合,可得到更好的精度,$D=(1.10\pm0.07)\times10^{-3}$ mm²/s,$f=8\pm2\%$,$D^*=(11\pm6)\times10^{-3}$ mm²/s,70 岁老人脑灰质中扩散系数比年轻人的观察值要大一些

3.6.5   IVIM 和经典灌注

理论上,IVIM 成像从灌注因子 f 和伪扩散系数 D^* 提供关于血液微循环的信息,虽然这一概念尚有争议[83].从较大血管(流入和流出)的贡献,由于血流速度较大,或多或少受到梯度磁场的破坏[84,85].灌注因子 f 是各体元内流动着的毛细血管血的相对体积(%),或更准确地说,是在毛细血管房室内流动着的"NMR 可看见的"水的体积 V_d 与整个体元内"NMR 可看见的"总水体积 V_{H_2O} 之比.可以把 f 转换到每 100 g 组织多少毫升血液(用 NMR 可看见的水含量校正),知道组织中 NMR 可看见的水含量的相对值($f_w=V_{H_2O}/V$),并假定组织密度是 1 的话,则

$$f = \frac{V_{\mathrm{d}}}{V_{\mathrm{H_2O}}} = \frac{V_{\mathrm{d}}}{f_{\mathrm{w}} V} = \frac{CBV}{f_{\mathrm{w}}}. \qquad (3.6.16)$$

伪扩散系数 D^*,从式(3.6.3)可得到为 $\ell v/6$.这两个参数可以为微循环生理提供有用的数据.例如感官刺激时特定脑区响应,血流增加,调节机制是毛细血管充盈($f\uparrow$)呢,还是血速度增大($D^*\uparrow$)呢?使用可扩散示踪剂的传统方法很难回答这种问题.通过分开监测 f 和 D^*,IVIM 方法在原理上有潜力解决这一问题.IVIM 结果也可以用脑血流量(CBF)给出.中心体积定理(式(3.4.6)或(3.2.2))表述:脑血流量(CBF)是脑血容积(CBV)与平均通过时间(MTT)之比.根据式(3.6.16)得

$$CBF = \frac{CBV}{MTT} = \frac{v_{\mathrm{d}}/v}{MTT} = \frac{f_{\mathrm{w}} f}{MTT}. \qquad (3.6.17)$$

如果 L 是毛细血管总长度,由式(3.1.2)定义的平均通过时间和伪扩散系数表达式(3.6.3),可以把 MTT 表示成

$$MTT = \frac{L}{v} = \frac{L\ell}{6D^*}. \qquad (3.6.18)$$

代入式(3.6.17)可得到

$$CBF = \frac{6f_{\mathrm{w}}}{\ell L} f D^*, \qquad (3.6.19)$$

式中 ℓ 是毛细血管段长度,式(3.6.19)建立了经典灌注和 IVIM 之间的联系. f_{w} 和 ℓL 对于给定组织是不变的,于是相对灌注即血流可从乘积 $f D^*$ 来估计.再根据式(3.6.18),MTT 也可从 D^* 来估计(至少以相对的方式),而不需要任何动脉输入函数,也不包括血在大的馈血管内通过的时间.

很多情况尤其是功能研究,相对测量是有力的评价工具,例如对某一器官的对称区域进行比较,或者观测生理刺激导致的灌注响应等.特定情况下绝对测量也是可能实现的,比如已知微血管解剖结构时[86]:猫脑皮层中 $L=2$ mm,$\ell=108$ μm,可以得到绝对的 MTT 和 CBF.在猫脑皮层中[87],典型的 IVIM 数据是 $f=6.1\pm0.4\%$,$D^*=(11\pm2)\times10^{-3}$ mm^2/s,取 $f_{\mathrm{w}}=0.78$,从方程(3.6.16)可得到 $CBV=(4.8\pm0.3)$ mL/100 g,从方程(3.6.18)可得 $MTT=(3.4\pm0.6)$s,从方程(3.6.19)可得到 $CBF=(87\pm22)$ mL/(100 g·min),结果与文献[88]数据一致.

§3.7 IVIM 成像中扩散和灌注的分离[75]

3.7.1 IVIM 成像

设生物组织包括灌注的微血管中流动水的体积份额为 f(典型值为百分之

几),静止的细胞内外水(只有扩散)的份额则为 $1-f$. 为了简化,设两种成分有相似的扩散系数 D 和横向弛豫时间 T_2,它们的横向磁化强度没有净相散. 单个体元内的回波衰减可写为(把式(3.6.15)作简化)

$$S(TE) = S(0)\mathrm{e}^{-TE/T_2} \cdot \mathrm{e}^{-bD}\big[(1-f)+fF\big]. \qquad (3.7.1)$$

IVIM 成像的目的是产生扩散系数 D 和灌注因子 f 结合的像和分离的像,不管微血管几何结构和血流速度. 灌注像是活动的毛细血管密度的像. 所谓活动的毛细血管,就是管内血液是流动的. 活动的毛细血管只代表全部毛细血管的一部分,在鼠脑[89]中占 57%,是依赖生理状态或病理条件的函数.

IVIM 像是从一对 SE 序列产生的,如图 3.7.1(a)、(b)所示. 这对序列对扩散和灌注运动的敏感程度不一样. 图 3.7.1(a)是一个标准的 SE 序列,可忽略 IVIM 对回波信号 S_0 的影响. 图 3.7.1(b)包含了额外的梯度脉冲,以增加 IVIM 对回波信号 S_1 的影响. IVIM 图像就是从这对序列得到的 ADC 像,

$$ADC_1 = \ln\left(\frac{S_0}{S_1}\right)/(b_1 - b_0). \qquad (3.7.2)$$

如果在体元中扩散是唯一的运动类型,则 $ADC=D$;在微循环情况,$ADC>D$. 灌注因子 f 对 ADC 的贡献可以通过结合由方程(3.7.1)和(3.7.2)定义的关系计算出来. 图 3.7.1 是测量扩散的序列,除扩散梯度外,序列其他参数(TE, TR)等都保持不变,b_0、b_1 和 b_2 分别是图 3.7.1 所示序列(a)、(b)和(c)中的梯度因子. S_0/S_1 之比把 IVIM 像中自旋密度、T_1 和 T_2 效应全部消除,同理 S_1/S_2 亦然.

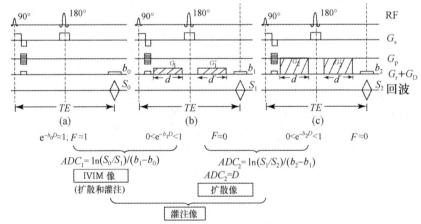

图 3.7.1 扩散和灌注的分离

为了产生扩散和灌注分离的像,需要用三个序列. (a) 标准 SE 序列,扩散和灌注效应可忽略;(b) 加了扩散梯度的 SE 序列,扩散梯度为 G_1 和 G_1',宽度为 d 和 d';(c) 加了很强扩散梯度的 SE 序列,扩散梯度为 G_2 和 G_2'. 在(b)、(c)中,扩散梯度足够强,以致微循环对 S_1 和 S_2 的贡献可忽略. 从 S_1 和 S_2 可得到纯扩散像,从 S_0 和 S_1 可得到 IVIM 像. 结合这扩散像和 IVIM 像,一个纯灌注像可提取出来

这样测量的扩散系数并不是真正的扩散系数,而是包含了灌注效应在里面,是放大了的扩散系数,叫作"表观扩散系数"(apparent diffusion coefficient, ADC).根据《核磁共振成像——物理原理和方法》书中方程(6.2.32)计算扩散像,用图 3.7.1 所示序列,由(a)、(b)一对像可产生 ADC_1,用(b)、(c)一对像可产生 ADC_2:

$$ADC_2 = \ln(S_1/S_2)/(b_2 - b_1). \tag{3.7.3}$$

在下面两个假设下可得到一个简化的表达式.

假设①:在标准序列 S_0 中,扩散和灌注效应可忽略,于是 $e^{-b_0 D} \approx 1$,$F_0 \approx 1$ 代入式(3.7.1),在图 3.7.1(a)序列中,回波衰减为

$$S(TE)_0 \approx S(0)e^{-TE/T_2}. \tag{3.7.4}$$

假设②:在序列 S_1 中如果扩散梯度脉冲足够长也足够强,以致 $f \cdot F_1 \ll (1-f)$,即流动成分对回波信号的贡献可被忽略,$F_1 \approx 0$,而扩散的贡献使回波有一适度的衰减.根据回波衰减的显著差距,有可能区分出扩散和灌注的结果.在图 3.7.1(b)序列中回波衰减为

$$S(TE)_1 = S(0)e^{-TE/T_2}e^{-b_1 D}(1-f). \tag{3.7.5}$$

在上面两个条件下,分别有式(3.7.4)和(3.7.5)成立,将其代入式(3.7.2),得到

$$ADC = D + \frac{1}{b_1}\ln\frac{1}{1-f}. \tag{3.7.6}$$

在大部分情况下,$f \ll 1$,约为 5%,可以把 $\ln\frac{1}{1-f}$ 展开取近似得

$$ADC \approx D + \frac{f}{b_1}. \tag{3.7.7}$$

ADC 反映了扩散和灌注,设典型值为 $f = 5\%$,$b_1 = 100$ s/mm^2,$D = 1 \times 10^{-3}$ mm^2/s 时,灌注因子对 ADC 的贡献占 1/3,于是 ADC 成为对灌注很灵敏的指标.从方程(3.7.7)看,当 b_1 增高时 ADC 对灌注的灵敏度下降.因此,正确的 b_1 值应该是使假设②成立的最小值,即灌注对回波信号 S_1 贡献可忽略.另一方面,既然 F 不出现在方程(3.7.7)中,毛细血管几何结构和血流速度不需要知道.进一步,IVIM 成像只需要修改脉冲序列,不需要修改重建软件.在许多 MRI 系统上都有计算 T_2 像的功能,这可利用来计算 IVIM 像.

3.7.2 扩散和灌注的分离

根据方程(3.7.6)或(3.7.7)定义的关系,要分离开 D 和 f,用具有不同梯

度因子 b 的两个 IVIM 像就有可能办到. 实际上通过用第三个序列(图 3.7.1 (c))就可定量计算出扩散和灌注像. 图 3.7.1(c)所示序列与图 3.7.1(b)完全相同, 只是扩散梯度更强, 以致在 S_2 中回波由于扩散衰减更大一些. 方程(3.7.2)和(3.7.3)联立, 可解得纯灌注因子 f:

$$f = 1 - \exp\left[(ADC_2 - ADC_1) \Big/ \left(\frac{1}{b_1} - \frac{1}{b_2} \right) \right]. \tag{3.7.8}$$

§3.8 动脉自旋标记灌注 MR 成像(ASL MRI)

如果动脉血液中自旋弛豫状态与组织自旋不同, 当血液流入组织后会改变组织的整体磁化强度, 磁共振成像技术可以检测出这种变化. 动脉自旋标记(arterial spin labeling, ASL)技术基于上述原理(图 3.8.1), 通过进行两次成像来实现灌注定量.

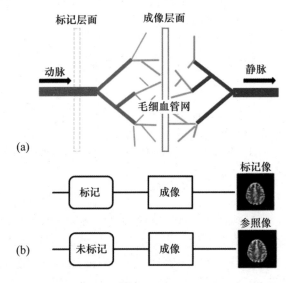

图 3.8.1

(a) ASL 灌注示意图: 动脉血液流入毛细血管网, 与组织交换, 从静脉流出, 箭头代表血流方向. (b) ASL 序列扫描示意图: 上图是磁化标记的序列扫描, 采集标记像; 下图是无磁化标记的序列扫描, 采集参照像

(1) 标记像(tagging image): 根据血流方向在成像层面的上游空间预先施加射频脉冲, 改变血液自旋弛豫状态, 称为磁化标记(tagging). 标记后等待一段

时间,含有标记自旋的血液流进成像区域的毛细血管网后再进行成像.

(2) 参照像(control image):采用与标记像扫描相似的序列结构,除了没有自旋标记过程,在相同成像层面进行采集.

ASL 技术需要分别采集标记像和参照像,将标记像与参照像相减,差值图像中包含了成像区域内组织的灌注信息,从而可以定量计算出灌注分布图.1992 年 Detre 等人[92,93]用连续的 RF 脉冲链来标记颈部动脉,成功地得到了大鼠脑部灌注图像.ASL 技术最初应用于脑部成像,后来逐渐扩展到其他组织器官,如心脏、肾脏等.

ASL 标记可以采用饱和(saturation)或翻转(inversion)脉冲.标记过的血液自旋可看作自由扩散的示踪剂,能够与脑组织进行水交换并达到一个稳态,此时采集的 MR 信号受到脑血流(CBF)、血液 T_1、脑组织 T_1 以及脑-血部分系数等因素的影响.ASL 技术类似于 PET 和 SPECT 等采用示踪剂测量灌注的方法.PET 和 SPECT 技术采用连续注入短寿命示踪剂,示踪剂随血流在组织内分布和聚集,根据示踪剂局部累积和衰减情况进行定量评价[90,91].ASL MRI 利用标记过的水作为内源性的示踪剂,通过标记水和组织进行交换来定量灌注,T_1 弛豫提供一个可测量的衰减率.

ASL 技术可以无创地定量评价组织灌注水平,连续观察组织灌注的动态变化.除了脑功能研究,定量灌注成像在临床上也可用于评价循环紊乱等病症.局部灌注的变化可以指示早期梗塞、脉管炎或变质性疾病,比如早老性痴呆等.对具体动脉的选择性激发,例如用小表面线圈或用二维选择脉冲,可以得到具体动脉的灌注分布图,有利于中风手术评价,也可应用于其他器官比如心和肺,以诊断局部缺血或梗死.

ASL 技术定量测量灌注,依赖于 T_1 弛豫率、标记方式、成像质量等多种因素,按标记方式可以大致分为两大类:① 连续动脉自旋标记(continuous ASL,CASL);② 脉冲动脉自旋标记(pulsed ASL,PASL).下面分别介绍这两大类标记方法.

3.8.1　连续动脉自旋标记(CASL)

1. CASL 技术原理

CASL 是最早实现的 MR 脑灌注成像的标记方式,如图 3.8.2 所示.CASL 技术在成像层面的上游施加连续 RF 脉冲,改变流入目标组织区域内的血液自旋纵向磁化强度 M_z,标记时间较长,图像整体信噪比较高.

CASL 标记脉冲可以采用连续饱和[92]或者连续翻转[93]脉冲,配合血液流

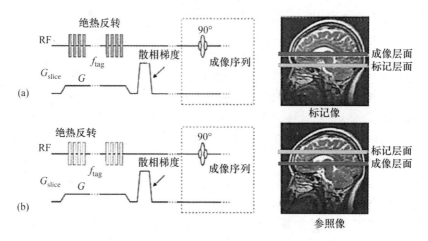

图 3.8.2　连续动脉标记示意图

(a)为标记像扫描;(b)为参照像扫描.(a)中标记脉冲和成像脉冲的频率相差 Δf_{tag},所以标记平面在成像层面的下方;(b)中标记脉冲与成像脉冲的频率相差$-\Delta f_{tag}$,所以标记平面在成像层面的上方

动引起的动脉自旋的线性运动来完成磁化标记,标记过程中需要遵守绝热快通过(adiabatic fast passage,AFP)原则.假设在一段相对较直的动脉中,沿血流方向加静场梯度,使运动自旋的共振频率随着运动位置不断发生变化,RF 激发层面垂直于流动方向激发动脉血液自旋,则满足绝热快通过原则进行标记的条件是[95]

$$\frac{1}{T_1},\frac{1}{T_2} \ll \frac{1}{B_1}Gv \ll \gamma B_1,\qquad(3.8.1)$$

式中 G 是梯度强度,v 是流动自旋的线速度.

　　CASL 标记时,G 和 B_1 需要满足上式条件,假设鼠颈动脉血流速近似为 10 cm/s,ASL 标记过程中 $G=1$ Gs/cm,$B_1=59$ mGs,则 $\gamma B_1=1571$ rad/s,$Gv/B_1=170$ s^{-1},不等式(3.8.1)右边条件是满足的;鼠脑血液 $1/T_2 \approx 10$ s^{-1},$1/T_1 \approx 0.59$ s^{-1},近似认为 10 $s^{-1} \ll 170$ s^{-1},所以不等式(3.8.1)左边条件也是满足的.利用 AFP 过程进行 CASL 标记,可通过仿真来观察标记效率随血流速度的变化,研究表明在 5~35 cm/s 流速范围内可达到 90% 的标记效率,5 cm/s 以下时由于不等式(3.8.1)左边条件不满足而引起标记效率下降.

　　Wolff 和 Balaban[78]实验证明,偏共振 RF 激发能引起组织磁化强度大幅降低,原因是组织水和大分子质子间交叉弛豫发生饱和转移,称为磁化强度转移(magnetization transfer,MT).在颈部动脉进行 CASL 标记时,可能会在成像区域的脑组织中产生 MT 效应,脑组织信号可降低 60% 以上. 在成像层面相对较薄的情况下[95],参照像扫描时采用同样的标记 RF 脉冲,激发标记层面相对于成像层面的镜像平面,可以矫正 MT 效应.

消除 MT 对灌注成像影响的另一方法是用双 RF 线圈,一个用于局部动脉自旋标记,另一个探测成像区域的组织信号,从而减小标记 RF 对成像层面的影响,避免发生 MT 效应. 双线圈方法的优点是:① 消除 MT 效应导致的信号损失,提高信噪比;② 减小了 MT 效应,有利于三维成像. 双线圈方法技术要求两 RF 线圈隔离度要高,彼此间无耦合.

2. CASL 灌注定量

CASL 技术通过连续脉冲翻转 M_z 来标记血液中的水质子自旋,生成可测量组织灌注率的内源性示踪剂. 以脑灌注为例,假定血液中的标记水是自由可扩散示踪剂,通过示踪剂对脑组织磁化强度的影响,可以测量出示踪剂在脑中的剂量. 灌注过程中,组织 M_z 受到 T_1、灌注率等因素影响,反映灌注效应的布洛赫方程可写为

$$\frac{\mathrm{d}M}{\mathrm{d}t} = \frac{M_0 - M}{T_1} + fM_a - fM_v, \tag{3.8.2}$$

式中 fM_a 代表流入的动脉自旋,fM_v 代表流出的静脉自旋,f 代表脑血流量,T_1 代表无流动、无水交换时组织纵向弛豫时间,M 代表单位体积组织的磁化强度,M_0 是热平衡磁化强度,M_a 和 M_v 分别是单位体积动脉血和静脉血的磁化强度.

假定混合房室条件下,用 λ 代表脑-血部分系数(单位体积组织中的水容积/单位体积组织重量,mL/g),静脉血流带走的磁化强度可用 fM/λ 代替,方程(3.8.2)可改写为

$$\frac{\mathrm{d}M}{\mathrm{d}t} = \frac{M_0 - M}{T_1} + fM_a - \frac{f}{\lambda}M. \tag{3.8.3}$$

为简化方程(3.8.3)的求解,作如下两个假设:

(1) 流入脑组织的动脉血液自旋已经全部标记为已知值 M_a,饱和脉冲标记 $M_a = 0$,翻转脉冲标记 $M_a = -M_{a0}$,M_{a0} 为完全弛豫状态下血液磁化矢量值,则 M_a 与 M_{a0} 之间的关系可以表示为

$$M_a = (1 - 2\alpha)M_{a0}, \tag{3.8.4}$$

式中 α 称为标记效率(tagging efficiency),理想情况的饱和脉冲标记 $\alpha = 0.5$,翻转脉冲标记 $\alpha = 1$:

$$\alpha = \frac{M_{a0} - M_a}{2M_{a0}}. \tag{3.8.5}$$

　　(2) 血液标记自旋和脑组织自旋之间的交换为瞬态过程,交换中的弛豫可以忽略不计.

　　在上述两个假设下,稳态情况下流入和流出的自旋量处于平衡,则

$$fM_{a0} = fM_0/\lambda. \tag{3.8.6}$$

结合公式(3.8.4)和(3.8.6),可知

$$fM_a = (1-2\alpha)fM_{a0} = (1-2\alpha)fM_0/\lambda. \tag{3.8.7}$$

替换方程(3.8.3)中的 fM_a,求解可得

$$M(t) = M_0 \frac{\dfrac{1}{T_1} + (1-2\alpha)\dfrac{f}{\lambda} + 2\alpha\dfrac{f}{\lambda}e^{-t\left(\frac{1}{T_1}+\frac{f}{\lambda}\right)}}{\dfrac{1}{T_1} + \dfrac{f}{\lambda}}. \tag{3.8.8}$$

从上式可发现,标记过的动脉自旋导致磁化矢量 M 以时间常数 T_{1app} 作指数衰减,其中

$$\frac{1}{T_{1app}} = \frac{1}{T_1} + \frac{f}{\lambda}. \tag{3.8.9}$$

代入公式(3.8.8),可以进一步简化为

$$M(t) = T_{1app}M_0\left[\frac{1}{T_1} + (1-2\alpha)\frac{f}{\lambda} + 2\alpha\frac{f}{\lambda}e^{-t/T_{1app}}\right]. \tag{3.8.10}$$

达到充分灌注的理想情况下,即 $M(t) \rightarrow M^{ss}$,可知标记像的信号值为

$$M_{tag}^{ss} = T_{1app}M_0\left[\frac{1}{T_1} - \frac{f}{\lambda}(2\alpha-1) + 2\alpha\frac{f}{\lambda}e^{-t/T_{1app}}\right]. \tag{3.8.11}$$

未施加有效的标记脉冲时,可视 $\alpha=0$,则参照像的信号值为

$$M_{control}^{ss} = M_0 = T_{1app}M_0\left(\frac{1}{T_1} + \frac{f}{\lambda}\right). \tag{3.8.12}$$

差值图像的信号为

$$\Delta M = M_{control}^{ss} - M_{tag}^{ss} = T_{1app} \cdot M_0 \cdot 2\alpha\frac{f}{\lambda}(1 - e^{-t/T_{1app}}). \tag{3.8.13}$$

从方程(3.8.13)很容易得出血流 f 为

$$f = \frac{\lambda}{T_{1app}} \cdot \frac{M_{control}^{ss} - M_{tag}^{ss}}{2\alpha M_0(1 - e^{-t/T_{1app}})}. \tag{3.8.14}$$

如果标记时间足够长,上式可以进一步简化为

$$f = \frac{\lambda}{T_{1app}} \cdot \frac{M_{control}^{ss} - M_{tag}^{ss}}{2\alpha M_0}. \tag{3.8.15}$$

　　实际应用中,动脉自旋标记后,从标记层面流到成像区域需要一段时间,这段时间称为到达时间(arrival time),或者传输延时(transit delay).考虑到传输延时

和标记弛豫衰减的影响,则 ΔM 在成像层面内的实际贡献与下式相关:

$$\Delta M(t) = \begin{cases} 0 & 0 < t < \tau, \\ e^{-\tau/T_1} & \tau < t < \tau + \delta, \\ 0 & \tau + \delta < t, \end{cases} \quad (3.8.16)$$

式中 τ 是标记后动脉自旋到达成像区域所经历的时间;δ 是标记自旋在成像区域的停留时间;$\tau + \delta$ 是标记自旋离开成像区域的时刻.

考虑到标记自旋在成像区域内的动态过程,ΔM 可以具体分段表示为

$$\Delta M(t) = \begin{cases} 0 & 0 < t < \tau, \\ 2\alpha \dfrac{M_0}{\lambda} f T_1 e^{-\tau/T_1} \left[1 - e^{-(t-\tau)/T_1} \right] & \tau < t < \tau + \delta, \\ 2\alpha \dfrac{M_0}{\lambda} f T_1 e^{-\tau/T_1} e^{-(t-\tau-\delta)/T_1} (1 - e^{-\delta/T_1}) & \tau + \delta < t. \end{cases}$$
$$(3.8.17)$$

若传输延时 τ 已知,假设成像时满足 $\tau < t < \tau + \delta$,则 CASL 的灌注定量公式为

$$f = \frac{\lambda}{T_1} \cdot \frac{\Delta M(t) e^{\tau/T_1}}{2\alpha M_0 \left[1 - e^{-(t-\tau)/T_1} \right]}. \quad (3.8.18)$$

M_{tag}、M_{control}、T_{1pp}、α 和 λ 都是可测量的量,所以血流 f 的定量一般需要作三次测量:① 采集经过动脉自旋标记的标记像;② 采集未经标记的参照像;③ 测量 T_{1app}.通常假定 $\lambda = 0.9 \text{ mL/g}$,虽然灰、白质 λ 值稍有不同[94].用鼠脑血流近似值 $CBF \approx 100 \text{ mL/(100 g·min)}$,$T_1 = 1.7 \text{ s}$(4.7 T 下 T_{1app} 的估计值),$\lambda = 0.9 \text{ mL/g}$ 代入方程(3.8.18),表明动脉自旋饱和标记($\alpha = 0.5$)时脑组织磁化强度减小了 3.2%,动脉自旋翻转标记($\alpha = 1$)时脑中质子磁化强度减小 6.4%.虽然这些变化不大,MRI 还是可以探测出,但是需要多次测量平均信号来提高信噪比.

3.8.2　脉冲动脉自旋标记(PASL)

PASL[11] 的标记方式与 CASL 的不同之处在于,PASL 一般采用单个短 RF 脉冲来进行磁化标记,而 CASL 是采用连续的 RF 脉冲链来进行磁化标记.PASL 翻转标记脉冲作用在一个相对比较大的区域上(图 3.8.3),但持续很短的时间(典型的为 10 ms).为了让标记区域的范围尽可能大,并且边缘过渡尽可能窄,PASL 通常会采用绝热脉冲(adiabatic pulse)进行标记.PASL 和 CASL 都采用了绝热翻转技术,通过共振频率和射频频率的频率差($\Delta\omega = \omega_0 - \omega_{\text{RF}}$)来

决定有效场的方向（也就是血液自旋的方向），两者的不同之处在于：在 PASL 标记过程中频率差 $\Delta\omega$ 由正到负变化是射频脉冲的频率 ω_{RF} 变化产生的，而 CASL 的 $\Delta\omega$ 变化是因为血液自旋流经梯度场时共振频率 ω_0 变化产生的.

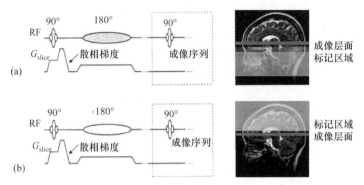

图 3.8.3　PASL 序列扫描示意图

以 FAIR 标记方式为例：(a) 标记像扫描序列及其结果；(b) 参照像扫描序列及其结果

1. PASL 标记方式

PASL 标记之前，通常先对成像平面施加一个饱和脉冲，用以消除翻转标记脉冲轮廓不完美带来的对成像平面的影响. 标记过程中，通常使用的绝热脉冲是双曲正切脉冲（看《核磁共振成像——物理原理和方法》书中 §5.4.2 节），主要有三种不同类型的脉冲标记方法：

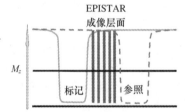

图 3.8.4　EPISTAR 标记方法示意图

(1) EPISTAR(echo-planar MR imaging and signal targeting with alternating radio frequency)如图 3.8.4 所示，标记像采集时对靠近成像平面的一片区域实施翻转，参照像则在标记区域相对于成像平面的镜像区域进行翻转. EPISTAR 利用 EPI 进行图像采集，是 PASL 第一个实现方案[12].

(2) PICORE(proximal inversion with a control for off-resonance effects)的标记方法如图 3.8.5 所示，扫描参照像的图像时，施加翻转脉冲时没有梯度场的存在[11].

(3) FAIR(flow-sensitive alternating inversion recovery)的参照像是通过对成像区域进行选择性翻转完成的[13]；标记像是对大范围区域实施非选择性翻转，如图 3.8.6 所示.

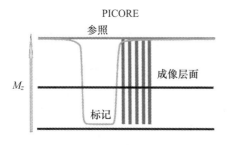
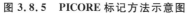
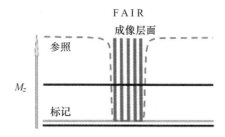

图 3.8.5 PICORE 标记方法示意图 **图 3.8.6 FAIR 标记方法示意图**

2. PASL 灌注定量

PASL 灌注定量原理和 CASL 基本相同,但是需要考虑标记方式不同而导致的标记自旋的弛豫衰减不同. PASL 的灌注过程也可分为三个阶段,不同阶段的 ΔM 在成像层面内的实际贡献可用下式表示:

$$\Delta M(t) = \begin{cases} 0 & 0 < t < \tau, \\ \mathrm{e}^{-t/T_1} & \tau < t < \tau + \delta, \\ 0 & \tau + \delta < t, \end{cases} \tag{3.8.19}$$

式中 τ 是传输延时,δ 是停留时间,$\tau + \delta$ 是标记自旋离开成像区域的时刻. 考虑到标记自旋在成像区域内的动态过程,ΔM 可以分段表示为

$$\Delta M(t) = \begin{cases} 0 & 0 < t < \tau, \\ 2\alpha \dfrac{M_0}{\lambda} f(t-\tau) \mathrm{e}^{-t/T_1} & \tau < t < \tau + \delta, \\ 2\alpha \dfrac{M_0}{\lambda} f\delta \mathrm{e}^{-t/T_1} & \tau + \delta < t, \end{cases} \tag{3.8.20}$$

式中,T_1 为已知的血液的纵向弛豫时间. 实际灌注测量过程中,满足 $\tau < t < \tau + \delta$,所以 PASL 标记方式的灌注定量公式为

$$f = \frac{\lambda}{2\alpha(t-\tau)\mathrm{e}^{-t/T_1}} \frac{\Delta M(t)}{M_0}. \tag{3.8.21}$$

3. PASL 标记方法的区别和评价

综上所述,不同 PASL 脉冲标记方法之间的主要区别,在于对静脉流入效应的敏感性不同. 从大脑上部流入成像层面的静脉血在 FAIR 技术采集的图像里会引起正的伪影,在 EPISTAR 里会引起负的伪影,PICORE 则不产生伪影. 选择这些脉冲标记方法时,需要知道感兴趣区域的血供的几何分布. 如果已知动脉血从一个固定方向流入感兴趣区,那么采用 PICORE 标记方法比较合适,因为 PICORE 只需要标记感兴趣区一侧的血液. 然而,当成像区域是一个分水

岭区域,或者供血动脉网络不是从固定的一端进入成像区域,而可能从两侧同时进入时,FAIR 标记方法是一种稳妥谨慎的策略,可确保完全标记所有流入的动脉血液,不会遗漏任何一侧流入感兴趣区的动脉血液.只从标记方面来分析,EPISTAR 方法没有任何优于 PICORE 和 FAIR 的地方.但是,如果区域选择翻转脉冲带来的涡流效应比较显著时,那么 EPISTAR 方法可能会是降低涡流效应的一种适当选择.EPISTAR 的标记像和参照像均采用相同的区域选择梯度,然而 PICORE 和 FAIR 却只在某一种成像状态下使用了区域选择梯度,它们的标记像和参照像序列波形并不像 EPISTAR 那样对称,所以 PICORE 和 FAIR 两种方法在定量计算过程中进行图像差分的时候,可能会由于涡流效应而引入系统误差.

在选择标记方法时,还需要考虑翻转脉冲所对应的翻转区域的边界轮廓.对于一个给定的 RF 翻转脉冲,脉冲宽度和翻转区域的宽度之间的比率是固定的,所以较窄的脉冲可以得到较锐利的翻转边界轮廓.FAIR 的切片边界通常比 EPISTAR 和 PICORE 更窄,标记边界的轮廓也更锐利,这些都有利于 CBF 的定量计算.对于单切片的成像,FAIR 的翻转几乎总是比 EPISTAR 和 PICORE 的要窄,但在多层切片成像时,FAIR 的参照像翻转必须包围所有切片,情况较为复杂.另外一个不同点在于,FAIR 的标记区域在远离成像区域的一端由 RF 脉冲覆盖范围决定,在靠近成像区域的一端则由 RF 线圈的 B_1 场性质决定.EPISTAR 和 PICORE 的标记区域完全由 RF 脉冲决定(翻转区域受限于 RF 线圈的灵敏度范围内).

3.8.3　CASL 和 PASL 脑部灌注成像

相对于其他感兴趣的高灌注器官,如心脏、肾脏等,头部运动伪影相对较小,所以 ASL 技术在脑部的应用推广最为简便.ASL 灌注分布图一般是从三个图像(标记像、参照像和 T_{1app} 像)计算出来的,图像间的空间位置运动会引入较大的定量误差.脑灌注成像时,可以进一步采取措施减小头部运动影响,例如:提高成像速度;交替采集标记像和参照像,相邻图像差分去除运动效应;多幅图像平均;导航回波校正运动效应.

如果 CASL 在颈部标记时,标记层面到脑部成像层面有较长的传输延时,会导致较大的 T_1 衰减,减弱标记效应.PASL 标记更为靠近成像区域.标记过后,需要等待一段时间,标记自旋可以流入成像区域并与脑组织水有足够的交换,这个时间称为翻转恢复时间(time of inversion,TI).动脉自旋的连续绝热翻转标记,需要知道动脉血流方向.颅底处的颈动脉和基底动脉相对较直,标记效率较高.对于其他脑区,需要根据已知的解剖学或 MRA 结果来确定标记区域的空间位置.1.5 T 场强下水的 T_1 相对于 3.0 T 较小,T_1 减小意味着反向自旋衰减变快,导致灌注对比度下降,组织中流动效应变小.减小传输延时导致的信号损失,应该尽可能靠近成像层面进行标记,代价是磁化强度转移引起信号损失增大.

1994 年 Detre 在 1.5 T 临床 MRI 系统上采用 CASL 技术进行人脑灌注研究[96]:正交头线圈用于 RF 发射、接收和标记,成像采用 2D GRE 序列采集标记和参照像,标记梯度 $G_z = 0.2$ G/cm,采用脉宽 20 ms 的 RF 脉冲链来近似连续标记,胼胝体处动脉标记通过前脑和中脑动脉的血流.成像层面距离标记层面 2.5 cm,以减小传输延时效应.采集参照像时,则翻转标记梯度 G_z 的符号.虽然图 3.8.7(b)中的 SNR 比较差,但大脑皮层的血流灌注还是很明显的.由于未采用扩散梯度消除血管内信号,可能导致图像中出现局部高信号.灰质 CBF 平均为 68 mL/(100 g · min),与 PET 结果基本一致[90,30].

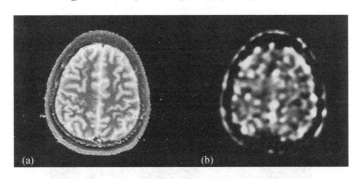

图 3.8.7　早期 1.5 T 人脑 CASL 灌注图像[95]

(a) T_{1app}图像;(b) 灌注图像.2D GRE 成像序列(矩阵 64×256,$TR = 100$ ms,$TE = 5$ ms,层厚 5 mm).图中可见较为明显的灰质灌注,而白质灌注较弱.图中许多高强度区域是大血管内血液和脂肪导致的伪影

通过局部冷冻头颅硬膜或皮层产生的斑状低温脑损伤,可用于研究脑水肿、脑损伤和损伤后癫痫模型.低温损伤引起局部组织水含量急性增加、血-脑屏障破坏、脑血流和葡萄糖摄取率降低.在大鼠模型上采用传统 MRI 成像和 ASL 灌注成像对损伤区域进行检查,如图 3.8.8 所示[93]:大鼠脑部右顶叶低温损伤导致局部水肿,T_2 加权像上可见明显的高信号区域,灌注图像上显示相应的信号缺失,预示着灌注异常.损伤区域和对侧正常脑区相比,灌注下降了 70%.

相比而言,CASL 标记方式在理论上比 PASL 的信噪比要高(图 3.8.9).在

实际情况中,由于需要抑制血管伪影及标记效率不理想等原因,CASL 相对
PASL 的信噪比提高幅度会有所下降. CASL 的另一优势是其标记平面很窄,因
此射频线圈的敏感区域不用太长. 而在 PASL 中,RF 场要覆盖整个标记块.

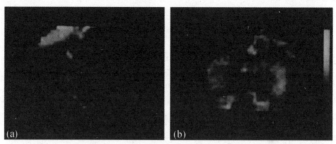

图 3.8.8　低温损伤后大鼠脑部 T_2 加权像和灌注像的比较

(a) T_2 加权像($TE=60$ ms,$TR=2$ s),损伤部位可见组织水肿导致的明显信号增强;(b) 灌注
像上显示损伤区域的灌注显著减少,图中的灰度范围为 $0\sim6$ mL/(g・min)

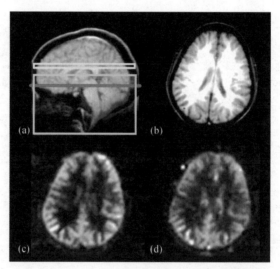

图 3.8.9　1.5 T 单层 ASL 灌注成像示意图[97]

(a) 矢状位结构像,图中黄色区域为成像层面,绿色区域是 PASL 的标记区域,红色线代表 CASL
的标记层面;(b) 成像层面的结构像;(c) CASL 的 ΔM 图像;(d) PASL 的 ΔM 图像

PASL 功率沉积小,而功率沉积大是 CASL 的一个特点. 高场下 CASL 的
功率沉积问题将变得更严重,因此 CASL 的标记脉冲一般被劈成一系列脉冲
链,以减少功率沉积[101,102]. 另外,PASL 的标记效率比 CASL 高,在大多数情况
下 PASL 的标记效率都在 97% 以上,而 CASL 的标记效率根据流速不同在

50%～95%之间变化,这使 CASL 的信噪比优势受到影响.PASL 还有一个优点,就是磁化转移效应的影响小,因为偏共振标记脉冲作用时间短.

3.8.4　其他标记方式

除了上面介绍的 CASL 和 PASL 两类基本的动脉自旋标记方式外,随着灌注 MR 成像技术的深入发展,目前陆续出现了一些其他新颖而别致的标记方式.

1. 伪连续动脉自旋标记技术(PCASL)

我们知道,CASL 技术的主要缺点是需要较长的标记脉冲,易受磁化强度转移(MT)效应影响,并且对 MRI 成像设备提出了很高的硬件要求.PASL 技术的标记脉冲持续时间短,MT 效应小,但是信噪比要比 CASL 低 30%～50%[98~100].伪连续动脉自旋标记技术 PCASL(pseudo-continuous ASL)作为介于 CASL 和 PASL 之间的一种中间技术(图 3.8.10),结合了 CASL 的高 SNR 和 PASL 的高标记效率[99,101,102].PCASL 技术无需很长的连续标记脉冲,而是用一连串短 RF 构成标记脉冲链(图 3.8.11),对流动的自旋进行翻转标记,降低了 MT 效应[102].Wu 等人在理论上将 PCASL 和 PASL、CASL 进行了对比,研究发现在 3 T 下 PCASL 比 PASL 的 SNR 提高了 50%,同时 PCASL 的标记效率达到了 80%,比 CASL 的标记效率提高 18%[99].

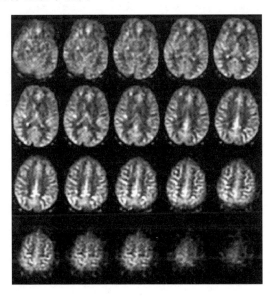

图 3.8.10　PCASL 标记方法结合 3D 快速全脑成像技术得到的 ΔM 图像集[100]

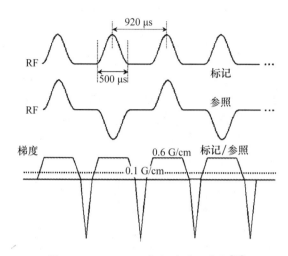

图 3.8.11　PCASL 标记脉冲示意图[98]

采集标记像时,单个 RF 脉冲的极性保持不变(上图);扫描参照像时 RF 脉冲的极性则正负交替变化(中图);标记像和参照像的梯度波形都是相同的(下图),图中虚线代表平均梯度幅值 $\bar{G}$,$\bar{G}=0.1$ G/cm. Hanning-shaped RF 脉冲,脉宽 500 μs,激发角 25°,脉冲作用期间梯度幅度 $G=0.6$ G/cm. 流动自旋速率处于 20~55 cm/s 范围内时,理论标记效率大于 80%,最大标记效率对应速率约为 35 cm/s

2. 速度选择动脉自旋标记技术(VSASL)

无论 CASL 还是 PASL,两种标记方式都是对空间位置敏感的. 2006 年 Wong 提出了速度选择动脉自旋标记方法(velocity selective ASL, VS-ASL)[103]. VSASL 技术的磁化标记将流动自旋进行饱和,对空间位置不敏感(图 3.8.12). VSASL 利用 RF 和梯度波形,对速度大于截止速率(cut-off veloc-

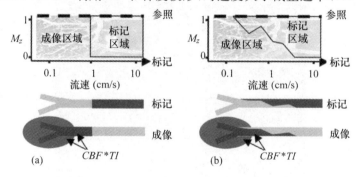

图 3.8.12

(a) 理想情况下的速度选择标记;(b) 实际可能存在的标记情况. 虽然第二种情形的标记界线不确定,但是在等待一段 TI 时间后,两种情况下流入成像区域的标记血的量都等于 $TI \cdot CBF$

ity)的流动自旋进行散相,而对流动慢的进行聚相(图 3.8.13).典型的截止速率 1 cm/s,直径约 50 μm 小动脉(arteriole)和较大动脉内的流动自旋将被散相而信号大大衰减,所以从理论上分析,VSASL 能够在最靠近毛细血管的位置标记将要流入目标组织区域的血液自旋,从而最大可能地缩短了示踪剂的传输延时,同时降低了空间范围内传输延时的波动性.

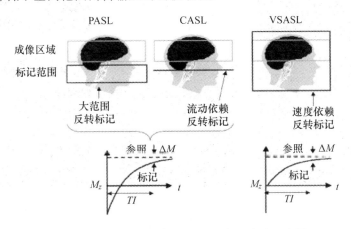

图 3.8.13　PASL、CASL 和 VSASL 标记方法示意图

三种标记方法通过翻转或者饱和动脉血液自旋来实现磁化标记,标记像和参照像的差值信号 ΔM 与 CBF 直接相关

3. 血管编码动脉自旋标记技术(VEASL)

精确地定位和区分大脑不同供血动脉的供血区域,对研究和诊断脑血管疾病具有重要意义.Wong 在 2007 年首次提出了血管编码动脉自旋标记技术(vessel-encoded ASL,VEASL),来对成像层面的供血血管进行空间编码标记[104].这项技术可以提取出各个血管对应的灌注区域.不同供血动脉的选择性标记,是通过梯度波形改变空间位置的标记效率来实现的:层面内的某一方向的标记效率在空间上呈正弦曲线分布,具有最大和最小值;标记层面通常定位于颅底附近,与供血动脉的方向垂直,如图 3.8.14 所示.

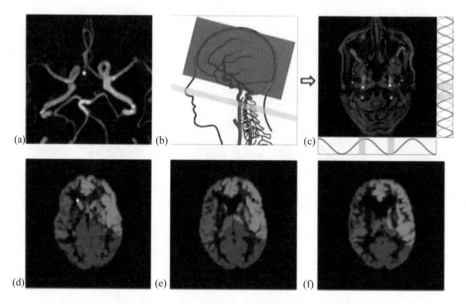

图 3.8.14 血管编码标记 VEASL 的示例[104]

(a) MRA 显示 Willis 环的形态结构；(b) 空间定位示意图：成像区域（蓝色），标记层面（黄色）；(c) 标记层面处的 2D MRA 图像，图像的右边栏演示了编码过程中变化的标记效率（实线，前后方向编码步骤 1；虚线，前后方向编码步骤 2），底部边栏则是左右方向编码示意；(d)~(f) 一位右颈内动脉狭窄病人的 3 幅不同层面的脑部 ASL 灌注分布图，红色是右颈内动脉供血区域，绿色是左颈内动脉，蓝色是基底动脉. 图中可见，大脑前动脉供血区域的右侧，特别是 (d) 图中尾状核（caudate nucleus，星号）区域，是由对侧颈内动脉供血的. (a) 图中星号位置处，可见 Willis 环丢失了右侧额 A1 段，印证了相应的供血区域变化

§3.9 血管空间依赖磁共振成像（VASO MRI）

灌注过程与供血系统密切相关，以大脑血供系统为例，受到双重机制调节支配：① 脑组织周围的大血管的扩张收缩受交感神经的调控，与神经元激活导致的局部脑血流变化关系不大；② 微血管（$100\sim200~\mu m$）的变化受多种血管活性因子的调控，例如 CO_2、NO、前列腺素（prostaglandin）及 K^+ 等，取决于内环境平衡状态.

脑血管系统的变化除了导致 CBF 改变，还会影响另一个重要指标：脑血容量（CBV）. 从调控机制可见，脑血容量与脑组织生理活动和内环境平衡都有关系，直接反映了脑组织的健康状态. 2003 年 Lu 等人提出了一种新的 MRI 测量

技术：血管空间依赖(vascular-space occupancy-dependent，VASO)磁共振成像
(MRI)[106,107]，可以测量 CBV，并能够根据 CBV 的变化对病患组织进行空间定
位，因而在临床应用上具有巨大潜力.

3.9.1 VASO MRI 技术原理

VASO MRI 技术源自翻转恢复(inversion recovery，IR)序列，类似于 STIR
(short TI IR)和 FLAIR(fluid attenuated IR)，如图 3.9.1(a)所示：首先利用一
个无选择(nonselective，NS)的 $180°$ 脉冲翻转成像区域内的磁化矢量，经过一定
的翻转恢复时间 TI，根据血液和脑组织 T_1 值不同，通过调整 TI 值来选择性地
抑制血液信号，然后使用快速成像序列(如 EPI 等)采集图像. 3.0 T 场强下，
VASO MRI 序列的 TR 多为 2000~4000 ms，TI 为 710~994 ms.

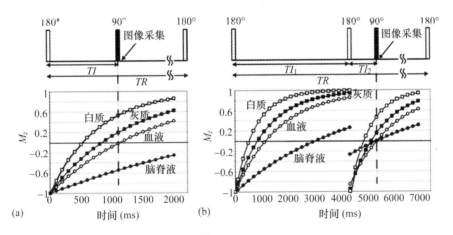

图 3.9.1

(a) VASO MRI 序列示意图，图中可见白质、灰质、血液和脑脊液的翻转恢复曲线；(b) 改进的
VASO-FLAIR序列示意图，采用多个翻转脉冲来同时抑制血液和脑脊液，可以定量出脑脊液容积分数

考虑到 TI 和 T_2^* 对 EPI 图像采集的影响，典型的 VASO 原始图像信号可
以表示为

$$S \approx M(TI)\mathrm{e}^{-\frac{TE}{T_2^*}}, \qquad (3.9.1)$$

可以近似表示为

$$S = M(0)\left(1 - 2\mathrm{e}^{-\frac{TI}{T_1}} + \mathrm{e}^{-\frac{TR}{T_1}}\right)\mathrm{e}^{-\frac{TE}{T_2^*}}. \qquad (3.9.2)$$

VASO MRI 要求血液信号 $M_{\mathrm{blood}}(TI)$ 在成像时应为零，组织信号

$M_{\text{tissue}}(TI)$ 则应该尽可能大, 从而获得较好的图像对比度. 血液信号的抑制效果应该不受到流动效应和血氧水平变化的影响, 所以在一个较大范围内无选择性地翻转血液. 前人的研究也表明, T_1 的变化和血氧水平关系不大[108], 重点考虑主磁场场强对 T_1 的影响. 为了提高信噪比, TE 时间应该尽可能小.

定义微血管系统的血管空间因子为 ξ_i (i 表示微动脉、毛细血管和微静脉), 可表达为

$$\xi_i = \frac{CBV_i}{V_{\text{par}}} = \frac{CBV_i}{V_{\text{tissue}} + \sum\limits_{i} CBV}, \tag{3.9.3}$$

式中 V_{par} 代表脑实质容积(单位组织体积/单位组织质量, mL/g), CBV 是脑血容量(mL/g), 所以 ξ_i 表示单位体积脑实质中含有的血容量(血容积/组织容积, mL/mL). CBV 是脑实质内的血容量, 包含了实质和大血管两方面的贡献.

无选择性地翻转之后, 经过一定的 TI 时间, 图像信号来源于血液和组织两部分, 可表达为

$$S_{\text{par}} = S_{\text{blood}} + S_{\text{tissue}}, \tag{3.9.4}$$

近似表达为

$$S_{\text{par}} \approx M_{\text{blood}(i)}(TI)\,\mathrm{e}^{-TE/T_{2\text{blood}(i)}^*} \sum_i \xi_i C_{\text{blood}} + M_{\text{tissue}}(TI)\,\mathrm{e}^{-TE/T_{2\text{tissue}}^*}\left(C_{\text{par}} - \sum_i \xi_i C_{\text{blood}}\right), \tag{3.9.5}$$

其中 C 是微血管和组织中的水含量(水体积/血液或组织体积, mL/mL)[109]. 当血液信号得到抑制时, 有 $M_{\text{blood}(i)}(TI) = 0$, 则上式可以简化为

$$S_{\text{par}} \approx M_{\text{tissue}}(TI)\,\mathrm{e}^{-TE/T_{2\text{tissue}}^*}\left(C_{\text{par}} - \sum_i \xi_i C_{\text{blood}}\right). \tag{3.9.6}$$

用 ξ 来代表各个微血管空间因子的综合效应:

$$\xi = \sum_i \xi_i, \tag{3.9.7}$$

则脑组织生理状态变化导致的信号改变可表示为

$$\frac{\Delta S}{S} = \frac{S_{\text{par}}^{\text{abnormal}} - S_{\text{par}}^{\text{normal}}}{S_{\text{par}}^{\text{rest}}}, \tag{3.9.8}$$

$$\frac{\Delta S}{S} = \frac{(C_{\text{par}} - \xi^{\text{abnormal}} C_{\text{blood}})\,\mathrm{e}^{-TE/T_{2\text{tissue}}^{*,\text{abnormal}}} - (C_{\text{par}} - \xi^{\text{normal}} C_{\text{blood}})\,\mathrm{e}^{-TE/T_{2\text{tissue}}^{*,\text{normal}}}}{(C_{\text{par}} - \xi^{\text{normal}} C_{\text{blood}})\,\mathrm{e}^{-TE/T_{2\text{tissue}}^{*,\text{normal}}}}. \tag{3.9.9}$$

在短 TE 成像下, 近似认为 VASO 成像时 $T_2^{*,\text{normal}}$ 和 $T_2^{*,\text{abnormal}}$ 相等, 那么上式可以进一步简化为

$$\frac{\Delta S}{S} = \frac{(\xi^{normal} - \xi^{abnormal})C_{\text{blood}}}{(C_{\text{par}} - \xi^{normal}C_{\text{blood}})} = \frac{\Delta \xi C_{\text{blood}}}{(C_{\text{par}} - \xi^{normal}C_{\text{blood}})}. \quad (3.9.10)$$

脑组织 CBV 变化时,VASO 因子 $\xi^{abnormal} \neq \xi^{normal}$,那么 $\Delta \xi$ 可以作为检测 CBV 变化区域的一个图像对比度.早期 VASO 序列为单层成像,2004 年 Lu 等改进序列实现了多层扫描,并在 2006 年提出 VASO-FLAIR 技术,利用多个翻转脉冲来进一步定量出脑脊液(CSF)对 VASO 信号的影响.

3.9.2 VASO MRI 技术应用

2008 年 Lu 等人利用 VASO 技术对 WHO(world health organization)分级的胶质瘤开展了探索性研究[113],选用 39 个神经胶质瘤患者作为受试对象,其中Ⅱ级 9 名,Ⅲ级 20 名,Ⅳ级 10 名.研究发现,肿瘤区域和相应对侧脑区的比值 VASO$_{\text{Ratio}}$ 在 3 类患者之间有明显差异($P<0.01$).肿瘤区域的 VASO 信号值 VASO$_{\text{Tumor}}$ 在Ⅱ和Ⅲ,Ⅱ和Ⅳ之间有显著差异,而Ⅲ和Ⅳ级之间却无法区分. VASO$_{\text{Tumor}}$ 和 VASO$_{\text{Ratio}}$ 可以用作肿瘤分级的一个指标,诊断正确率分别为 66.7% 和 71.8%.研究结果表明,VASO MRI 可以用来无创地对肿瘤分级进行评价和预测(图 3.9.2).

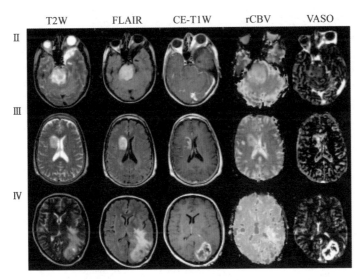

图 3.9.2 不同肿瘤分级的 MR 图像

从左至右:T_2 加权,FLAIR,T_1 对比剂增强和 rCBV 以及 VASO 图像;从上到下:肿瘤 WHO 分级Ⅱ、Ⅲ和Ⅳ

§3.10   脑组织氧摄取分数(OEF)和氧代谢率(CMRO₂)MR 成像

正常情况下脑内神经元代谢的氧供应和氧需求处于一种动态平衡,两者之间的平衡维持脑组织的正常功能. 氧摄取分数(oxygen extraction fraction, OEF)代表了神经元利用氧的能力,通常指血液流经毛细血管床后被组织摄取的氧的百分比,反映了脑组织能量代谢活动的生理状态. 脑氧代谢率(CMRO₂)是评价脑组织氧代谢活动的另一个重要生理指标,其定义为 CBF、OEF 和动脉血含氧量(arterial oxygen content,CaO₂)的乘积:

$$CMRO_2 = OEF \times CBF \times CaO_2. \qquad (3.10.1)$$

当某些异常情况如缺血性脑卒中、脑损伤等导致内环境平衡破坏时,CBF、OEF、CMRO₂ 等生理代谢指标就会出现异常. 传统 OEF 测量主要采用于 PET 技术[114],需要 ¹⁵O₂ 作为放射性标记物,国际上仅有少数实验室具备相关条件,不仅有创而且在临床上难以普及. 目前 MRI 领域已经出现多种比较成熟的 OEF 和 CMRO₂ 定量方法[117],可以无创地定量测量氧代谢水平. 以下介绍几种典型的方法.

3.10.1   GESSE 技术

1994 年 Yablonskiy 和 Haacke 利用含有沿径向随机分布的顺磁性粒子的圆柱体模型[115],在不计 T_2 因素的情况下分析 MR 信号的散相,表示如下:

$$\overline{S}(t) = \rho(1-\lambda)\mathrm{e}^{-\lambda \overline{f}_c(\delta\omega\cdot t)}, \qquad (3.10.2)$$

$$\overline{f}_c(\delta\omega \cdot t) = \frac{1}{3}\int_0^1 (2+u)\sqrt{1-u}\,\frac{1-J_0\left(\frac{3}{2}\delta\omega \cdot t \cdot u\right)}{u^2}, \qquad (3.10.3)$$

式中 ρ 是自旋密度,λ 是圆柱体的容积分数,$J_0(x)$ 是零阶 Bessel 函数,$\delta\omega$ 是特征频率.

在假设这些圆柱体的径向方向随机分布情况下,进一步认为:① 扩散效应导致的信号衰减忽略不计;② 忽略圆柱体内顺磁性粒子导致的信号衰减. 脑实质中的毛细血管网可以看作是互相连接的圆柱体,且各个圆柱体的径向方向随机分布. 那么,就可以用上述模型来近似分析血管外空间的脱氧血红蛋白导致的信号衰减. 假设动脉血全部为含氧血红蛋白,$\delta\omega$ 是脱氧血红蛋白导致的频率偏移,那么 $\delta\omega$ 可以表示为

$$\delta\omega = \gamma \cdot \frac{4}{3} \cdot \pi \cdot \Delta\chi_0 \cdot H_{ct} \cdot (1-Y) \cdot B_0, \qquad (3.10.4)$$

γ 是磁旋比(2.68×10^8 rad/(s·T)),H_{ct} 是红细胞比容,B_0 为主磁场强度,Y 是脑血氧饱和度,$\Delta\chi_0$ 代表含氧和脱氧血液之间的磁化率差异,每单位 H_{ct} 为 $0.18^{[116]}$. 为了求解 Y,必须先从公式(3.10.2)中得到 $\delta\omega$,但是公式(3.10.2)没有解析解,所以需要在短时间尺度(short time scale)和长时间尺度(long time scale)两方面来近似求解公式(3.10.3).

当 $\delta\omega\cdot|t|\leqslant1.5$ 时,短时间尺度表达形式如下:

$$\bar{S}_{\text{short}}(t)=\rho(1-\lambda)\mathrm{e}^{-0.3\lambda(\delta\omega\cdot t)^2}. \tag{3.10.5}$$

当 $\delta\omega\cdot|t|>1.5$ 时,长时间尺度表达形式如下:

$$\bar{S}_{\text{long}}(t)=\rho(1-\lambda)\mathrm{e}^{-R_2'(|t|-t_c)}, \tag{3.10.6}$$

式中 t_c 是临界时间,定义为 $t_c=1/\delta\omega$;R_2' 是一个等效弛豫率,用于反映局部磁化率变化导致的信号衰减,定义为 $R_2'=R_2^*-R_2$. R_2' 也可以表示为

$$R_2'=\lambda\cdot\delta\omega. \tag{3.10.7}$$

因此,如果已知 R_2' 和 λ,就可以从上式求出 $\delta\omega$,从而利用公式(3.10.4)定量求出 Y.

2000 年 An 等人[117]基于上述模型,提出采用结合 GRE 和 SE 的 2D GESSE(gradient-echo sampling of spin echo)序列来测量脑血氧饱和度 $Y^{[118,119]}$,如图 3.10.1 所示. 研究中扫描 GESSE 序列采集 21 个梯度回波图像(回波间隔 4.96 ms),对图像数据进行拟合计算,就可以得到 R_2、R_2' 和 λ(图 3.10.2),进而计算出 $\delta\omega$,最后估计出 Y.

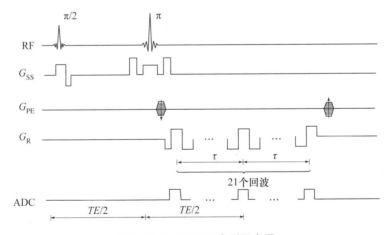

图 3.10.1　GESSE 序列示意图

G_{SS} 为层面选择梯度,G_{PE} 为相位编码梯度,G_R 为频率编码梯度,ADC 为模数转换(analog-to-digital converter). ADC 轴上的波形可看出为多回波采集

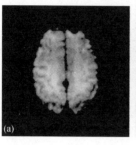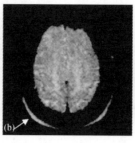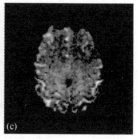

图 3.10.2

（a）GESSE 序列采集的第一个回波图像；（b）中间回波图像，也就是自旋回波图像；（c）最后一个回波图像. 自旋回波图像上可看到，短 T_2^* 的头皮脂肪由于信号重聚效应得到了显影，如箭头所示

GESSE 采集的 21 个梯度回波图像中，第 11 幅实际上是自旋回波图像，在自旋回波的左右两侧各采集了 10 幅梯度回波图像. 梯度回波时间在 63.18 ~ 162.38 ms 之间，自旋回波时间是 112.78 ms，其他成像参数如下：$TR=1\text{ s}$，$FOV=160\times256\text{ mm}^2$，成像矩阵 160×256，空间分辨率 $1\times1\text{ mm}^2$，层厚 7.5 mm，单层采集. 在后处理之前，图像重建为 128×128，以提高信噪比，然后采用下式计算 R_2：

$$R_2 = \ln\left[\frac{S(TE-\tau)}{S(TE+\tau)}\right]/2\tau, \qquad (3.10.8)$$

式中，TE 是自旋回波时间，τ 是自旋回波和梯度回波之间的时间间隔. 理论上基于一对回波估计出 R_2 之后，对原始时间信号曲线进行校正，去除 R_2 带来的信号衰减，再利用公式（3.10.5）和（3.10.6）来计算 R_2 和 λ. 设 ΔTE_i 为第 i 个梯度回波和自旋回波之间的时间间隔（$1\leqslant i\leqslant21$），并用 ΔTE_i 来替换公式（3.10.5）和（3.10.6）中的 t，再对公式的两边取自然对数，可以得到

$$\ln(\bar{S}_{\text{short}}(\Delta TE_i)) = a - 0.3\lambda(\delta\omega\cdot\Delta TE_i)^2, \qquad (3.10.9)$$

$$\ln(\bar{S}_{\text{long}}(\Delta TE_i)) = b - R'_{2c}|\Delta TE_i|, \qquad (3.10.10)$$

式中，$b=a+R'_2t_c$. 公式（3.10.9）与 ΔTE_i 的二次方有关，而公式（3.10.10）与 ΔTE_i 有关，其斜率就是 R'_2. 所以在满足 $\delta\omega|\Delta TE_i|\geqslant1.5$ 时，R'_2 可以用线性最小二乘拟合得到. 对 GESSE 采集的中间 9 个回波（$7^{\text{th}}\sim15^{\text{th}}$，包括自旋回波和左右各 4 个梯度回波）进行二次多项式拟合，如图 3.10.3（b）所示. 通过二次拟合 $\Delta TE=0$ 时刻的值 $\bar{S}_{\text{short}}(\Delta TE=0)$ 和 $\bar{S}_{\text{long}}(\Delta TE=0)$：

$$\ln(\bar{S}_{\text{short}}(\Delta TE=0)) = a, \qquad (3.10.11)$$

$$\ln(\bar{S}_{\text{long}}(\Delta TE=0)) = b = a+R'_2t_c = a+R'_2/\delta\omega. \qquad (3.10.12)$$

利用 $\bar{S}_{\text{short}}(\Delta TE=0)$ 和 $\bar{S}_{\text{long}}(\Delta TE=0)$ 可以计算出 λ，利用拟合数据结果可以减

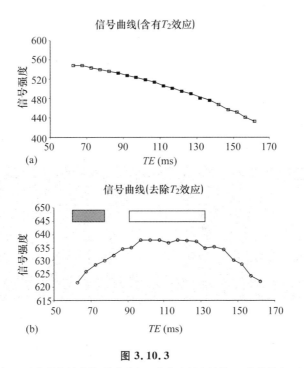

图 3.10.3

(a) GESSE 图像随 TE 变化的信号曲线,其中的空心方块为用来计算 R_2 的数据点;(b)矫正 R_2 影响后的信号时间曲线,图中实心方框下的数据用于估计 R_2',空心方框下的数据则用于二次多项式拟合

小噪声对计算结果的影响[118]:

$$\lambda = \ln[\overline{S}_{\text{long}}(\Delta TE = 0)/\overline{S}_{\text{short}}(\Delta TE = 0)]. \quad (3.10.13)$$

估计出 R_2' 和 λ 后,就可以再利用公式(3.10.7)计算出 $\delta\omega$,最后通过公式(3.10.5)求出 Y.计算过程中设 H_{ct} 为常数,取值 0.42,小血管和大血管的 H_{ct} 比值设为 0.85[120].

在假设动脉血内全部为含氧血红蛋白的情况,脑氧摄取分数(OEF)可以近似定义为

$$OEF = 1 - Y, \quad (3.10.14)$$

则 R_2'、λ 和 OEF 的关系可以表示为

$$OEF = \frac{1}{4/3\pi \cdot \gamma \cdot \Delta\chi_0 \cdot H_{\text{ct}} \cdot B_0} \cdot \frac{R_2'}{\lambda}. \quad (3.10.15)$$

脑氧代谢的平衡与脑血流量 CBF 和脑氧摄取分数 OEF 都有密切关系,仅凭两者之一不能正确评价脑氧代谢的状况.通过 GESSE 技术,可以定量测量

OEF,同时如果 CBF 已知的话,我们可以进一步获得另一个重要生理指标:脑氧代谢率 $CMRO_2$(图 3.10.4).

利用 GESSE 序列来测量 OEF 存在着一些局限性:① 扫描时间过长;② 成像视野小;③ 运动伪影较重;④ 无法完全去除血管内信号的影响,给 GESSE 的临床应用带来了一些难题.2003 年 An 开始采用 ASE(asymmetric spin echo)序列改进 OEF 测量技术(图 3.10.5)[121,122],2007 年 He X 和 Yablonskiy D A 进一步完善了基于 GESSE 序列来定量 OEF 的理论模型[123].

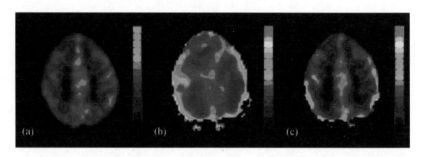

图 3.10.4 健康志愿者的(a)CBF 图像,(b)OEF 图像和(c)$CMRO_2$ 图像

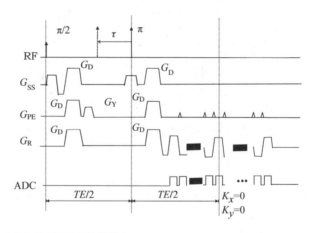

图 3.10.5 非对称自旋平面回波成像(asymmetric SE single-shot EPI sequence,ASE-EPI)序列示意图

图中 G_D 为扩散梯度

3.10.2 TRUST 技术

静脉需氧饱和度 Y_v(venous oxygenation)是指静脉血中氧合血红蛋白

HbO_2(oxygenated hemoglobin)的含量,通常采用百分比的表达形式(%). 脑组织中的 Y_v 通常为 $50\% \sim 75\%$. 正确评价 Y_v 是定量评价 OEF 和 $CMRO_2$ 的基础.

2008 年,Lu 和 Ge 在研究中利用动脉自旋标记 ASL 技术[124],在静脉侧进行磁化标记并测量成像区域内静脉血的 T_2 值,提出了 TRUST(T_2 relaxation under spin tagging)技术. TRUST 序列很像 PICORE 序列,但是标记区域在成像层面的上侧,如图 3.10.6 所示.

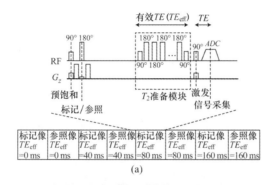

(a)

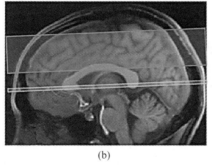

(b)

图 3.10.6

(a) TRUST 序列示意图. 类似 ASL 技术,TRUST 序列交替采集标记像和参照像,同时逐步增大有效回波时间(TE_{eff}),共有 4 个不同的 TE_{eff}: 0、40、80、160 ms. 序列开始时先用预饱和(presaturation)脉冲来抑制静态组织信号,然后施加标记脉冲标记流入成像区域的血液,等待 1.2 s 后进行成像. 在图像采集前,施加无选择性的 T_2 准备(T_2-preparation)脉冲链来调整图像的 T_2 权重,脉冲链宽度就是 TE_{eff}. T_2 准备模块调整 T_2 权重,可以减小血液的流出效应.(b) 成像层面和标记区域的空间定位示意图,标记区域厚度 50 mm,标记区域与成像层面之间间隔 25 mm

在采集图像之前,通过 T_2 准备脉冲模块来调整有效 TE 时间,得到不同 T_2 加权的一系列图像,测量得出静脉血的 T_2 时间. 标记像和参照像的图像信号公

式如下:

$$S_{\text{label}} = S_{\text{tissue}} + S_{\text{blood-label}}, \tag{3.10.16}$$

$$S_{\text{control}} = S_{\text{tissue}} + S_{\text{blood-control}}. \tag{3.10.17}$$

设初始信号值为 1,那么施加预饱和脉冲后,静态组织的磁化矢量经历一个饱和恢复过程,信号公式如下:

$$S_{\text{tissue}} = \left[1 - e^{-(TI-TE_{\text{eff}})/T_{1t}}\right] e^{-TE_{\text{eff}}/T_{2t}} e^{-TE/T_{2t}^*}, \tag{3.10.18}$$

式中 TI 是标记脉冲和成像脉冲之间的时间宽度,即翻转恢复时间.

标记像和参照像中的血液信号可以表示为

$$S_{\text{blood-label}} = \left[1 - 2e^{-(TI-TE_{\text{eff}})/T_{1b}}\right] e^{-TE_{\text{eff}}/T_{2b}} e^{-TE/T_{2b}^*}, \tag{3.10.19}$$

$$S_{\text{blood-control}} = e^{-TE_{\text{eff}}/T_{2b}} e^{-TE/T_{2b}^*}. \tag{3.10.20}$$

将参照像和标记像相减,去除背景组织信号的影响,可得

$$\Delta S = S_{\text{control}} - S_{\text{label}} = S_{\text{blood-control}} - S_{\text{blood-label}}$$
$$= 2e^{-(TI-TE_{\text{eff}})/T_{1b}} e^{-TE_{\text{eff}}/T_{2b}} e^{-TE/T_{2b}^*} = 2e^{-TI/T_{1b}-TE/T_{2b}^*} e^{TE_{\text{eff}}(1/T_{1b}-1/T_{2b})}. \tag{3.10.21}$$

令

$$S_0 = 2e^{-TI/T_{1b}-TE/T_{2b}^*},$$

$$C = 1/T_{1b} - 1/T_{2b}, \tag{3.10.22}$$

则有

$$\Delta S = S_0 e^{TE_{\text{eff}} \cdot C}. \tag{3.10.23}$$

从公式(3.10.21)可知,对 TRUST 序列扫描得到一系列不同有效回波时间的图像进行差分后,对 ΔS 拟合求出 C,那么血液的 T_2 就可以从下式直接算出:

$$T_{2b} = \frac{1}{1/T_{1b} - C}. \tag{3.10.24}$$

在 3 T 场强下,血液 T_{1b} 大约为 T_{2b} 的 20 倍,上式计算中可以假设 $T_{1b}=1624$ ms 为一常数[125].

最后,将公式(3.10.21)计算得出的 T_{2b} 值,结合前人研究中确立的 T_2 和 Y 的关系[126,127],可以求出对应的 Y 值,如图 3.10.7 所示.

3.10.3　QUIXOTIC 技术

2011 年 Bolar 等人提出了 QUIXOTIC (quantitative imaging of extraction of oxygen and tissue consumption)技术[128]. QUIXOTIC 序列采用速度选择标

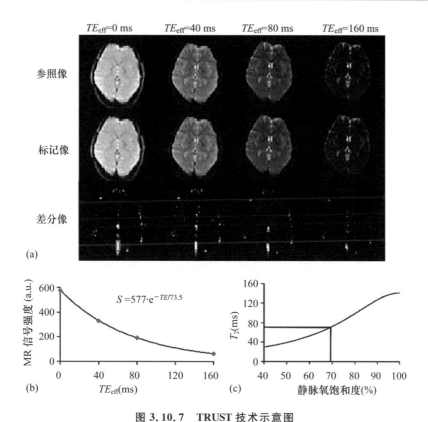

图 3.10.7　TRUST 技术示意图

(a) 从上到下分别是未标记静脉血的参照像、标记像和差值图像,从左至右:$TE_{eff}=0$、40、80、160 ms.
图中的红色方框处是矢状窦(sagittal sinus);(b) 矢状窦处的 ΔS 进行单指数拟合,红点代表实测的数
据点,黑线是拟合得到的指数衰减曲线;(c) 静脉血氧饱和度和 T_2 之间的关系曲线

记(velocity-selective spin labeling,VSSL)方法[103],可以在像素水平上提取出
小静脉(postcapillary venulae,PCV)的 MR 信号,测量得出静脉血的 T_2,最后根
据 T_2 和血氧饱和度的相关性,来定量静脉血氧饱和度 Y_v(venous oxygen satura-
tion).Y_v 可以转化为 OEF 表达,进而可以求出 $CMRO_2$.研究中招募了 10 名健康
志愿者,测量大脑皮层灰质区域的 $Y_v=0.73\pm0.02$,$OEF=0.26\pm0.02$,$CMRO_2$
$=(125\pm15)$mmol/(100 g·min).研究结果表明,QUIXOTIC 技术能够可靠地
测量 Y_v、OEF 和 $CMRO_2$,在理论研究和临床应用上都具有重要意义.

原理上,QUIXOTIC 序列利用速度选择标记和差分运算,采集完全来自小
静脉血的 MR 信号,再利用类似 TRUST 技术的 T_2 准备模块,得到不同有效回
波时间下的小静脉(PCV)的血流分布图像,拟合得到小静脉血液的 T_2.

VS 模块的设计和使用是 QUIXOTIC 序列的关键,共有 2 个 VS 模块:
VS1 和 VS2,如图 3.10.8 所示.

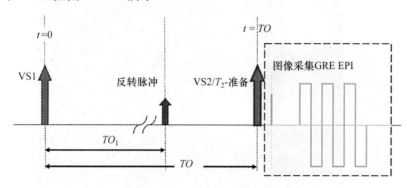

图 3.10.8   QUIXOTIC 序列示意图

和 ASL 技术类似,QUIXOTIC 序列交替采集标记像和参照像,标记像和参照像在于
VS2/T_2 准备模块的速度加权不同

VS 模块的结构为

$$90° - G^+ - 180° - G^- - G^+ - 180° - G^- - \overline{90°},\qquad (3.10.25)$$

VS 模块(图 3.10.9(b))可看作一个速度选择的滤波器[103],根据设定的截
止速率(V_{CUTOFF}),理想情况下可以把所有大于截止速率的运动自旋全部散相,
如图 3.10.9(a)所示.

$$M_z = M_0 \cdot \text{sinc}(\gamma \cdot G \cdot \delta \cdot \Delta \cdot v),\qquad (3.10.26)$$

式中,γ 是磁旋比,v 是自旋速度,δ 是梯度宽度,Δ 是梯度间隔,G 是梯度幅度,
则 V_{CUTOFF} 可以表示为

$$V_{\text{CUTOFF}} = \frac{\pi}{\gamma \cdot G \cdot \delta \cdot \Delta}.\qquad (3.10.27)$$

QUIXOTIC 序列的标记像和参照像的不同之处,在于第二个 VS 模块.扫描标
记像时,速度选择标记模块 VS1 和 VS2 的截止速率 V_{CUTOFF} 相同($V_{\text{CUTOFF}} = 1$
cm/s),流动速度 V_{CUTOFF} 的自旋会被饱和两次;参照像扫描时,VS1 的截止速率
也是1 cm/s,但是 VS2 则无速度性,相当于 V_{CUTOFF} 无穷大,流动的自旋不会被
二次饱和.VS2 模块结合 T_2 准备模块,可以调整有效回波时间,通过拟合测量
静脉血液的 T_2.假设血液的流动方向全部都是从动脉流向静脉,则理想的标记
过程可以用图 3.10.10 来示例:$t = 0^-$ 时刻(施加 VS1 模块前),所有血液(动
脉,静脉和毛细血管)都是完全弛豫的(图 3.10.10(a));$t = 0^+$ 时刻,标记像和参
照像都施加了较低截止速率的 VS1 模块,选择性地保留了慢流动的血液自旋,

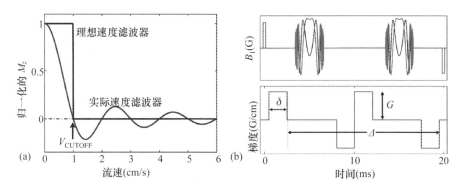

图 3.10.9 QUIXOTIC 序列示意图

和 ASL 技术类似,QUIXOTIC 序列交替采集标记像和参照像,标记像和参照像在于 VS2/T_2 准备模块的速度加权不同

包括小动脉、毛细血管和小静脉内所有流动速度满足 $V_{blood} < V_{CUTOFF}$,但是把大血管内流动速度 $V_{blood} > V_{CUTOFF}$ 的快流动的血液自旋全部饱和掉,包括大动脉和大静脉,如图3.10.10(b)所示;施加 VS1 过后,等待一段时间(outflow time, TO),标记的血液从小血管流入了大的静脉系统,如图 3.10.10(c)所示;在 TO 时间,施加 VS2 模块,标记像的 V_{CUTOFF} 很小,依然把快流动的血液自旋饱和掉了,但是参照像的截止速率很高,流动的自旋没有受到影响,如图 3.10.10(d)所示;在 VS2 后采用 EPI 等快速成像技术采集图像,将标记像和参照像相减后,得到的差值信号就是 TO 时间内流入较大静脉的标记血液信号,其流动速度大于 V_{CUTOFF}(图 3.10.10(e)).

标记像和参照像之间的差分运算过程中,去除了图像中来自背景组织、CSF 和非静脉血的信号贡献. 实验中精心选择合适的截止速率 V_{CUTOFF} 和等待时间 TO,可以得到完全来源于 PCV 血液的信号分布图.

QUIXOTIC 的差值图像反映了小静脉血信号的分布,而 TRUST 的差值图像只能检测出少数颅内大静脉如矢状窦处的信号变化,如图 3.10.11 所示. 虽然图像信号都是来源静脉内以及通过定量静脉血 T_2 来评价脑血氧水平,但是 QUIXOTIC 技术可以提供具有空间分辨率的 OEF 和 CMRO₂ 的分布图(图 3.10.12),克服了 TRUST 技术的局限性.

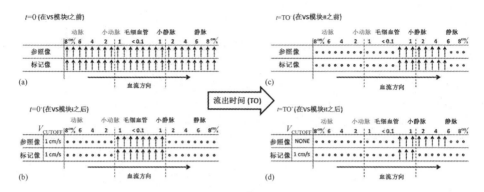

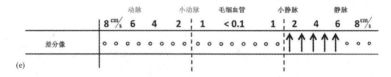

图 3.10.10　理想情况下 QUIXOTIC 序列的标记过程示意图

上箭头表示完全弛豫的自旋,空心圆圈代表饱和的自旋,虚线表示 1 cm/s 血流速度(截止速率 V_{CUTOFF})

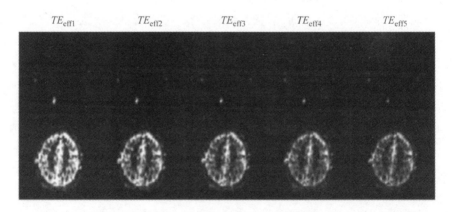

图 3.10.11　健康志愿者的 TRUST(上图)和 QUIXOTIC(下图)的 ΔS 图像

从左至右分别是不同有效回波时间采集的 ΔS 图像:TRUST 图中只能在矢状窦处看到明显的信号变化,而 QUIXOTIC 技术则提供了静脉血信号的空间分布图

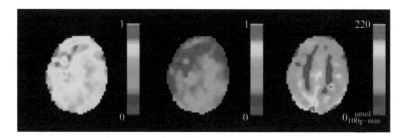

图 3.10.12 健康志愿者的 QUIXOTIC 测量结果

从左到右分别是 Y_v、OEF 和 $CMRO_2$ 的分布图

参 考 文 献

[1] Fahraeus R. Physiol Rev, 1929,9: 241-274.

[2] Pries AR, Ley K, Gaehtgens P. Am J Physiol, 1986,251: H1324-1332.

[3] Rosenblum WI, Zweifach BW. Arch Neurol, 1963,9: 414-423.

[4] Pawlik G, Rackl A, Bing RJ. Brain Res, 1982, 208: 35-58.

[5] Villringer A, et al. J Cereb Blood Flow Metab, 1991,11: S441.

[6] Tajima A, et al. Am J Physiol, 1992, 262:H1515-1524.

[7] Gross PM, et al. Brain Res Bull, 1987,18:73-87.

[8] Wei L, et al. J Cereb Blood Flow Metab, 1993, 13: 487-497.

[9] Stewart GN. J Physiol,1897,22:159-173.

[10] Kinsman JM, et al. Am J Physiol, 1929,89: 322-330.

[11] Hanmilton WF, et al. Am J Physiol, 1932,99: 534-551.

[12] Meier P, Zierler KL. J Appl Physiol, 1954, 6: 731-744.

[13] Zierler KL. Circ Res, 1962,10: 393-407.

[14] Ackerman JJH, et al. Proc Natl Acad Sci, 1987, 84: 4099-4102.

[15] Culebras JM, et al. Am J Physiol, 1977,232: R60-R65.

[16] Kim S-G, Ackerman JJH. MRM, 1990, 14: 266-282.

[17] Neil JJ, Song S-K, Ackerman JJH. MRM, 1992,25: 56-66.

[18] Evelhoch JL, et al. MRM,1992,24: 42-52.

[19] Kim S-G, Ackerman JJH. Cancer Res, 1988,48: 3449-3453.

[20] Mattiello J, et al. NMR Biomed, 1990,3: 64-70.

[21] Ross BD, et al. MRM, 1989, 12: 219-234.

[22] Detre JA, at al. MRM, 1990,14: 389-395.

[23] Meiboom S. J Chem Pkys, 1961,34: 375-388.

[24] Civan MM, Shporer M. Biophys J, 1972, 12: 404-413.

[25] Meyer RA, Brown TR. J Magn Reson, 1988,76: 393-399.

[26] Hopkins AL, et al. MRM, 1991, 22: 167-174.

[27] Kwong KK, et al. MRM,1991,22: 154-158.

[28] Pekar J, et al. MRM,1991,21: 313-319.

[29] Zhu XH. NeuroImage, 2013,64: 437-447.

[30] Obrist WD, et al. Stroke, 1975,6: 245.

[31] Barranco D, et al. J Cereb Blood Flow Metab, 1989,9: 886.

[32] Eleff S, et al. MRM, 1988, 7: 412.

[33] Pekar J, et al. J Cereb Blood Flow Metab, 1994,14: 656.

[34] Stark DD, Bradley WG. Magnetic Resonance Imaging. 2nd Edition. Washington DC: The C V Mosby Company,1992:Chapter 14, p373.

[35] Gorter CJ. Paramagnetic Relaxation. Amsterdam: Elsevier,1947:127.

[36] Zimmerman JA. J Chem Phys, 1954, 22: 950.

[37] Weinmann HJ, et al. Am J Roentgenol,1984,142: 619.

[38] Choyke PL, et al. Radiology, 1989,170: 713.

[39] Schmiedl U, et al. Radiology,1987,162: 205.

[40] Fisel CR, et al. MRM,1991, 17: 336.

[41] Belliveau JW, et al. MRM, 1990,14: 538.

[42] Roy CS, Sherrington CS. J Physiol, 1890,11: 85-108.

[43] Belliveau JW, et al. Science, 1991, 254: 716-719.

[44] Moseley ME, et al. MRM, 1990, 14: 330-346.

[45] Villringer A, et al. MRM, 1988, 6: 164-174.

[46] Rosen BR, et al. MRM, 1990,14: 249-265.

[47] Belliveau JW, et al. J Neuroimaging, 1991,1: 36-41.

[48] Oldendorf WH. J Nucl Med, 1984,25: 253-269.

[49] Carlsen O, Hedegaard O. Phys Med Biol, 1987,32: 1457.

[50] Axel L. Radiology, 1980,137: 679.

[51] Axel L. Invest Radiol, 1983,18: 94.

[52] Cohen MS, Weisscoff RM. MRI, 1991,9: 1-37.

[53] Thompson HK, et al. Circ Res, 1964,14: 502.

[54] Zierler KL. Circ Res,1965,16: 309.

[55] Weisskoff RM, et al. MRM,1993,29: 553.

[56] Lassen NA. J Cereb Blood Flow Metab, 1984, 4: 633.

[57] Babloyantz A, Destexhe A. Proc Natl Acad Sci, 1986,83: 3513-3517.

[58] Rosen BR, et al. MRM, 1991,22: 293.

[59] Hamberg LM, et al. Stroke, 1993,24: 444.

［60］ Warach S, et al. Radiology, 1992, 182：41.

［61］ Aronen HJ, et al. Radiology, 1994,191：41-51.

［62］ Aronen HJ, et al. Top Magn Reson Imaging, 1993,5：14-24.

［63］ Tyler JL, et al. J Nucl Med, 1987, 28：1123-1133.

［64］ Hanson MW, et al. J Comput Assist Tomogr, 1991,15：796-801.

［65］ Doyle WK, et al. J Comput Assist Tomogr, 1987, 11：563-570.

［66］ Schwartz RB, et al. Am J Roentgenol,1992,158：399-404.

［67］ Gonzalez RG, et al. AJNR, 1995,16(9)：1763-1770.

［68］ Ostergaard L, et al. MRM, 1996, 36：715-725.

［69］ Huffel SV, et al. Med Biol Eng Comput, 1987,25：26-33.

［70］ Ostergaard L, et al. MRM, 1996, 36：726-736.

［71］ Liu HL, et al. MRM,1999,42(1)：167-172.

［72］ Haoyu Wang, et al. Med Phys, 2010, 37：4971

［73］ 王浩宇.北京大学博士学位论文,2013

［74］ LeBihan D, et al. Radiology, 1986, 161：401.

［75］ LeBihan D, et al. Radiology, 1988,168：497.

［76］ Young IR, et al. J Comput Assist Tomogr, 1988,12(5)：721.

［77］ Young IR, et al. MRM, 1991, 19：266.

［78］ Wolff SD, Balaban RS. MRM, 1989,10：135.

［79］ Fish DR, et al. MRM, 1988,8：238.

［80］ Turner R, et al. Radiology, 1990,177：407.

［81］ LeBihan D,et al. JMRI, 1991,1：7-28.

［82］ Pekar J, et al. MRM, 1992,23：122.

［83］ Henkelman RM. MRM, 1990,16：470.

［84］ Kennan RP, et al. Med Phys, 1994,21：539.

［85］ Henkelmam RM, Neil JJ, Xiang QS. MRM, 1994,32：464.

［86］ Pawlik G, et al. Brain Res, 1981,208：35.

［87］ LeBihan D, et al. J Comput Assist Tomogr, 1991,15：19.

［88］ Grubb RL, et al. Stroke, 1974,5：630.

［89］ Weiss HR, et al. Circ Res, 1982,51：494.

［90］ Jones SC, et al. J Comput Assist Tomogr, 1982, 6：116.

［91］ Kanno I, et al. J Cereb Blood Flow Metab, 1984,4(2)：224.

［92］ Detre JA, et al. Perfusion imaging. MRM, 1992,23：37.

［93］ Williams DS, Detre JA, et al. USA：Proc Natl Acad Sci, 1992, 89：212.

［94］ Herscovitch P, Raichle ME. J Cereb Blood Flow Metab, 1985,5：65.

［95］ Zhang W, et al. MRM, 1992,25(2)：362.

[96] Detre JA, et al. NMR Biomed, 1994,7: 75-82.

[97] Lammertsma AA, et al. J Cereb Blood Flow Metab, 1990,10: 675.

[98] Wong EC, et al. MRM, 1998, 40(3): 348-355.

[99] Wu WC, et al. MRM, 2007, 58(5): 1020-1027.

[100] Wang JJ, et al. MRM, 2002, 48(2): 242-254.

[101] Dai W, et al. MRM, 2008, 60(6): 1488-1497.

[102] Garcia DM, et al. Proceedings of the 13th Meeting in ISMRM, 2005.

[103] Wong EC, et al. MRM, 2006,55: 1334-1341.

[104] Wong EC. MRM, 2007,58: 1086-1091.

[105] Hartkamp NS, et al. NMR Biomed,2013,26: 901-912.

[106] Lu HZ, et al. MRM, 2003,50: 263-274.

[107] Donahue MJ. MRM, 2006,56: 1261-1273.

[108] Brooks RA, Di Chiro G. Med Phys, 1987, 14: 903-913.

[109] Lu H, et al. NeuroImage, 2002,17: 943-955.

[110] Lin AL, et al. MRM, 2008,60: 380-389.

[111] Lin AL, et al. NeuroImage, 2009,44: 16-22.

[112] Hoge RD, et al. MRM, 1999,42: 849-863.

[113] Lu HZ, et al. AJNR, 2008,29: 373-378.

[114] Yamauchi H, et al. J Neurol Neurosurg Psychiatry, 1996,61: 18-25.

[115] Yablonskiy DA, Haacke EM. MRM, 1994,32: 749-763.

[116] Weisskoff RM, Kiihne S. MRM, 1992,24: 375-383.

[117] An H, Lin W. J Cereb Blood Flow Metab, 2000, 20(8): 1225-1236.

[118] Yablonskiy DA. MRM,1998,39: 417-428.

[119] Yablonskiy DA, Haacke EM. MRM, 1997,37(6): 872-876.

[120] Eichling JO, et al. Circ Res, 1975, 37: 707-714.

[121] An H, Lin W. MRM,2002,47(5): 958-966.

[122] An H, Lin W. MRM, 2003,50: 708-716.

[123] He X, Yablonskiy DA. MRM, 2007,57: 115-126.

[124] Lu H, Ge Y. MRM, 2008,60(2): 357-363.

[125] Lu H, et al. MRM, 2004, 52: 679-682.

[126] Silvennoinen MJ, et al. MRM, 2003, 49: 47-60.

[127] Zhao JM, et al. MRM, 2007,58: 592-597.

[128] Bolar DS. MRM, 2011,66: 1550-1562.

第4章 饱和转移成像和细胞、分子成像

传统 MRI 图像对比度主要是质子密度之差和弛豫时间(T_1, T_2)之差的结果. 然而所看到的弛豫时间一般是非特异的. 比如以此来评估和区分良性和恶性肿瘤是靠不住的,或者说是令人失望的[1~5]. 而磁化强度转移(MT)和化学交换饱和转移(CEST)对于区分某些部位肿瘤的良性和恶性被证明是有潜力的[6,7]. 尤其 CEST 是从分子水平对机体的生理活动进行研究,从广义上来说属于细胞、分子影像的范畴. 分子影像是当代医学的重要领域,具有重要的意义. Brasch 等人[8,9]在 1977 年首次提出 molecular imaging 的概念,这是影像学的里程碑,从此众多研究者的目光放在了分子水平的研究领域. 分子影像学是多个学科的结合,是传统影像技术与现代生物学研究的结合,它不仅影响到疾病的诊断,还在疾病的防治方面起重要作用,是现代医学影像学技术的一个革命.

§4.1 磁化强度转移成像

Wolff 和 Balaban 于 1989 年[10]首次作出了磁化强度转移(magnetization transfer contrast, MTC)磁共振图像,引起广泛的关注和跟入研究. 磁化强度转移对比度是通过选择性观测组织中大分子的束缚水质子和自由水质子的相互作用得到的,由于不同的生理组织其大分子结构有很大的不同,其与自由水质子之间的相互作用也不同,即磁化强度转移的程度有差别,有可能产生特异的组织对比度.

4.1.1 双池模型和磁化强度转移概念

生物组织 MR 成像基于自由运动水分子的质子池(H_f)发射的信号. 然而还有宏观大分子质子以及束缚水分子质子池(H_r),它们在很短的 T_2(<1 ms)时间内发射 NMR 信号. 这些质子在 MR 图像中不能直接观察. 然而因为质子池之间的交叉弛豫和化学交换过程(见图 4.1.1),这种相互作用促成了 H_f 和 H_r 之间的磁化强度转移并影响观察到的弛豫时间. 图 4.1.2(a)显示了无显著脂肪成分的生物组织的典型 NMR 谱. 窄峰对应 H_f 发射的 NMR 信号谱. 宽峰对应 H_r 发

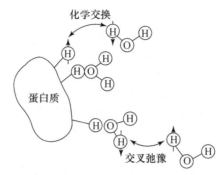

图 4.1.1　宏观大分子质子池和自由水质子池之间存在交叉弛豫和化学交换,是磁化强度转移的物理机制

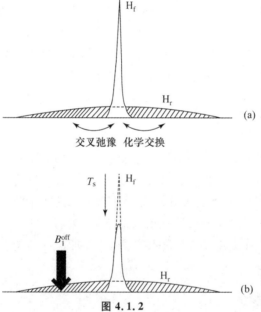

图 4.1.2

(a) 在一典型生物组织的质子 NMR 谱中,有一个流动质子池的窄峰,还有一个束缚质子池发射的宽峰信号;(b) 在磁化强度转移实验中 H_r 先用一个偏共振照射(B_1^{off})被饱和. 由于两池间存在相互作用,饱和从 H_r 转移到 H_f,于是 H_f 磁化强度减小

射的信号谱. H_r 峰围绕着 H_f 峰呈对称排布. 通常生物细胞分子发射的信号具有特征线形,称为洛伦兹线形,自然线宽 $LW = 1/(\pi T_2)$. 例如,$T_2 = 90$ ms 的灰质发射的信号自然线宽是 3.5 Hz. 宏观大分子的质子发射的信号的 $T_2 \ll 1$ ms,相应线宽 $LW \gg 300$ Hz,经常在几十 kHz 量级. 典型的 H_r 发射的信号线宽是 20～40 kHz. 在图 4.1.2(b)所示的磁化强度转移(magnetization transfer,MT)实验中,H_r 的磁化强度先用偏离共振(off-resonance)RF 脉冲 B_1^{off} 照射饱和. 饱和程度受 B_1^{off} 的幅度、宽度和频率偏移的影响. 为了避免直接渗漏影响 H_f 磁化强度,频率偏移开共振应超过 2 kHz. 饱和的 H_r 磁化强度被转移到 H_f,使 H_f 发射的信号强度减小而被检测到. 信号减小量依赖于组织. 因为 H_r 质子数以及 H_f 和 H_r 之间的交换是组织特异的,所以 MT 技术可探测关于 H_f 和 H_r 之间相互作用的特异信息. 比如用 MT

技术测量两质子池之间磁化强度交换的比率,即磁化强度转移率(magnetization transfer rate,MTR),可产生一种新型对比度即 MTR 对比度.

4.1.2 磁化强度转移成像测量目标

磁化强度转移成像测量有两个目标.一个是磁化强度转移比率 MTR,定义为

$$MTR = \frac{M_0 - M_s}{M_0} = \left(1 - \frac{M_s}{M_0}\right) \times 100\%, \tag{4.1.1}$$

式中 M_0 是饱和转移前自由水质子池的磁化强度,M_s 是饱和转移后自由水质子池的磁化强度.如果有饱和转移,则 $M_s < M_0$,极限情况 $M_s = 0$,意味着饱和转移比 MTR 是 100%.如果没有饱和转移,则 $M_s = M_0$,$MTR = 0$.因此,MTR 是衡量饱和转移程度的一个量.测量的另一个目标是在原活体组织中这种交换过程的分布,即对这种分布进行成像观察.

磁化强度转移成像(MTI)的典型序列如图 4.1.3 所示.先用偏离共振脉冲 B_1^{off} 照射,使被高蛋白分子束缚的质子池(H_r)的磁化强度饱和.通过交叉弛豫和化学交换,饱和转移到自由质子池,引起自由质子池磁化强度从 M_0 下降为 M_s,并且观察到自由质子池的 T_1、T_2 也减小.跟着的标准成像序列对 M_s 及其表观弛豫进行成像观察.

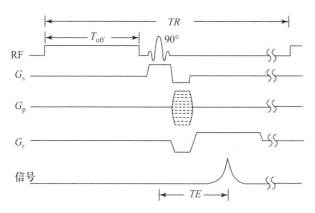

图 4.1.3 MT 成像脉冲序列

偏离共振饱和脉冲 B_1^{off} 加载 T_{off} 时间,之后跟着标准的 spin-warp 成像序列(SE 或 GE)或 EPI 序列

4.1.3　MT 效应对照射功率和频偏的依赖

通过照射^1H_r，引起^1H_f信号变小，变化的幅度与照射功率有关，也与照射偏置频率有关，如图 4.1.4 所示。该图中（a）曲线指示稳态^1H_f磁化强度的减小随照射^1H_r功率增加而加大，最大可达 70%（在活体肾中）。（b）曲线指示^1H_f共振净磁化强度在围绕共振频率±50 kHz 范围内都有显著减小。这照射效应线宽近似是 40 kHz，在兔肾（b）和狗心肌（c）中围绕^1H_f共振是中心对称的。在蒸馏水（b）、掺杂锰的水样品及兔尿（未显示）中观察到无磁化强度转移。在活检样品狗心肌（图 4.1.4（c））和 3%琼脂（未显示）中观察到的 MT 效应的带宽与场强无关，这提示这^1H_r池接近硬晶格条件（相关时间$>10^{-7}$ s）。对^1H_r照射频率、功率、时间都应最佳化。频偏过小，会发生直接渗漏（bleed over）效应；频偏过大，MT 效应过小，敏感度降低。功率过大会使 SAR 超标，功率过小，MT 效应也小。照射时间太短，MT 效应小，不能达到稳态；时间太长，则影响成像速度。

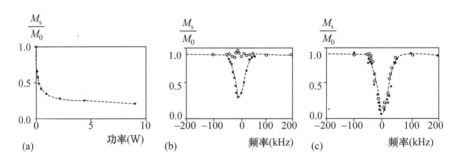

图 4.1.4

（a）预照射功率对活体兔肾水质子共振幅度的影响。预照射 2 秒，$TR=6$ s，4.7 T 场强，预照射频率在^1H_f共振频率以下 5 kHz。（b）预照射频率对活体兔肾（●）和蒸馏水（○）的^1H_f共振幅度的影响。照射功率固定 0.4 W，场强 4.7 T，用 π/8 RF 脉冲激发，采集 FID 得谱。^1H_f共振频率在 0 Hz。当照射偏置频率大于 5 kHz 时，这"直接渗漏"才最小。（c）预照射偏置频率对狗心组织在两种场强（2 T，4.7 T）下的^1H_f共振幅度的影响。近似 2 g 活体狗左心室肌切片置于玻璃管内插入 NMR 探头中

4.1.4　MT 实验常用的 RF 脉冲

磁化强度转移（MT）实验常用的脉冲有二项式脉冲、高斯脉冲和费米（Fermi）脉冲。费米脉冲形状是中间为一个平台，两端各跨接一个指数衰减斜坡，如图 4.1.5 所示。这脉冲的B_1场随时间变化的规律由下式描写：

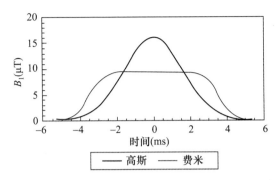

图 4.1.5　费米脉冲和高斯脉冲包络的比较

$$B_1(t) = \frac{A_{\mathrm{F}}\mathrm{e}^{\Delta\omega_{\mathrm{rf}}t}}{1 + \mathrm{e}^{\frac{|t|-t_0}{a}}} \quad (\text{中心在 } t = 0), \tag{4.1.2}$$

式中 A_{F} 是 B_1 场峰值；t_0 和 a 是两个可调参数，量纲是时间，t_0 是脉冲宽度的度量，a 是过渡宽度的度量. 正常情况下 $t_0 \gg a$，以致 $B_1(t=0)=A_{\mathrm{F}}$. 因为 $a \to 0$ 时，这费米脉冲变成无斜坡的矩形脉冲. 应用-60 dB 标准，这费米脉冲底宽是

$$T_{\mathrm{F}} = 2t_0 + 13.8a. \tag{4.1.3}$$

对于章动角、脉宽都相等的费米和高斯脉冲，比较它们的相对 SAR 是有用的. 假定脉冲是实的(无虚部)，章动角是通过积分这 RF 包络得到的. 计算时要置 $\Delta\omega_{\mathrm{rf}}=0$，因为只有在共振时章动角才等于 RF 包络的积分. 计算结果提供在表 4.1.1 中.

表 4.1.1　高斯脉冲和费米脉冲的章动角及 RF 功率沉积 SAR 的积分计算结果

	章动角(弧度)，$\gamma\int B_1(t)\mathrm{d}t$	相对 SAR，$\int |B_1(t)|^2\mathrm{d}t$
高斯	$\gamma A_{\mathrm{G}}\sigma\sqrt{2\pi}$	$A_{\mathrm{G}}^2\sigma\sqrt{\pi}$
费米	$2\gamma A_{\mathrm{F}}[t_0 + a\ln(\mathrm{e}^{-t_0/a}+1)]$	$2\gamma A_{\mathrm{F}}^2\left[t_0 + a\ln(\mathrm{e}^{-t_0/a}+1) - \dfrac{a}{1+\mathrm{e}^{-t_0/a}}\right]$

例 4-1　假定要设计章动角为 $\theta=1000°$、脉冲宽度 $T=12$ ms 的 MT 脉冲. (1) 试确定高斯脉冲的参数；(2) 试确定费米脉冲包络的参数，设 $t_0=10a$；(3) 假定一个脉冲序列，没有 MT 脉冲时 $SAR=1.0$ W/kg，有(1)的高斯脉冲时测量的 $SAR=3.0$ W/kg，如果以(2)的费米脉冲代替(1)的高斯脉冲时 SAR 沉积将是多少？

解　(1) 已知 $T_{\mathrm{G}}=7.4346$，$\sigma=12$ ms$/7.434=1.614$ ms，从表 4.1.1 知

$$A_{\mathrm{G}} = \frac{\theta}{\gamma\sigma\sqrt{2\pi}} - \frac{1000°(\pi/180°)}{2\pi \times 42.57\mathrm{MHz/T} \times 1.614\ \mathrm{ms} \times \sqrt{2\pi}} = 16.13\ \mu\mathrm{T}.$$

因此高斯脉冲的 RF 包络是

$$B_1(t) = \begin{cases} 16.13\mathrm{e}^{-0.1919t^2}\ (\mu\mathrm{T}) & (-6\ \mathrm{ms} \leqslant t \leqslant 6\ \mathrm{ms}), \\ 0 & (|t| > 6\ \mathrm{ms}). \end{cases}$$

(2) 根据式(4.1.3)和条件 $t_0 = 10a$ 产生 $a = 0.3549\ \mathrm{ms}, t_0 = 3.549\ \mathrm{ms}$. 由表 4.1.1 得到

$$\begin{aligned} A_{\mathrm{F}} &= \frac{\theta}{2\gamma[t_0 + a\ln(\mathrm{e}^{-t_0/a} + 1)]} \\ &= \frac{1000°(\pi/180°)}{2 \times 2\pi \times 42.576\mathrm{MHz/T} \times [3.459\ \mathrm{ms} + 0.3549\ \mathrm{ms} \times \ln(\mathrm{e}^{-10} + 1)]} \\ &= 9.432\ \mu\mathrm{T}. \end{aligned}$$

于是

$$B_1(t) = \begin{cases} \dfrac{9.432}{1 + \exp\left(\dfrac{|t| - 3.459}{0.3549}\right)} & (-6\ \mathrm{ms} \leqslant t \leqslant 6\ \mathrm{ms}), \\ 0 & (|t| > 6\ \mathrm{ms}). \end{cases}$$

从(1)、(2)步导出的脉冲画在图 4.1.5 中.

(3) 高斯型 MT 脉冲对这脉冲序列的 SAR 贡献了 $3.0 - 1.0 = 2.0$ W/kg. 按照(1)和(2)的参数以及表 4.1.1,费米脉冲的 SAR 与高斯脉冲的 SAR 之比为

$$\frac{SAR_{\mathrm{F}}}{SAR_{\mathrm{G}}} = \frac{2A_{\mathrm{f}}^2\left[t_0 + a\ln(\mathrm{e}^{-t_0/a} + 1) - \dfrac{a}{1 + \mathrm{e}^{-t_0/a}}\right]}{A_{\mathrm{G}}^2\sigma\sqrt{\pi}}.$$

因此,对于费米型 MT 脉冲所期望的 SAR 是

$$SAR_{\mathrm{F}} = (1.0 + 2.0 \times 76.4\%)\mathrm{W/kg} = 2.53\ \mathrm{W/kg}.$$

上例说明,同样宽度和同样章动角的 MT 脉冲,费米型比高斯型 SAR 要低一些. 费米脉冲的缺点是频谱不如高斯型的紧凑.

除了上面介绍的窄带软脉冲,二项式硬脉冲(比如 $1\bar{2}1$ 和 $1\bar{3}3\bar{1}$)加在偏离共振频率上也可以用于 MT[11],其优点是长度比较短,有利于降低 TR 和 RF 功率沉积,缺点是引起更多不希望的直接饱和[12].

4.1.5   频率偏置及符号的选择

当频率偏置 Δf_{rf} 很小时,MT 效应迅速增大,不幸的是,直接饱和量也迅速增大. 因此有必要增大频率偏置. 为了保持有固定的 MT 衰减,RF 功率必须随

频率偏置的增大而增大. 折中的结果是: 频率偏置典型地近似 1 kHz 时, 最佳值由实验确定, 或者对于一定的频率偏置, 确定最佳照射功率.

MT 效应相对于水共振一般是对称的 (见图 4.1.2), 如果在宏观分子池有相对于水的非零化学位移, 也可以引进不对称. 对于对称情况, MT 脉冲的频率偏置的符号是不重要的; 而对于不对称情况, Δf_{rf} 的符号将影响脂肪抑制和上游血的饱和. 脂肪质子共振频率比水质子近似低 3.4 ppm, 在 1.5 T 相应到 217 Hz. 尽管脂肪有半固性, 但是液池中脂类质子并不显示强的 MT 效应. 在 MT 实验中要同时抑制脂肪, 我们或许可简单地加 MT 脉冲, 让其频率偏置接近低于水共振的 $\Delta f_{rf} = 3.4 \text{ ppm} \times f_{水}$. 然而, 通常不行, 因为这么小的偏置时, 直接饱和将相当严重. 如果在成像视野内磁化率变化降低了水质子共振频率, 直接饱和将更严重. 此外, 颅内动脉的 3D TOF 血管造影, 施加低于水拉莫尔频率的 MT 脉冲, 会引起上游动脉血的饱和 (不希望的). 例如, 当对头成像时, 心脏血共振频率通常是低的, 因为 B_0 场强度倾向于随离开磁体中心而下降. 用通用体线圈作 RF 发射, 由 MT 脉冲引起上游血饱和是特别成问题的, 而用发射/接收两用头线圈会好得多.

鉴于上述理由, MT 脉冲的频率偏置经常用 $\Delta f_{rf} > 0$, 这样就排除了用一个 RF 脉冲同时进行 MT 和脂肪饱和. 一个替代的办法是与 MT 脉冲同时加一个弱梯度, 对中心 (isocenter) 头位置附近拉莫尔频率影响很小, 但可提升远离中心处 (心脏和大血管) 的拉莫尔频率, 足可避免上游血的饱和.

4.1.6　饱和转移对 ^1H_f 池弛豫时间的影响

照射 ^1H_r 时, 观察到 ^1H_f 的 T_1 减小. 用 IR 序列可以测量有饱和转移时 ^1H_f 的 T_1, 记为 T_{1sat}; 无饱和转移时 ^1H_f 的 T_1, 记为 T_{1f}. 测量的数据列在表 4.1.2 中, 发现它们满足

$$\frac{T_{1sat}}{T_{1f}} = \frac{M_s}{M_0}. \tag{4.1.4}$$

其实, 照射 ^1H_r 池, 饱和转移发生时, 自由质子池的横向弛豫 T_{2sat} 也比 T_2 短, 甚至比 T_{1sat} 下降更显著, 这使得 MT 图像更类似于重 T_2 加权像, 虽然所用回波时间 TE 并不长. 图 4.1.6 是活兔肾的 spin-warp 质子 NMR 图像. 取 $TR = 4.2$ s, $TE = 20$ ms, 以使 T_1 和 T_2 对比度效应最小. 在图 4.1.6 中, (a) 是没有对 ^1H_r 选择饱和照射的参考像 (质子密度像). (b) 是用偏置共振 5 kHz 频率照射 ^1H_r 池得到的 M_s 像, 此像指示肾皮层在照射后信号降低比肾髓质大得多. (c) 是比值 M_s/M_0 像, 此像也提示肾皮层交换比肾髓质高. 尿、血管和脂肪基本不受照

射影响.在(b)、(c)中仍然保持很高的信号强度.(d)是 T_2 加权像.比较(b)和
(d)可知,MT 对比度(M_s 像)类似于 T_2 加权像.

表 4.1.2　饱和转移测量数据

组　织	$T_{1sat}(s)$	M_s/M_0	$T_{1f}(s)$
肾	0.62 ± 0.08	0.30 ± 0.03	2.0 ± 0.2
骨骼肌	0.30 ± 0.03	0.07 ± 0.005	4.5 ± 0.5

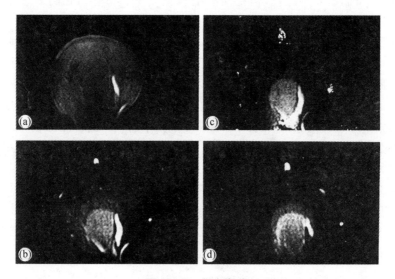

图 4.1.6　活兔肾像

(a) ^{1}H 密度像,$TR=4.2$ s,$TE=20$ ms,$FOV=40\times40\times3$ mm³,矩阵 128×128;(b) 用与(a)相同
参数采集,但有频偏照射的像,频偏在 f_0 下 5 kHz,$T_{off}=3.5$ s,0.4 W 功率;(c) 比像:$\dfrac{(b)像}{(a)像}=$
$\dfrac{M_s}{M_0}$像;(d) 肾的 T_2 加权像,采集条件同(a),但 $TE=80$ ms,以得到 T_2 对比度

4.1.7　组织特异性和对比度

磁化强度转移只发生在束缚质子池和自由水质子池之间,和脂肪质子池之
间无磁化强度交换,如图 4.1.7 所示.尿中由于缺乏宏观大分子,也就没有 MT
效应.血液的 ^{1}H$_f$ 也很少受到照射的影响.在血液中 ^{1}H$_f$-^{1}H$_r$ 即使有交换,也是
很慢的.偏离共振照射减小了富蛋白组织发射的信号.上述这些结果都说明,照
射对 ^{1}H$_f$ 信号的影响是组织特异的.

图 4.1.8 显示 MT 能增强灰、白质间对比度,以及脑脊液和周围组织间对

比度.这里又一次看到,这 MT 像很类似于重 T_2 加权像的对比度.这正是所预期的,因为在没有显著脂肪和顺磁质浓度的组织中蛋白质/水相互作用起支配作用.在饱和转移(MT)像中磁化强度(M_s)的降低和 T_{1sat}、T_{2sat} 减小的叠加效应可用图 4.1.9 说明.

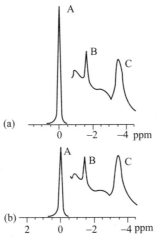

图 4.1.7 探测活兔肾水和代谢物预照射 ^{1}H 效应

在 4.7 T,SE:90°-τ-180°(τ=50 ms),16 次平均.(a) 无预照射,TR=6 s;(b) 有预照射(0.4 W,10 kHz 偏离)2 s,后 4 s 采集.峰 A、B 和 C 分别为水、三甲胺和脂肪

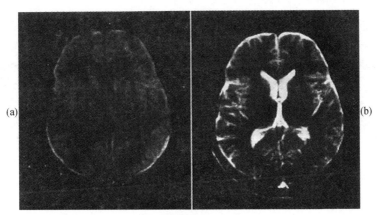

图 4.1.8

(a) 健康志愿者的标准 GE1700/30 头像,层厚 10 mm,分辨 1.25 mm×1.25 mm,矩阵 256×256.(b) 与(a)相同的层面,同样采集条件,但有偏离共振照射 B_1^{off}=50 μT,T_{off}=200 ms,频偏 8 kHz.MT 增强 CSF 和其他组织对比度.皮下脂肪强度在两个像中是相同的.这 MT 像的对比度很类似于重 T_2 加权像的对比度

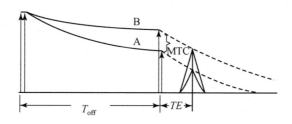

图 4.1.9 MTC 产生

在偏离共振照射期间,高蛋白含量组织(A)的磁化强度由于有效的交换,比高水或流动脂肪含量组织(B)的磁化强度降低得更多. MTC 包含了 M_s 和 T_{1sat} 效应,在回波时间 TE 中 T_{2sat} 效应介入,于是终像类似于 T_2 加权像,但它们源于不同的机制

4.1.8 MTC 图像临床应用

因 MTC 对宏观大分子/水相互作用是特异的,所以 MTC 能增强病灶的可视化,因病灶有高的水含量. 一个肝囊肿病人的 T_2 加权像和 MT 像显示在图 4.1.10 中. 偏离共振的照射减小了富蛋白肌肉和肝组织的信号强度,含蛋白量低的囊肿发射的信号强度不减小. 结果,它们之间的对比度提高了 2.5 倍,如图 4.1.10 所示. 灰、白质间对比度可提高 60%,多发硬化斑(MS plaques)和白质间对比度比 T_2 加权像可提高 70%.

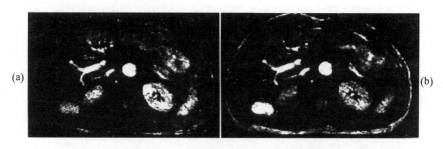

图 4.1.10 肝囊肿可视化的 MTC 效应

(a) 用标准 GE1000/30 序列得到的 T_2 加权像,层厚 10 mm,矩阵 256×256;(b) 层面同(a),相同序列只是加了偏离共振 8 kHz,$T_{off}=300$ ms,$B_1^{off}=0.25$ Gs 脉冲预照射. 囊肿和肝之间信号差(即图像的对比度)被 MTC 增强到 2.5 倍

流动性脂肪质子池磁化强度不受 B_1^{off} 影响,于是 MTC 可使渗入高蛋白含量组织中的脂肪更突出[10]. 在顺磁质增强的组织中,由于其主要的弛豫机制是由顺磁质支配的,这些组织发射的信号强度不受偏离照射的影响. 而有好的宏

观分子/水相互作用的组织的信号强度却由于 B_1^{off} 照射而降低,因而 MT 技术加大了这两类组织间的信号差. 换句话说,MTC 能使顺磁性对比度增强得更强.

传统 MRI 技术主要提供与弛豫率有关的信息,其灵敏度高,但其特异性差. 而 MT 技术对交叉弛豫和化学交换的特异性是一个补充.

4.1.9 MTC 的负效应

在传统多层面成像中就可能产生一定程度的 MT 对比度. 因为对一组层面内的一个层面的共振激发正是对其他层面的偏离共振照射. 比如像白质、灰质和肌肉这样的组织,在多层面成像中,由于 MT 效应,信号降低可高达 $10\%\sim 20\%$. 它使得用多层面成像测量的 T_1 很不准确.

§4.2　磁化强度转移定量理论[13]

组织中水质子和半固态成分交叉弛豫或自旋交换可产生磁化强度转移对比度(MTC),在软骨[14,15]成像、白质病[16]、转移瘤[17]、骨骼肌肉、眼睛晶体、血管造影等研究中很有应用前景. 为了更清楚地理解各种情况下 MT 的物理机制,以便对 MTC 效应作出合理的解释或预测;也为了得出 MTC 最佳条件,需要有定量模型. Henkelman 等人[13]1993 年把双池定量模型首先应用到琼脂凝胶. 假定液体成分 NMR 信号具有洛伦兹线形,半固态成分具有高斯线形,密切配合实验测量,看基本物理参数取何值可以解释实验并和其他弛豫测量相一致.

4.2.1 实验条件和方法

2%、4%和 8%琼脂(Agargel)样品水溶液用于 NMR 测量,0.3 mmol/L 氯化锰($MnCl_2$)溶液作为对照(control),实验在 1.5 T 和 0.6 T 设备上进行,NMR 信号强度用图 4.2.1 所示序列来测量,并归一化到无偏离共振照射(简称偏照)时的 1.0. 偏照后任何残余横向磁化强度通过相位循环 $\pi/2$ 脉冲及数据采集的符号而消除. 设偏照产生的残余为 $M'_\perp$,$+\pi/2$ 脉冲产生的横向磁化强度为 $M_\perp$,则测到的信号为 $M_\perp + M'_\perp$. $-\pi/2$ 脉冲产生的横向磁化强度为 $-M_\perp$,测到的信号为 $-M_\perp + M'_\perp$. 把两次测得的数据相减可得到

$$M_\perp + M'_\perp - (-M_\perp + M'_\perp) = 2M_\perp. \tag{4.2.1}$$

于是偏照后任何横向残余可被消除. 用 Δ 代表偏照频率,按对数标尺均匀分布,

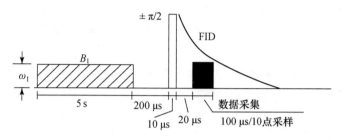

图 4.2.1　偏离共振照射实验测量脉冲序列

偏照后任何残余磁化强度用相位循环($\pm\pi/2$ 激发)技术来补偿,采集 10 个数据点(16 bit)、每点 10 μs 以提高 SNR.这里 FID 的 $T_2^* \geqslant 12$ ms

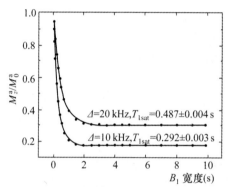

$\Delta = 20$ kHz,$T_{1\mathrm{sat}} = 0.487 \pm 0.004$ s

$\Delta = 10$ kHz,$T_{1\mathrm{sat}} = 0.292 \pm 0.003$ s

图 4.2.2　归一化剩余纵向磁化强度作为偏照脉冲时间宽度函数

样品是 2%琼脂溶液,B_1 幅度为 0.67 kHz.5 秒宽度足以保证饱和

从 0.014 kHz 到 213 kHz 共 26 点频.照射场 B_1 幅度从 0.17 kHz($f_1 = \Gamma B_1$)倍增五步到 5.34 kHz,并通过反转(180°)脉冲(同样长度)来校准.偏照脉冲长度是 5 秒,以保证达到稳态.图 4.2.2 显示了对于两个不同偏照频率测量到的 $T_{1\mathrm{sat}}$ 值和归一化的剩余纵向磁化强度,肯定了 5 秒等于 10 倍时间常数,因而足以达到平衡即稳态.数据采集和下一个饱和脉冲始端之间有 3 秒.于是测量一个样品,26 个偏照频率、6 个 B_1 幅度和 2 次相位循环总共花费大约 50 分钟.这期间,样品的 RF 加热保持在 0.3℃ 以下.

4.2.2　双池模型参数

用来分析实验的双池模型示于图 4.2.3 中.池 A 是液体,非阴影部分代表其纵向磁化强度 M_z^{a},阴影部分代表在横向或被饱和的磁化强度.池 B 对应样品中半固态成分中的质子,也被类似地分成两部分.在各池中弛豫率 $R_{\mathrm{a}} = 1/T_{1\mathrm{a}}$,$R_{\mathrm{b}} = 1/T_{1\mathrm{b}}$ 支配纵向磁化强度的恢复.R_{rf} 代表由于偏照纵向磁化强度的损失率.设 A 池自旋总数(或总热平衡磁化强度)为 M_0^{a},是一恒定值(在一定 B_0 场中),并设其等于 1.0,以归一化实验数据.两池之间磁化强度转移率(交换率)是以基本比率常数 R 为特征.因为两池皆处在稳态,R 被两池相对自旋数修改,以产

生赝一阶比率常数 RM_0^{b}（从 A→B 交换）和 RM_0^{a}（交换从 B→A）. 为了简化问题，用一个二阶比率常数 $RM_0^{\mathrm{a}}M_0^{\mathrm{b}}(\mathrm{s}^{-1})$ 表示两池间沿任一方向的交换率. 这样一个二阶比率常数是交换概率的基本参数，它取决于两池的浓度而不是单一池的浓度. 这样保持模型对两池对称而不依赖于琼脂凝胶的浓度.

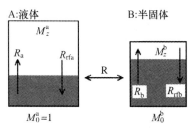

图 4.2.3　琼脂溶液系统模型

在各池中阴影区域代表非纵向准直的自旋.
参数定义见正文部分

4.2.3　耦合的布洛赫方程

在这耦合系统中布洛赫方程如下：

$$\frac{\mathrm{d}M_z^{\mathrm{a}}}{\mathrm{d}t} = R_{\mathrm{a}}(M_0^{\mathrm{a}} - M_z^{\mathrm{a}}) - RM_0^{\mathrm{b}}M_z^{\mathrm{a}} + RM_0^{\mathrm{a}}M_z^{\mathrm{b}} + \omega_1 M_y^{\mathrm{a}}, \qquad (4.2.2)$$

$$\frac{\mathrm{d}M_z^{\mathrm{b}}}{\mathrm{d}t} = R_{\mathrm{b}}(M_0^{\mathrm{b}} - M_z^{\mathrm{b}}) - RM_0^{\mathrm{a}}M_z^{\mathrm{b}} + RM_0^{\mathrm{b}}M_z^{\mathrm{a}} + \omega_1 M_y^{\mathrm{b}}, \qquad (4.2.3)$$

$$\frac{\mathrm{d}M_x^{\mathrm{a,b}}}{\mathrm{d}t} = -\frac{M_x^{\mathrm{a,b}}}{T_{2\mathrm{a,b}}} - 2\pi\Delta M_y^{\mathrm{a,b}}, \qquad (4.2.4,5)$$

$$\frac{\mathrm{d}M_y^{\mathrm{a,b}}}{\mathrm{d}t} = -\frac{M_y^{\mathrm{a,b}}}{T_{2\mathrm{a,b}}} + 2\pi\Delta M_x^{\mathrm{a,b}} - \omega_1 M_z^{\mathrm{a,b}}, \qquad (4.2.6,7)$$

这里 $M_{x,y,z}^{\mathrm{a,b}}$ 分别是池 A 和池 B 磁化强度的 x、y 和 z 分量，ω_1 是 RF 偏照幅度（$\omega_1 = \gamma B_1$），Δ 是 RF 偏照频率，$2\pi\Delta$ 对应《核磁共振成像——物理原理和方法》书中式(1.5.8)中的 $\omega - \omega_0$，$T_{2\mathrm{a,b}}$ 分别是池 A 和池 B 的横向弛豫时间. 方程(4.2.2)~(4.2.7)与其方程(1.5.8)相比较，只是在方程(4.2.2)和(4.2.3)中各多了两个耦合项. 它们构成了 M_z^{a} 或 M_z^{b} 随时间变化的附加因素.

4.2.4　稳态解

达到稳态时，式(4.2.2)~(4.2.7)中所有六个时间导数必须等于零. 即

$$\frac{\mathrm{d}M_z^{\mathrm{a}}}{\mathrm{d}t} = \frac{\mathrm{d}M_z^{\mathrm{b}}}{\mathrm{d}t} = \frac{\mathrm{d}M_y^{\mathrm{a,b}}}{\mathrm{d}t} = \frac{\mathrm{d}M_x^{\mathrm{a,b}}}{\mathrm{d}t} \equiv 0.$$

于是六个微分方程简化为六个联立代数方程. 先由式(4.2.4)和(4.2.5)得

$$M_x^{\mathrm{a,b}} = -2\pi\Delta T_{2\mathrm{a,b}} M_y^{\mathrm{a,b}}. \qquad (4.2.8)$$

由式(4.2.6)、(4.2.7)和(4.2.8)得

$$M_y^{\mathrm{a,b}} = -\frac{T_{2\mathrm{a,b}}\omega_1 M_z^{\mathrm{a,b}}}{1 + (2\pi\Delta T_{2\mathrm{a,b}})^2}. \qquad (4.2.9)$$

代入式(4.2.2)并归一化 $M_0^a = 1$,并令

$$R_{rfa} \equiv \frac{\omega_1^2 T_{2a}}{1 + (2\pi\Delta T_{2a})^2}, \tag{4.2.10}$$

得

$$M_z^a = \frac{R_a + RM_z^b}{R_a + RM_0^b + R_{rfa}}. \tag{4.2.11}$$

把式(4.2.9)代入(4.2.3),并令

$$R_{rfb} = \frac{\omega_1^2 T_{2b}}{1 + (2\pi\Delta T_{2b})^2}, \tag{4.2.12}$$

得

$$M_z^b = \frac{M_0^b(R_b + RM_z^a)}{R_b + R + R_{rfb}}. \tag{4.2.13}$$

代入式(4.2.11)中得

$$M_z^a = \frac{R_b RM_0^b + R_{rfb}R_a + R_b R_a + R_a R}{(R_a + R_{rfa} + RM_0^b)(R_b + R_{rfb} + R) - R^2 M_0^b}. \tag{4.2.14}$$

4.2.5　洛伦兹线形和高斯线形

式(4.2.14)中 R_{rfa} 代表 A 池由于偏照纵向磁化强度损失率,它正比于洛伦兹吸收线形. 观察到唯一的一组模型参数(R_a、T_{2b}、R、M_0^b)不能通过拟合方程(4.2.14)到实验数据而得到. 这是因为在"稳态"执行的实验不显含时间,只是关于相对时间和比率(rate)的信息. 注意到在这种实验中所有显著非零点都有 $(2\pi\Delta T_{2a})^2 \gg 1$,于是方程(4.2.14)可简化到只有 5 个参数:

$$M_z^a = \frac{R_b\left(\dfrac{RM_0^b}{R_a}\right) + R_{rfb} + R_b + R}{\dfrac{RM_0^b}{R_a}(R_b + R_{rfb}) + \left[1 + \left(\dfrac{\omega_1}{2\pi\Delta}\right)^2\left(\dfrac{1}{R_a T_{2a}}\right)\right](R_b + R_{rfb} + R)}. \tag{4.2.15}$$

对于半固体成分,洛伦兹线形是不够的,可尝试用高斯线形代替:

$$R_{rfb} = \omega_1^2\sqrt{\frac{\pi}{2}} T_{2b} e^{-\frac{(2\pi\Delta T_{2b})^2}{2}}. \tag{4.2.16}$$

高斯线形产生于固体 NMR,由于多自旋中很强的偶极-偶极耦合,用最小平方技术拟合方程(4.2.15)到实验结果,五个模型参数 R_b、T_{2b}、R、(RM_0^b/R_a) 和 $(1/R_a T_{2a})$ 可以唯一地确定出来. 拟合参数的误差取作协变矩阵对角元素的平方根.

4.2.6　偏照的直接效应

用 0.3 mmol/L $MnCl_2$ 水溶剂(其弛豫时间接近于人体)做偏照实验,这

种顺磁性水溶液中,没有半固池 B,只有液池 A,因而 $M_0^b = 0$,$R = 0$. 测量这种溶液的 $T_1 = 431$ ms,$T_2 = 45$ ms. 因为没有磁化强度转移(MT=0),偏离共振照射只有"直接饱和"效应(spillover). 在此情况下,方程(4.2.15)简化为

$$\frac{M_z^a}{M_0^a} = \frac{1}{1 + \frac{T_{1a}}{T_{2a}}\left(\frac{\omega_1}{2\pi\Delta}\right)^2} = \frac{1}{1 + 9.56\left(\frac{f_1}{\Delta}\right)^2}. \tag{4.2.17}$$

以偏照频率 Δ 为横坐标(对数标度),以偏照场强 f_1(对应 $f_1 = \Gamma B_1$)为参变量作图 4.2.4,图中"S"形实线是根据方程(4.2.17)计算出的理论曲线,它反映了归一化 M_z^a 作为偏照频率对数的函数的洛伦兹线形状,虽然照射场强增大,曲线向右方平移.

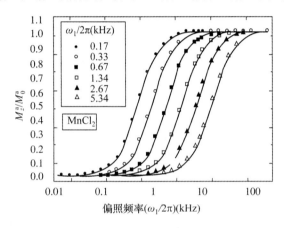

图 4.2.4 对于 0.3 mmol/L MnCl₂ 水溶液的磁化强度转移实验

归一化剩余纵向磁化强度(M_z^a/M_0^a)随偏照频率 Δ(对数标度)的变化. 显示了六个不同 B_1 幅度. 实线是计算值,点(不同记号)是实验值

表明:当 $(2\pi\Delta T_2)^2 \gg 1$ 时,在半最大饱和的偏照频率随 B_1 幅度线性增加:

$$\Delta_{\frac{1}{2}\max} = \frac{\omega_1}{2\pi}\sqrt{\frac{T_1}{T_2}}. \tag{4.2.18}$$

对于两种具有不同 T_1/T_2 比的掺杂水溶液,用方程(4.2.18)很容易选择 RF 照射幅度,使其中一种溶液不受影响,而另一个完全饱和. 对于成像实验,可使一种组织信号强度降低,另一种组织信号强度不降低,这不必涉及磁化强度转移,只反映相对的组织弛豫比.

这种偏离共振照射不是通过 MT 效应而是直接引起样品纵向磁化强度降低的效应,称为"直接饱和效应",以区别于 MT 效应.

4.2.7　MT 效应和模型参数的提取

在 1.5 T 2％、4％和 8％琼脂水溶液的实验测量数据与方程(4.2.15)(高斯线形用于 B 池)拟合得很好,如图 4.2.5 所示.实验和理论之间每点平均剩余偏差在图 4.2.5A、B 中为 0.015,在 C 中为 0.017.如果对 B 池用洛伦兹线形,对于 2％琼脂液,这每点平均残余偏差将高达 0.083,如图 4.2.6 所示.这模型显著且系统地偏离了实验测量.这种拟合是不能接受的.可见,对这种琼脂实验系统,仅仅依据布洛赫方程计算 MTC 效应是不正确的、靠不住的.

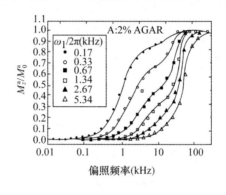

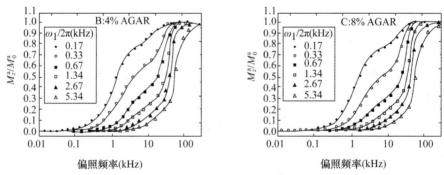

图 4.2.5　A、B、C 分别是对 2％、4％、8％琼脂的磁化强度转移数据

实验和理论之间每点平均残留偏差在 A、B 中是 0.015,在 C 中是 0.017

如果用多个 RF 幅度,像图 4.2.5 可以达到可靠的拟合.甚至对减少了参数的方程(4.2.15),单 RF 幅度拟合也不收敛到稳定参数.于是,为了得到模型基本比率常数的有意义的特征,拟合到可理解的测量结果,测量跨一频偏范围和 RF 幅度范围是需要的.通过拟合到测量数据,可以提取出模型参数,见表

4.2.1. 在 1.5 T 和 0.6 T 进行完全相同的测量,发现 MT 机制,至少对于琼脂实验系统,与场强(B_0)无关.

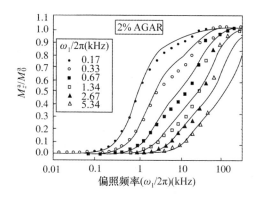

图 4.2.6 对 B 池用洛伦兹线形,与图 4.2.5A 一样的数据拟合到方程(4.2.15)的结果. 每点残留偏差是 0.083,这种拟合是不能接受的

表 4.2.1 在 1.5 T 从拟合提取的模型物理参数

	2% AGAR	4% AGAR	8% AGAR
$R_a(s^{-1})$	0.51 ± 0.07	0.70 ± 0.10	1.08 ± 0.16
$T_{2a}(ms)$	63 ± 8	32 ± 4	16 ± 2
$RM_0^b(s^{-1})$	0.9 ± 0.1	1.8 ± 0.2	3.9 ± 0.5
M_0^b	0.0051 ± 0.001	0.011 ± 0.002	0.022 ± 0.004
$T_{2b}(\mu s)$		12.9 ± 0.1	
$R_b(s^{-1})$		1 ± 4	

从表 4.2.1 可知,B 池的 T_2 时间很短,只有 12.9 μs. 这说明,琼脂凝胶的纤维结构导致格外硬的宏观分子结构. 这半固相的纵向弛豫率(R_b)无法从这些实验确定. M_0^b 值几乎随琼脂浓度线性增加. 这些参数与已经知道的值基本一致,是合理的. 因此,这种拟合过程不仅仅是一个数学练习,而是能够给出对物理机制的洞察.

4.2.8 Z 谱

Z 谱是归一化剩余纵向磁化强度 M_z^a/M_0^a 随偏照频率(Δ)变化的曲线,如图 4.2.7 所示. 对应 A 池,有交换率(A←B)$RM_0^b=0.9$ s^{-1} 的实线,是对 2% 琼脂以 RF 幅度为 0.67 kHz 照射的模型结果,与图 4.2.5A 中的对应曲线相同. 如果没有交换(即 $RM_0^b = 0$),A 池磁化强度将通过直接效应被偏照饱和,于是有一条 "S"形(实线)曲线对应洛伦兹线形状. 在另一极端,有无穷大交换率(即 $RM_0^b = \infty$),这时,纵向磁化强度的相对比值(A 池中 M_z^a/M_0^a,B 池中 M_z^b/M_0^b)在两池中 是相同的. 因此,对于 $RM_0^b = \infty$,实线和虚线是重合在一起的. 虚线对应 B 池的 纵向相对磁化强度. 从图 4.2.7 看,在 $\Delta = 10$ kHz 时,M_z^b/M_0^b 只有 M_z^a/M_0^a 的一 半. 对 B 池的直接效应($RM_0^b = 0$)反映的正是在偏照频率对数坐标上的 B 池的 高斯线形. 图 4.2.7 中虚线以及两池等价饱和的($RM_0^b = \infty$)极限情况都是不可 直接测量的,而是通过模型计算出来的.

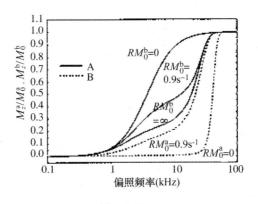

图 4.2.7

对 2% 琼脂用 B_1 幅度为 0.67 kHz 偏照 A 池(实线)剩余纵向磁化强度和 B 池(虚线)剩余磁化强 度. 显示的是拟合的交换率从 B 池到 A 池 $RM_0^b = 0.9$ s^{-1}(典型)、$RM_0^b = 0$(无交换)和 $RM_0^b = \infty$(以 无穷大的速度交换)三种情况下的 Z 谱

4.2.9 最佳偏照条件

用 2% 琼脂溶液和同样的模型参数,图 4.2.8 显示了在 1.5 T 分别用 0.17、 0.67 和 2.67 kHz 偏照射产生磁化强度转移所达到的抑制范围,并和对 A 池直接 效应作对比. 这直接效应显示了熟悉的"S"形曲线,沿偏照射频率轴平移 4 倍 Δ. 这 阴影面积是由于 MT 达到的额外饱和. 图 4.2.8 表明,这类偏照提供了探测 MT 响应约 1 kHz RF 幅度的有限机会窗. 随 RF 幅度减小,MTC 发生在较低偏照频率 上,并且其值相当小. 可见,在设计 MTC 成像实验时,既同时降低 RF 幅度($\omega_1/2\pi$) 和偏照频率(Δ),又要维持对比度不变是不太可能的. 类似地,在较高 RF 功率时, 这直接效应开始挤这 MT,结果只留下一窄带偏频有显著 B 池饱和和最小的 A 池 直接效应. 例如,用 0.67 kHz 的 B_1 幅度偏照,在大于 3.6 倍偏频带内由 MT 超过

直接效应产生额外 30％饱和是可以达到的. 然而当 B_1 幅度增加到 2.67 kHz 时, 能产生 30％额外饱和的偏频带只有 1.8 倍宽. 因此,图 4.2.8 清楚地说明了 MTC 由于直接效应和半固池饱和之间竞争所建立的偏照实验的限制.

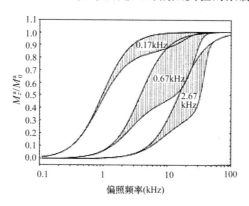

图 4.2.8

各对曲线中下面一条是模型拟合到 2％琼脂分别在 B_1 幅度等于 0.17、0.67 和 2.67 kHz. 各对中上面一条对应两池间无交换的直接饱和效应. 各对曲线围成的阴影区域代表由 MT 引起的饱和

§4.3 化学交换饱和转移

4.3.1 CEST 与 MT 的区别

化学交换饱和转移(chemical exchange-dependent saturation transfer, CEST)与传统磁化强度饱和转移(MT)的区别是:传统 MT 对比度(MTC)是基于照射不可移动的半固态大分子(比如束缚蛋白质、膜和髓磷脂)中的质子,而 CEST 对比度是基于照射可移动细胞、蛋白质中的质子. 半固态大分子质子频率和自由水质子的共振频率被认为是相同的,其二者的区别只在于弛豫参数的差异. 换句话说,宏观大分子质子由于受束缚, T_2 很短,谱峰很宽(100～200 kHz),且关于水共振峰对称分布,如图 4.1.2 所示. 而 CEST 模型中待研究化学基团中质子频率与自由水频率不同,频差在几个 ppm 量级. MT 依赖化学交换和交叉弛豫两者,其中偶极耦合居支配地位;CEST 纯粹依赖于化学交换. 其 Z 谱比较如图 4.3.1 所示. MT 实验的饱和照射需要高 RF 功率和大偏置(offset);而 CEST/APT 实验需要适度的 RF 功率和预定的小偏置. 虽然都是利用饱和转移,借助于水峰降低来进行测量,但 RF 照射参数、方式、脉冲序

列、数据处理等方面有很大差异. 磁共振 CEST 成像属于细胞分子成像范畴,是近年来发展起来的新技术.

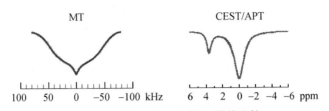

图 4.3.1 CEST 与 MT 的 Z 谱的比较

MT 的 Z 谱近似对称,CEST/APT 的 Z 谱不对称

4.3.2 CEST 成像机制

CEST 成像基本原理可用图 4.3.2[18] 来说明. 如图中(a)所示,可交换溶质(solute)质子(s)共振在与水质子(w)不同的频率上,用频率选择性 RF 饱和之. 然后,通过溶质质子与水质子交换(交换率 k_{sw})把饱和转移到水,这时测量水信号时,理论上水信号有稍微衰减. 从溶质质子的低浓度(μmol/L 到 mmol/L)来看,单一饱和转移对水质子不足以显示任何可觉察的影响,因为水质子浓度大约为 110 mol/L. 然而,因为水池比饱和的溶质质子池大很多,各个交换饱和的溶质质子被未饱和的水质子代替,然后再被饱和. 如果溶质质子有足够快的交换率(驻留时间在 ms 范围),并且饱和时间(t_{sat})足够长,这拖长的 RF 照射导致这饱和效应有实质性增强,水信号衰减最终变得可见(图 4.3.2(b)),允许低浓度溶质被间接成像. 这频率依赖饱和效应可用类似于传统 MT 谱的方式来显现,即水饱和(S_{sat})被无饱和(S_0)归一化作为饱和频率的函数画出曲线(图 4.3.2(c)),叫作 Z 谱或 PT 谱或 CEST 谱. Z 谱的特征是:由直接饱和(DS)效应引起的 Z 谱关于水频率(0 ppm)对称. 这 DS 可能干扰对 CEST 效应的检测,这可以通过对 MT 比值(MTR)关于水频不对称分析[18]来解决(图 4.3.1(d)). 这样的分析是假设溶质和水质子的贡献彼此不相关,是独立的,当然不必是这种情况,但是作为一级近似,这不对称分析是很有效的. 根据方程(4.1.1)定义的磁化强度转移比:$MTR = 1 - S_{sat}/S_0$,不对称 MTR 由下式表示:

$$MTR_{asym}(\Delta\omega) = MTR(\Delta\omega) - MTR(-\Delta\omega)$$
$$= S_{sat}(-\Delta\omega)/S_0 - S_{sat}(\Delta\omega)/S_0, \qquad (4.3.1)$$

式中 $\Delta\omega$ 是与水的频差.

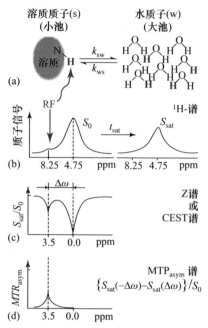

图 4.3.2 CEST 原理和对于纯交换效应的测量方法

(a),(b) 溶质质子(蓝)在其共振频率(这里是氨基,8.25 ppm)被饱和,饱和转移到水(4.75 ppm),非饱和质子(黑)返回. t_{sat} 后水信号可见.(c) 水饱和测量(S_{sat}/S_0)作为照射频率的函数产生 Z 谱(注意,3.5 处已被显著夸大).(d) 就 MTR 对 Z 谱关于水峰进行不对称分析,以移除直接饱和效应

4.3.3 慢交换和快交换

用 k 代表交换速率,如果 k 小于两个交换对象之间的化学位移差 $|\nu_A - \nu_B|$,称为慢交换.也可以用寿命常数($\tau = 1/k$)来描述交换的快慢,令 $\tau_0 = 1/|\nu_A - \nu_B|$,当 $\tau > \tau_0$ 时为慢交换,而当 $\tau < \tau_0$ 时为快交换.需要注意的是,τ_0 和共振频率有关,因此也和静磁场的场强有关.在快交换时得到的单一合并的谱峰宽度随 k 增大而变窄.中等交换情况介于上述两种情况之间,这时两个交换对象的双峰刚好合并为一个宽的单峰.

氨基质子共振频率在水峰下游 3.5 ppm 处,在脑内氨基质子与水质子交换率(k_{sw})大约为每秒 30 次[19].这频差($\Delta\omega$)对于水共振在 NMR 时间尺度上提供了足够的慢交换条件($\Delta\omega \gg k_{sw}$).在 3 T,$\Delta\omega = 2\pi \times 448 \text{ Hz} = 2815 \text{ rad/s}$.羟基属于快交换,胺介于中间.氨基质子池很小,mmol/L 浓度范围,但连续的饱和导致大池的水信号有百分之儿的降低是可以测量的,这灵敏度增强机制类似于前面述及的 CEST 成像机制[20,21].

周进元等[19]发现,在生物组织中低浓度的内源性的可移动蛋白质和氨基酸可以通过水信号进行间接测量,其原理是通过选择饱和质子谱 8.3 ppm 附近的氨基质子来采集水的信号进行 MRI 成像,这种技术被称为 APT(amide proton transfer).利用 APT 能够对组织的 pH 和氨基质子浓度进行成像分析.

§4.4   APT 成像

活体内氨基质子饱和转移(APT)效应被周进元等人[19]在 4.7 T 动物 MR 系统通过鼠脑实验首次观察到,实验证明,利用自由水质子与可移动(mobile)细胞蛋白质和缩氨酸的氨基质子的交换过程,可以产生对生物组织内酸碱度(pH)敏感的 MRI 对比度.APT 成像是 CEST 成像中的一个特例,对于探测蛋白质和/或缩氨酸含量,探测组织内微环境和 pH 等显示很有优势.可能的临床应用包括脑瘤[22~24]、中风[25]、MS 等.用于成像缺血性酸液过多症,对于特征化急性中风期间阻塞组织的代谢障碍特别有用,可对普遍应用的灌注和扩散 MRI 提供补充信息.

4.4.1 氨基质子饱和转移比(APTR)

方程(4.3.1)中 MTR_{asym} 是与束缚大分子和膜相关的固相 MT 效应,而氨基质子转移比(APTR)是与可移动细胞蛋白质和缩氨酸相关的 APT 效应.当场均匀性差,水共振峰中心没有恰在 0 ppm 时,MTR_{asym} 可能包括 B_0 不均匀的贡献.用 f_a 表示氨基质子浓度,f_w 表示组织水质子浓度(110 mmol/L)和水含量 w 的乘积($f_w = 2 \times 55 \times w$),$R_{1w}$ 表示水纵向弛豫率,t_{sat} 表示饱和时间,则 $APTR$ 可表示为[23]

$$APTR = \frac{k_{sw} f_a}{f_w R_{1w}} (1 - e^{-R_{1w} t_{sat}}). \qquad (4.4.1)$$

在脑内有经验公式

$$R_{1w} = 1/T_{1w} = \beta(1/w - 1), \qquad (4.4.2)$$

β 是比例因子[22,23].方程(4.4.1)中,水含量 w 对于 R_{1w} 指数弛豫项有部分的补偿.因为 $e^{-R_{1w} t_{sat}}$ 接近于 0 时,$APTR$ 近似正比于 $1/(1-w)$.对于 APT 成像的 APTR 有如下关系:

$$MTR_{asym}(3.5\ ppm) = [S_{sat}(-3.5\ ppm) - S_{sat}(+3.5\ ppm)]/S_0$$

$$\approx MTR'_{asym}(3.5\ ppm) + APTR. \qquad (4.4.3)$$

此式说明,在组织中测量的 APT 成像信号 $MTR_{asym}(3.5\ ppm)$ 由两部分组成,

一是 $APTR$ 本身,二是传统 MTR 不对称造成的残余量 $MTR'_{\text{asym}}(3.5\ \text{ppm})$. $MTR'_{\text{asym}}(3.5\ \text{ppm})$ 形成了 APT 成像的一个负面背景,反映测量的 APT 成像信号被 $MTR'_{\text{asym}}(3.5\ \text{ppm})$ 污染. 因此,$MTR_{\text{asym}}(3.5\ \text{ppm})$ 像有时被称为 APT 加权像,记为 APTw.

4.4.2   APT 成像脉冲序列

APT 成像典型脉冲序列[22] 如图 4.4.1 所示. 400 个高斯脉冲列用于偏离水峰 3.5 ppm 照射,数据采集用单射或多射 SE-EPI,$TR/TE = 10\ \text{s}/30\ \text{ms}$,2D 层面或 3D 块都需要匀场. 数据采集也可以用 fSE 序列或快 SE 与 EPI 结合的 GRASE 序列. 根据成像对象和具体要求,饱和脉冲功率等都要优化.

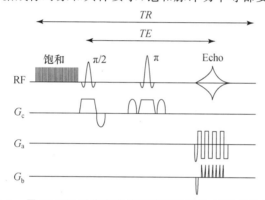

图 4.4.1   用 SE-EPI 采集和脉冲列饱和机制的 APT 成像序列[22]

饱和脉冲由 400 高斯型(长度 6.6 ms,倾倒角 180°,延迟 3.4 ms)脉冲组成,总长度 4 s,平均功率约 50 Hz,照射水峰左边 3.5 ppm 位置

4.4.3   APTI 数据采集方法

一般需要做两类实验[22]: 第一类是相对于水峰偏离 ±7 ppm 范围以 0.5 ppm 分辨采集标准的 Z 谱,每个偏置采一幅像. 接着可交换质子到水的饱和转移效应,通过不对称分析进行识别,并与正常脑进行比较. 第二类是采集 APT 加权像,标记扫描照射水峰左边 +3.5 ppm 的频率,参考扫描照射水峰右边 −3.5 ppm 频率,如图 4.4.2(a) 所示. 由于 APT 信噪比低,需要多次扫描(比如 16 次). 接着像第一类那样再进行不对称分析. 如果需要分析脑瘤的特征,除了这些 APT 实验,还可以运行传统的成像实验,包括扩散($TR = 3\ \text{s}$, $TE = 80\ \text{ms}$,10 个 b 值 = $0 \sim 1400\ \text{s}/\text{mm}^2$,扫 8 次,单射 EPI 扩散加权)、$T_1$ 和 T_2 测量、钆增强的 T_1 测量等,以进行比较与核对.

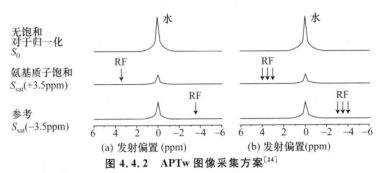

图 4.4.2　APTw 图像采集方案[24]

(a) 标准的两个对称位置的采集(3.5 ppm 用于射频标记,－3.5 ppm 用于参考);(b) 六个对称位置的
采集方案(±3,±3.5,±4 ppm)

对于病人扫描,为了节省时间,APT 加权图像也可以只采集六个频率位置
(±3,±3.5,±4 ppm),如图 4.4.2(b)所示[24].

4.4.4　APTI 数据处理

测量的成像信号强度(用未饱和的 S_0 归一化)作为偏置的函数(即 Z
谱),用一个 12 阶多项式诸像素拟合通过所有偏置.这真实的水共振被假定
在最低信号强度的频率点,用 1 Hz 偏置分辨内插拟合曲线,以找到最低信号
频率点.拟合后,对各像素实验测量的 MT 曲线沿偏置轴方向作相应移动,以
校正场不均匀性效应.水弛豫时间 T_{1w} 用三参数方程 $I = A + B\exp(-TI/T_{1w})$,$T_{2w}$ 用 $I = I_0\exp(-TE/T_{2w})$,水的表观扩散系数 $ADC_{av} = \mathrm{Tr}(D)/3$ 用
$I = I_0\exp(-b \cdot ADC_{av})$ 拟合.水含量 map 从 T_{1w} 用经验公式 $R_{1w} = 1/T_{1w} = \beta(1/w - 1)$ 计算,其中系数 β 由 T_{1w} 和对侧正常脑区的平均水含量(0.84)确定.

4.4.5　成像结果

Jones 等人[23]首次用临床 MRI 得到人脑的 APT 图像.赵旭娜等[26]在临床
3 T 系统上对脑瘤患者、中风患者及健康志愿者进行 APT 成像研究,四种加权
像进行了比较,结果如图 4.4.3 所示.肿瘤在不同的磁共振图像上的表现是不
同的,T_1、T_2 与 ADC 在肿瘤区域都是增强的,这与自由水含量的增加是相关
的.而 MTR_{asym}(3.5 ppm)的 APT 加权的图像也成增强的趋势,但是造成 APT
加权图像增强的原因却是不同的,它是由肿瘤组织内增加的蛋白和氨基酸质子
造成的,也说明了 MTR_{asym}(3.5 ppm)与常规的 MT 图像表现的根源是不同的,
在 MTR_{asym}(3.5 ppm)上的肿瘤组织表现出与病理解剖很相符.

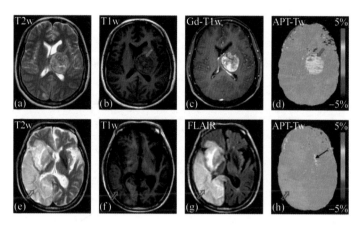

图 4.4.3 肺癌转移患者(a～d)和中风 5 天后患者(e～h)的传统及 APT 加权像[26]
APT 成像用的饱和功率是 2 μT. (a)～(d)中实箭头指转移瘤；(e)～(h)中空芯箭头指缺血区域,(h)中黑箭头指处是伪影

4.4.6 饱和功率优化

在临床 MRI 系统运行 APT 成像时,从灵敏度考虑要求饱和功率最佳化,然而 RF 功率又受到两个约束,一是 RF 功率沉积(SAR 值)不能超标；二是 RF 放大器占空比(duty cycle)限制. 偏置照射多用脉冲 RF. 为简单起见,赵等在 3 T的初步 APT 成像实验仍用连续波,长度 500 ms(被机器体线圈限定的最长脉冲). 功率本是正比于 B_1^2,MRI 业界习惯于用 RF B_1 场强度代表功率等级,单位用 μT 或 Hz(用 $f = \Gamma B_1$ 转换,1 μT = 42.6 Hz). 为探索最佳功率,对于病人使用了 1、2 和 3 μT 三个不同的饱和功率,对健康人使用 0.5～4 μT,每步 0.5 μT,共 8 个饱和功率等级. 图 4.4.4 示出从 4 个健康人脑 8 个 RF 功率照射得到的 Z 谱、MTR_{asym}谱. Z 谱(a)显示照射功率越大,谱越宽,信号衰减越多,主要是水直接饱和效应和传统 MT 增大的缘故. MTR_{asym}谱(b)显示很强地依赖于 RF 功率. (c)显示 MTR_{asym}(3.5 ppm)作为 RF 功率的函数在 0.5～4 μT 范围内近似从 -2.2% 变到 2.2%,随 RF 功率增大,MTR_{asym}(3.5 ppm)逐渐增大. 在 1 μT照射功率时达最小,在 2 μT 近似穿越 0,是 MTR'_{asym}(3.5 ppm)和 APTR 近似对消的结果,根据式(4.4.3),说明 MTR'_{asym}(3.5 ppm)是负值背景.

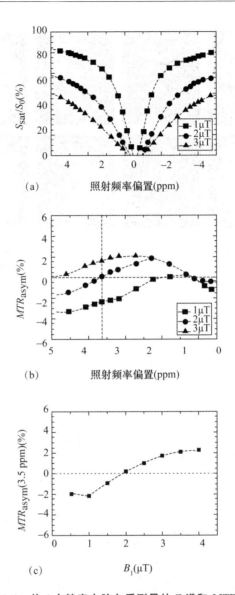

(a)

(b)

(c)

图 4.4.4 从 4 个健康人脑白质测量的 Z 谱和 MTR_{asym} 谱

(a) Z 谱;(b) MTR_{asym} 谱;(c) MTR_{asym}(3.5 ppm)作为饱和功率函数曲线. 注意,MTR_{asym}(3.5 ppm)在 2 μT 功率照射下近似等于 0,是 MTR'_{asym}(3.5 ppm)和 APTR 近似对消的结果

  水信号衰减与常规 MT 效应导致的水信号衰减在研究的范围内几乎是可以相比的,肿瘤组织的 Z 谱(图 4.4.5(a))相对于正常对照组织的 Z 谱是存在差

异的,肿瘤组织的 Z 谱较正常组织有一个向上的偏移,这主要归因于弛豫时间的差别对直接水饱和效应曲线的影响,另外还有 MT 效应的影响,Z 谱上该肿瘤组织相对于正常对照组织向上偏移,在早期的关于 MT 效应中也可以看到[27]. 通过非对称性分析(图 4.4.5(b),(c)),正常组织的 MTR_{asym} 与肿瘤组织的 MTR_{asym} 之间的差异变得更加明显,并在 3.5 ppm 处达到最大. 假定正常组织 MTR_{asym} 中的不能被非对称性分析减掉的常规 MT 背景与肿瘤组织 MTR_{asym} 中的 MT 背景相差不明显,那么两者相减后得到的 ΔMTR_{asym} 是由于肿瘤病变的蛋白与氨基酸的氨基质子的差异引起的,如图 4.4.5(c)所示,ΔMTR_{asym} 在 3.5 ppm 处的幅度最大则变得更加显著.

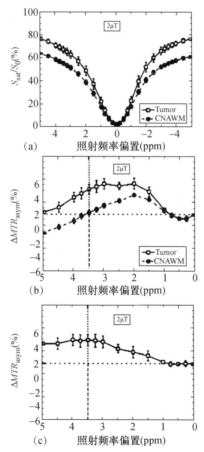

图 4.4.5 从脑肿瘤病人($n=8$)测量的(a) Z 谱,(b) MTR_{asym} 谱,(c) ΔMTR_{asym} 谱
○指肿瘤(tumor)组织,●指对称侧正常对照组织(CNAWM)

4.4.7　脂肪抑制

氨基质子共振频率在水峰下游 3.5 ppm 处,脂肪化学位移频率在 1.3 ppm 处,如图 4.4.6 所示.对于 APT 成像,饱和脉冲加在氨基质子频率上以得到交换饱和图像,紧接着,RF 脉冲加在脂肪共振频率处以得到参考控制图像,结果在不对称图像中留下脂肪伪影.脑内没有脂肪,APT 成像可不必考虑抑制脂肪,然而凡是含有脂肪的组织,脂肪伪影会干扰 APT 成像,必须考虑抑制脂肪. 孙哲等人用化学位移选择性 180°重聚脉冲,并配合破坏梯度以抑制脂肪,取得了令人满意的效果[28,29].

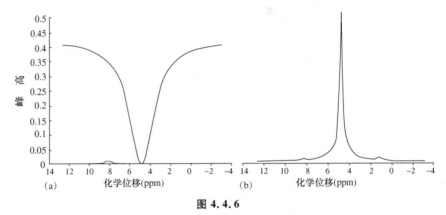

图 4.4.6

(a) 模拟的 Z 谱(实线),虚线是 Z 谱不对称分析的结果,消除直接水饱和及 MT 贡献的信号后留下可交换氨基质子在 8.3 ppm 的效应.在活体中 MT 效应不一定对称,但不对称分析可消除其大部分的贡献.
(b) 活体中谱,氨基质子峰在 8.3 ppm,脂肪和乳酸峰在 1.3 ppm,水峰在 4.75 ppm

4.4.8　氨基交换旋转转移(CERT)成像新方法

基于化学交换旋转转移机制进行成像是俎中良等人最近提出的新方法[30]. 上述 APT 成像中标记扫描和参考扫描是分别照射偏离水峰±3.5 ppm 处, 为作不对称分析,按照式(4.4.3)计算 $MTR_{asym}(3.5 \text{ ppm}) = [S_{sat}(-3.5 \text{ ppm}) - S_{sat}(+3.5 \text{ ppm})]/S_0$,目的是消除 MT 效应,然而 MT 效应一般存在不对称 ($MTR'_{asym}(3.5 \text{ ppm})$).俎中良发现,氨基质子饱和转移对比度与照射脉冲倾倒角有关,随角度增大成周期性波动,在 180°最大,在 360°最小.仔细分析原因发现是氨基质子旋转效应对饱和效应抵消的结果.仔细研究旋转效应,发现在 180°最小,在 360°最大,可从饱和转移效应中分离出来,如图 4.4.7 所示.

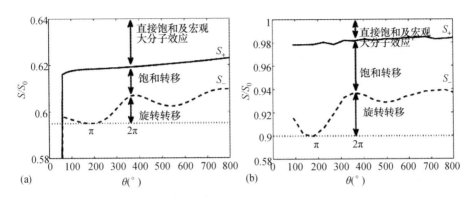

图 4.4.7 在 9.4 T 平均功率 1.6 μT 模拟的(a)和实验的(b)标记扫描信号 S_- 及参考扫描信号 S_+ 随饱和脉冲倾倒角 θ 变化的曲线

在 S_- 中有振荡而在 S_+ 中没有振荡. 谷点和峰点分别在 π 和 2π, 代表最小和最大转移效应. 双箭头分别指示直接水饱和及宏观分子饱和转移、溶质饱和转移以及溶质旋转转移的贡献. 实验是对 PLL 样品在 pH 6.7 条件下进行的

旋转转移效应是氨基质子独有的, 可以单独成像, 可称为氨基质子旋转转移(APRT)成像, 从而避免了多种因素造成的伪影. 其原理是修改 APT 成像中的参考扫描, 不是照射水峰另一侧对称位置, 而是仍然照射同一侧氨基质子, 只是标记扫描时饱和脉冲倾倒角取为 2π, 而参考扫描脉冲倾倒角是 π. 基于 APRT 的对比度定义为

$$MTR_{\text{double}} = \frac{S_-(2\pi) - S_-(\pi)}{S_0} \bigg|_{B_{1\text{平均功率}}} . \qquad (4.4.4)$$

由于在水峰同一侧氨基质子频率 3.5 ppm 处, 饱和倾倒角 π 和 2π 两次照射的氨基质子旋转效应相差最大, 而其他效应如磁化率变化造成的 B_0 不均匀、直接水饱和、宏观分子 MT 等效应近似相等, 两次水信号相减的结果就只留下纯粹的旋转效应的贡献, 其他效应的贡献几乎对消光. 由于参考扫描不需要照射水峰另一侧的脂肪频率, 也就没有脂肪抑制问题. 从图 4.4.7 看, APRT 的灵敏度 MTR_{double} 偏低, 近似为原饱和转移效应的一半. 因为部分小于整体, 逻辑上是合理的. 灵敏度小是一个缺点, 魅力在于效应的纯粹性. 它决定 APRT 对比度图像的特异性. 预计该技术会引起兴趣和进一步深入研究, 最终用于临床是可期待的. 该技术推广到其他内源 CEST 交换址或外源 CEST 介质, 就是 CERT 对比度机制.

§4.5　CEST 成像

利用 CEST 增强机制,低浓度溶质(微摩尔每升或毫摩尔每升范围)能对水引起可探测的累计效应,如果这质子有适当的交换率并且这标记过程被足够长饱和维持不变的话. CEST MRI 是一个新的细胞和分子成像方法. CEST 交换址包括内源的胺[18,23]和羟基(例如糖原质 CEST 或甘油 CEST)[31]以及外源顺磁对比剂的可交换址[32,33].

大多数 CEST 研究涉及用仿真或动物模型[19,22,34,35]发展抗磁和顺磁 CEST 对比度介质(agents),但对于人也发展了一些内源 CEST 方法,包括肾中尿素的检测[36]、脑和脑瘤中可游动蛋白质和缩氨酸的 APT 成像[22~24,30]、中风缺血酸毒症[19]成像、肌肉和肝中糖原质的 glycoCEST 成像[37],以及探测膝关节中黏多糖的 gagCEST[38]、代谢浓度、酶活动、温度及吸毒的 CEST 成像[39].

虽然超高场 CEST MRI 有更高的灵敏度,但受到 SAR 的限制. 高档临床 MRI 系统已经具备 CEST 成像条件,RF 功率沉积(SAR)与 B_0 平方成正比,1.5 T 和 3 T 系统 SAR 适中. 只是溶质频率与水频之差对于 1.5 T 偏小些. 一、二阶匀场对于 CEST 成像提供了必要条件,多通道相位阵列线圈大体积覆盖、并行采集加速算法、EPI 类读出序列为 Z 谱快速采集提供了便利. 因此,CEST 临床应用研究得到了迅速的发展. CEST 成像可以用快速多层面方式,也可以用三维(3D)方式运行,取决于临床应用和最小扫描时间的要求. 比如朱、周等人[28]的快 3D 全脑 CEST 成像用 32 通道相位阵列线圈、2D SENSE 加速[(上下)2×(左右)2=4 倍加速]、3D GRASE 读出,26 个频率点全 Z 谱采集花费时间在 10 分钟以内.

4.5.1　三维(3D)CEST 脉冲序列

3D CEST 序列分为 3 段:RF 饱和、脂肪抑制和用 3D GRASE 的图像读出(图 4.5.1)[29]. 这饱和段包括 4 块 RF 脉冲(长度 200 ms,幅度 2 μT),每块跟着一个破坏梯度(长度 10 ms,强度 10 mT/m). 交替是为了满足放大器关于占空比(duty cycle)的要求. 脂肪抑制是以不对称频率调制(FM)脂肪抑制脉冲(倾倒角 100°,长度 17.6 ms)跟着一个破坏梯度(2 ms 长,22 mT/m 强度),用化学位移选择性移除来实现. 与基于对称绝热全通过轮廓(AFP)的频率调制不同,这脉冲是结合两个绝热半通过轮廓设计的,覆盖全部脂肪谱[40],旋转脂肪磁化强度到横平面,用跟着的破坏梯度散相之. 3D GRASE 段包括块选择(上下 SI 方向)90°

激发脉冲和 22 个块选择 180°重聚脉冲,相应有 22 个快自旋回波在左右 LR 方向用于相位编码,$TSP=18$ ms,包含 7 个 EPI 读出行,blip 梯度在 SI 方向用于层面编码,读 EPI 回波频率编码在前后 AP 方向.$TR=2.5$ s,分别分配给饱和段 840 ms,脂肪抑制 20 ms,成像采集 404 ms.在 $TR(2.5\ s)$ 期间 $SAR=1.2$ W/kg,在 FDA 规定标准以内.成像视野 $FOV=212$ mm(AP)×186 mm(LR)×132 mm(SI),矩阵 96(AP)×44(LR)×28(SI),分辨率 4.5 mm×2.2 mm×2.2 mm;在 LR 方向 2 倍 SENSE 加速,满足 K-空间一个平面 44 个读出行.在 SI 方向 2 倍 SENSE 加速过采样,以避免混叠伪影并保证 SNR.在一个频率偏置采一个 3D 体积需要 8 个 TR(2 射在 LR 方向,4 射 EPI 在 SI 方向),2.5 s×8=20 s,对于 26 个偏置频率采全脑 Z 谱共需 8 分 40 秒.

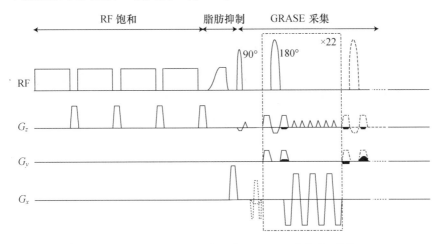

图 4.5.1　用 GRASE 读出的 3D CEST 成像序列[29]

饱和脉冲有 4 块,每块 200 ms,2 μT;脂肪抑制脉冲是频率调制的;3D GRASE 采集以 TSE 在 y 方向(相位编码),以 EPI 在 z 方向(层面编码).TSE 因子=22,EPI 因子=7,SENSE 因子=2×2,$TR=2.5$ s;在 G_x 方向点线是 Maxwell 梯度

4.5.2　数据采集

朱、周等 CEST 实验[29]在 3T MRI 上执行,体线圈发射,32 通道线圈接收,仿真实验用 10%蛋白浓度的鸡蛋白溶液盛在方盒内;活体实验是 5 个健康志愿者.3D GRASE 序列与多层面 SE 序列用相同饱和机制进行比较.26 个频率偏置扫描对应全 Z 谱:关闭(S_0 像)、0、±0.5、±1、…、±6 ppm,间隔 0.5 ppm,采集 12 点或层面,采集重复 5 次以提高灵敏度.在全脑成像抑制脂肪

FM 脉冲的频率偏置用 SE 谱采集实验确定,在一系列谱扫描中 FM 抑制脉冲的频率偏置相对于水共振,以 50 Hz 步距从 -600 Hz 移动到 -200 Hz,并且这谱是通过积分残余脂肪信号被定量比较的. 以确定的 -300 Hz,在 3D GRASE 序列中 FM 抑制脉冲的性能通过在 4 个饱和频率偏置比较有和无抑制脉冲的图像来评价,4 个偏置是:关闭,0 和 ±3.5 ppm. 确定的最佳偏置(-300 Hz)用于所有成像.

4.5.3 数据分析

CEST 成像分析的主要任务是移除从竞争的直接水饱和及传统 MT 对比度的贡献. 这一般是通过对 MTR 进行不对称分析来完成的. 其次是移除 B_0 不均匀造成的 Z 谱零点移位问题. 这是通过拟合并移动 Z 谱来实现的. 具体来说,所有数据处理步骤用交互处理语言(IDL)执行,在 ±6 ppm 之间有 25 个偏置点的全 Z 谱用 12 阶多项式逐体元拟合,拟合后的曲线被内插到 1 Hz(1537 点)分辨,具有最低信号幅度的频率点被指定为水共振中心,并且这水频率的偏离(单位是 Hz)用来构建水频偏 map. 为了校正 B_0 场不均匀对 Z 谱的影响,对各体元原始测量的 Z 谱被内插到 1537 点并沿偏置轴方向移动,直到 0 ppm 对应到其最低强度点. 这校正好的 Z 谱再取样回到 25 点,以便显示.

4.5.4 实验结果

图 4.5.2 显示了对均匀蛋白模体用多层面 SE 和 3D GRASE 序列采集的 Z 谱、MTR_{asym} 谱和 MTR_{asym}(3.5 ppm)谱. 在多层面 SE 序列中两种谱(图 4.5.2(a),(c))的信号强度随层面采集次序而变化,是由 T_1 弛豫损失造成的[41]. 而在 3D GRASE 序列中谱(图 4.5.2(b),(d))信号强度几乎一样高. 图 4.5.2(e)显示两个序列采集的 MTR_{asym}(3.5 ppm)谱作为层面采集次序的函数,图 4.5.2(f)指示取 MTR_{asym}(3.5 ppm)谱的层面在蛋白模体中的位置.

图 4.5.3(a)显示了在活体用于确定 FM 脂肪抑制脉冲频率偏置的步骤,最佳被确定在 -300 Hz. 在此频率大部分脂肪信号被抑制(粉红谱),同时扩展的水共振(阴影区)受影响最小. 图 4.5.3(b),(c)分别显示了用无脂肪抑制和有脂肪抑制采集的(f) 3D GRASE 图像的几个层面. 图 4.5.3(b)中头皮脂肪引起的伪影,(c)中已经看不到.

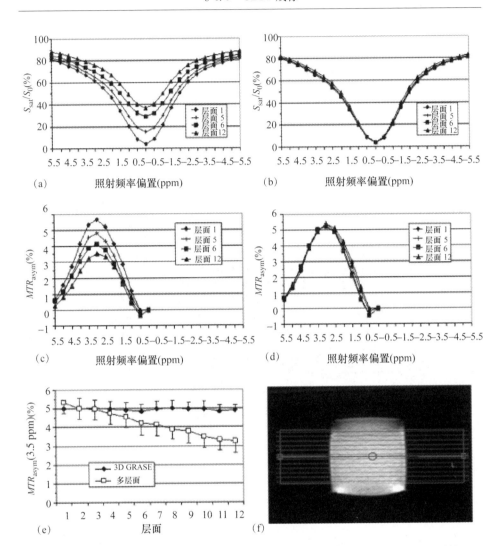

图 4.5.2　用多层面 SE 和 3D GRASE 采集均匀鸡蛋白仿真的体积 CEST 成像[29]
(a),(b) 从 12 层面选择 4 个用多层面 SE(a) 和 3D GRASE(b)采集的 Z 谱.(c),(d) MTR_{asym} 曲线分别对应(a)和(b).(e) 用两个方法测量的 MTR_{asym}(3.5 ppm)值作为采集时序的函数.(f) 3D GRASE 比多层面 SE 显示跨层面有更均匀的 CEST 响应

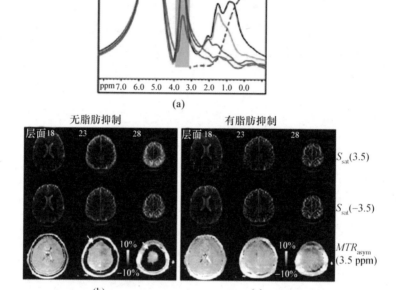

(a)

图 4.5.3 **对于 FM 脂肪抑制脉冲频率偏置的确定和在 3D GRASE 序列中脂肪抑制的效果**[29]

(a) 在 5 个不同频率 MR 谱和残余脂肪信号作为偏置的函数(虚曲线). 这虚曲线反映抑制脉冲陡峭的边缘,在 −300 Hz(粉红谱)偏置,脂肪共振充分被抑制(虚曲线中粉红点),同时水信号明显不受影响(阴影面积). (b),(c) 在 ±3.5 ppm 处饱和像及三个中上层面的 MTR_{asym}(3.5 ppm)像,有、无脂肪抑制的比较. 在无脂肪抑制的 MTR_{asym}(3.5 ppm)像中有环形低信号(白箭头)

4.5.5 照射机制 CEST 成像序列最佳化问题[42]

对于可交换质子群,经历与水质子慢或中间化学交换,其 CEST 对比度几乎正比于不安定(labile)质子浓度(f)和交换率(k_{sw}),因此提供了可大可小的灵敏度增强. 此外,可测量的 CEST 对比度还依赖于实验参数,比如 B_0 强度、RF 照射功率、B_1 幅度、照射时间长度和机制. 具体来说,RF 照射不仅饱和不安定质子,也直接衰减水信号,降低 CEST 的灵敏度和特异性.

按照惯例,CEST 成像是在足够的弛豫恢复后用连续波 RF(秒级长度的等幅脉冲)照射达到稳态 CEST 对比度,然后快速读出. 现有数学解都是对 CW-

CEST MRI 发展的[33,43~46]. 然而,在临床 MRI 系统上,最大 RF 脉冲长度和占空比(duty cycle, dc)是被限制的,一般需要用脉冲照射机制[47,48].

对于 CW-CEST 情况,最佳化只有一个参数,即 B_1 幅度. 其缺点是 SAR 高,大多数临床系统不能产生这样长的等幅脉冲. 而脉冲-CEST 成像技术使用重复性的短 RF 脉冲. 在这种情况,有三个独立采集参数(B_1 幅度、脉冲宽度,或倾倒角、占空比 dc)需要最佳化(图 4.5.4),对于修改的 Bloch-McConnell 方程(看下节)没有解析解,因为裁剪的 RF 脉冲幅度随时间变化. 因此,一般需要用麻烦的数值积分来进行设计. 孙哲等[42]、俎中良等[49]各自独立提出了一个较简便的方法,来最佳化脉冲-CEST 成像的饱和照射序列. 其基本思想都是修改原本为 CW-CEST MRI 发展的数值解,来描写脉冲 CEST MRI 对比度.

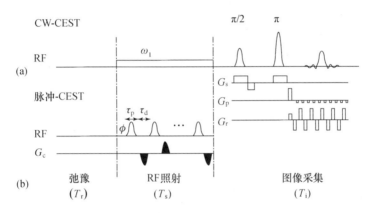

图 4.5.4 连续波(CW)-CEST 和脉冲-CEST 的 MRI 序列示意图

包括一个长的 RF 照射模块,跟着一个快成像读出. 与 CW-CEST MRI 序列相比,脉冲-CEST MRI 序列包含多个参数需要最佳化,比如脉冲长度和倾倒角

§4.6 化学交换饱和转移双池模型理论

在自旋交换系统中,化学交换过程可以用增加化学交换项的修正布洛赫方程进行描写,称为 Bloch-McConnell 方程[50]. 即使对于简单的两址(two site)交换系统,也很难得到这个方程的严格的解析解,因此只能在合理的假设下求得近似解. 周进元、孙哲等人[51,43]在假设和近似的条件下对双池交换的 CEST 进行了定量描述.

4.6.1　Bloch-McConnell 方程

低浓度(mmol/L)的溶质质子和高浓度(约 100mol/L)的水质子之间交换的动态过程,可用如图 4.6.1 所示的两个自旋池之间交换模型来描写,一个是内源性或者是外源性的可交换溶质(solute)质子(s)池,另一个是大的水质子池(w).已知水共振 $\omega_0=\gamma B_0$,其中 B_0 是主磁场强度,γ 为质子磁旋比;另外 $\omega_1=\gamma B_1$,其中 B_1 为施加的 RF 照射场强,$\Delta\omega=\omega-\omega_0$ 是偏照频率.假定 RF 场沿旋转坐标系的 x 方向施加,有交换作用项后修正的布洛赫方程为

$$\frac{\mathrm{d}M_{xs}}{\mathrm{d}t}=-\Delta\omega_s M_{ys}-R_{2s}M_{xs}-k_{sw}M_{xs}+k_{ws}M_{xw}, \tag{4.6.1}$$

$$\frac{\mathrm{d}M_{ys}}{\mathrm{d}t}=\Delta\omega_s M_{xs}+\omega_1 M_{zs}-R_{2s}M_{ys}-k_{sw}M_{ys}+k_{ws}M_{yw}, \tag{4.6.2}$$

$$\frac{\mathrm{d}M_{zs}}{\mathrm{d}t}=-\omega_1 M_{ys}-R_{1s}(M_{zs}-M_{0s})-k_{sw}M_{zs}+k_{ws}M_{zw}, \tag{4.6.3}$$

$$\frac{\mathrm{d}M_{xw}}{\mathrm{d}t}=-\Delta\omega_w M_{yw}-R_{2w}M_{xw}+k_{sw}M_{xs}-k_{ws}M_{xw}, \tag{4.6.4}$$

$$\frac{\mathrm{d}M_{yw}}{\mathrm{d}t}=\Delta\omega_w M_{xw}+\omega_1 M_{zw}-R_{2w}M_{yw}+k_{sw}M_{ys}-k_{ws}M_{yw}, \tag{4.6.5}$$

$$\frac{\mathrm{d}M_{zw}}{\mathrm{d}t}=-\omega_1 M_{yw}-R_{1w}(M_{zw}-M_{0w})+k_{sw}M_{zs}-k_{ws}M_{zw}, \tag{4.6.6}$$

上面方程中物理量下标 s 代表溶质质子池,下标 w 代表自由水质子池.与 §4.2 的方程相比,额外包含了横向磁化强度的交换项.平衡状态下这系统服从关系:$k_{sw}M_{0s}=k_{ws}M_{0w}$.和常规磁化强度转移(MT)成像不同的是,MT 中类固相的大分子和自由水的共振频率在 MRI 测量时间尺度上是相同的,区别在于弛豫参数的差异.而这里考虑的系统由两个具有不同化学位移和不同弛豫参数的质子池组成.s 池中不包括常规 MT 中所指的类固相大分子成分,MT 的谱范围很大,大约为 $100\sim200$ kHz.

为了求解上述微分方程组,需要在特定的假设下忽略某些项.最常用的方法是弱饱和脉冲假定,这时无须考虑直接饱和效应,

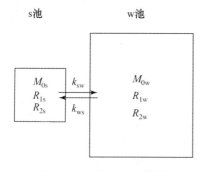

图 4.6.1　两池交换模型

小池(s)代表低浓度的可交换溶质质子,大池(w)代表水 r 质子.R_1,R_2,M_0 分别为自旋-晶格弛豫速率、自旋-自旋弛豫速率、热平衡磁化强度.k_{sw},k_{ws} 分别代表质子从 s 池到 w 池和从 w 池到 s 池的交换速率

在完全饱和假设条件下,能得到最简单解.下面讨论几种情况,例如对于 WEX 的选择性水标记和对于 CEST 及 APT 的选择性溶质质子照射.还有几种得到解析解的情形:强饱和脉冲近似[52];结合强饱和脉冲近似和弱饱和条件下的解[43];以及在偏离共振效应、交叉弛豫和化学交换的综合解[53,54].

4.6.2 CEST 和 APT 实验

用于 CEST 和 APT 成像研究的脉冲序列如图 4.4.1 或 4.5.1 所示.在形式上,这脉冲序列与常规 MT 的脉冲序列是一样的.然而,除了顺磁铕(Ⅲ)和镧(Ⅲ)系化合物 CEST 实验[55]外,这里只讨论水峰以上 1~5 ppm 小偏置范围内质子交换效应. APT 关注的共振频率范围是在 8.3 ppm 附近的可移动氨基质子与水质子交换的特性.因此,一个弱 RF 场(连续波或脉冲列)只加到可交换溶质质子池(s),而对自由水质子池(w)不产生影响,那么存在交换项的布洛赫方程可以简化为

$$\frac{\mathrm{d}M_{ys}}{\mathrm{d}t} = \omega_1 m_{zs} - r_{2s}M_{ys} + k_{ws}M_{yw} + \omega_1 M_{0s}, \qquad (4.6.7)$$

$$\frac{\mathrm{d}m_{zs}}{\mathrm{d}t} = -\omega_1 M_{ys} - r_{1s}m_{zs} + k_{ws}m_{zw}, \qquad (4.6.8)$$

$$\frac{\mathrm{d}M_{yw}}{\mathrm{d}t} = -r_{2w}M_{yw} + k_{sw}M_{ys}, \qquad (4.6.9)$$

$$\frac{\mathrm{d}m_{zw}}{\mathrm{d}t} = -r_{1w}m_{zw} + k_{sw}m_{zs}, \qquad (4.6.10)$$

下标 s 代表溶质质子池,下标 w 代表自由水质子池.其中 $r_{2s} = R_{2s} + k_{sw}$, $r_{2w} = R_{2w} + k_{ws}$,$m_{zs,w} = M_{zs,w} - M_{0s,w}$.在上述假定下,射频只施加在溶质质子池,而自由水质子池理论上是不被干扰的,这相当于 $\Delta\omega_s = 0$,$\Delta\omega_w \rightarrow \infty$(对于池 w,可忽略 $\Delta\omega$ 和 ω_1 项),上述四个方程稳态解可精确得到(即假定方程左边都等于零),结果如下:

$$m_{zs}^{ss} = -\omega_1^2 M_{0s}/(\omega_1^2 + pq) \quad \text{或} \quad M_{zs}^{ss} = pqM_{0s}/(\omega_1^2 + pq), \qquad (4.6.11)$$

$$M_{ys}^{ss} = -\omega_1 q M_{0s}/(\omega_1^2 + pq), \qquad (4.6.12)$$

$$m_{zw}^{ss} = -k_{sw}\omega_1^2 M_{0s}/[r_{1w}(\omega_1^2 + pq)] = -k_{ws}\omega_1^2 M_{0w}/[r_{1w}(\omega_1^2 + pq)], \qquad (4.6.13)$$

$$M_{yw}^{ss} = -k_{sw}\omega_1 q M_{0s}/[r_{2w}(\omega_1^2 + pq)] = -k_{ws}\omega_1 q M_{0w}/[r_{2w}(\omega_1^2 + pq)], \qquad (4.6.14)$$

其中 $p = r_{2s} - (k_{sw}k_{ws}/r_{2w})$,$q = r_{1s} - (k_{sw}k_{ws}/r_{1w})$.注意对于 s 池,稳态与饱和态是

不同的[53,54]，只有在非常强的射频$(\omega_1 \to \infty)$下才有可能达到饱和态. 在大部分情况下系统达不到真正的饱和态，即使在各种 MT 实验中这术语被用得很广泛.

要得到方程$(4.6.11)\sim(4.6.14)$的解析解，仍然比较麻烦[13,56,57]. 然而，作为近似，可把这方程分为两步：① s 池标记/饱和过程；② 到 w 池的饱和转移过程. 如果 s 池是孤立的，其饱和率可以估计为$(R_{1s}+R_{2s})/2$，也就是说，s 池的饱和时间常数在几十 ms（在 T_{2s} 量级）. 于是，这两步近似很接近真实情况. 假定 s 池接近瞬时稳态$(m_{zs}^{ss}=M_{zs}^{ss}-M_{0s})$，对于 w 池来说，这动态方程可由下式描写：

$$\frac{\mathrm{d}m_{zw}}{\mathrm{d}t} = -r_{1w}m_{zw} + k_{sw}m_{zs}^{ss}. \tag{4.6.15}$$

于是可得到一个解：

$$m_{zw}(t) = \frac{k_{sw}m_{zs}^{ss}}{r_{1w}}\big[1 - \mathrm{e}^{-r_{1w}(t-t_0)}\big] + m_{zw}(t_0)\mathrm{e}^{-r_{1w}(t-t_0)}. \tag{4.6.16}$$

根据上面的假设，如果 $M_{zw}(t_0)=M_{0w}, m_{zw}(t_0)=0$，就有

$$m_{zw}(t) = \frac{k_{sw}m_{zs}^{ss}}{r_{1w}}\big[1 - \mathrm{e}^{-r_{1w}(t-t_0)}\big]. \tag{4.6.17}$$

于是，w 池以速率 $r_{1w}=R_{1w}+k_{ws}$ 接近稳态. r_{1w} 就是在 RF 照射 s 池时 w 池的所谓自旋-晶格弛豫率. 如果忽略 k_{ws}，这相当于其时间常数在 $T_{1w}(1\sim 2\ \mathrm{s})$ 量级. 由此可导出水信号的质子转移比(PTR)的表达式为

$$PTR = \frac{M_{0w} - M_{zw}(t_{sat})}{M_{0w}} = \frac{k_{sw}\alpha M_{0s}}{(R_{1w}+k_{ws})M_{0w}}\big[1 - \mathrm{e}^{-(R_{1w}+k_{ws})t_{sat}}\big]$$

$$= \frac{k_{ws}\alpha}{(R_{1w}+k_{ws})}\big[1 - \mathrm{e}^{-(R_{1w}+k_{ws})t_{sat}}\big]. \tag{4.6.18}$$

其中 $t_{sat}(=t-t_0)$，为外加 RF 饱和时间（仅 s 池），这 s 池的饱和效率为 $\alpha=-m_{zs}^{ss}/M_{0s}=\omega_1^2/(\omega_1^2+pq)$. 对于在强射频场作用下的完全饱和，$\alpha=1$. 方程$(4.6.18)$的第 3 个等号是比较简单的，而这第 2 个等号更有用，由此可知，PTR 依赖于溶质的可交换质子浓度，依赖于特定质子的化学交换率，还依赖于 s 池的标记/饱和效率和水的 $T_1(M_{0s}\propto$溶质质子浓度 $f_s, M_{0w}\propto$水质子浓度 $f_w)$. 在活体条件下，PTR 也与组织内的水含量（w，水质子浓度 $f_w=2\times 55\times w$）有关. 另外，在快交换率、高可交换质子浓度以及高磁场（低 R_{1w}），$k_{ws}(k_{ws}=k_{sw}f_s/f_w)$ 可能变得与 R_{1w} 可比较，并且往后交换（水质子→溶质质子）受到影响.

周进元的活体 APT 成像实验是在 4.7 T 动物系统上采集的[19]，实验对象是鼠脑，采用的射频饱和时间是 4 s$(\approx 3T_{1w})$，而 $pq\approx 1200, \alpha\approx 0.987\approx 1$，足以得到最大饱和转移. 因为 k_{ws} 与 R_{1w} 相比可以忽略（对于内源 APT，$k_{ws}\approx 0.02\ \mathrm{s}^{-1}$，$R_{1w}\approx 0.7\ \mathrm{s}^{-1}$），因此，对于内源性氨基质子转移比$(APTR)$在 §4.4 节已经给出

式(4.4.1),重写如下:

$$APTR = \frac{k_{sw} f_a}{R_{1w} f_w}(1 - e^{-R_{1w} t_{sat}}),\qquad (4.6.19)$$

式中 f_a, f_w 分别为氨基质子浓度和水质子浓度. 显然, $APTR$ 与氨基质子的浓度成正比, 而氨基质子与自由水质子的交换速率(k_{sw})也与 $APTR$ 成正比, 这就为 APT 在急性脑缺血和脑肿瘤上的应用提供了理论支持.

4.6.3 CEST 实验中照射功率最佳化[43]

前面周、孙等人只考虑稳态情况导出了简明结果, 现在考虑真正的饱和态. 研究质子交换最简单的实验机制是加连续波低功率 RF 饱和(ω_1)在可交换溶质质子上, 紧跟着监测饱和转移到水质子的过程. 如果与溶质共振和水峰之间的频差相比, 所加 RF 场强(单位用 Hz 度量)是可忽略水平, 这 PT 效率随功率提高而提高并达到一个最大值, 这样便直接找到了最佳照射功率. 这峰饱和脉冲假设也适合某些 PARACEST 对比度增强剂[23,58]和超高场(如 11.7 T), 对 1.5～4.7 T 只近似适用. 对于中间场强照射脉冲情况, 外加 RF 场与溶质-水峰间的频差可比较, 除了饱和转移效应外, 还伴随有水质子的直接饱和效应[52]. 随 RF 功率增大, 饱和转移效率达到其最大值, 之后随着射频功率的增加, 饱和转移效应会呈下降的趋势, 而 spillover 效应继续增大. 于是, 当同时考虑饱和转移和 spillover 效应时有一个最佳 RF 照射功率(PTR 最大).

方程(4.6.1)～(4.6.6)被普遍用于描写 PT 实验, 即使对于宽范围 RF 照射功率一般解很复杂, 在一定假设下也可以导出简明结果. 例如, 基于被照射溶质质子完全饱和, 问题也可解. 然而, 完全饱和只能在很强 RF 场下得到, 于是不能排除 spillover 效应和 ω_1 项. 孙哲用 Baguet 和 Roby[52,59]发展的双基变换法求解这双池系统布洛赫方程[43]. 用双基变换对于强饱和脉冲情况, 垂直于有效场(参考图 4.6.2)的所有磁化强度分量都被忽略(下面讨论), 于是问题得到简化. 双基变换对于研究直接饱和效应提供了有效的工具.

MT 效应通常用 Z 谱来估计, 曲线描写水信号强度作为饱和偏置的函数. 因为直接水饱和效应是关于水峰对称的, 这效应可通过 Z 谱不对称分析[20]而被移除. 当照射脉冲加在可交换溶质质子频率(M_{sat}^w)和水峰另一边对称的参考频率(M_{ref}^w)情况, 这 PTR 定义为水信号强度差被无饱和脉冲时测量的 M_0^w 归一化:

$$PTR = \frac{M_{ref}^w - M_{sat}^w}{M_0^w}.\qquad (4.6.20)$$

1. 强饱和脉冲情况

在如图 4.6.2 所示,新基坐标系 (X,Y,Z) 中两池耦合模型的布洛赫方程可写为

$$\frac{\mathrm{d}}{\mathrm{d}t}\begin{pmatrix} M_{Xw} \\ M_{Yw} \\ M_{Zw} \\ M_{Xs} \\ M_{Ys} \\ M_{Zs} \end{pmatrix} = \begin{pmatrix} S_w & T_s \\ T_w & S_s \end{pmatrix} \times \begin{pmatrix} M_{Xw} \\ M_{Yw} \\ M_{Zw} \\ M_{Xs} \\ M_{Ys} \\ M_{Zs} \end{pmatrix} + \begin{pmatrix} R_{1w}M_{0w}\sin\theta_w \\ 0 \\ R_{1w}M_{0w}\cos\theta_w \\ R_{1s}M_{0s}\sin\theta_s \\ 0 \\ R_{1s}M_{0s}\cos\theta_s \end{pmatrix}, \qquad (4.6.21)$$

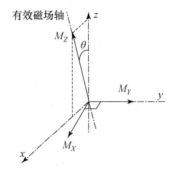

图 4.6.2 在有效场为 Z 轴的新基 (X,Y,Z) 中 M 的分解

这轴 x,y,z 对应以 B_1 的角频率 ω_r 旋转坐标架. z 和 Z 夹角为 θ

式中矩阵元

$$S_w = \begin{pmatrix} -(r_{1w}\sin^2\theta_w + r_{2w}\cos^2\theta_w) & -\sqrt{\omega_1^2 + \Delta\omega_w^2} & -\sin\theta_w\cos\theta_w(r_{1w} - r_{2w}) \\ \sqrt{\omega_1^2 + \Delta\omega_w^2} & -r_{2w} & 0 \\ -\sin\theta_w\cos\theta_w(r_{1w} - r_{2w}) & 0 & -(r_{1w}\sin^2\theta_w + r_{2w}\cos^2\theta_w) \end{pmatrix},$$

$$(4.6.22)$$

$$T_w = k_{ws}\begin{pmatrix} \cos(\theta_w - \theta_s) & 0 & -\sin(\theta_w - \theta_s) \\ 0 & 1 & 0 \\ \sin(\theta_w - \theta_s) & 0 & \cos(\theta_w - \theta_s) \end{pmatrix}. \qquad (4.6.23)$$

对于 S_s 和 T_s 是类似的. 这些方程中,

$$\theta_{w,s} = \arctan\left(\frac{\omega_1}{\Delta\omega_{w,s}}\right),$$

$$r_{1w} = R_{1w} + k_{ws}, \quad r_{1s} = R_{1s} + k_{sw},$$
$$r_{2w} = R_{2w} + k_{ws}, \quad r_{2s} = R_{2s} + k_{sw}.$$

当施加的射频脉冲(ω_1,以 Hz 为单位)比弛豫率和交换速率大很多时,垂直于有效场的磁化强度分量 M_x 和 M_y 近似为零[43,52]. 于是,方程(4.6.21)简化到描写其相应有效场方向磁化强度分量的两个方程,极大地降低了这问题的复杂性. 对于水磁化强度来说,这稳态解析解可证明为

$$M_{Zw} = \frac{R_{1w}R_{zs}\cos\theta_w + R_{1s}k_{ws}\cos\theta_s\cos(\theta_w - \theta_s)}{R_{zw}R_{zs} - k_{ws}k_{sw}\cos^2(\theta_w - \theta_s)}M_{0w}, \qquad (4.6.24)$$

其中 $R_{zw,s} = r_{1w,s}\cos^2\theta_{w,s} + r_{2w,s}\sin^2\theta_{w,s}$. 当饱和脉冲后边跟着破坏梯度、激发脉冲,最后是采集周期时,这测量的信号是沿 z 轴磁化强度的幅度:

$$M_{zw} = \frac{R_{1w}R_{zs}\cos\theta_w + R_{1s}k_{ws}\cos\theta_s\cos(\theta_w - \theta_s)}{R_{zw}R_{zs} - k_{ws}k_{sw}\cos^2(\theta_w - \theta_s)}M_{0w}\cos\theta_w. \quad (4.6.25)$$

如果照射脉冲施加在溶质质子频率上,$\theta_s^{sat} = \pi/2$,$\theta_w^{sat} = \arctan\left(\dfrac{\omega_1}{\Delta\omega}\right) = \theta$,则水的磁化强度可以简化为

$$M_w^{sat} = \frac{R_{1w}r_{2s}\cos^2\theta}{r_{zw}r_{2s} - k_{ws}k_{sw}\sin^2\theta}M_{0w}, \qquad (4.6.26)$$

其中 $r_{zw} = r_{1w}\cos^2\theta + r_{2w}\sin^2\theta$. 对于射频施加在水峰另一侧对称的参考位置的扫描,水和溶质质子的有效场被旋转倾斜角度分别为 $\theta_w^{ref} = \arctan\left(\dfrac{-\omega_1}{\Delta\omega_w}\right) = -\theta$ 和 $\theta_s^{ref} = \arctan\left(\dfrac{-\omega_1}{\Delta\omega_s}\right) \approx -\theta/2$. 在 θ_s^{ref} 的表达式中,这近似号对于弱和中等照射情况很容易满足. 最后,通过双基变换方法得到的强射频功率下的 PTR 表达式为

$$PTR^{strong} = \frac{R_{1w}r_{zs}\cos^2\theta + R_{1s}k_{ws}\cos\theta\cos^2(\theta/2)}{r_{zw}r_{zs} - k_{ws}k_{sw}\cos^2(\theta/2)} - \frac{R_{1w}r_{2s}\cos^2\theta}{r_{zw}r_{2s} - k_{ws}k_{sw}\sin^2\theta},$$
$$(4.6.27)$$

其中 $r_{zs} = r_{1s}\cos^2(\theta/2) + r_{2s}\sin^2(\theta/2)$.

2. 弱饱和脉冲情况

当照射脉冲功率很低时,这直接饱和效应可忽略. 对于两池 6 个耦合布洛赫方程,可以用对于 y 和 z 磁化强度分量的 4 个方程来近似:

$$\frac{dM_{yw}}{dt} = -R_{2w}M_{yw} + k_{sw}M_{ys} - k_{ws}M_{yw}, \qquad (4.6.28)$$

$$\frac{dM_{zw}}{dt} = -R_{1w}M_{zw} + k_{sw}M_{zs} - k_{ws}M_{zw} + R_{1w}M_{0w}, \qquad (4.6.29)$$

$$\frac{dM_{ys}}{dt} = -R_{2s}M_{ys} + k_{ws}M_{yw} - k_{sw}M_{ys} + \omega_1 M_{zs}, \tag{4.6.30}$$

$$\frac{dM_{zs}}{dt} = -\omega_1 M_{ys} - R_{1s}M_{zs} + k_{ws}M_{zw} - k_{sw}M_{zs} + R_{1s}M_{0s}. \tag{4.6.31}$$

当照射脉冲持续时间足够长,两池都达到稳态,对于沿 z 轴水质子磁化强度则为[51]

$$M_w^{sat} = \left(1 - \frac{k_{ws}\alpha}{r_{1w}}\right)M_{0w}, \tag{4.6.32}$$

式中 $\alpha = \omega_1^2/(pq + \omega_1^2)$,$p = r_{2s} - k_{sw}k_{ws}/r_{2w}$,$q = r_{1s} - k_{sw}k_{ws}/r_{1w}$. 由于在弱射频照射下直接水饱和效应可以忽略,这不对称分析用的参考测量值就等于其热平衡磁化强度 M_{0w}. 因此,对于弱饱和脉冲情况在稳态这 PTR 是

$$PTR^{weak} = k_{ws}\alpha/r_{1w}. \tag{4.6.33}$$

3. 一般 RF 饱和情况

以上两个极端情况在只有当照射脉冲功率在相应假设范围之内被证明是正确时才是适用的. 对于强饱和脉冲情况的解,从一个在 $\omega_1 = 0$ 的最大 PTR 值 (k_{ws}/r_{1w}) 开始并随增大 RF 功率而减小. 然而,在弱 RF 功率情况,这饱和转移效应应该忽略,于是 PTR 必定最小. 这偏差是由于不适当假设造成的,说明垂直于有效场的磁化强度完全饱和与 RF 照射功率无关,从而导出了方程 (4.6.24)~(4.6.26). 另一方面,对于弱 RF 脉冲情况,没有直接水饱和效应,其解也可以描述 PT 过程. 随着 RF 功率增大,这溶质池经历更多饱和,这 PT 效率从零一直增到最大. 重要的是,注意这两种极端情况的解有相同的最大 PTR. 于是这两个解的乘积被最大 PTR 归一化,是能够预期这两种极端情况的正确 PTR 的:

$$PTR = \alpha\left[\frac{R_{1w}r_{zs}\cos^2\theta + R_{1s}k_{ws}\cos\theta\cos^2(\theta/2)}{r_{zw}r_{zs} - k_{ws}k_{sw}\cos^2(\theta/2)} - \frac{R_{1w}r_{2s}\cos^2\theta}{r_{zw}r_{2s} - k_{ws}k_{sw}\sin^2\theta}\right]. \tag{4.6.34}$$

图 4.6.3 显示了 PTR 作为照射功率的函数的理论曲线,其中解析解 (4.6.34)式和基于耦合的布洛赫方程组的数值模拟可以比较. 强饱和脉冲近似与弱脉冲近似,当 RF 功率在其假设范围内时,分别与基于耦合的布洛赫方程组的数值模拟的 PTR 曲线相吻合. 理论很好地预期了覆盖宽范围照射功率的 PTR,在选定的情况,在最佳照射功率 2.49 μT 达到最大 PTR. 从 PTR 与饱和功率的关系(实线)可以看出,PTR 开始随着射频功率的增加而增大,这是由于水中更多的质子通过化学交换而受到激发作用,当射频功率增加到一定程度

时饱和转移达到最大,同时伴随直接水饱和效应逐步增强. 在饱和转移与直接水饱和共同作用下,PTR 存在一个最大值,此时施加的射频即为优化功率.

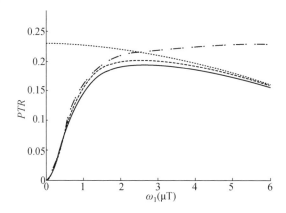

图 4.6.3 **在 4.7 T 从双池理论基于包含六个方程式的布洛赫方程组计算的质子转移比 PTR 作为射频照射功率的函数曲线(实线)**

点虚线对应强饱和脉冲近似下的解析解,点划线对应弱饱和脉冲近似下的解析解,杠虚线对应一般情况(式(4.6.34))下的经验解

孙哲对这耦合的布洛赫方程组(6 个)在 4.7 T 就包含高浓度氨基质子的仿真样品 PLL(poly-L-lysine)进行了模拟计算,图 4.6.4 显示了模拟得到的 Z 谱和相应的 MT 不对称(或 PT)谱. 注意,横坐标偏置 0 Hz 对应水峰位置,700 Hz 对应氨基质子频率位置. 当照射功率低时(0.5 μT,1 μT=42.6 Hz),对于溶质共振的饱和效率是有限的,并且水信号降低很小. 这 PT 效率随照射功率增大(1~3 μT)而逐渐提高,在可交换溶质质子频率上反映出增大的 PTR. 这 PTR 逐渐增大,在最佳 RF 功率时达到其最大值. 从此点开始,功率再增大将引起额外的水直接饱和效应,于是 PTR 下降.

4.6.4 多池交换模型

在一个单 CEST 系统中有多个可交换质子基团时,两池模型不够用,必须推广到 3 池、4 池[30,45]甚至更多池模型[44]. 另一方面,在生物系统中能够识别出的饱和转移址已有 10 个. 因此,发展描写复杂的多池 CEST 对比度的简化解势在必行[19,38,60,61].

这 Bloch-McConnell 方程可以推广如下,以描写多池 CEST 对比度:

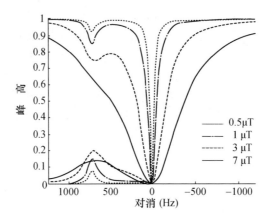

图 4.6.4 对于双池交换模型用 6 个耦合布洛赫方程几个照射功率在 4.7 T 模拟的 Z 谱和 MTR 不对称谱(左下)

所用模型参数 $T_{1w}=3$ s, $T_{2w}=2$ s, $T_{1s}=0.77$ s, $T_{2s}=33$ ms, $k_{sw}=200$ Hz, $M_{0w}/M_{0s}=2000$. 点虚线、点划线、杠虚线和实线分别对应 0.5、1、3 和 7 μT 照射脉冲功率情况

$$
\begin{bmatrix} \mathrm{d}M_{wx}/\mathrm{d}t \\ \mathrm{d}M_{wy}/\mathrm{d}t \\ \mathrm{d}M_{wz}/\mathrm{d}t \\ \bullet \\ \bullet \\ \bullet \\ \mathrm{d}M_{s_{n-1}x}/\mathrm{d}t \\ \mathrm{d}M_{s_{n-1}y}/\mathrm{d}t \\ \mathrm{d}M_{s_{n-1}z}/\mathrm{d}t \end{bmatrix}
=
\begin{bmatrix}
-k_{ws_1} & \Delta\omega_w & 0 & \bullet & 0 & 0 & k_{s_{n-1}w} & 0 & 0 \\
\Delta\omega_w & -k_{ws_1} & -\omega_1 & 0 & \bullet & 0 & 0 & k_{s_{n-1}w} & 0 \\
0 & -\omega_1 & -k_{ws_1} & 0 & 0 & \bullet & 0 & 0 & k_{s_{n-1}w} \\
\bullet & 0 & 0 & \bullet & \bullet & \bullet & 0 & 0 & 0 \\
0 & \bullet & 0 & \bullet & \bullet & -\omega_1 & 0 & 0 & 0 \\
0 & 0 & \bullet & 0 & -\omega_1 & \bullet & 0 & 0 & 0 \\
k_{ws_{n-1}} & 0 & 0 & 0 & 0 & 0 & -k_{s_{n-1}w} & \Delta\omega_{s_{n-1}} & 0 \\
0 & k_{ws_{n-1}} & 0 & 0 & 0 & 0 & \Delta\omega_{s_{n-1}} & -k_{s_{n-1}w} & -\omega_1 \\
0 & 0 & k_{ws_{n-1}} & 0 & 0 & 0 & 0 & -\omega_1 & -k_{s_{n-1}w}
\end{bmatrix}
$$

$$
\bullet
\begin{bmatrix} M_{wx} \\ M_{wy} \\ M_{wz} \\ \bullet \\ \bullet \\ \bullet \\ M_{s_{n-1}x} \\ M_{s_{n-1}y} \\ M_{s_{n-1}z} \end{bmatrix}
-
\begin{bmatrix} M_{wx}/T_{2w} \\ M_{wy}/T_{2w} \\ (M_{w0}-M_{wz})/T_{1w} \\ \bullet \\ \bullet \\ \bullet \\ M_{s_{n-1}x}/T_{2s_{n-1}} \\ M_{s_{n-1}y}/T_{2s_{n-1}} \\ (M_{s_{n-1}0}-M_{s_{n-1}z})/T_{1s_{n-1}} \end{bmatrix},
\qquad (4.6.35)
$$

式中 $M_{wx,y,z}$ 和 $M_{s_i x,y,z}$ 分别是水和第 i 个 $(i=1,2,\cdots,n)$ 溶质质子的 x,y,z 磁化强度分量；$T_{1,2w}$ 和 $T_{1,2s_i}$ 分别是水和第 i 个溶质质子的纵向和横向弛豫时间；$k_{s_i w}$ 和 k_{ws_i} 分别是从第 i 个溶质池到水池和从水池到第 i 个溶质池的化学交换率；ω_1 是 RF 照射幅度；$\Delta\omega_w$ 是 RF 照射偏置和水峰的差；$\Delta\omega_{s_i}$ 是 RF 照射偏置和第 i 个溶质化学位移的频差. 如果超过 4 个饱和转移址, 直接解这耦合方程组就不太容易[44], 对于复杂的多池 CEST 对比度需要寻求简化的数值解. 为了得到简化的解, 磁化强度转移比定义为

$$MTR(\omega_1,\Delta\omega) = 1 - I(\omega_1,\Delta\omega)/I_0, \qquad (4.6.36)$$

式中 ω_1 和 $\Delta\omega$ 分别是 RF 照射幅度和偏置. 对于两池模型, MTR 是 RF 偏置的函数, 即在溶质质子 $(\Delta\omega_s)$ 和体水 $(\Delta\omega_w)$ 化学位移附近有突出衰减的 Z 谱. 对于稀薄溶质质子经历慢交换或中间化学交换, CEST 对比度可通过从 Z 谱移除水直接饱和效应得到, 如

$$CESTR(\omega_1,\Delta\omega_s) = MTR(\omega_1,\Delta\omega) - MTR(\omega_1,\Delta\omega_w), \qquad (4.6.37)$$

式中 $MTR(\omega_1,\Delta\omega_w)$ 是水直接饱和效应. 对于多个可交换址分开的 CEST 基团, CEST 对比度的一阶近似可通过各个溶质质子 CEST 对比度独立叠加得到：

$$CESTR(\omega_1,\Delta\omega_s) = \sum_i CESTR_i(\omega_1,\Delta\omega_{si}), \qquad (4.6.38)$$

式中 $\Delta\omega_{si}$ 是第 i 个溶质质子的化学位移偏置. 虽然溶质质子中直接交换经常被忽略, 但它们通过体水信号可间接相互作用. 因此, 为了推广经典的两池模型以描写多池 CEST 对比度, 不得不导出耦合项, 孙哲证明了包括耦合项的多池 CEST MRI 对比度是

$$\begin{aligned}
CESTR(\omega_1,\Delta\omega) \approx &\sum_i CESTR_i(\omega_1,\Delta\omega_{si}) - \sum_{i>j}\{CESTR_i(\omega_1,\Delta\omega_{si}) \cdot \\
&CESTR_j(\omega_1,\Delta\omega_{sj}) \cdot [2 - CESTR_i(\omega_1,\Delta\omega_{si}) \\
&- CESTR_j(\omega_1,\Delta\omega_{sj})]\}.
\end{aligned} \qquad (4.6.39)$$

对于 N 个饱和转移址, 有交换项耦合的布洛赫方程组, 这矩阵大小是 $3N \times 3N$. 用 $(N-1)$ 个两池交换模型和一个校正项考虑间接耦合时, 这解就会大为简化, 如图 4.6.5 所示.

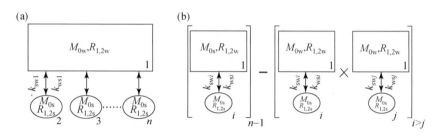

图 4.6.5

(a) 基于 Bloch-McConnell 方程的多池 CEST 对比度模型,有一套布洛赫方程组代表的各个饱和转移址;(b) 由修改的多套两池交换模型带一个校正项,考虑间接耦合的多池 CEST 对比度简化模型

§4.7　外源性 CEST 对比度介质

Balaban 小组首次利用 CEST 技术检测到生物组织中微弱的代谢物[62],并发展了基于 CEST 的专用对比度介质(contrast agent,CA)增强剂[20]. 用这种 CEST 介质可以增强 CEST 图像对比度,增强依赖于介质质子浓度和交换率,质子转移比:

$$PTR = \chi_s \alpha k_{sw} T_{1w} (1 - e^{-t_{sat}/T_{1w}}),\qquad(4.7.1)$$

式中

$$\chi_s = f_{solute}/f_{water} = k_{ws}/k_{sw},\qquad(4.7.2)$$

f_{solute} 和 f_{water} 分别是可交换溶质质子浓度和水浓度. 于是,测量的 CEST 效应随溶质质子相对浓度 χ_s、饱和效率 α 和交换速度 k_{sw} 增大而增大,同时被水的纵向弛豫率($1/T_{1w}$)抵消. 期望这 CEST 效应在高场增大,因为 T_{1w} 随场强增大,允许饱和在水池更长久地储存. 然而,式(4.7.1)中两个 T_{1w} 项彼此抵消,对于恒定的 t_{sat},所期望的增大从 1.5 T 到 3 T 只有约 8%,从 3 T 到 7 T 只有 9%,考虑到 SAR 随场强平方增大,追求高场是不值得的. 高场的主要优点是增大化学位移频率与水频率分离的距离,从而降低了直接水饱和的干涉. 对于溶质质子,忽略横向弛豫,这饱和效率可近似为[51,63,64]

$$\alpha \approx \frac{(\gamma B_1)^2}{(\gamma B_1)^2 + (k_{sw})^2}.\qquad(4.7.3)$$

由此可知,快速可交换质子只有用更大 RF 功率,才能更有效地饱和. 这对活体 CEST 实验很不利(由于 SAR 的限制). 但对氨基质子很有利,因为交换率只约 29 Hz,在临床 MRI 用典型 1 μT($\gamma B_1 = 267.5$ rad/s)场强照射,饱和效率 $\alpha = 0.99$.

外源性对比度介质常被用来增强图像对比度以及改进 MRI 的特异性. 这

些对比度介质一般通过改变水质子 T_1 或 T_2,或同时改变 T_1 和 T_2 两者而发挥作用.如果一种特定化学基团能作为与水的化学交换伙伴以增强 CEST 灵敏度,便可作为外源对比度介质.也就是说,CEST 方法预示了一种新类型的 MRI 对比度介质的可能性和可行性.Ward 等人证明了有慢交换—NH 或—OH 质子的低分子量化合物可用来改变组织对比度,其作用机制是通过预饱和自旋的化学交换饱和转移(CEST)到水.这类对比度介质有一个重要特征是,这图像对比度可通过门控 RF 预饱和脉冲而随意打开或关闭.例如巴比妥酸有两个氨基质子共振在水下游约 5 ppm 处.在 125 mmol/L 巴比妥酸存在,pH 7.4,37℃条件下,通过选择在此频率的预饱和脉冲,这水信号可降低约 30%.虽然在活体中这 CEST 介质量太高,不被容许,但用这 CEST 介质改变组织对比度的概念是特别吸引人的,因为与典型的顺磁性 T_1 或 T_2 缩短对比度介质相比,它完全是基于不同本质的物理/化学性质.大量研究是设计或寻找 CEST 对比度介质,分为顺磁性对比度介质(PARACEST)[19,33,51,64]和抗磁性对比度介质(DIACEST)[31,32].

4.7.1 CEST 介质分类

CEST 构成了一个强有力的灵敏度增强机制,使得低浓度溶质能够通过水信号而被观察.增强依赖于介质质子浓度和交换率(方程(4.7.1)和(4.7.2)),允许专门设计、构建各种介质和 MRI 脉冲序列,以最佳化基于这两个参数的对比度.CEST 天然地适合于分子和细胞成像,并且可以分别使用顺磁(PARAC-EST)[32]和抗磁(DIACEST)[19,20,22,64]两种试样.这有用的分类主要跟与水的化学位移差的大小有关.当用顺磁位移介质时,这位移有极度的放大,从而允许用高得多的交换率,同时仍然坚守在慢到中等 MR 交换范畴内.对于 DIACEST 化合物,这范围一般在距离水 0～7 ppm(羟基、胺、氨基和亚氨基)内,但通过氢键可延伸到 18 或 19 ppm.早期分类是根据分子大小、内源事件和分子构造类型.另外,许多方法专门对质子、分子或涉及的机制而被命名,加 CEST 到这名字之后,如对于(肝)糖原 CEST 叫 glycoCEST[31],对于黏多糖 CEST 叫 gagCEST[38],对于脂质体 CEST 叫 lipoCEST.然而,这些类之间有重叠.一个额外的问题是,饱和转移只是许多可能的磁标记转移方法之一.van Zijl 和 Yadav[18] 认为,对于介质,从技术角度讲 CEST 术语不一定正确,并建议按交换机制分类(图 4.7.1).交换机制分原子(质子)交换、分子交换和隔间交换.这种分类对于多核也是有效的,例如包括 Xe 在 hyperCEST[65]中,但是主要还是用质子术语,因为质子交换在此子领域占据支配地位(>99%).对于这些类可得到的质子转移增强(PTE),可从每对比度介质(CA)贡献的可交换质子数(N_E)、交换率和在活人实验中合理的功率水平上可达到的饱和效率 α 的乘积而求出来.于是有

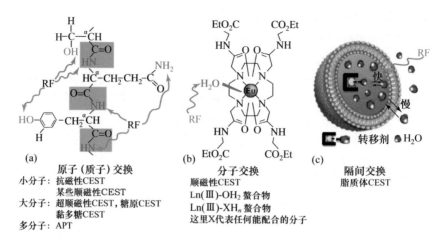

图 4.7.1   CEST 对比度介质基于交换类型的分类[18]

(a) 质子交换：可交换质子的磁标记，对于至今已报道的大多数 DIACEST 化合物和部分 PARAC-EST 介质. 作为一个例子，在缩氨酸中羟基、氨基和胺质子被显示. SupraCEST 与顺磁介质有关，顺磁介质配位到宏观大分子单元，在其中可交换边缘质子被研究. (b) 分子交换：可交换分子磁标记，在此情况一个水分子配位到 PARACEST 介质中的铕. 对于这些介质，分子交换率一般比质子-质子交换率快. (c) 隔间交换：在快交换环境隔间水分子磁标记，快交换导致隔间水分子单一平均共振频率不同于水频率. 这种位移是由水分子被顺磁或抗磁介质锁进隔间感应的，或是通过改变隔间形状感应体磁化率(BMS)各向异性而产生的. 这位移差允许这隔间池的 RF 选择性照射. 由于被照射水池的大尺度和这效应蔓延超过这脂质体，可感应百万倍增强(表 4.7.1)

$$PTE = N_E a k_{sw} T_{1w} (1 - e^{-t_{sat}/T_{1w}}),\qquad(4.7.4)$$

式中

$$N_E = N_{CA} \cdot M_{CA} \qquad\text{（对于质子交换）},\qquad(4.7.5)$$

$$N_E = C_m \cdot N_m \cdot M_{CA} \qquad\text{（对于分子交换）},\qquad(4.7.6)$$

$$N_E = 2 \cdot N_A \cdot f_w \cdot V_{comp} \qquad\text{（对于隔间交换）},\qquad(4.7.7)$$

N_{CA} 是每千道尔顿(kDa)可交换核数目(一般为质子)，M_{CA} 是对比度介质分子量(单位是每 kDa 中分子量)，C_m 是每 kDa 配位的分子数，N_m 是在配位分子中的质子数，N_A 是阿伏伽德罗数(6.0×10^{23} 分子/mol)，f_w 是水浓度(55.6 mol/L)，V_{comp} 是隔间体积(单位是 L). 对于内半径为 R 的球形脂质体，$V_{comp} = 4\pi R^3/3$. 对于一个脂质体，其交换率依赖于粒子的渗透性、尺寸和膜要素[66]. 用此分类法，乍一看似乎质子和分子交换是一样的，其实不然. 在质子交换中，质子被标记，并且这质子的具体交换率决定这 PTE. 而对于分子交换，对比度首先依赖于介质上配位分子的寿命，其次依赖于配位分子上质子的交换率. 如果配位分子是水，这不能从质子交换区分出来，但如果是任何其他分子(例如束缚的酒精)，包含它自己的可交换质子是可以区分的. 在那种情况,水质子两个交换步中最慢者需要被用于方程(4.7.4)中的 k_{sw},而对于较快步的速率决定方程(4.7.3)中的标记效率. Schroder 等人发展的 hyperCEST 方法[65]使用非标记的和超极化的 Xe 分子之间的交换可归于此类,并且氙转移增强(XTE)可以计算. 这里只聚焦于质子.

表 4.7.1 对于选择的 CEST 对比度介质在指定的溶质浓度下的交换律、
PTE 和 PTR 的大致范围[18]

	k_{sw}范围(s^{-1})	功能基团	分子单位	N_E	PTE/100^a	[溶质]$(\mu mol/L)$	$PTR(\%)^a$
质子交换	$10\sim30^b$	NH(APT)	多种氨基酸	5.5^c	0.348$\sim$1.04	72000	2.25$\sim$6.75
	$20\sim1200^d$	NH	L-赖氨酸	7.8^e	0.988$\sim$14.8	100	0.01$\sim$0.65^e
	$500\sim10000^f$	NH$_2$	L-精氨酸	23.0^e	72.7$\sim$1453	100	0.65$\sim$13.1^e
	$500\sim10000^f$	OH	葡萄糖	33.3^e	105$\sim$2107	100	0.95$\sim$18.9^e
	$2000\sim80000^g$	亚氨基质子	多(聚)尿苷酸	3.1^e	3.93$\sim$58.9	100	0.04$\sim$0.53^e
分子交换	$2000\sim10000^{h,i}$	束缚水	Eu-DOTA-4AmCE	4.0^j	50.6$\sim$12642	100	0.45$\sim$2.27^j
隔间交换	$10\sim250^k$	脂质体水	在 100 nm 脂质体中 H$_2$O,$R_内$ 95 nm^k	240000^l	15147$\sim$378665	0.25	0.34$\sim$8.51^l

注:a 对于 $\alpha=1$,$T_{1w}=1$ s,$t_{sat}=1$ s;b 参考文献[25];c 基于活体中在离水 3.5 ppm 复合共振效应大小的平均;d 参考[18];e 每 kDa(式(4.7.5));f 参考[39];g 参考[24];h 最大达 500000,这里只列出 10000,因为饱和效率限制;i 参考[40];j 每 kDa(式(4.7.6));k 参考[38];l 每隔间(式(4.7.7)).

三类 CEST 介质各有不同的优、缺点. 效率似乎预支配地依赖于交换率和每分子或粒子的质子数,但这可能是误导. 关于交换率,从方程(4.7.3)应该清楚,一个增高的交换率将降低饱和效率,除非用高 B_1,然而在人体情况由于 SAR 限制和 RF 放大器占空比限制,往往不能用高 B_1. 一般来说,对于当代高端临床 3 T 场强,RF 照射 1 秒对于头线圈将限制功率在 $10\sim20$ μT 以内,对于体线圈大约 $2\sim3$ μT. 在 7 T 这些限制将更严厉,因为 SAR 正比于场强平方. 在图 4.7.2(a)中,对于覆盖所有对比度机制的交换率范围和从 0.1 μT 到 10 μT 功率范围估计 α. 可以看出,分子交换介质以及对于质子交换化合物(表 4.7.1)的快速交换的 OH、亚氨基和氨基有低的饱和效率,而氨基质子和隔间交换粒子似乎是在理想的 k_{sw} 范围($10\sim250$ Hz)内. 饱和效率和交换率之间一个更平衡的观点可通过作乘积 $\alpha \cdot k_{sw}$(图 4.7.2(b))随 k_{sw} 变化的曲线而得到,它显示了高交换率化合物在 2 μT 可接受的性能,在仍然合理的 5 μT 功率水平有更好的效果. 于是,研制一些用于人的较慢交换的 PARACEST 介质应该是可能的. 另外,化学未来的发展有可能允许交换率降低[67]. 根据每分子或隔间(也说溶质)可交换质子数来说,参数 N_E 也应该最佳化,因为这可以降低一个可测效应所需要的浓度. 对于纯交换,这 PTE 与测量的信号变化和 PTR 有关:

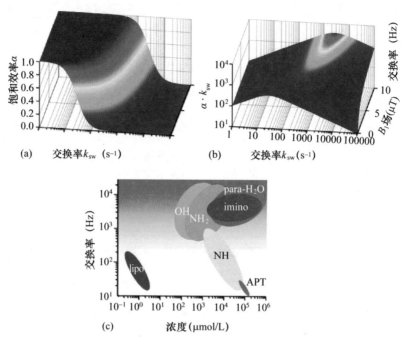

图 4.7.2　对于主类 CEST 介质影响可探测性的因素[18]

(a) 交换率和 RF 场 B_1 对饱和效率的影响(对数曲线),B_1 在临床 MRI(SAR 和占空比)容许范围内.(b) 饱和转移效率和交换率乘积对 k_{sw} 和 B_1 的依赖.(c) 对于不同的介质达到 5% CEST 效率所需浓度的对数曲线图.注意水是溶剂,故这里用 para-H_2O 指示分子交换

$$1 - \frac{S_{sat}(\Delta\omega)}{S_0} = PTR = \frac{f_s \cdot PTE}{2f_w}. \qquad (4.7.8)$$

通过计算在典型的活人条件下达到 5% 效应所需要的溶质浓度,可在不同 CEST 介质之间作一个比较.这显示在表 4.7.1 中,并按对数比例画在图 4.7.2(c) 中.可看出,lipoCEST 迄今有最好的回报并要求很少的功率.APT 要求很少的功率并有总数氨基质子高浓度的好处,允许在活人和动物中的探测.对于其他化合物,需要高功率,但可在活体中应该可达到的浓度上被探测.应该说明,图 4.7.2 和表 4.7.1 应被看作提供了一个粗糙的指南,因为没有归一化到同样的溶质体积,难以直接比较这不同的基团.还有,不同的化合物毒性不同,有一些只允许很低的浓度.这样,各个方法和溶质不得不在各个具体的基础上进行评估.毒性研究必须指出哪一个最适合于作对比度介质.对于自然化合物,比如糖和蛋白质,更可能用于人体.另一方面,顺磁介质可能允许在动物模型中探索一些特殊效应,有可能导致新发现.

4.7.2 CEST 对比度介质应用前景

PARACEST：在活体中有可能用 PARACEST 介质标记不同的细胞,使之被 MRI 跟踪测量观察. 传统 T_1-或 T_2-MRI 对比度介质不允许同时跟踪不同的细胞,因为弛豫增强附加的效应. 而 Ferrauto 等人[68]已成功实验了将化合物 Yb-HPDO3A 和 Eu-HPDO3A 分别用于标记老鼠的巨噬细胞(J774.A1)和黑素瘤细胞(B16-F10). Yb(III)和 Eu(III)化合物是通过把 Ln_2O_3 与配合基 HPDO3A 在水中混合(1：2 摩尔比)合成的[69],其化学结构如图 4.7.3(c)所示. 该化合物拥有与体水慢交换的羟基质子,可被用于 CEST 成像. 这 HO 半族的吸收频率通过在 20℃和 pH 7.4 采集 Z 谱(图 4.7.3(a),(b))被确定. Yb-HPDO3A 显示两个峰,分别在 71和 99 ppm,而 Eu-HPDO3A 显示只有在 20 ppm 的一个峰. 细胞标记后估计浓度在 3～4 mmol/L,通过选择照射两个介质的高位移 OH 共振,证明 CEST MRI 跟踪观察两类细胞是可行的. 用 MRI 观察 PARACEST 标记的细胞,就能跟踪置入细胞的命运,这对于发展细胞治疗技术将是巨大的帮助. 因为 Yb-HPDO3A、Eu-HPDO3A 有和 Gd-HPDO3A 一样的稳定性以及一样的活体药代动力学特性,而后者早已是临床准许的广泛使用的 MRI 介质. 因此,这些介质有临床应用的巨大潜力,况且细胞标记和成像是已经建立起来的技术[70,71].

DIACEST：Liu 等[74]发展了抗磁性化学交换饱和转移(DIACEST)脂质体(liposomes),包含生物可分解的介质如糖、氨基酸和缩氨酸,可用来产生多色 ^{1}H MR 图像,因为这些可交换质子的化学位移频率不同,这里"色"指化学位移频率. 人为颜色指定到特定的氨基酸单位(赖氨酸、精氨酸、苏氨酸和丝氨酸),基于其可交换质子分开的共振频率. 这 CEST 效应的大小可通过改变氨基酸次序而精细"调谐",这些新抗磁性 CEST 介质在活体中具有宽范围静电荷成分和蛋白质稳定性,使它们潜在地适合于各种生物应用(比如设计 MR 报告基因)以成像细胞,并可在同一幅 MR 像中区分多个目标靶.

当用多肽中氨基质子,比如多-L-赖氨酸(PLK)时,由于快速可交换质子(交换率 $k \approx 400$ Hz)的高浓度(例如：4.78/kDa 对于 PLK)[73]存在,可以增强50 万倍对比度. 这种性能被利用来设计活体中第一个非顺磁 MR 报告基因,通过工程异转移哺乳动物脑瘤细胞以表达人造富赖氨酸蛋白质(LRP)[73].

对于抗磁 CEST 介质,对比度是从蛋白质的氨基质子[19]、核酸中的亚氨基质子[64]和糖(比如糖原)中的羟基质子得到的. 这些可交换质子具有足够不同的化学位移,从 0.8 ppm(即富 OH 化合物)到 7 ppm(即杂环,NH 集成在这环中). 这化学位移可看作从不同可交换质子试样产生一个人造 DIACEST 色谱

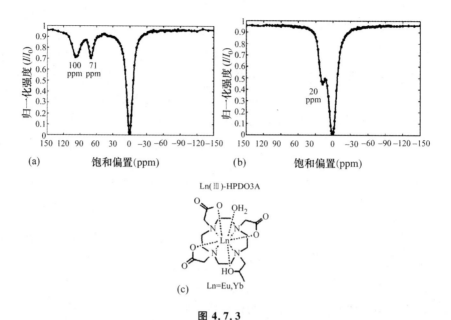

图 4.7.3

(a) Yb-HPDO3A 在 pH 7.4,20℃ 的 PBS(phosphate buffered saline) 中的 Z 谱;(b) Eu-HPDO3A 在 pH 7.4,20℃ 的 PBS 中的 Z 谱. 照射脉冲强度是 24 μT, I 是水信号强度, I_0 是在 800 ppm 照射时水信号强度. (c) Ln(Ⅲ)-HPDO3A 的化学结构

的一种方式,如图 4.7.4(a)所示. 三种化合物:糖原(Glyc)、L-精氨酸(L-Arg)和 PLL 被压缩进近似 100 nm 直径的脂质体胶囊中. 作为 DIACEST 脂质体探针设计,需要集成这些粒子在一起以便注射. 为了评估从不同基团(NH、NH$_2$和 OH)质子转移引起的 MR 对比度变化,对三种抗磁介质测量的 MTR_{asym} 值作为饱和频率的函数曲线显示在图 4.7.4(b)中. 结合 Glyc、L-Arg 和 PLL 进入脂质体胶囊仍给出可区分的 MTR_{asym} 对比度模样,类似于一个自由化合物,表明对比度特性仍然维持着,与压缩进胶囊无关.

McMahon 等[73]证明了可以建造一个 CEST 缩氨酸家族,产生不同的频率响应饱和转移. 最近的缩氨酸标记基于预支配可交换质子的共振频率(色),可分为三个不同的组:基于赖氨酸的、基于精氨酸的、基于苏氨酸/丝氨酸的. 超过 33 种缩氨酸被建造,可产生活体中应用所需的高 PTE,更多也是可能的. 这为在活体中用 MR 报告基因跟踪转基因表达,开辟了设计和试验新 CEST 蛋白质库的道路. 另外的应用是细胞跟踪和监测药物释放.

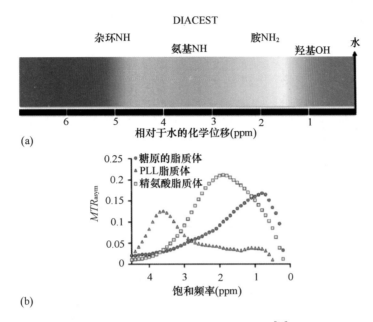

图 4.7.4 抗磁 CEST 介质的多色谱[72]

(a) 对于各种抗磁介质,按照可交换质子化学位移被指定某种颜色,位移范围从 0 到 7 ppm. (b) 对于三种抗磁介质,显示在离体生物样品(pH 7.3,37℃)中水信号强度降低作为频率的函数的 MTR_{asym} 曲线,红色指定到糖原抗磁介质中的 OH(≈ 0.8 ppm);黄色指定到 L-精氨酸抗磁介质中的 NH_2($\approx 1.8 \sim 2.2$ ppm);绿色指定到 PLL 抗磁介质中的 NH(≈ 3.6 ppm)

淋巴结成像对于肿瘤分级很有用. 由于淋巴系统的复杂性,多色成像更适用于同时检测和区分涉及淋巴成分和排泄物的多个过程[73]. CEST 介质是一类具有频率编码特性的 ^{1}H-MRI 介质,可发展为分子成像的各种探针. 尤其是抗磁性 CEST 介质能在活体产生多色 MR 图像,这为未来分子和细胞成像研究打开了一扇门,同时二、三色 MRI 检测为研究复杂生物系统的空间和时间动力学提供了新途径.

§4.8 对 CEST 对比度介质关键参数——交换率的定量方法

对于设计建造的 CEST 介质的关键参数(浓度 f_s、质子交换率 k_{sw}、饱和效率、化学位移、T_1、T_2 等),不仅 CEST 成像应用需要精确知道,研发 CEST 介质本身也需要精确知道以便洞察、判断介质性能. 其中介质的化学交换率经常是感兴趣的参数,它反映组织 pH 和分子环境,比如盐或金属含量. 交换率测量对

于 pH 校准是一个强有力的工具. 经典的方法有水交换序列(water exchange,
WEX)[74]和基于谱(MRS)的线宽测量,其对于低交换率、低浓度情况比较费时
间;对于在高 pH、快交换率情况不太适合,因为线加宽信号损失. McMahon 等
人于 2006 年[63]提出 QUEST(quantifying exchange using saturation time)和
QUESP(quantifying exchange using saturation power)技术以测量快交换率,
用两个基于多氨基的 CEST 介质(PLL,705.8 kDa 和 SPD-5,28.6 Da)进行了
实验. 这里涉及四种方法:谱线宽法、WEX 方法、QUEST 和 QUESP. 孙哲于
2010 年提出用 RF 功率依赖同时确定化学交换率和浓度的方法[75],2012 年对
QUEST[63]进行改进发展为 QUESTRA 技术[76]. Dixon 与其同事于 2010 年对
PARACEST 介质的化学交换率测量提出了奥米伽曲线法[77]. 这里一并介绍.

　　测量交换率的理论依据是具有交换项的修正布洛赫方程(式(4.6.1)~
(4.6.6)). 文献[53]给出了全面的解. 周[51]对于对比度介质的可交换质子的信
号强度给出了简明表达式(方程(4.6.11)~(4.6.14)). 在 WEX 实验中溶质信
号(S_s),在饱和转移实验中水质子信号(S_w),对于这两类质子共振分离足够远
的假设下的饱和转移实验,这些方程是有效的. 所谓共振分离足够远,意味着当
饱和一个时,另一个没有直接饱和.

4.8.1　MR 谱线宽方法和 WEX 方法

　　大交换率最简单的谱测量是通过估计溶质质子线宽(LW_s),在慢交换范
围,线宽与交换率和横向弛豫率直接相关[78]:

$$k_{sw} = \pi LW_s - R_{2s}.　　　　　　(4.8.1)$$

谱方法测量交换率也可用另一种方式进行,即磁化强度从水转移到溶质. 这种
方法称为 WEX 序列[76,79,80](WEX 是 water exchange 的缩写),如图 4.8.1(a)
所示,只是修改了水抑制. 水磁化强度被第一个 90°-G_1-180°(水选择)-G_1 组合
选择性激发,并翻转到 $-z$ 轴(第 1 次扫描),或者被第 2 个 90°脉冲返回到 z 轴
(第 2 次扫描). 紧接着,纵向水磁化强度被允许在混合时间 t_m 期间交换,跟着是
检测这可交换质子信号. 用由一个 180°硬脉冲和一个水选择 180°软脉冲组成的
双回波执行水抑制,目的不是激发水而是重聚氨基质子演变,使氨基质子形成
回波. 由于 RF 脉冲小的偏离引起的水激发用梯度抑制掉,通过测量可交换质子
的磁化强度转移作为混合时间的函数,可定量确定与水的交换率. 这溶质信号
强度作为 t_m 的函数是[51,76]

$$S_s(t_m) = \frac{k_{sw} S_{0s}}{k_{sw} + R_{1s} - R_{1w}} \left[e^{-R_{1w} t_m} - e^{-(k_{sw} + R_{1s}) t_m} \right],　　(4.8.2)$$

式中 S_{0s} 是溶质热平衡磁化强度. 倘若水和介质的纵向弛豫率已知, 此方程可用于确定 k_{sw}. 在特定场强 11.7 T, 已知水的 $R_{1w} \approx 0.248$ s^{-1}, 介质的 $R_{1s} \approx 0.71$ s^{-1}, 这里感兴趣的氨基质子交换率 $k_{sw} > 30$ Hz, 并且在 $k_{sw} + R_{1s} - R_{1w}$ 项和 $k_{sw} + R_{1s}$ 项中起支配作用, 从而提供了两个主要优点: 第一, 在 R_{1s} 和 R_{1w} 中, 甚至实质性误差例如 $10\% \sim 20\%$ 并不对 k_{sw} 产生显著误差; 第二, 方括号前面的系数可用 S_{0s} 近似, S_{0s} 可从有最大信号的时间点确定, 这对于拟合实验数据到这交换率是很方便的:

$$S_s^{max}(t_m) \approx S_{0s} e^{-R_{1w}t_m}. \qquad (4.8.3)$$

注意, 当交换率变得很大($300 \sim 400$ 量级或更大)时 WEX 实验是不太适合的. 这是因为信号的最大强度将在几 ms 内达到, 要求用很短的混合时间. 因为水标记脉冲的有限长度, 这在活体中测量交换率可能成为一个问题.

谱线宽度测量法是用简单激发-检测序列直接测量溶质(氨基)质子的共振线宽, 比如用 10 μs 90°脉冲激发溶质质子, 检测 FID 信号, $TR = 6$ s, 驻留时间 60 μs, 扫描 64 次. 还可测量这峰与水峰的比值.

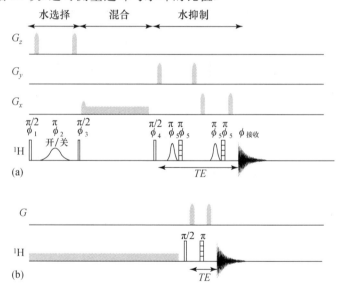

图 4.8.1

(a) 用于谱交换率确定的修改的 WEX 实验脉冲序列[65]. 这成型脉冲是水选择高斯型 180°脉冲, 空矩框是 90°脉冲, 格线矩框是 180°脉冲. 水选择期间, 高斯是 16 ms, 水抑制期间高斯是 2 ms, 相位循环是 4 步, $\phi_1 = 1313$, $\phi_2 = 1$, $\phi_3 = 1$, $\phi_4 = 31$, $\phi_5 = 1$, $\phi_{接收} = 1313$, 对于第 3、4 次扫描, 16 ms 高斯关闭. (b) 对于功率和时间依赖测量所利用的饱和转移实验脉冲序列, 这空矩框是 90°脉冲, 格线矩框是 180°脉冲

　　WEX 序列[76]显示在图 4.8.1(a)中,用了一个 16 ms 高斯脉冲进行水选择,水抑制使用了由 2 ms 高斯水重聚脉冲和 20 μs 硬重聚脉冲组成的双回波. 这高斯脉冲根据用一个单回波 WATERGATE 序列[81]的单扫描最大化水抑制来校准. 在这 WEX 序列中,氨基信号作为混合时间的函数被监测. 为了抑制讨厌的多量子跃迁,这水选择脉冲有两次扫描是关闭的,这两次扫描从有水选择脉冲的两次扫描中减掉. McMahon 实验用 $t_m = 2,6,11,16,21,26,41,51,71,$ $91,101,151$ ms. 循环时预延迟是 6 s. 对于更快的交换率,10 ms 以内采样点要增大密度,譬如加入 3,3.5,5 ms 以更好地得到磁化强度转移的特征. 对于水抑制,TE 是 6 ms,产生一个 6~6.16 s 的 TR. 对于 12 个不同的时间点的 16 次扫描的总数据,采集时间大约花费 20 分钟.

4.8.2　MRI 测量方法(QUEST 和 QUESP)

1. 原理

　　溶质到水饱和转移实验(图 4.8.1(b))也对化学交换敏感,其定量描写也用与用于描写 WEX 实验一样的布洛赫方程. 假定溶质饱和的稳态(注意,与完全饱和不一样)瞬间达到,以下方程适于这测量的 CEST 效应或质子转移比(PTR)[51]:

$$PTR = \frac{S_{0w} - S_w(t_{sat}, \alpha)}{S_{0w}} = \frac{k_{sw} \cdot \alpha \cdot x_{CA}}{R_{1w} + k_{sw} \cdot x_{CA}} [1 - e^{-(R_{1w} + k_{sw} \cdot x_{CA})t_{sat}}],$$

$$(4.8.4)$$

式中 x_{CA} 是对比度介质的可交换质子的相对浓度,t_{sat} 是饱和时间,α 是饱和效率. $k_{sw} x_{CA}$ 项考虑了饱和水质子到溶质的背交换,当交换率很高或对于 CEST 介质可交换质子浓度很高时,会发生这种背交换. 这表达式对于特定介质与质子转移增强(PTE)有关,PTE 还依赖于每单位分子量的质子数(N_{CA})和介质的分子量(M_{CA}):

$$PTE = \frac{N_{CA} \cdot M_{CA}}{x_{CA}} PTR.$$

$$(4.8.5)$$

这水信号强度通过下式依赖于脉冲功率[51]:

$$\alpha = \frac{\omega_1^2}{\omega_1^2 + pq},$$

$$(4.8.6)$$

式中 $p = R_{2s} + k_{sw} - k_{sw}^2 \cdot x_{CA}/(R_{2w} + k_{sw} \cdot x_{CA})$; $q = R_{1s} + k_{sw} - k_{sw}^2 \cdot x_{CA}/(R_{1w} + k_{sw} \cdot x_{CA})$. 因为溶质浓度低,水的纵向和横向弛豫率可分别用传统的 IR 和 SE 进行测量,而对于 CEST 介质来说,溶质的纵向弛豫率 $R_{1s} \ll k_{sw}$,可以忽略. 因为

交换的干涉,溶质的横向弛豫率不能直接测量,但是蛋白质中 ^{1}H 弛豫在 5Å 内被与其他质子的偶极相互作用支配[63],它可以用附近质子(对于 PLL 来说是 H_α)的 R_2 来近似.于是,用方程(4.8.4)和(4.8.6)可以设计实验,从水信号强度来测量 PTR,并拟合这结果作为饱和时间(QUEST)和饱和功率(QUESP)的函数,以确定交换率.

如上所述,工作方程是在可忽略水质子直接饱和的假定下导出的.然而,尤其是在低场,饱和带宽一般不是足够窄,难以满足这假定条件.幸运的是,在这些简单的水溶液中,由直接饱和导致的水信号降低可通过对水施加和可交换质子一样的频率差的饱和脉冲来测量,只是施加在水共振的另一边($-\Delta\omega_{sw}$).

$$\Delta_{直接饱和} = \frac{S_{0w} - S_w^{-\Delta\omega_{sw}}(t_{sat}, \alpha)}{S_{0w}}, \tag{4.8.7}$$

式中 S_{0w} 和 $S_w^{-\Delta\omega_{sw}}$ 分别是没有饱和的水信号和在 $-\Delta\omega_{sw}$ 有饱和的水信号,为校正直接饱和[19,54].这直接饱和量依赖于饱和脉冲强度之比.对于足够低的 B_1 场($<2.5\ \mu$T 或 ≈ 100 Hz),由于氨基质子和水之间有很大的分离(≈ 1800 Hz@ 11.7 T),按方程(4.8.7)测量的直接饱和仅约 1%,与所研究的 CEST 介质的 PTR 效应(15%~60%范围)相比,可以忽略.除了照射场强和偏置,直接饱和也受 R_{2w} 影响(通过线宽关系),当 $R_{2w} > 6$ Hz 就得考虑.然而,作为一级近似,普遍用 MTR 中的不对称加零阶校正来度量 PTR[62,82]:

$$PTR = MTR_{asym} = \frac{S_w^{-\Delta\omega_{sw}} - S_w^{+\Delta\omega_{sw}}}{S_w^{-\Delta\omega_{sw}}} \approx \frac{S_{0w} - S_w^{+\Delta\omega_{sw}}}{S_{0w}}. \tag{4.8.8}$$

注意,与方程(4.8.4)相比这里 S_{0w} 被 $S_w^{-\Delta\omega_{sw}}$ 代替.用此方法测量 PTR 并拟合这结果作为饱和时间和饱和功率的函数,以确定交换率.这结果可与从溶质线宽的测量以及 WEX 方法测量的结果进行比较.还可以用完全的 6 个布洛赫方程(式(4.6.1)~(4.6.6))拟合 $S_w^{+\Delta\omega_{sw}}/S_0$,以确定交换率.

2. 数据采集

QUEST 实验用的饱和转移脉冲序列显示在图 4.8.1(b)中,包含有可变偏置的饱和脉冲,跟着 $TE=6$ ms 的自旋回波采集.数据采集通过改变饱和时间而保持功率不变.这最大饱和脉冲是 11 s,以 6 s 循环预延迟,产生 6~17 s 的 TR.这时间系列在两个频率采集,一个在可交换质子的共振点($\Delta\omega_{sw}$),另一个在水线的另一边($-\Delta\omega_{sw}$),11 个时间点,导致 4.5 分钟的数据采集时间.QUEST 数据在两个饱和功率($\omega_1/2\pi$)采集,100 Hz 或 200 Hz.在水线宽<1 Hz,R_{2w}<2 Hz 情况下,对于基于线宽估计交换率<400 的数据用 100 Hz 饱和场强照射,对于交

换率＞400 的数据用 200 Hz 饱和场强照射. 对水线还要有足够好的匀场, 以免影响测量结果.

QUESP 数据用图 4.8.1(b)中同样的脉冲序列采集, 只是保持饱和时间不变而改变饱和功率. 用 10 s 饱和时间, $TR＝16$ s, $TE＝6$ ms, 饱和场强是 50, 75, 100, 150, 200, 250. QUESP 数据也在两个频率($\pm\Delta\omega_{sw}$)采集, 导致总的数据采集时间超过 3 分钟.

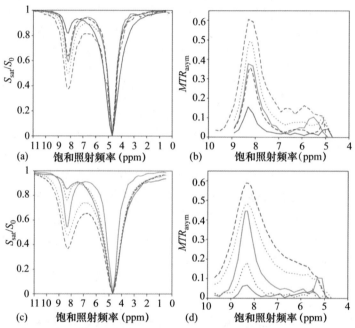

图 4.8.2　饱和转移作为饱和频率的函数(Z 谱, 在 37℃)和用方程(4.8.8)计算的 MTR_{asym} 谱[65]

(a) SPD-5 的 Z 谱作为频率和 pH 的函数, pH: 5.6 蓝实线, 6.7 蓝虚线, 7.0 绿实线, 7.6 红点线, 8.1 紫虚线. (b) SPD-5 的 MTR_{asym} 谱. (c) PLL 的 Z 谱作为频率和 pH 的函数, pH: 6.0 紫实线, 6.5 蓝点线, 7.3 绿实线, 7.7 红点线, 7.9 蓝虚线. (d) PLL 的 MTR_{asym} 谱

3. 实验数据处理结果

QUEST 和 QUESP 数据用方程(4.8.4)进行解析拟合, 用方程(4.6.1)～(4.6.6)进行数值拟合. 对于解析拟合, 在两个频率($\pm\Delta\omega_{sw}$)采集的数据用方程(4.8.8)拟合相关的 MTR_{asym} 到 PTR. 对于包括直接饱和的 6 个布洛赫方程(4.6.1)～(4.6.6)的数值解, 用常微分方程求解软件得到, 对于$[M_{xs}, M_{ys}, M_{zs}, M_{xw}, M_{yw}, M_{zw}]$所用的初始条件分别是$[0, 0, M_{0s}/M_{0w}, 0, 0, 1]$, 对各积分步误

差容限是 10^{-6}. 布洛赫方程组中有 6 个参数: $k_{sw}, x_{CA}, R_{1s}, R_{2s}, R_{1w}, R_{2w}$. 水和溶质的 R_1 和 R_2 需要分别测量, R_{1w} 和 R_{1s} 被确定, 分别为 0.248 Hz 和 0.71 Hz. 体水 $R_{1w}=0.248$ Hz 是通过用 IR 实验测量以弱梯度移除辐射阻尼效应, 并通过令 R_{1w} 在 $0.240 \sim 0.260$ 之间浮动拟合实验的 MTR_{asym} 到 QUEST 数据进行反复核查确定下来的. 溶质 $R_{1s}=0.71$ Hz 也是用类似步骤确定的. R_{2w} 是从饱和转移实验中直接水饱和估计通过比较在 $-\Delta\omega_{sw}(S_w^{-\Delta\omega_{sw}})$ 饱和的水线对无饱和的 S_{0w}, 最后确定为 0.6 ± 0.1 s^{-1}. R_{2s} 是用 PLL 中 H$_\alpha$ 的 R_2(39 s^{-1})近似的, 因为质子-质子偶极耦合支配弛豫. 另外, 用了 $x_{CA}=1/1400$. 图 4.8.2 显示了饱和转移实验(QUEST, QUESP)测量的两个对比度介质的 Z 谱(a, c)和 MTR_{asym} 谱(b, d).

4.8.3 QUEST 的改进型 QUESTRA 方法

QUEST 算法增加比率分析(ratiometric analysis)成为 QUESTRA 方法是一个改进. 具体说, 给定标定和参考扫描, 其遭受近似相等的弛豫恢复和 RF 直接饱和效应, 孙哲证明了此效应可通过在标记(label)和参考频率分析这磁化强度转移比(MTR)而被归一化[76]:

$$\text{QUESTRA}(T_s) = \left[1 - \frac{MTR_{label}(T_s)}{MTR_{label\text{-}ss}}\right] \Big/ \left[1 - \frac{MTR_{ref}(T_s)}{MTR_{ref\text{-}ss}}\right]$$
$$= e^{-(R_{1w}+f_s \cdot k_{sw}) \cdot T_s} / e^{-R_{1w} \cdot T_s} = e^{-f_s \cdot k_{sw} \cdot T_s}, \quad (4.8.9)$$

式中 T_s 是饱和时间, $MTR_{label\text{-}ss}$ 和 $MTR_{ref\text{-}ss}$ 分别是对于标记扫描和参考扫描的稳态 MTR. 这化学交换率可解出为

$$k_{sw} = \frac{-1}{T_s \cdot f_s} \ln(\text{QUESTRA}). \quad (4.8.10)$$

QUESTRA 算法极大地简化了前述 QUEST 分析. 图 4.8.3 说明了用于 QUESTRA CEST 成像序列, 包括一个很长弛豫恢复(T_r)、可调长度(T_s)的 CW RF 饱和模块和图像读出(T_i). 其实此序列与 QUEST 序列并无实质性差别, 只是算法有显著改进. QUESTRA 算法不仅变得更简单, 节省时间, 而且倘若 RF 照射场适当强时, 这 k_{sw} 结果几乎不再依赖于溶质质子的 T_1、T_2 和化学位移. 就是说, QUESTRA 能够合理地补偿弛豫和直接饱和效应, 因此交换率 k_{sw} 的测量准确度有所提高. 然而对于活体应用, QUESTRA 方法还需要考虑许多情况[13,42].

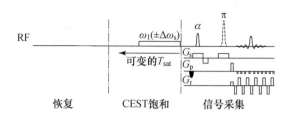

图 4.8.3　QUESTRA CEST MRI 序列[78]

由三个时间段组成：恢复时间（T_r）、可调饱和时间（T_s）和图像采集时间（T_i）. $TR = T_r + T_s + T_i$. 图像读出用 EPI 或其他快序列

4.8.4　奥米伽直线法

上述温度依赖的线宽法、WEX 方法、定量交换率的饱和时间（QUEST）法和饱和功率（QUESP）法，在测量交换率时皆要求介质浓度已知. Dixon 等人对 QUESP 提出了一个修改方案[77]，允许估计化学交换率和介质浓度. 新方法就两个 PARACEST 介质的测量与其他方法进行了比较，这两个介质是广泛研究的 EuDOTA-$(gly)_4^-$ 负离子和同一个化合物的酯 EuDOTA-$(glyOEt)_4^{3+}$，其化学结构如图 4.8.4 所示.

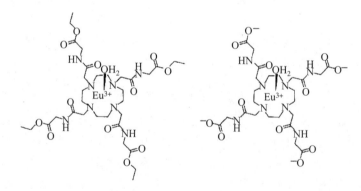

图 4.8.4　实验新方法的两个 PARACEST 介质的化学结构[77]

1. 测量原理

对于任何自旋池经历在其共振频率连续的 RF 饱和，达到稳态时信号强度由下式描写[77]：

$$M_z^{ss} = \frac{M_z^0}{1 + \omega_1^2/(R_1 R_2)}, \qquad (4.8.11)$$

式中 M_z^0 是无 RF 饱和时的热平衡磁化强度，ω_1 是 RF 场(B_1)的幅度. 在此过程中若此池也是与另池交换的自旋池,这交换率 k 可加到各弛豫率上,上式变为

$$M_z^{ss} = \frac{M_z^0}{1 + \omega_1^2/[(R_1 + k)(R_2 + k)]}. \qquad (4.8.12)$$

假定 $k \gg R_1$、R_2,并令 $M_z^{ss}/M_z^0 = m$,则上式简化为

$$m = \frac{1}{1 + \omega_1^2/k^2}. \qquad (4.8.13)$$

该方程对于任意经历连续 RF 饱和的自旋池都成立. 为了描写具体的自旋池,定义体水池稳态相对信号是 m^a,对于基于 Eu^{3+} 的 PARACEST 介质情况,定义 Eu^{3+} 束缚水池稳态相对信号是 m^b. 如果用频率选择性 RF 脉冲(ω_1)饱和 Eu^{3+} 束缚水池,这些饱和的自旋将以速度 k_b 移动进体水池,导致体水池磁化强度损失. 如果 Eu^{3+} 束缚水池被充分饱和,m^b 将肯定是零;如果部分饱和,$0 < m^b < 1$. 体水池磁化强度损失速率由于交换,依赖于 k_b 和 Eu^{3+} 束缚水池的部分饱和($1 - m^b$)两者. 因此,如果定义这乘积($1 - m^b$)k_b 为 R_{CEST},从方程(4.8.13)可得到

$$R_{CEST} = (1 - m^b)k_b = \frac{\omega_1^2/k_b}{1 + \omega_1^2/k_b^2}. \qquad (4.8.14)$$

对 Eu^{3+} 束缚水共振,RF 饱和照射一个长时间后,当系统达到稳态,在体水池剩余的磁化强度由 R_{CEST} 和 R_{1w} 决定. 用项 $c/55.5$ 作为束缚水池(介质)质子相对于总水质子的分数,此项只对离体(in vitro)生物样品严格适合. 对于更一般情况(组织),$c/55.5$ 应该被(n)c_{agent}/c_{water} 代替,这里 n 是介质中可交换质子数,c_{agent} 是组织中介质质子浓度,c_{water} 是组织中水质子浓度. c_{water} 值可用质子密度加权成像序列独立估计. 因此,对于活检条件有

$$(1 - m^a)R_1^a = \frac{c}{55.5} m^a R_{CEST}. \qquad (4.8.15)$$

结合方程(4.8.14)和(4.8.15)可以得到

$$\frac{m^a}{1 - m^a} = \frac{55.5}{c} k_b R_1^a \left(\frac{1}{k_b^2} + \frac{1}{\omega_1^2} \right). \qquad (4.8.16)$$

因为 CEST 谱是以 M_z^{ss}/M_z^0 作为偏置频率函数的曲线提供的,把上式转换为下式是有用的:

$$\frac{M_z^{ss}}{M_0 - M_z^{ss}} = \frac{55.5}{c} k_b R_1^a \left(\frac{1}{k_b^2} + \frac{1}{\omega_1^2} \right). \qquad (4.8.17)$$

于是,$M_z^{ss}/(M_0 - M_z^{ss})$ 随 $1/\omega_1^2$ 变化的曲线应该是线性的,有一个斜率 $55.5 k_b R_1^a/c$

和一个 y 轴截距 $55.5 R_1^a / (k_b c)$，同时这 x 轴截距（当 $M_z^{ss}/(M_0 - M_z^{ss}) = 0$ 时）提供这交换率，$-1/k_b^2$ 的值直接被读出. 此曲线被称为奥米伽曲线(omega plot).

这个方法的威力是，不知道浓度或弛豫率就可以确定 k_b. 确定组织中介质浓度需要知道 R_1^a 值. 既然组织中介质浓度很低，这些介质的弛豫率也就很低，可以用组织的固有 R_1 作为 R_1^a 的估计. 给定这假设和从截距确定的 k_b，这浓度 c 可从斜率导出. 方程(4.8.17)也可以在相同假设条件下从 Bloch-McConnell 方程导出.

这分析假定这磁化强度测量是在一个很长饱和脉冲后的稳态进行的. 其实这同样的分析也适合于用图 4.8.5 所示成像序列测量磁化强度，所用饱和脉冲比 T_1 短得多. 在此应用中，CEST 脉冲与观察（采集）脉冲交替，并且这脉冲列以 TR/N 间隔重复运行，这里 N 是成像的层面数. 在这种情况，纵向磁化强度作为弛豫过程、观察脉冲和 CEST 脉冲应用的结果而变化. 在这成像序列中，SNR 和对比度主要由中心 K-空间行决定，于是就是在数据采集的这一点的磁化强度，它决定这 CEST 效应. 如果线性 K-空间采样使用 128×128 矩阵，这稳态条件将发生在 64 个脉冲重复间隔之后. 如果使用 $TR = 100$ ms，费米脉冲 50 ms(50% 占空比)用作 CEST 饱和，则 6.4 s 后达到稳态，有 3.2 s CEST 饱和. 这些参数类似于使用 CW 饱和情况的参数. 如果层面数很大，脉冲重复时间变得比 T_1 长，稳态被达到，恰像跟着一个很长的饱和脉冲. 考虑到这一切，对于图 4.8.5 显示的 CEST 成像序列，可以导出和方程(4.8.17)一样的表达式.

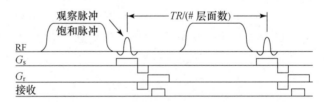

图 4.8.5 多层面成像序列是标准的 2D 多层面梯度回波序列，以 CEST 饱和脉冲(费米型)插在各个观察脉冲之前

这直线分析暗含着一个假设：这自由池化学位移差 $\Delta\omega \gg \omega_1$. 此条件保持水磁化强度指向 z 轴. 如果 ω_1 增大违反此条件，这"直线"将上翘；如果减小 ω_1，这直线变得过噪；m 接近于 1，而 $1-m$ 可正、可负或为零.

2. 奥米伽曲线测量

奥米伽曲线 $M_z/(M_0 - M_z)$ 随 $1/\omega_1^2$ 的变化，通过 10 s 饱和脉冲用一系列 B_1

值作用到 Eu^{3+} 束缚水峰后,测量体水在稳态的信号强度而导出.这 x 轴截距 $(-1/k_b^2)$ 给出在 Eu^{3+} 束缚水址到体水池的交换率.由交换率可导出 Eu^{3+} 束缚水的寿命 τ_M.方程(4.8.17)表达的线性关系的导出要求这假设 $k_b \gg R_1$、R_2,或者等价地 $\tau_M \ll T_{1b}$、T_{2b}(EuDOTA-酯中束缚水弛豫时间).Dixon 证明[77]这些条件是满足的,并且对三个不同的 EuDOTA-$(glyOEt)_4^{3+}$ 样品(5,10,20 mmol/L)在 25℃采集了奥米伽曲线,显示在图 4.8.6(a)中.这三条直线的 x 轴截距提供了 $1/k_b$ 或等价的 τ_M 的独立测量.这截距给出一个平均值 $\tau_M = 247 \pm 24$ μs.而且这些直线的相对斜率是 4:2:1,精确如方程(4.8.17)所预期.

这同种化合物 EuDOTA-$(gly)_4^-$ 的水解形式显示有比双亲酯更快的水交换.对于 20 mmol/L EuDOTA-$(gly)_4^-$,在不同的 B_1 值用谱方法(10 s 饱和脉冲)采集的奥米伽曲线显示在图 4.8.6(b)中.这 x 轴截距给出 $\tau_M = 156 \pm 10$ μs.

Dixon 等用三种方法测量交换率:被认为"金标准"的温度依赖线宽法、拟合 CEST 谱数据到布洛赫方程和这里描述的奥米伽曲线法.测量结果进行比较,在误差范围内彼此基本吻合,证明了奥米伽曲线法是一个有效的方法.

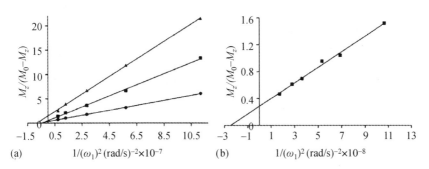

图 4.8.6 奥米伽曲线 $M_z/(M_0 - M_z)$ 随 $1/\omega_1^2$ 变化

从(a)5 mmol/L(▲),10 mmol/L(■)和 20 mmol/L(●)Eu(DOTA-(glyOEt)$_4$)$^{3+}$,(b)20 mmol/L Eu(DOTA-(gly)$_4$)$^-$ 谱数据导出的.样品条件都是介质在水中,pH 7,25℃,都是用 10 s 饱和脉冲在指示的功率等级扫描

4.8.5 RF 功率法

孙哲提出利用最佳 RF 功率同时确定交换率和浓度[75].实验证明,CEST 对比度起初随 RF 功率增大而增大,平顶,随后在更高 RF 功率时减小,暗示了 RF 直接饱和(spillover)效应.这样,对于给定 CEST 系统,存在最佳 RF 功率和最大化实验可得到的对比度,在此点不安定质子饱和与自由水直接饱和比较不

相上下. 因为 spillover 降低了 CEST MRI 的灵敏度和特异性, 一般被考虑是一个负面效应. 然而, 孙哲通过探讨 CEST MRI 对比度, 对 RF 功率(RFP)依赖的性质获得了新的洞察.

稳态 CEST 比(ratio)经常由 MT 比(MTR 不对称分析)给出:

$$\text{CESTR} = \frac{f_s \cdot k_{sw}}{R_{1w} + f_s \cdot k_{sw}} \cdot \alpha \cdot (1 - \sigma), \tag{4.8.18}$$

式中 α 是标记效率, σ 是 spillover 因子. 这个解(方程(4.8.18))是通过结合两个解得出来的, 一个是弱 RF 功率, spillover 效应可忽略 $\left(\text{CESTR} = \frac{f_s \cdot k_{sw}}{R_{1w} + f_s \cdot k_{sw}} \cdot \alpha\right)$;

另一个是强 RF 功率, 不安定质子充分饱和 $(\alpha = 1)^{[43,51,52]}$. 标记效率由 $\frac{\omega_1^2}{pq + \omega_1^2}$

给出, ω_1 是 RF 功率, $p = r_{2s} - \dfrac{k_{sw}k_{ws}}{r_{2w}}$, $q = r_{1s} - \dfrac{k_{sw}k_{ws}}{r_{1w}}$, 其中 $k_{ws} = f_s k_{sw}$. $r_{1w,s}$ 和 $r_{2w,s}$ 是表观弛豫率, $r_{1w,s} = R_{1w,s} + k_{ws,sw}$, $r_{2w,s} = R_{2w,s} + k_{ws,sw}$.

$\sigma = \dfrac{r_{1w}}{k_{ws}} \left[\dfrac{R_{1w}r_{zs}\cos^2\theta + R_{1s}k_{ws}\cos\theta\cos^2(\theta/2)}{r_{zw}r_{zs} - k_{ws}k_{sw}\cos^2(\theta/2)} - \dfrac{R_{1w}r_{2s}\cos^2\theta}{r_{zw}r_{2s} - k_{ws}k_{sw}\sin^2\theta} \right]$, 其中 $\theta = $ $\arctan(\omega_1/\Delta\omega_s)$, $r_{zw} = r_{1w}\cos^2(\theta/2) + r_{2w}\sin^2(\theta/2)$, $r_{zs} = r_{1s}\cos^2\theta + r_{2s}\sin^2\theta$. 如果令方程(4.8.18)对 RF 功率($\omega_1$)的一阶导数等于零, 可得到最佳功率$^{[43]}$:

$$\omega_{1,\text{opt}} = \sqrt{pq\left\{ \sqrt{1 + \dfrac{4(f_s + f_w)(1-\beta)\eta_s}{f_s\eta_s[1 + 2(1-\beta) + \eta_s + 4\eta_w] + f_w[4 + 4\beta^2 + \eta_s(5 + \eta_s + 8\eta_w) - 4\beta(2 + \eta_s + \eta_s\eta_w)]}\dfrac{\Delta\omega^2}{pq}} - 1 \right\}}, \tag{4.8.19}$$

式中 $\beta = \dfrac{k_{ws}k_{sw}}{r_{1w}r_{1s}}$, $\eta_w = \dfrac{R_{2w} - R_{1w}}{r_{1w}}$, $\eta_s = \dfrac{R_{2s} - R_{1s}}{r_{1s}}$, $\eta_{2s} = \dfrac{r_{2s}}{r_{1s}}$, $f_w = \dfrac{R_{1w}}{r_{1w}}$, $f_s = \dfrac{R_{1s}}{k_{sw}}$. 这最佳功率解很复杂, 借助于计算机可以得到关于最佳功率性质的一些洞察, 特别是它对不安定质子浓度和化学交换率的依赖.

图 4.8.7 显示了当交换率和溶质浓度变化时通过比较实验解和数值模拟, CEST 对比度如何随 RF 功率变化. 对于慢和中等化学交换过程($k_{sw} < 150 \, \text{s}^{-1}$), 这些实验解描写足够准确. 图 4.8.7(b)显示最佳 RF 功率很强地依赖于化学交换率. 另外, 方程(4.8.18)的解(实线)表明, 最佳 RF 功率有"步梯"行为. 在数值模拟中这归属于 RF 功率有限的步增, 具体说每步改变 $0.06 \, \mu\text{T}$. CEST MRI 对比度很复杂, 不仅依赖于交换率和溶质质子浓度, 也随化学偏置和弛豫参数变化. 孙哲还研究了这样一些因素是如何影响最佳功率的, 这里从略, 有兴趣者可参阅原始文献$^{[75]}$.

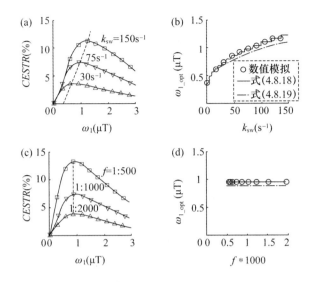

图 4.8.7

(a) 在溶质浓度 1：1000 对三个交换率 30、75 和 150 s^{-1}模拟的 CEST MRI 对比度作为 RF 功率的函数. △、▽ 和□代表数值模拟,曲线代表用方程(4.8.18)实验的解结果.对各交换率,最佳 RF 功率用虚线显示.(b) 最佳 RF 功率作为交换率函数的曲线,用圆圈、实线和虚线分别代表数值模拟结果,从方程(4.8.18)和(4.8.19)的解析估计.(c) CEST 对比度作为浓度效应模拟, 1：2000(△),1：1000(▽),1：500(□),交换率固定在 75 s^{-1},虚线显示最佳 RF 功率.(d) 从方程(4.8.18)和(4.8.19)的实验解估计的最佳 RF 功率与数值模拟(○)非常一致

§4.9　测量化学交换的多角比值法[83]

　　溶质质子和体水质子之间化学交换率有很强的 pH 依赖[19,20,32],因此 CEST 成像可产生 pH 敏感的 MRI 对比度.然而,除交换率 k_{sw}外,传统 CEST 对比度(标记扫描和参考扫描之间归一化差)也依赖于氨基浓度 f_s,氨基弛豫时间 T_{1s}、T_{2s},自由水弛豫时间 T_{1w}、T_{2w}和宏观分子磁化强度转移 MT(包括不对称效应).众多参数彼此关联,测量其一,会受到其他参数影响.因此,要得到化学交换的专一测量是困难的.有很多努力试图在测量某个或某几个参数排除一些参数的影响,如 Ward 和 Balaban[20]提出了一种比值技术,以排除溶质池浓度和水弛豫效应.但其技术要求在同一分子中有多个交换址(site),以便用不同的频率偏置和 pH 依赖.在 MacMahon 等人[63]发展的 QUEST 和 QUESP 方法及 Dixon 等人[77]发展的奥米伽曲线法中,直接忽略了 MT 效应和直接饱和效应.

俎中良等人[83]提出,在多角保持平均功率不变,测得 CEST 对比度的一个组合比值可以消除 f_s,而且 MT 和直接饱和效应可以对消,另外基于此多角 CEST 比值,还可得到交换率加权像.下面介绍其基本原理.

在临床 MRI 系统上,最大 RF 脉冲长度和占空比(dc)是被限制的.因此,饱和可交换溶质质子一般需要用重复的脉冲照射机制.而脉冲 CEST 对比度有一个振荡($\approx\cos\theta$)分量,是由代谢物磁化强度旋转效应引起的,这对化学交换后的水信号有影响.当 RF 照射周期(如图 4.5.4 中所示 $\tau_{pd}=\tau_p+\tau_d$)的倒数与交换率 k_{sw} 相当时,导致归一化 CEST 对比度依赖于 k_{sw} 和 θ 两者.θ 是 RF 饱和脉冲倾倒角;对于活体生理环境氨基质子来说,$k_{sw}\approx30$ s^{-1};而 τ_{pd} 从几 ms 到几十 ms 变化.

一般来说,脉冲 CEST 成像对比度既依赖于采集参数(θ,平均功率的 B_1,dc),也依赖于样品参数($k_{sw},f_s,T_{1s},T_{2s},T_{1w},T_{2w},B_0,k_{mw},f_m$).其中 k_{mw} 是宏观分子池和水池之间的交换率,f_m 是宏观分子的相对浓度.如果令 S_+ 代表照射溶质质子频率得到的水信号,S_- 代表照射水峰另一边对称偏置得到的水信号,S_0 代表非偏置照射的控制信号,这 CEST 对比度定义为归一化信号差:

$$C_{CEST}\equiv\frac{S_+-S_-}{S_0}=\Psi_1(\theta,B_1,dc,k_{sw},f_s,T_{1s},T_{2s},T_{1w},T_{2w},B_0,k_{mw},f_m).$$

(4.9.1)

对众多参数的依赖使定量 CEST 对比度难以掌握,比值方法有可能使问题简化.考虑由氨基、宏观大分子和自由水组成的三池交换模型,包含交换项的布洛赫方程为

$$\begin{cases}\dfrac{dM_{xs}}{dt}=-\Delta\omega_sM_{ys}-R_{2s}M_{xs}-k_{sw}M_{xs}+k_{ws}M_{xw},\\[2mm]\dfrac{dM_{ys}}{dt}=\Delta\omega_sM_{xs}+\omega_1M_{zs}-R_{2s}M_{ys}-k_{sw}M_{ys}+k_{ws}M_{yw},\\[2mm]\dfrac{dM_{zs}}{dt}=-\omega_1M_{ys}-R_{1s}(M_{zs}-M_{0s})-k_{sw}M_{zs}+k_{ws}M_{zw},\\[2mm]\dfrac{dM_{xw}}{dt}=-\Delta\omega_wM_{yw}-R_{2w}M_{xw}+k_{sw}M_{xs}-k_{ws}M_{xw},\\[2mm]\dfrac{dM_{yw}}{dt}=\Delta\omega_wM_{xw}+\omega_1M_{zw}-R_{2w}M_{yw}+k_{sw}M_{ys}-k_{ws}M_{yw},\\[2mm]\dfrac{dM_{zw}}{dt}=-\omega_1M_{yw}-R_{1w}(M_{zw}-M_{0w})+k_{sw}M_{zs}-k_{ws}M_{zw}+k_{mw}M_{zm}-k_{wm}M_{zw},\\[2mm]\dfrac{dM_{zm}}{dt}=-R_{1m}(M_{zm}-M_{0m})-k_{mw}M_{zm}+k_{wm}M_{zw}-R_{1w}M_{0w}.\end{cases}$$

(4.9.2)

　　图 4.9.1 显示的是基于方程(4.9.2)对于氨基质子饱和转移模拟这脉冲 CEST 对比度作为 θ 的函数的曲线族,是通过保持占空比(dc)和平均功率 B_1 不变而同步延长 τ_p 和 τ_d,使 θ 增大,调变参数 $f_s, T_{1s}, T_{1w}, T_{2w}, f_m$ 得到的. 保持平均功率不变,则 MT 效应和直接饱和效应不随 θ 改变,于是隔离了这旋转效应. 即只有宏观分子池质子饱和效应而没有旋转效应,因为其 T_2 很短(几 μs). 同样没有水质子直接旋转效应,只要 RF 脉冲偏置离水峰足够远以维持绝热条件,在高场氨基质子共振在离水 3.5 ppm 处这条件容易满足. 图 4.9.1 指示测量的水信号振幅依赖于许多样品参数,包括参数宏观分子浓度 f_m. 在 CEST 对比度中经常被忽略.

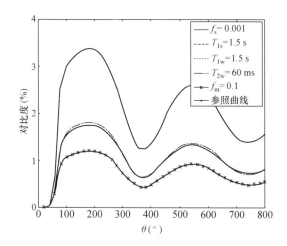

图 4.9.1　对于不同的 $f_s, T_{1s}, T_{1w}, T_{2w}, f_m$ 模拟的氨基 CEST 对比度作为 θ 的函数的曲线族
除非另外说明,驱动模拟的参数 $f_s, T_{1s}, T_{1w}, T_{2w}, f_m$ 的值依次是 $0.001, 1.5$ s,1.5 s, 60 ms,0.1. 这参照曲线几乎与调变的 T_{1s}, T_{1w} 的曲线重合

　　图 4.9.2 列举了在 $800°$ 以内只依赖 k_{sw}, T_{2s} 的振荡波形,这函数形式(不说比例)是清楚的. 这旋转效应对 θ 的函数依赖性不受 $f_s, T_{1s}, T_{1w}, T_{2w}, f_m, k_{mw}$ 变化的影响,随 k_{sw} 变化周期不变,幅度有变化,幅度随 T_{2s} 变化稍有变化. 根据图 4.9.2 显示的结果,选择在 $\theta=180°, 360°, 540°$ 三个特征点仔细审查这些曲线的特性,发现 C_{CEST} 幅度在这三个角度对 k_{sw} 特别敏感,尤其在 $180°$ 幅度随 k_{sw} 变化变动最大. 这 C_{CEST} 在 $360°$ 和 $540°$ 对 T_{2s} 敏感,而 C_{CEST} 在此两角的平均值则与 T_{2s} 无关. 因此,尝试取如下比值:

$$CCR = \frac{2C_{CEST}(180°)}{C_{CEST}(360°) + C_{CEST}(540°)}. \tag{4.9.3}$$

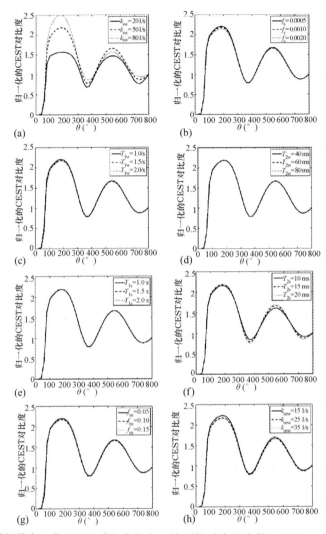

图 4.9.2　模拟的归一化 CEST 对比度作为 θ 的函数对应调变的 (a) k_{sw}, (b) f_s, (c) T_{1w}, (d) T_{2w}, (e) T_{1s}, (f) T_{2s}, (g) f_m, (h) k_{mw}

注意,(a) 中这振荡依赖于 k_{sw}, 对 T_{2s} 稍微有依赖, 完全不依赖于 f_s, T_{1s}, T_{1w}, T_{2w}, f_m, k_{mw}. 模拟是用三池模型方程 (4.9.2) 进行的, 假定 MT 效应是对称的. 参照扫描 θ 置于 $800°$, 平均功率 $2\,\mu$T, 占空比 30%

　　当调变 f_s, f_m, T_{1w}, T_{2w}, T_{1s}, T_{2s}, k_{mw} 时, CCR 对 k_{sw} 依赖的特性曲线显示在图 4.9.3 中. 显然 CCR 是 k_{sw} 的单调函数, 基本与 f_s, f_m, T_{1w}, T_{2w}, T_{1s}, T_{2s}, k_{mw} 无关. 对 f_s 和 T_{2s} 有很小的依赖, 可分别从图 4.9.3(a), (f) 中看出, 当加倍 f_s

或 T_{2s} 时只引起 CCR 大约 5%的变化.用 CCR-k_{sw} 单调曲线可以通过测量 CCR 来确定化学交换率 k_{sw},而基本不受溶质和宏观分子浓度以及水弛豫等因素的影响,还可能得到交换率加权图像.这 CEST 比值法不仅适合外源性 CEST 介质,也适合于内源性 CEST 介质,氨基质子饱和转移是一个典型的例子.

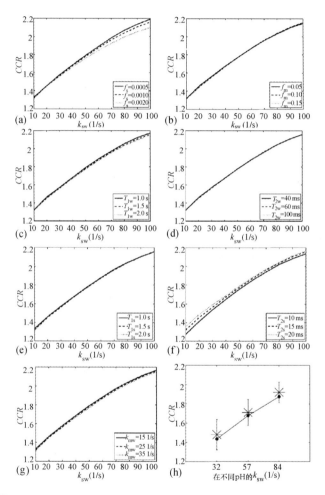

图 4.9.3 模拟的 CEST 对比度比值(CCR)随 k_{sw} 变化对应调变的(a) f_s,(b) f_m,(c) T_{1w},(d) T_{2w},(e) T_{1s},(f) T_{2s},(g) k_{mw}

注意,CCR 是 k_{sw}($10\sim100$ s^{-1})的单调函数,粗略说在模拟范围内 CCR 大体与其他参数无关.虽然 CCR 随 f_s 变化,但在 k_{sw}=50 s^{-1} 处,当 f_s 从 0.001 到 0.002 变化一倍时,CCR 只变化 1%左右,几乎可忽略不计.(h)是对肌氨酸/琼脂样品的实验结果,三点 k_{sw}/pH=32 s^{-1}/5.6,57 s^{-1}/6.0,84 s^{-1}/6.4;星指示实验结果,点表示模拟结果

参 考 文 献

[1] Teresi LM, et al. Radiology, 1987,163: 405-409.

[2] Som PM, et al. Radiology, 1987,164: 823-829.

[3] Som PM, et al. Radiology, 1988,169: 81-85.

[4] Freling NJM, et al. Radiology, 1992,185: 691-696.

[5] Takashima S, et al. Radiology, 1993,189: 813-821.

[6] Yousem DM, et al. Radiology, 1994,192: 703-707.

[7] Markkola AT, et al. Radiology, 1996,200: 369-375.

[8] Brasch R, Pham C, Shames D, et al. Assessing tumor angiogenesis using macromolecular MR imaging contrast media. JMRI,1977,7(1): 68-74.

[9] Weissleder R. Molecular imaging, exploring the next frontie. Radiology,1999,212: 609-614.

[10] Wolff SD, Balaban RS. Magnetization transfer contrast (MTC) and tissue water proton relaxation in vivo. MRM,1989, 10: 135-144.

[11] Pike GB, Glover GH, Hu BS, et al. Pulsed magnetization transfer spin-echo MR imaging. JMRI,1993,3: 531-539.

[12] Henkelman RM, Stanisz GJ, Graham SJ. Magnetization transfer in MRI: A review. NMR Biomed,2001,14: 57-64.

[13] Henkelman RM, Huang X, Xiang Q-S, et al. Quantitative interpretation of magnetization transfer. MRM, 1993,29: 759-766.

[14] Wolff SD, et al. Radiology, 1991,179: 623.

[15] Schneider E, et al. JMRI, 1993, 3: 417.

[16] Ordidge RJ, et al. MRI, 1991, 9: 895.

[17] Boorstein JM, et al. Neuroradiology, 1994,191: 799-803.

[18] van Zijl PCM, Yadav NN. Chemical exchange saturation transfer (CEST): What is in a name and what isn't? Magn Reson Med,2011,65: 927-948.

[19] Zhou J, Payen JF, Wilson DA, et al. Using the amide proton signals of intracellular proteins and peptides to detect pH effects in MRI. Nat Med, 2003,9: 1085-1090.

[20] Ward KM, Aletras AH, Balaban RS. A new class of contrast agents for MRI based on proton chemical exchange dependent saturation transfer (CEST). J Magn Reson, 2000,143: 79-87.

[21] Goffeney N, Bulte JW, Duyn J, et al. Sensitive NMR detection of cationic-polymer-based gene delivery systems using saturation transfer via proton exchange. J Am Chem Soc,2001,123: 8628-8629.

[22] Zhou J, Lal B, Wilson DA, et al. Amide proton transfer (APT) contrast for imaging of

brain tumors. MRM, 2003,50: 1120-1126

[23] Jones CK, Schlosser MJ, van Zijl PC, et al. Amide proton transfer imaging of human brain tumors at 3T. MRM, 2006,56: 585-592.

[24] Zhou J, Blakeley JO, Hua J, et al. Practical data acquisition method for human brain tumor amide proton transfer (APT) imaging. MRM,2008,60: 842-849.

[25] Sun PZ, Zhou J, Huang J, van Zijl P. Simplified quantitative description of amide proton transfer (APT) imaging during acute ischemia. Magn Reson Med, 2007, 57: 405-410.

[26] Zhao XN, Wen ZB, Huang FH, et al. Saturation power dependence of amide proton transfer image contrasts in human brain tumors and strokes at 3T. Magn Reson Med, 2011,66: 1033-1041.

[27] Quesson B, Bouzier A-K, Thiaudiere E, et al. Magnetization transfer fast imaging of implanted glioma in the rat brain at 4. 7T: Interpretation using a binary spin-bath model. JMRI, 1997,7: 1076-1083.

[28] Sun PZ, Zhou JY, Sun WY, et al. Suppression of lipid artifacts in amide proton transfer imaging. MRM,2005, 54: 222-225.

[29] Zhu H, Jones CK, van Zijl PCM, et al. Fast 3D chemical exchange saturation transfer (CEST) imaging of the human brain. Magn Reson Med, 2010,64: 638-644.

[30] Zu Z, Janve VA, Xu J, et al. A new method for detecting exchanging amide protons using chemical exchange rotation transfer. Magn Reson Med,2013,69: 637-647.

[31] van Zijl PC, Jones CK, Ren J,et al. MRI detection of glycogen in vivo by using chemical exchange saturation transfer imaging (glycoCEST). Proc Natl Acad Sci,2007,104: 4359-4364.

[32] Aime S, Barge A, Delli CD, et al. Paramagnetic lanthanide(Ⅲ) complexes as pH-sensitive chemical exchange saturation transfer (CEST) contrast agents for MRI applications. MRM,2002,47: 639-648.

[33] Woessner DE, Zhang S, Merritt ME, et al. Numerical solution of the Bloch equations provides insights into the optimum design of PARACEST agents for MRI. Magn Reson Med, 2005,53: 790-799.

[34] Jokivarsi KT, Grohn HI, Grohn OH, et al. Proton transfer ratio, lactate, and intracellular pH in acute cerebral ischemia. Magn Reson Med,2007,57: 647-653.

[35] Vinogradov E, He H, Lubag A,et al. MRI detection of paramagnetic chemical exchange effects in mice kidneys in vivo. MRM,2007,58: 650-655.

[36] Dagher AP, Aletras A, Choyke P, et al. Imaging of urea using chemical exchange-dependent saturation transfer at 1. 5T. J Magn Reson Imaging, 2000,12: 745-748.

[37] Kim M, Gillen J, Landman BA, et al. Water saturation shift referencing (WASSR) for

chemical exchange saturation transfer (CEST) experiments. MRM, 2009, 61: 1441-1450.

[38] Ling W, Regatte RR, Navon G, et al. Assessment of glycosaminoglycan concentration in vivo by chemical exchange-dependent saturation transfer (gagCEST). Proc Natl Acad Sci, 2008, 105: 2266-2270.

[39] Zu ZL, Li K, Janve VA, et al. Optimizing pulsed chemical exchange saturation transfer imaging sequences. Magn Reson Med, 2011, 66: 1100-1108.

[40] Hwang T-L, van Zijl PCM, Garwood M. Asymmetric adiabatic pulses for NH selection. J Magn Reson, 1999, 138: 173-177.

[41] Sun PZ, Murata Y, Lu J, et al. Relaxation compensated fast multislice amide proton transfer (APT) imaging of acute ischemic stroke. MRM, 2008, 59: 1175-1182.

[42] Sun PZ, Wang E, Cheung JS, et al. Simulation and optimization of pulsed radio frequency irradiation scheme for chemical exchange saturation transfer (CEST) MRI-demonstration of pH-weighted pulsed-amide proton CEST MRI in an animal model of acute cerebral ischemia. MRM, 2011, 66: 1042-1048.

[43] Sun PZ, van Zijl PCM, Zhou J. Optimization of the irradiation power in chemical exchange dependent saturation transfer experiments. J Magn Reson, 2005, 175: 193-200.

[44] Sun PZ. Simplified and scalable numerical solution for describing multi-pool chemical exchange saturation transfer (CEST) MRI contrast. J Magn Reson, 2010, 205: 235-241.

[45] Li AX, Hudson RHE, Barrett JW, et al. Four-pool modeling of proton exchange processes in biological systems in the presence of MRI-paramagnetic chemical exchange saturation transfer (PARACEST) agents. MRM, 2008, 60: 1197-1206.

[46] Murase K, Tanki N. Numerical solutions to the time-dependent Bloch equations revisited. Magn Reson Imaging, 2011, 29: 126-131.

[47] Sun PZ, Benner T, Kumar A, et al. Investigation of optimizing and translating pH-sensitive pulsed-chemical exchange saturation transfer (CEST) imaging to a 3T clinical scanner. MRM, 2008, 60: 834-841.

[48] Mougin OE, Coxon RC, Pitiot A, et al. Magnetization transfer phenomenon in the human brain at 7T. NeuroImage, 2010, 49: 272-281.

[49] Zu ZL, Li K, Janve VA, et al. Optimizing pulsed-chemical exchange saturation transfer imaging sequences, MRM, 2011, 66: 1100-1108.

[50] McConnell HM. Reaction rates by nuclear magnetic resonance. J Chem Phys, 1958, 28: 430-431.

[51] Zhou J, Wilson DA, Sun PZ, et al. Magn Reson Med, 2004, 51: 945-952.

[52] Baguet E, Roby C. Off-resonance irradiation effect in steady-state NMR saturation

transfer. JMR,1997,128: 149.

[53] Kingsley PB,Monahan WG. Correcting for incomplete saturation and off-resonance effects in multiple-site saturation-transfer kinetic measurements. J Magn Reson,2000, 143: 360-375.

[54] Kingsley PB,Monahan WG. Corrections for off-resonance effects and incomplete saturation in conventional (two-site) saturation-transfer kinetic measurements. Magn Reson Med,2000,43: 810-819.

[55] Zhou J, van Zijl PCM. Chemical exchange saturation transfer imaging and spectroscopy. Progress in Nuclear Magnetic Resonance Spectroscopy,2006,48: 109-136.

[56] McGowan JC, Leigh JS. Selective saturation in magnetization transfer experiments. MRM,1994,32: 517-522.

[57] Wu X, Listinsky JJ. Effects of transverse cross relaxation on magnetization transfer. J MR B, 1994,105: 73-76.

[58] Zhang S, Winter P, Wu K, et al. A novel europium(Ⅲ)-based MRI contrast agent. J Am Chem Soc, 2001,123: 1517-1578.

[59] Baguet E, Roby C. Fast inversion-recovery measurements in the presence of a saturating field for a two-spin system in chemical exchange. J Magn Reson, 1994, A108: 189-195.

[60] Chen JH, Sambol EB, DeCarolis P, et al. High-resolution MAS NMR spectroscopy detection of the spin magnetization exchange by cross-relaxation and chemical exchange in intact cell lines and human tissue specimens. MRM,2006,55:1246-1256.

[61] Avni R, Mangoubi O, Bhattacharyya R, et al. Magnetization transfer magic-angle-spinning z-spectroscopy of excised tissues. J Magn Reson, 2009,199: 1-9.

[62] Guivel-Scharen V,Sinnwell T,Wolff SD,et al. Detection of proton chemical exchange between metabolites and water in biological tissues. JMR,1998,133: 36-45.

[63] McMahon MT, Gilad AA, Zhou J, et al. Quantifying exchange rates in chemical exchange saturation transfer agents using the saturation time and saturation power dependencies of the magnetization transfer effect on the magnetic resonance imaging signal (QUEST and QUESP): pH calibration for poly-L-lysine and a starburst dendrimer. MRM,2006,55: 836-847.

[64] Snoussi K, Bulte JWM, Gueron M, et al. Sensitive CEST agents based on nucleic acid imino proton exchange: Detection of poly(rU) and of a dendrimer-poly(rU) model for nucleic acid delivery and pharmacology. MRM,2003, 49: 998-1005.

[65] Schroder L, Lowery TJ, Hilty C,et al. Molecular imaging using a targeted magnetic resonance hyperpolarized biosensor. Science, 2006,314: 446-449.

[66] Zhao JM, Har-el YE, McMahon MT,et al. Size-induced enhancement of chemical ex-

change saturation transfer (CEST) contrast in liposomes. J Am Chem Soc,2008,130: 5178-5184.

[67] Ratnakar SJ, Woods M, Lubag AJ,et al. Modulation of water exchange in europium (Ⅲ) DOTA-tetraamide complexes via electronic substituent effects. J Am Chem Soc, 2008,130: 6-7.

[68] Ferrauto G, Castelli DD, Terreno E,et al. In vivo MRI visualization of different cell populations labeled with PARACEST agents. MRM,2013,69: 1703-1711.

[69] Corsi DM, Iglesias CP, van Bekkum H, et al. Determination of paramagnetic lanthanide(Ⅲ) concentrations from bulk magnetic susceptibility shifts in NMR spectra. Magn Res Chem, 2001,11: 723-726.

[70] Weissleder R, Pitter MJ. Imaging in the era of molecular oncology. Nature, 2008,452 (7187): 580-589.

[71] Berman SM,Walczak P,Bulte JW. MRI of transplanted neural stem cells. Methods Mol Biol, 2011,711: 435-449.

[72] Liu G, Moake M, Harel Y, et al. In vivo multicolor molecular MR imaging using diamagnetic chemical exchange saturation transfer liposomes. Magn Reson Med,2012, 67: 1106-1113.

[73] McMahon MT, Gilad AA, DeLiso MA,et al. New "multicolor" polypeptide diamagnetic chemical exchange saturation transfer (DIACEST) contrast agents for MRI. MRM,2008,60 (4): 803-812.

[74] Mori S,Abeygunawardana C,van Zijl PCM,et al. Water exchange filter with improved sensitivity (WEX II) to study solvent-exchangeable protons: Application to the consensus zinc finger peptide CP-1. JMRB,1996, 110: 96.

[75] Sun PZ. Simultaneous determination of labile proton concentration and exchange rate utilizing optimal RF power: Radio frequency power dependence of chemical exchange saturation transfer MRI. JMR,2010,202: 155-161.

[76] Sun PZ. Simplified quantification of labile proton concentration-weighted chemical exchange rate (kws) with RF saturation time dependent ratiometric analysis (QUESTRA): Normalization of relaxation and RF irradiation spillover effects for improved quantitative chemical exchange saturation transfer MRI. MRM,2012,67: 936-942.

[77] Dixon WT, Ren JM, Lubag AJM, et al. A concentration-independent method to measure exchange rates in PARACEST agents. Magn Reson Med,2010, 63: 625-632.

[78] Gutowsky HS, Saika A. Dissociation, chemical exchange, and the proton magnetic resonance in some aqueous electrolytes. J Chem Phys, 1953,21: 1688-1694.

[79] Mori S, Berg JM, van Zijl PCM. Separation of intramolecular NOE and exchange peaks in water exchange spectroscopy using spin-echo filters. J Biomol NMR,1996,7:

77-82.

[80] van Zijl PCM, Zhou J, Mori N, et al. Mechanism of magnetization transfer during on-resonance water saturation: A new approach to detect mobile proteins, peptides and lipids. MRM, 2003, 49: 440-449.

[81] Piotto M, Saudek V, Sklenar V. Gradient-tailored excitation for single quantum NMR spectroscopy of aqueous solutions. J Biomol NMR, 1992, 2: 661-665.

[82] Spencer RGS, Horska A, Ferretti JA, et al. Spillover and incomplete saturation in kinetic measurements. J Magn Reson B, 1993, 101: 294-296.

[83] Zu Z, Janve VA, Li K, et al. Multi-angle ratiometric approach to measure chemical exchange in amide proton transfer imaging. Magn Reson Med, 2012, 68(3): 711-719.

第5章 在活体中定域磁共振谱和谱成像

核磁共振谱(NMRS,通常简称为 MRS)是获得活体内生化参数定量信息和诊断信息的一种非侵入技术.例如,磷(^{31}P)谱能提供细胞能量状态、细胞内 pH 以及磷脂代谢的信息.而水抑制质子谱能提供各种代谢中间产物如氨基酸和乳酸浓度的定量信息,能给出额外维度的生化特异性.随着临床 MRI 设备的激增,发展 MRS 作为一个临床诊断技术愈来愈实际可行.

虽然 MRI 和 MRS 都基于类似的基本原理,但毕竟是两种相关而不同的技术,其间有些重要差别.对临床医生来说,MRI 产生一个解剖图像,而 MRS 产生定量的化学信息.其实,磁共振谱成像(MRSI)的发展已经使两者的界限变得模糊起来.谱成像是以成像的格式提供代谢信息.对物理学家来说,两种技术的根本差别在于 MRI 中的信号是在磁场梯度存在情况下采集的,而 MRS 中的信号是在均匀磁场中采集的.本章介绍 MRS 和 MRSI 的物理原理、定位方法、谱数据采集和处理方法、相关技术以及临床应用.

§5.1 生物体内定域 MRS

5.1.1 基本原理

根据核磁共振条件 $f_0 = \dfrac{\gamma}{2\pi} B_0$,可知 NMR 信号频率由原子核的约化磁旋比 $\dfrac{\gamma}{2\pi} = \Gamma$ 和它所在处的磁场强度确定.核试样处的磁场主要取决于外磁场 B_0.然而在核所在处的磁场强度也是核周围电子的函数,并且受到近邻原子的电子的影响,如自旋-自旋耦合.电子与外场相互作用改变了核所在处的磁场,于是产生化学位移.在外场给定时,对于一给定核,由于其化学组成(或基团)不同,其共振频率有轻微的差别,产生不同的 MR 峰.

化学位移的存在使谱学家可以探测可游动(mobile)蛋白质中各基团的质子信号、腺苷三磷酸(ATP)中不同的磷信号或中间代谢产物中各种不同的碳、磷、氢等信号. 与 MRS 不同,MRI 不用化学位移信息,只用水质子信号成像. 经常抑制脂肪的化学位移信号,有时分别检测水和脂肪信号. 由于蛋白质和代谢物中 ^1H、^{31}P、^{13}C 等原子核的浓度比自由水低几个数量级,进行 MRS 测量时必须抑制水信号和脂肪信号.

由化学位移产生的 MR 频率变化很小,一方面它反映物质深层次的化学信息,另一方面它要求外磁场 B_0 的均匀度很高. 否则,化学位移信息会被淹没掉. 因场均匀度不够高时会引起 MRS 共振峰加宽,以致对应不同化学基团中同种核的共振峰无法区分开. 要求极好的场均匀性与 MRI 使用的读梯度不相容. 因此,采集 MRS 信号时不加任何场梯度. 即使这样,为达定位目的,在 RF 激发时仍需加场梯度脉冲,当场梯度关闭后,其涡流仍持续一段时间(看 §7.3.2 节),这也会破坏主磁场的暂态均匀性. 尽管有这些困难,把 MRI 提供的空间信息和 MRS 产生的化学信息结合起来的技术——谱成像(SI)[1~5] 还是得到了发展. MRS 技术要求用短 RF 脉冲激发核自旋,跟着采集 FID 信号,对采得的数据进行傅里叶变换就得到了谱. 对溶液形式的化学样品,谱由一系列很窄的峰组成,水平轴代表共振频率. 倘若实验重复足够慢(TR 足够长),每次激发之前磁化强度充分恢复,峰下的面积正比于待检测核的数量. 为了便于在不同场强下测得的谱进行比较,横坐标通常用 ppm 作单位. 沿横轴向右,代表较低的频率,向左代表较高的频率.

通常用线宽描写峰的锐度. 影响线宽的因素:① 外磁场均匀度,使样品体积内的场均匀度最佳化的步骤称作匀场(shimming),置入样品之前的匀场称为静态匀场,置入样品后的匀场称为动态匀场;② 样品本身可能畸变场均匀度,如果样品内存在磁化率梯度,也会使共振峰变宽;③ 弛豫时间 T_2,由线宽公式 $\Delta w_{1/2} = \dfrac{2}{T_2}$ 可知,T_2 越长,峰越窄. 凡引起 T_2 变短的因素,比如与宏观大分子相互作用,溶剂的黏度及顺磁物质的存在等,都会引起共振线的加宽.

一般情况下,MRS 探测的信号比自由水质子 MRI 信号弱得多. 即使是质子谱,在抑制水峰后,由蛋白质质子贡献的信号也很微弱. 因此,MRS 实验需重复很多次,采集的信号在计算机存储器中累加求和以达到可接受的 S/N 水平. 即使采集一个单 MRS 谱,通常也要几分钟,得到的数据代表在采集时间内获得的信号的累加. 各个 RF 脉冲对核自旋系统造成一个扰动,要求各脉冲之间要有一个时间间隔以使自旋磁化强度恢复到热平衡值. 弛豫时间 T_1 可能位于几分之一秒到几秒之间. 如果 RF 脉冲间隔比较小,即不是在"充分弛豫条件"下得到的谱是"部分饱和"的谱,信号水平也是降低的.对 MR 谱的分析通常包括以下计算:① 待求共振峰的中心频率(用共振频率保持不变的标准物质的峰作参考);② 峰高;③ 线宽(FWHM);④ 峰面积(与横轴之间包围的);⑤ 峰形状:洛伦兹线形,高斯线形,或两者的结合,峰是否对称;⑥ 共振的多重性:被自旋-自旋耦合引起的,以致共振可能分裂为几个峰,例如双峰或三峰等(参考图 6.1.1).

　　谱显示对应不同种类分子或基团的峰,水平轴是共振频率,用 ppm 表示,因此不管用多高的 B_0,这些峰的相对位置不变.这竖直轴对应在那个频率接收到的信号强度,在一定条件下,它正比于在那个特定频率包含的自旋数目.以质子谱为例,理想情况下,在特定种类分子中的特定位置的所有质子准确地共振在相同频率上,共振峰应该是尖锐的、无限窄的 δ 函数.实际上,邻近质子产生一个局部磁场(即偶极场),它稍微移动这共振频率.这偶极场的作用时间平均是 0,一些质子频率移到左边,另一些质子频率移到右边,于是这峰被加宽,峰高度降低.然而其面积不受影响,并且依然正比于自旋核总数.这就是用此方法测量代谢物浓度(单位 mmol/L)所依据的基本原理.另外,当从不同位置质子信号结合时,这共振线被 B_0 空间的不均匀性加宽.然而,这峰面积仍然不受影响.这峰面积通常用一个最小平方拟合方法来估计,或者在频域(即拟合这谱),或者在时域(即拟合这 FID 或回波).重叠峰的处理用测量峰面积的简单方式是不可取的,比如平面法:切割,填补,用平均宽度乘峰高.时域拟合有容易处理 FID 中丢失的早期点的优点.然而,最成功的机制(LC 模型)是在频域(后面讨论).

5.1.2　参考谱峰和标准物质

　　用 ppm 表示的化学位移 δ 为正时,是走到左边的,δ 的零点设在特定化合物(标准物质)的共振频率上.四甲基硅烷(TMS)用于 ^{1}H 谱的标准物质(其质子峰定为 $\delta=0$).室温下水峰靠近 4.75 ppm,TMS 也是 ^{13}C 谱的参考物质(其 ^{13}C 峰定为 $\delta=0$).磷酸肌酸(PCr)典型地用于活体中 ^{31}P 谱的参考物质(其 ^{31}P 峰定为 $\delta=0$)(图 5.1.1(a)).以氮-乙酰天门冬氨酸(NAA)的甲基质子共振峰($\delta=2.01$ ppm)作为活脑 ^{1}H MRS 的参考谱线(图 5.1.1(b)).

5.1.3　MRS 对仪器的要求

　　MRS 要求的仪器与 MRI 的类似,需要有磁体、RF 频率综合器、RF 功率放大器、RF 接收机、计算机等,但也有一些差别:
　　(1) MRS 要求 B_0 均匀度很高(比 MRI 高一两个数量级),化学位移信息才

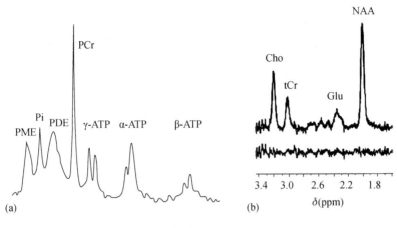

图 5.1.1

(a) 人脑中某 VOI 的 ^{31}P MR 谱[6]. PME 峰($\delta=6.8$)是磷酸单酯酶;Pi 峰是无机磷;PDE 峰($\delta=2.9$)是磷酸二酯酶;PCr 峰($\delta=0$)是磷酸肌酸;α-ATP($\delta=-7.6$)、β-ATP($\delta=-16.3$)、γ-ATP($\delta=-2.6$)分别是 α-、β-、γ-腺苷三磷酸.(b) 人脑前额区一体元的 ^{1}H MR 谱[7]. NAA($\delta=2.01$)是氮-乙酰天门冬氨酸;tCr 是肌氨酸加磷酸肌酸;Cho($\delta=3.2$)是含胆碱化合物;Glu 是谷氨酸

不致丢失.因化学位移在 ppm 量级,因此对于典型的 MRS 实验,在感兴趣区域内 $\Delta B/B_0 < 0.1$ ppm.通常在高场 MRI 磁体中心 20 cm DSV 内,有可能达到这样的水平.

(2)虽然在执行空间定位时需要用磁场梯度,但采集信号时梯度场是不需要的.

(3)要求产生宽阔频率范围的能力以研究各种不同共振频率的核,此称宽带谱仪.MRS 不需要图像处理单元,但要求计算机软、硬件能显示谱,计算化学位移频率,测量峰面积以及其他数据管理功能.

(4)对场强要求:MRI 磁体可以低到 2000 Gs,但对于 MRS 来说,场越高,对谱线的分辨能力越高.高分辨 NMR 谱仪,例如 800 MHz(18.8 T)商品仪器,可分辨到 0.2 Hz.在 MRI 机器上兼顾 MRS 时,也只有在 1.5 T 以上的 MRI 机器上才有可能附加谱功能的通道如 ^{1}H、^{31}P 等.

5.1.4 活体中 MRS 可观测的代谢物

活体中可观察的谱通常包含氢谱或质子谱(^{1}H).其他可观察的原子核包括磷(^{31}P)、碳(^{13}C)和氟(^{19}F)等,这些核 MR 谱信噪比很低,通常需要更高磁场 B_0.MRS 能检测这些代谢路径中的很多重要的化合物浓度,并且特异性很高. ^{31}P

的 MRS 可检测 ATP、PCr 和 Pi,而 Pi 的化学位移是组织 pH 的指示器. 在细胞供氧不足的条件下(例如缺氧或缺血),细胞为了工作,ATP 的分解会超过 ATP 通过氧化磷酸化作用的生产,使 ADP 增加,它又刺激了糖酵解,加速了乳酸形成. 如果有 CK 和 PCr,则 PCr 水解将为维持 ATP 浓度. 当 PCr 枯竭时,ATP 将开始下降. PCr 和 ATP 的水解将使 Pi 浓度增大. 因此,缺氧、缺血或细胞死亡将产生高能磷酸物(PCr 和 ATP)的分解,造成 Pi 升高、乳酸产生,导致 pH 降低.

^{1}H 的 MRS 可用来测量的代谢物有氮-乙酰天门冬氨酸(NAA)(图 5.1.1)、谷氨酰胺(Gln)、磷酸肌酸和肌酸(PCr/Cr)、含胆碱化合物(Cho)、磷酸胆碱(PCho)、丙氨酸(Ala)、谷氨酸(Glu)、乳酸(Lac)、γ-氨基丁酸(GABA)、天门冬氨酸(Asp)、脂肪(Lip)和乙二胺四乙酸(EDTA)等. 在正常脑的 ^{1}H MRS 中有三条最明显的谱线值得注意,即 NAA-CH$_3$、tCr-N(CH$_3$) 和 Cho-N(CH$_3$) 的甲基(CH$_3$)质子共振峰. NAA-CH$_3$ 的峰(2.02 ppm)最强,由于其峰位非常稳定,常用作活体脑 ^{1}H MRS 的参数谱线. 普遍认为 NAA 只存在于神经元中,因此可将它看作是正常脑 ^{1}H MRS 的标志,正常浓度典型为 7.8 mmol/L,在 6.5～9.7 mmol/L范围内. 神经元受损伤时 NAA 峰会降低. 在肿瘤、缺血、炎症、感染、痴呆、神经胶质过多时 NAA 是减小的. NAA 中天门冬氨酰(aspartyl)基团还有三条谱线,其 $\delta=2.48$、2.60 和 2.64. PCr/Cr 的 N(CH$_3$) 基团有两条谱线,其中一个共振峰位 $\delta=3.03$,该峰也可能包含 GABA(gamma-amino butyric acid)、赖氨酸(lysine)和谷胱甘肽(glutathione)成分;其另一条谱线 $\delta=3.94$. Cho-N(CH$_3$) 基团 ^{1}H 共振线(3.2 ppm),正常浓度典型为 1.3 mmol/L,在 0.8～1.6 mmol/L正常范围内. 它也可能包含其他磷脂代谢物和组成细胞膜的物质的贡献,是膜转折(turn over)标志,在白质中比在灰质中高,随年龄增大而增高而增高,在肿瘤、炎症、慢性组织缺氧、艾滋病时增高;中风、肝病时降低. 肌酸 Cr 峰在 3.0 ppm,正常浓度 4.5 mmol/L,在 3.4～5.5 mmol/L 范围内,是与能量储存有关的化合物,认为是细胞能量状态的标志,在婴幼儿中很低,随年龄增大而增高;组织缺氧、中风、肿瘤时降低. 正常脑内通常观察不到 Lac 信号. Lac 信号(1.35 ppm,双峰)的出现表明糖酵解增多,1 mmol/L 可检测.

^{12}C 无核磁矩,不能直接用 MR 测量,但可通过测 ^{13}C 而间接知晓 ^{12}C. ^{13}C 的天然丰度仅为 1.1%. 而天然丰度的 ^{13}C MR 信号可以从组织糖原和某些脂肪中测量到. ^{13}C 的 MRS 也可用来检测范围很广的、通过用 ^{13}C 标记的代谢过程中各种其他化合物.

传统高分辨 MR 谱技术只可探测易游动的(mobile)核种,如果因为被束缚在大分子或膜上,游动性被限制,其 T_2 是明显缩短的,这信号变得很宽,于是降低了峰的高度和 S/N. 可用所谓的固体 NMR 技术来检测这些宽共振. 但这些方法一般不能应用于活生物研究. 如果待观察核种的游动性是严格受限的, 作为共振加宽的结果, 信号将丧失, 用 MR 是看不见的.

5.1.5　活体中定域谱发展简史

Roth 等人于 1989 年首次用 MRS 对人脑 ^{31}P 代谢进行了测量[8]. 质子谱更困难一些, 因为 ^{1}H 化学位移 (大约 3 ppm) 比 ^{31}P 的化学位移 (大约 15 ppm) 小很多, 对磁体均匀度要求更高. 待磁体均匀度提高后, ^{1}H 谱变得很有吸引力[9], 因为与 ^{31}P 相比, 灵敏度更高, 加上有 ^{1}H 成像硬件, 导致在临床机器上的广泛应用. 定量 ^{1}H 代谢在某些方面比 ^{31}P 更容易, 因为代谢浓度和参考浓度可用同样的核. 第一个在人脑内 ^{1}H 代谢浓度的定量工作是 Narayana 等人于 1989 年发表的[10]. 短回波 STEAM ($TE=30$ ms, $TR=3$ s), 用外部-水标准 (看 §5.4.7 节), 对于白质、灰质给出 NAA 浓度分别为 6.1 和 10.9 mmol/L. 这些值与随后十几年间很多人的测量结果的平均值 (见表 5.5.1)[11] 大体一致. 短回波时间谱 ($TE=10\sim20$ ms)、更小 VOI (小到 1 mL), 并急剧降低了 T_2 损失和 J 调制线形畸变, 使更多代谢物被识别[12,13].

1992 年 Hennig 等人[14] 用长 TE、外部水标准束缚到头边上, 在 2 T 测量了 ^{1}H 谱. 其 RF 线圈均匀度很好 (不必校正), 介质共振未考虑, 用水信号对回波时间进行双指数分析以确定 CSF 含量, 用以对谱体元 CSF 污染进行校正. 1993 年 Christiansen 等人[15] 和 Barker 等人[16] 用内部水浓度作标准对脑 ^{1}H 谱进行了测量. Ernst 和 Kreis 等[17,18] 对脑代谢物定量谱方法的若干问题进行了分析和梳理.

Austin[19] 首次用发射机电压和倒易原理对线圈负载进行了校正. 在临床 NMR 谱测量中绝对定量是困难的. 然而, Austin 发现, 有可能通过用 90° 脉冲电压乘所观察到的信号强度来补偿 RF 线圈负载差, 并从而直接比较病人之间的信号强度. 该方法被 Michaelis[20] 采纳. Michaelis 首次使用外部同地水标准, 弛豫时间最小 ($TE=20$ ms, $TR=6$ s). 于是浓度标准从内部代谢物, 通过内部水和外部同时标准, 演变到外部同地标准.

单体元测量之后紧跟着定量谱成像发展起来. 1993 年 Alger 等人[21] 用同时外部标准 (利用均匀度很好的鸟笼形线圈)、短回波时间序列 ($TE=20$ ms, $TR=2$ s) 对志愿者进行了脑 ^{1}H 谱成像, 得到的数据在可接受范围内. 1994 年 Danielsen 和 Henriksen[22] 首次考虑了温度校正, 也考虑了 RF 非均匀度和负载校正, 得到的数据结果日趋准确.

　　定量谱测量技术的发展趋势一方面是应用于各种病的诊断,另一方面是发展对某一代谢物的精准测量方法[7,23]. 核素从磷、氢扩展到碳、氟,测量部位从脑到脊髓、肾、心脏等.

§5.2　活体 MRS 定位技术

　　活体 MRS 通常需要空间定位,并限制 NMR 信号产生于所希望的空间体积. 这是定域 MRS 所要求的. 因为信号采集必须在均匀场条件下进行,就必须对 RF 激发进行定位,也就是定位激发. 一般说来,定位总是需要用磁场梯度的. 然而 B_0 梯度快速开关产生的涡流破坏了场的暂态均匀性,妨碍了谱的采集. 自屏蔽梯度线圈的出现极大地克服了涡流困难. 除 B_0 梯度外,用 B_1 梯度也有可能达到定域的目的. 表面线圈产生 B_1 场,B_1 本身就有内在的梯度. 把梯度技术结合进来达到定域的目的也是可能的.

5.2.1　单体元谱(PRESS)技术

　　已熟知,在应用 B_0 梯度期间加频率选择性 RF 脉冲,可以激发一个厚层(slab). 梯度的作用是跨样品产生分散的 MR 频率,通过激发有限频率范围的自旋,这 RF 脉冲只激发样品的一个厚层. 图 5.2.1(a)示意了厚层选择性定位的基本思想. 这大立方体代表样品或人体,三个正交厚层相交处定义了这 VOI,故又称"单体元定位法".

　　PRESS(point-resolved spectroscopy)被称为单体元谱[24],单体元是由三个正交厚层相交出一个立方体元来定义. 各厚层在选层梯度存在时被空间选择 RF 脉冲激发. 脉冲序列是由 90°-180°-180°厚层选择 RF 脉冲和三个正交梯度组成,如图 5.2.1(b)所示,采集第二个回波信号,一般只采回波的后半部分. 如果回波很对称,也可采全回波以提高灵敏度. 信号只由一个大体元贡献. 选择脉冲是比较长的,梯度切换后等待涡流衰减完也需要时间,因而信号 T_2 衰减损失是显著的,导致 SNR 损失. 显然,对于短 T_2 代谢物,PRESS 不太适合. PRESS 技术中所遇到的困难是要求 180°脉冲既要选层又要重聚,担任双重任务,这样的脉冲称为绝热脉冲(见《核磁共振成像——物理原理和方法》中 §5.5 节). PRESS 技术已经成功地用于人体中定域质子 MRS 和磷谱. 还应说明,PRESS 还须与水抑制技术结合使用(见后面讨论). 对活体定域 ¹H MRS 来说,PRESS 是基本序列,应用很广泛[25,26].

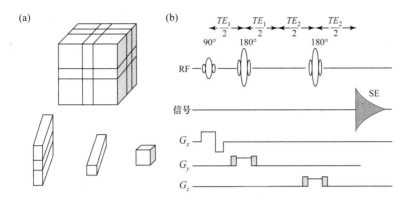

图 5.2.1 PRESS 定位法示意图

(a) 单体元定位思想示意, 顺序激发正交平板(slab)可定义一个感兴趣体积(VOI). 这立方体积 VOI 就是一个单体元. (b) PRESS 序列示意图, 在 $TE = TE_1 + TE_2$ 时产生的回波的后半被采集. 阴影梯度用来破坏体元外面不想要的 FID 信号

5.2.2 STEAM 定位技术

受激回波(STEAM)采集模式已成功地用于质子谱[9,27,28]定位. STEAM 由三个 90° 选层脉冲组成, 各个脉冲都是在正交梯度存在时相继加到样品上 (图 5.2.2). 于是在三个厚层面相交出的一个体元(VOI)内产生受激回波 (STE)信号. 该序列有一个问题是, 第三个 90° 脉冲选择的整个层面内会贡献不想要的 FID 信号. 由于受激回波(STE)只产生于三个正交厚层面相重叠的一个小体积内, 通常 STE 比上述 FID 小. 为了去掉不想要的 FID 信号并使 STE 最大, 聚相梯度和散相梯度安排如图 5.2.2 所示. 第三个脉冲之后在 x、y 轴上分别加梯度矩为选层梯度 G_x、G_y 之一半的梯度面积, 对 STE 来说起到聚相补偿作用, 对 FID 来说起散相消除的作用. z 轴的聚相梯度则插在第一、二 90° 脉冲之间. 这样, 就可得到所选体积内的谱.

STEAM 序列产生的受激回波只有 VOI 内可能的最大信号的一半(即 STEAM 实验的效率只有 50%). 由于 STEAM 是回波方法, 不太适合于观察短 T_2 值的核, 比如 [31]P. 一般说来, 质子的 T_2 值比 [31]P 的 T_2 值长得多. 因此, STEAM 技术主要用于质子的定域 MRS.

把 STEAM 和 PRESS 相比较[29], 在回波时间 TE 相同时, STEAM 引起的 J 调制只有 PRESS 方法的一半[30]. 在短 TE 的 ^{1}H MRS 中, 改进了有同核自旋耦合共振信号的检测灵敏度, 所以特别适用于有强耦合的体系. STEAM 方法

$TE=20$ ms 的谱中,化学位移 $\delta=2.0\sim2.5$ ppm 范围内的 Glu 的次甲基峰比 PRESS 的 $TE=30$ ms 的谱能更可靠地分辨. 因此,通常建议 PRESS 方法用于长回波时间 $TE=135\sim270$ ms,而 STEAM 在短 $TE=10\sim30$ ms 下显示出更大的优越性[9].

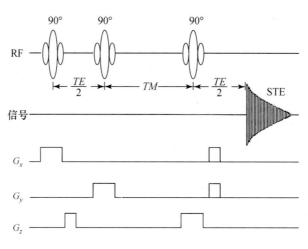

图 5.2.2 STEAM 定位脉冲序列

5.2.3 ISIS 定位技术[31]

活体图像选择谱(image-selected in vivo spectroscopy,ISIS)技术如图 5.2.3 所示. 所用频率选择性 180°脉冲是反转脉冲. 90°硬脉冲也叫采集脉冲,之前可叫磁化强度的预备期. 按图 5.2.3(b)给出的 180°脉冲 8 种结合方式和采集符号配合,可以定位一个体元的谱信号. 可以证明,这体元的信号是 8 次累加的结果,其他体元的信号全部正、负对消掉了. 由于 ISIS 需要采集 8 次才能完成空间定位,使这技术对运动伪影比其他技术更敏感. 另一方面,ISIS 方法不用 180°重聚脉冲,也不需要形成回波,因而信号的 T_2 弛豫损失最小. 因此,对短 T_2 值的核如 ^{31}P 是特别成功的. 如果用改进的反转脉冲[32],还可能提高 ISIS 的灵敏度,并对 B_1 不均匀性不敏感[33,34].

5.2.4 表面线圈定位法

最简单的表面线圈就是一个导线圆环(loop),其产生的 B_1 场范围由其半径决定. 粗略地说,靠近线圈的组织代谢才有比较高的检测灵敏度[35]. 而远离线圈的组织是检测不到的. 因此,表面线圈的空间定位主要取决于线圈的尺寸.

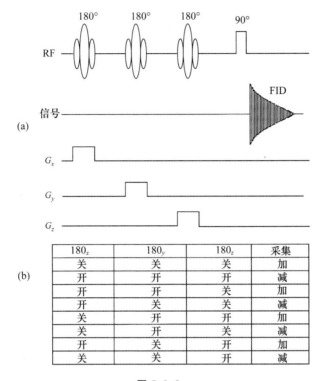

图 5.2.3

(a) ISIS 脉冲序列. 在正交梯度存在时加 180° 脉冲, 再加 90° 脉冲之后采集 FID 信号, 要达到空间定位需要 8 次不同的采集. (b) 对 ISIS 实验给出一种可能脉冲序列和采集符号 (±) 的组合

作为发射线圈, 额外的空间选择性可通过改变脉冲长度来达到. 相对短的脉冲只检测靠近表面的样品. 当脉冲长度 (或功率) 增加时, 样品的较深部分能被检测到.

要检测深部组织, 希望消除组织表面产生的信号, 可利用载流导线栅格, 破坏靠近栅的外场均匀性[36,37], 或用铁氧体片[38] 或顺磁液体[39] 在组织表面产生较强的定域的磁场梯度. 这些技术可抑制组织表面的信号而采集到组织深部的信号. 其实, 利用表面线圈的 B_1 梯度和 RF 脉冲相结合, 也可达到比较好的定域特性.

1. 深度脉冲技术

用表面线圈执行相位循环脉冲序列, 可检测具有特定 B_1 值的一个体积的信号. 为达到样品的区域选择, 需要相位循环和多次采集. 最简单的深度脉冲方案如图 5.2.4 所示[40~42].

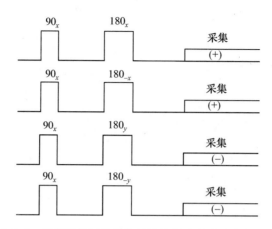

图 5.2.4   用表面线圈执行的最简单的深度脉冲实验原理图

180°脉冲是相位绕旋转坐标系四个轴循环的,序列保证从样品的特定区域采集信号,这个区域
是 90°脉冲和 180°脉冲共同确定的.其他区域由于 B_1 梯度作用,几乎对所采信号无贡献

在样品中这些脉冲先产生 90°章动角,随后又能产生 180°章动角的区域的信号才被检测到.在被检测的样品的一个区域内,B_1 场变化很小,该区域的边界是被表面线圈 B_1 场等值面围成的.深度脉冲技术也有一些改进的变种[43~46].

2. 表面线圈旋转坐标系实验法

旋转坐标系成像用 B_1 梯度而不依靠开关 B_0 梯度.这种技术也可用于定域 MRS,可避免涡流问题.表面线圈的 B_1 不均匀性(或 B_1 梯度)可用来在活体中执行一维旋转坐标系谱实验[47].表面线圈旋转坐标系(surface coil rotating-frame,SCRF)实验产生一套数据文件,各个是以步增的观察脉冲采集的.步增的脉冲产生不同幅度的信号,取决于信号的空间位置.这一套数据的二维傅里叶变换产生一维代谢地图,谱的顺序代表离开表面线圈距离增大(图 5.2.5).于是各个谱对应于由表面线圈 B_1 等值面围成的一个区域.SCRF 实验的优点是,对感兴趣样品区域产生一套谱而不是一个单区域的一个谱.SCRF 实验有许多变种[49],其中有一些有更高的灵敏度[47,50].

B_1 梯度方法所遇到的最大困难是其 B_1 等值曲面总是要返回到表面线圈所在平面上,这就难免存在组织表层信号对感兴趣区的污染.多线圈结构可以缓解表面污染问题[51],这需要用到线圈退耦技术.

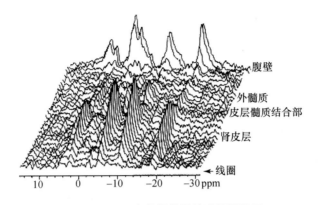

图 5.2.5　正常鼠肾外置的磷代谢地图

显示的是活鼠肾皮层和外髓质的含磷代谢物.也可看到皮层和髓质的过渡处以及鼠的腹壁.
这部分地图证明肾皮层中含 ATP 的量最大.图中示出了线圈的位置[48]

5.2.5　表面线圈和 B_0 梯度相结合的组合方法

1. DRESS(depth-resolved surface coil spectroscopy)技术[52,53]

DRESS 是把表面接收线圈和 B_0 梯度选层激发相结合的一种定位技术.被
检测的层面(见图 5.2.6)被限制在接收表面线圈的灵敏(active)体积内,从而定
位一个 VOI.由于只用一维开关梯度,残留的涡流
是比较小的.但如果梯度负驱动(为聚焦激发的自
旋)的长度和残留涡流的时间常数与所希望的信
号的 T_2 相比不够短时,会发生显著的信号损失,
灵敏度会降低.沿表面线圈轴有一柱形灵敏区,如
果和多层面方法相结合,可以对整个感兴趣体积
产生一维代谢谱地图(map).

2. 二维 ISIS 与 SCRF 结合

用二维 ISIS 可预备一个通过感兴趣区(ROI)
的磁化强度柱(即被两个正交梯度定义的体积),

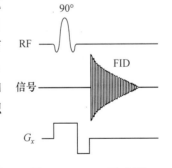

图 5.2.6　DRESS 序列

并使此柱准直于表面线圈的轴.在此点上执行 SCRF 实验可产生一个代谢地
图,显示起初预备的柱的相继层面的代谢[54].

5.2.6　任意形状体元的激发谱

PRESS 和 STEAM 是应用最普遍的单体元谱(SVS)定位技术,其体元是一

个规则立方体,而活体内脏器官一般都不是规则的立方体,因此邻近组织信号对感兴趣器官的谱信号是一个污染,这被称为部分体积效应,这妨碍感兴趣脏器代谢浓度真实信息值的确定. 为了得到正确的定量谱信息,必须使部分体积效应最小,于是人们提出了不规则体积或任意形状体元谱测量方法. 其中比较有前途的是 SLOOP(spectral localization with optimal point spread function)技术[55],通过高分辨 MRI 得到脏器精确体积后,应用有限的相位编码步来定义这任意形状目标体积的谱. 另一个定域 RF 激发技术是应用空间 2D 选择性 RF 激发[56],能在二维平面内通过 RF 扫描激发 k-空间轨迹来激发一个任意形状轮廓. 因为要求二维 k-空间 RF 采样,2D RF 脉冲比标准层面选择 RF 激发要长许多. 为了避免过分的回波时间并最小化与化学位移相关的移位伪影,这有效脉冲长度可用分段[57]来缩短,从而对不同部分轨迹和对应的 RF 脉冲形状进行相继的采集.

用分段 2D RF 激发的第一个 MRS 实验是用风火轮(pinwheel)轨迹[31]P 单体元谱执行的[58],基于径向轨迹的分段 2D RF 用在一个动物研究中[59],与非选择重聚 RF 激发(180°)相结合以最小化共振偏离效应. 一个每段一行的 blip-平面轨迹(类似于 EPI 轨迹)技术用于人脑[60],可以避免在 blip 方向出现的与化学位移相关的移位伪影[61],并且通过加重聚 RF 脉冲可消除不想要的边激发(对应"周期复制"). 这样就使得脉冲长度缩短到与标准层面选择 RF 激发长度差不多,在 SVS 中用的典型的短回波时间可维持. 然而,由于高 k-空间段贡献的是低信号,使得单位体积 SNR 降低[61]. 因此,适当提高高 k-空间段 RF 倾倒角(增大 RF 幅度)以提高分段 2D RF 激发的 SNR 效率已经被证明可行,称为"加权平均".

图 5.2.7 勾画出了分段 2D RF 激发的基本原理. 图 5.2.7 中(a)显示的是矩形激发轮廓;(b)是基于小角近似所希望激发轮廓的傅里叶变换,产生 k-空间 B_1 幅度,对于(a)激发轮廓则是 2D sinc 函数;(c)是采样具有 blip-平面轨迹的 k-空间且对各行(每段 7 行)产生 sinc 形 RF 包络,其 B_1 幅度也是 sinc 调制的;(d)是把 2D RF 分成每段一行,对所有段产生的 RF 脉冲形状相同,但幅度不同,这就是分段 2D RF 激发(每段一行)具有 2D 任意激发轮廓的脉冲序列. 在 blip 方向需要不同的补相(rephasing)梯度,代表在 k-空间各行的偏置. 其中(c)每段多行类似于《核磁共振成像——物理原理和方法》书中图 5.7.4 显示的二维 RF 脉冲.

任意形状体元的 2D RF 激发仅仅是在行-blip 二维激发平面内定义的,图 5.2.7 (d)中第一个重聚 RF 脉冲定义垂直于行-blip 平面的层面内矩形体元轮廓;这第二个重聚 RF 脉冲用于消除在 blip 方向出现的不想要的边激发. 对于任意分段 2D RF 激发,对各 2D RF 段一般指派不同的倾倒角,对于第 i 段,倾倒角用 α_i 表示. 对于覆盖

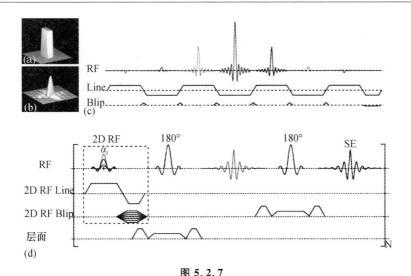

图 5.2.7

（a）作为希望的激发轮廓而选定的立方体积,用以证明用适当倾倒角的加权平均原理.（b）产生 **k**-空间 B_1 权重的(a)的傅里叶变换,2D sinc 函数.（c）对应的基于 blip-平面轨迹（7 行）的 2D RF 激发,对于各行这 sinc 形 RF 形状都相同,但这峰幅度是用 sinc 函数调制的.（d）对于基于 PRESS 单体元 MRS 具有 2D 任意激发轮廓,用分段 2D RF 激发（每段一行）的基本脉冲序列[60]

高 **k**-空间段的倾倒角,一般较低,产生较低的信号贡献.而对于中央段,倾倒角 α_i 较大,贡献较高的信号幅度.如果对于各段用相同的平均数 n,对于段 i 产生的累加信号将正比于 $n\sin\alpha_i$.这对于具有小角 α_i 的段,这方法相当低效.弱增大角到 α_i' 同时减小平均次数到 n' 将会更有效,可用较少的平均累加出同样的信号:

$$n_i' \sin\alpha_i' = n \sin\alpha_i,$$

即

$$n_i' = n \frac{\sin\alpha_i}{\sin\alpha_i'}. \tag{5.2.1}$$

这样,适当角的加权平均将提高 SNR 效率,减少采集时间而不影响积累的信号幅度.为了保证小角近似条件($\alpha_i' \leqslant 1$),这种加权平均只用到高 **k**-空间段,或 **k**-空间中央段和较外段用不同的平均数.人脑胼胝体质子谱测量结果如图 5.2.8 所示.

§5.3 磁共振谱成像

磁共振谱成像有两个含义.一个含义是指核磁共振谱中每个重要的谱峰都可以成像.或者说是化学位移分解谱成像,也可以叫化学位移成像(chemical shift im-

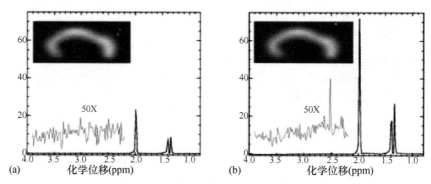

图 5.2.8   对于人脑胼胝体形状激发轮廓(厚度 10 mm)的质子谱测量结果

(a) 标准平均;(b) 调适当倾倒角加权平均,*SNR* 效率显著提高[60]

aging,CSI). 由于文献中化学位移成像已专用于油、水分离的技术(看第 6 章). 所以以成像方式表达的 MRS 也叫 MRSI,简称谱成像(SI). ^{1}H 谱成像可以产生反映各代谢物分布的图像,如图 5.3.1(a)所示. 另一个含义是每个像素显示的是对应体元的谱. 一般情况下,体元比较大,像素也比较大. 有单体元谱(图 5.3.1(b)和(c)各是两个体元的谱)和多体元谱(见图 5.3.4)之分.

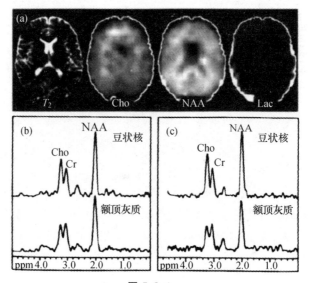

图 5.3.1

(a) 30 岁志愿者脑中 Cho、Cr 和 NAA 的谱成像. 从 30 岁(b)和 69 岁(c)人脑选择的 ROI 的代表性的谱. 注意老人 Cho 信号稍高[62]

5.3.1 自旋回波谱成像脉冲序列

图 5.3.2 显示了典型的双相位编码自旋回波谱成像脉冲序列,相位编码一般取 32×32 或 16×16 或 16×32. 由于必须保留化学位移信息,因而频率编码不能用,只能用相位编码进行空间分辨. 也就是说,谱成像数据是在没有读出梯度的条件下收集的. 因此采集时间比较长(典型为 8～30 分钟). 为了得到足够的谱分辨,对于各个回波采集时间大约为 1 秒,于是在典型的 1～3 s 的 TR 期间只能采几个层面(典型 1～4 个层面). 与单体元采集相比,好处是可以同时测量很多位置的谱,不需要关于异常位置的任何先验知识.

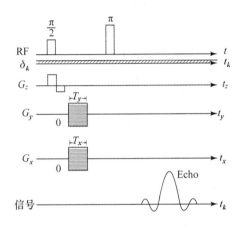

图 5.3.2 MR 谱成像自旋回波脉冲序列

G_z 用于层面选择,G_y 和 G_x 都是相位编码梯度,δ_k 代表化学位移频率维

5.3.2 3D 多体元纵向哈达马(Hadamard)谱成像(L-HSI)序列

L-HSI(longitudinal Hadamard spectroscopy imaging)空间编码[63]VOI 中的磁化强度沿给定方向,根据 N 阶 Hadamard 矩阵 H 的第 i 行的 +1 和 −1[64],M_z 要么平行于 B_0,要么反平行于 B_0. 这对于 H 的 N 行的各个元素,在一梯度下用绝热全通过脉冲重复进行[65]. 一个 N 阶 Hadamard 矩阵 H 是一个 $N \times N$ 阵列,其元素是 ± 1,并且是它自己的转置和逆矩阵,$H^{-1} = H^{\mathrm{T}} = N \cdot H$:

$$\sum_{k=1}^{N} H_{ik} H_{kj} = N\delta_{ij}. \tag{5.3.1}$$

对于任意正整数 k 可构建 $4k$ 阶 Hadamard 矩阵. 对于一维 Hadamard 编码原理很容易用图 5.3.3(a),(b)来说明. 令 M_i 是第 i 个体元($i=1,\cdots,N$)的纵向热平

衡磁化强度,不失一般性,它包含单个化学核素,有在 Ω_0 的单共振线.选择性激发该体元,立即采集,将产生信号包含 $s_i^{(\text{single})}(t) = M_i \mathrm{e}^{\mathrm{i}\Omega_0 t}$. 用纵向 Hadamard 编码,执行 N 次实验:在第 j 次实验中,加一个多带反向脉冲,如果 $H_{ij} = -1$,它翻转第 i 体元$(i=1,\cdots,N)$的磁化强度.这作用可表示为 $M_i \xrightarrow{\text{第 } j \text{ 次实验}} H_{ij} M_i$. 然后这自旋被激发到 xy 平面,这信号:

$$s_j(t) = \sum_{p=1}^{N} H_{pj} M_p \mathrm{e}^{\mathrm{i}\Omega_0 t}$$

$$= \sum_{p=1}^{N} H_{pj} s_p^{(\text{single})}(t) \quad (j = 1, \cdots, N), \tag{5.3.2}$$

被从所有体元同时采集.

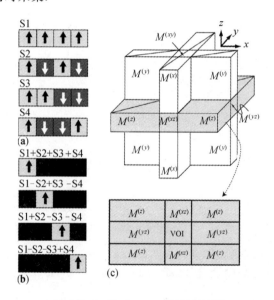

图 5.3.3　Hadamard 编码原理[63]

(a) 一个例子:1D,4 阶 Hadamard 编码.执行 4 次扫描,根据一个 4×4 Hadamard 矩阵的行反向体元 S1,$\cdots$,S4,之后跟着激发和采集.(b) 通过加或减减 4 次扫描,其中有一个体元的信号可被恢复出来.(c) 在一个三维协议中三个相继 Hadamard 脉冲沿正交轴(x,y,z)被用于编码这自旋.这样品可被分割进入四个区域之一:这 VOI,经历了所有这三个脉冲;自旋经历了两个脉冲的是$(M^{(xy)}, M^{(xz)}, M^{(yz)})$;自旋经历了一个脉冲的是$(M^{(x)}, M^{(y)}, M^{(z)})$;自旋没有经历脉冲的是$(M_0)$.上图:在 3D 空间平面相交;下图:被脉冲翻转沿 z 向区域的 2D 视图(用灰度加亮的)

　　为了从第 k 个体元恢复这 FID 信号,可用一个逆 Hadamard 变换,在其中这采集的信号 $s_j(t)(j=1,\cdots,N)$ 被加权求和,这权重因子由一个 N 阶 Hadamard 矩阵的行给定：

$$\sum_{j=1}^{N} H_{kj}s_j = \sum_{j=1}^{N} H_{kj} \sum_{p=1}^{N} H_{pj}s_p^{(\text{single})}(t) = s_k^{(\text{single})}(t), \qquad (5.3.3)$$

其中运用了两个 Hadamard 矩阵的正交性. 1D 情况 4 阶 Hadamard 编码(即 $N=4$) 示意在图 5.3.3(a)中：执行 4 次采集,产生信号 S1,S2,S3 和 S4. 图 5.3.3(b) 显示这解码过程(方程(5.3.3)),在其中形成 4 个线性组合 $\sum_{j=1}^{4} H_{kj}s_j(k = 1,2,$ 3,4),这第 k 个组合从第 k 体元恢复信号.

这一维编码机制可推广到三维,相继用三个 Hadamard 脉冲配合不同正交 轴(如 x,y,z)梯度. 考虑一个体积包含 $N_x \times N_y \times N_z$ 个体元,体元不必空间连 续,因为 RF 反向脉冲不必照射空间连续带,如图 5.3.4 所示. 令 M_{ijk} 是体元 (ijk) 的磁化强度幅度. 在这脉冲序列的单次迭代中,这第一个反向脉冲将按照 一个 N_x 阶 Hadamard 矩阵的某行 m 翻转这磁化强度,即执行变换 $M_{ijk} \rightarrow H_{mi}M_{ijk}$. 这里为清楚起见,矩阵阶被省略. 然后这第二和第三反向脉冲将分别按 照 N_y 阶和 N_z 阶 Hadamard 矩阵的第 n 行和第 q 行沿 y 和 z 方向翻转这带. 在

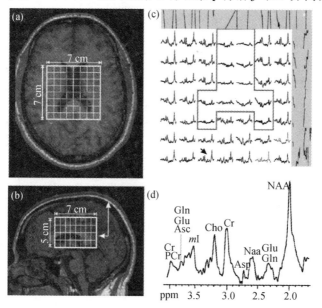

图 5.3.4 从人脑 8×8×4 cm³ 谱格得到的 3D L-HIS 谱[63]

(a),(b) 分别为在轴位(上)和矢位(下)T_1 加权像上的 VOI 位置和尺寸.(c) VOI 最顶面 8×8 体元的谱,注意最外平面被污染(灰).(d) 在(c)中黑箭头所指体元谱的放大

这(mnq)迭代的末尾,在 ijk 体元的磁化强度是

$$M_{ijk}^{(mnq)} = H_{mi}H_{nj}H_{qk}M_{ijk}. \tag{5.3.4}$$

通过激发这样品采集的 FID 信号为

$$FID^{(mnq)}(t) = \sum_{ijk}M_{ijk}^{(mnq)}\,\mathrm{e}^{i\Omega_0 t}$$

$$= \sum_{ijk}H_{mi}H_{nj}H_{qk}s_{ijk}^{(\mathrm{single})}(t), \tag{5.3.5}$$

式中 $s_{ijk}^{(\mathrm{single})}(t)$ 仅仅是从体元(ijk)发源的信号,这求和延伸覆盖所有体元. 采集(mnq)所有可能的置换,这具体的信号 $s_{ijk}^{(\mathrm{single})}(t)$ 可通过执行逆 Hadamard 变换,即按照 Hadamard 矩阵的行进行加、减而恢复出来:

$$\frac{1}{N_x N_y N_z}\sum_{m=1}^{N_x}\sum_{n=1}^{N_y}\sum_{q=1}^{N_z}H_{mi}H_{nj}H_{qk}FID^{(mnq)}(t) = s_{ijk}^{(\mathrm{single})}(t). \tag{5.3.6}$$

以上讨论尚未考虑 VOI 外面体积自旋的贡献. 外体积可分为三类:自旋经历了两个 Hadamard 脉冲反向的 $M_{jk}^{(xy)}$、$M_{ik}^{(xz)}$、$M_{ij}^{(yz)}$,经历了一个 Hadamard 脉冲反向的 $M_i^{(x)}$、$M_j^{(y)}$、$M_k^{(z)}$ 和没有经历 Hadamard 脉冲反向的 M_0. 下标指示体元位置,上标指示影响磁化强度的 Hadamard 脉冲,如图 5.3.3(c)所示. 这些信号加到 FID 上(方程(5.3.5)),应用逆 Hadamard 变换(方程(5.3.6))后,不仅从第(ijk)体元恢复出信号 $s_{ijk}^{(\mathrm{single})}(t)$,还有额外的项:

$$\frac{1}{N_x N_y N_z}\sum_{m=1}^{N_x}N_x\sum_{n=1}^{N_y}\sum_{q=1}^{N_z}H_{mi}H_{nj}H_{qk}FID^{(mnq)}(t)$$

$$= s_{ijk}^{(\mathrm{single})}(t) + \delta_{i1}M_{jk}^{(yz)} + \delta_{j1}M_{ik}^{(xz)} + \delta_{k1}M_{ij}^{(xy)} + \delta_{i1}\delta_{j1}M_k^{(z)}$$

$$+ \delta_{i1}\delta_{k1}M_j^{(y)} + \delta_{j1}\delta_{k1}M_i^{(x)} + \delta_{i1}\delta_{j1}\delta_{k1}M_0. \tag{5.3.7}$$

这些新项代表外体积污染. 因此,序列中除水抑制(WS)外还需要外体积抑制(看下节).

L-HSI 可通过 n 次扫描采集到 n 个体元的谱,是用 RF 编码(不是梯度相位)采集 FID(不是 SE)得到 3D 多体元谱. 激发和采集之间延迟很小(<4 ms),这对于降低谱的 T_2 权重和 J 耦合调制伪影是有利的,并且外体积信号的污染小. 由于采用绝热脉冲,对 B_1 不均匀性不敏感,可使用体线圈也可使用表面线圈. 顺便说明,PRESS 和 STEAM 定位法不仅可以采集单体元谱,也可以采集多体元谱.

§5.4 影响代谢物浓度定量 MR 谱的因素

5.4.1 回波时间选择

早期一般用长回波时间,$TE=135$ 和 270 ms 是特别流行的,因为乳酸双峰

在这些值几乎反向和恢复(见图 5.4.1(b)).乳酸(Lac)检测被由同核标量耦合的脂肪甲基共振的调制所影响.从脂肪区分出乳酸最方便而简单的方法就是置 $TE=1/J$,以致乳酸信号反相而脂肪信号保持同相.事实上,对于 $1/J$ $(J\approx 7\ \mathrm{Hz})$ 的正确值是 144 ms,于是 144 ms 变成流行的标准.这么长时间允许从切换定位梯度产生的涡流衰减完,使这谱有定义清楚的峰和平坦的基线(见图 5.4.2).长回波时间对于谱成像(见图 5.4.1)也是受欢迎的.然而,这信号 T_2 衰减造成 SNR 损失,作为定量步骤组成部分不得不对 T_2 损失进行校正.随着梯度切换时间的提高和涡流的降低,短 TE 谱变得更流行(图 5.4.2,图 5.6.1).这给出更高 SNR,能显示更多代谢物的共振峰,并且允许不必进行 T_2 校正而得

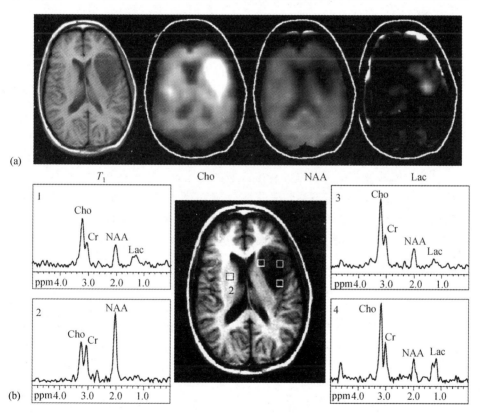

图 5.4.1 在一个左颞叶胶质瘤(WHO 4 级)病人中用多层面技术采集的 CSI($TE\ 270/$ $TR\ 2300\ \mathrm{ms}$)

(a) 显示高 Cho、高乳酸和低 NAA 的区域代谢物分布地图以及 T_1 加权像;(b) 从在肿瘤内(1,3,4)选定区域的谱,显示代谢物的不同成分,以及对侧正常神经中枢(2)的谱[66]

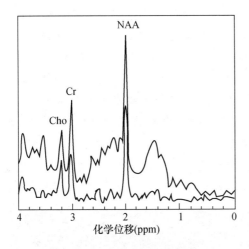

图 5.4.2　短和长回波时间正常脑谱

同一个人相同 6 mL 体元定位在运动皮层.$TR=3$ s,下迹实线 $TE=144$ ms,320 次平均,显示 NAA、Cr 和 Cho,基线平坦.上迹虚线 $TE=30$ ms,240 次平均,显示更多代谢物和来自宏观分子的大宽信号.在 1.5 ppm 宽峰是伪影,认为由体积外脂肪产生[67]

到定量谱.然而分析更复杂了,因为重叠峰必须分开,产生于宽阔的宏观分子峰的不规则基线不得不消除(图 5.4.2).

5.4.2　匀场

因为在不同类型分子中的原子核被区分是基于其局部磁场变化很小,即 B_0 场尽可能均匀是极其重要的.组织有一个很小的磁化率(susceptibility),它在局部场中产生一个很小的变化,倘若这磁化率不随位置变化,便不会引起太大问题.然而,在某些组织中,特别是含铁或在接近空气界面的位置,这磁化率随位置急剧变化,因此局部场是不均匀的(ΔB).

有源匀场涉及调整通过额外梯度线圈的电流,设计使其产生一个小的反向不均匀场($-\Delta B$),以补偿不均匀磁化率效应.无源匀场则是用薄铁片(shims),以调整磁感应线的疏密度.对于动态匀场一般是用有源线圈匀场.于是,在谱采集过程中,人进入位置后,用定位图像定位 VOI,然后通过最小化水峰线宽对磁场进行自动匀场.

5.4.3　水抑制

代谢物质浓度很低,比水质子低几个数量级,在水峰支配条件下,其他代谢物峰不可能观察到.因此,抑制水峰是谱采集过程的一个组成部分.常用 CHESS(chemical-shift-selective)方法抑制水峰.大部分 CHESS 技术是使用一个窄带频率选择性 90° RF 脉冲激发水峰,接着用一强梯度破坏掉水信号,即把水质子磁化强度饱和掉,之后可激发测量代谢物的质子 MR 谱.也可以躲开水的频率,使激发频谱中不包含水的频率成分,只激发代谢物的质子进行谱测量.

用 180°脉冲反转 VOI 内水磁化强度,当 TI=$T_{1水}$ln2 即水磁化强度穿越零点时,用 90°脉冲激发 VOI 内样品,进行质子 MRS 测量,这时水将不贡献信号.

绝热脉冲配合表面线圈抑制水峰的技术有 SSAP[68]、BIRIANI[69]、BIS-

TRO[70]和 SWAMP[71]以及可用于人体的改进的 m-SWAMP[28].

逆向思维是不抑制水峰[72]以解决特殊问题,比如脊髓质子谱测量需要用非水抑制 MRS 来改进谱的质量.

5.4.4 外体积抑制

高场谱成像得益于高 SNR 和高谱分辨. 然而,在高场强当用基于 PRESS 的传统 SI 定位时,层面选择激发和重聚脉冲的带宽限制导致很强的化学位移移位伪影. 结果造成代谢信息,特别是边缘区域的代谢信息,比如皮层脑组织,发生畸变;另外是造成头皮脂肪对脑皮层信息的污染. 因此需要把 VOI 外的信号抑制掉,称为外体积抑制(outer volume suppression,OVS).

传统的外体积抑制(OVS)脉冲比 sinc 脉冲虽有显著改进,但仍不够理想. 比如边缘轮廓仍不够锐,过渡带(最大值的 $5\%\sim95\%$)仍嫌宽,对 B_1 和 T_1 的灵敏度仍较敏感,并有化学位移矢配误差. Le Roux 等人[73]对 OVS 脉冲进行最佳化,提出 VSS(very selective saturation)脉冲并应用到心脏成像和脑成像. 与 Shinnar-Le Roux 脉冲不同,VSS 脉冲是二次相位调制(线性频率扫描)和幅度调制的,把 RF 能量平均分散到整个脉冲宽度上. 这样,增加了带宽,选择性更好. 在脑谱成像中用 VSS 脉冲进行外体积抑制的效果如图 5.4.3 所示[74].

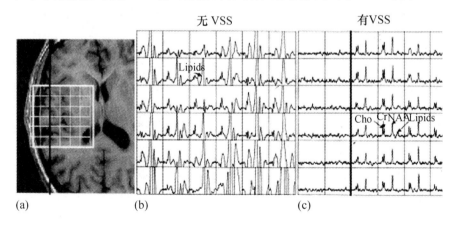

图 5.4.3 对 B_1 和 T_1 不敏感的 VSS 序列在志愿者脑的三维 MRSI 研究中的应用

(a) 在 MR 图像上标出了 PRESS 框区的位置(白框)和 VSS 带(黑线);(b) 在 PRESS 框区的左边包含皮下脂肪,引起整个谱阵列(白方格)的谱线畸变;(c) 置 VSS 带以降低脂肪污染,这黑线指示出 VSS 带的边缘. 左边两列内所有体元显示脂肪信号完全被抑制,右边四列所有谱线的畸变得到校正[74]

更先进的 OVS 方法是 Henning 等人提出的 SELOVS 方法[75]. 在 SEL-

OVS 谱成像中使用多项式-相位响应(PPR)脉冲[76]进行外体积抑制. PPR 脉冲(见《核磁共振成像——物理原理和方法》书中 §5.8 节)比 VSS 脉冲性能更好,比如时宽更小、带宽更大、选择性更好,使化学位移移位最小. SELOVS 谱成像序列如图 5.4.4 所示.

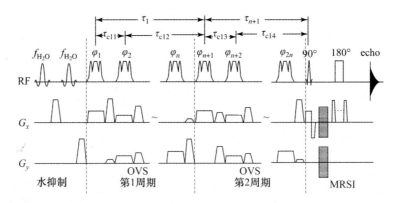

图 5.4.4　结合基于 PPR 脉冲的外体积抑制在第二、三维定位的层面选择 MRSI 脉冲序列原理示意[75]

这 180°重聚脉冲可以是非选择性的,也可以是选择性的.用 2D 相位编码,水抑制用 CHESS 脉冲和破坏梯度,破坏梯度的幅度和方向是周期调制的.由于 OVS 带的顺序应用在 OVS 配置期间 T_1 弛豫在进行.对于两个 OVS 循环规定的 n 个几何不同饱和带的 $2n$ 个 PPR 脉冲的章动角 $\varphi_1, \cdots, \varphi_{2n}$,根据情况适当调整,目的是在激发时刻所有残余 M_z 必须是零,这要考虑对于非重叠带的延迟 $\tau_1, \cdots, \tau_{2n}$ 和对于两个饱和带的 n 个交叉,以及组织依赖 T_1 弛豫时间

　　OVS 可以根据解剖结构形状裁剪激发体积. SELOVS 是用 PPR 脉冲饱和掉 ROI 外面的自旋,依据内体积饱和(IVS)原理用两个平行于层面的额外 OVS 带解决由选层激发产生的垂直于层面方向化学位移移位造成的不一致,这样只保留 VOI 自旋磁化强度 M_0 不动,然后用双相位编码的自旋回波进行谱成像.与基于 PRESS 定位的 MRSI 相比,除选择性好之外,回波时间更短,从而 T_2 信号损失更小.

5.4.5　内体积饱和(IVS)

　　在 3 T 要区分开乳酸和脂肪,回波时间 TE 可选择在 $136\sim144$ ms 范围以得到反向的乳酸信号.然而,在高场用 PRESS 序列,乳酸甲基和次甲基的化学位移偏置与选层脉冲有限带宽之间相互作用,导致在甲基体元的不同区域有不同的调制格式,这往往导致信号破坏性干涉,严重到使乳酸信号完全消失.为了在高场最佳化乳酸检测,Edden 等人[77]提出了内体积饱和(IVS)概念,利用高带宽空间脉冲消除定位体积内不想要的信号.

在梯度出现时,层面选择脉冲对于化学位移差为 $\Delta\Omega_{cs}$ 的两个代谢物的有效定位是不同的,其差为

$$\Delta z = \frac{\Delta\Omega_{cs}}{\Omega_{BW}} z_{\text{slice}} = \delta z_{\text{slice}}, \tag{5.4.1}$$

式中 z_{slice} 是层面厚度,Δz 是层面位置的位移.除非选择脉冲的带宽比待研究代谢物的谱范围大得多,Δz 是很可观的.对于乳酸自旋系统,在 3 T 甲基和次甲基化学位移差是 360 Hz(2.8 ppm),比普遍用的层面选择脉冲带宽(典型 1 kHz)小不了太多.因此,甲基和次甲基位置差是可观的,在乳酸信号被激发的体积内,次甲基自旋可能经历了一个或两个或零个 180°脉冲,这标量耦合演变结果在各区是不同的,如图 5.4.5 所示.

为了避免这耦合信号的干涉,从希望的 ROI 检测 100%反向的乳酸信号,方法是放大 PRESS 激发体元,然后用高带宽饱和脉冲(即 IVS)饱和这激发体元内除所希望区域的外面区域,包括不希望调制格式的那些区域,如图 5.4.6 所示.这里 IVS 方法是用 PRESS 说明的,其实对于 STEAM 定位法也适用;不仅 3 T 适用,更高场强也适用;不仅检测乳酸适用,测量脊髓谱[72,78,79]也可以用.

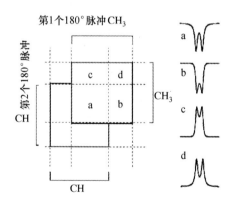

图 5.4.5 乳酸甲基 VOI 的不同区域示意[77]
区域 a,甲基自旋经历两个 180°脉冲,耦合到次甲基自旋,这耦合演变给出所要的反向双峰.区域 b 和 c 中,甲基自旋只经历一个 180°脉冲,产生混合相位线形.区域 d,甲基自旋没有经历 180°脉冲.模拟是用 $TE=144$ ms($=30$ ms$+114$ ms)和 $J=7$ Hz

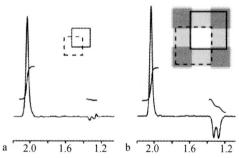

图 5.4.6 从 NAA 和 Lac 模体的单体元谱[77]
谱 a 是用 PRESS 序列定义 VOI 采集的.在谱 b 中 PRESS 和 IVS 组合定义这均匀 Lac 演变体积.这内插图显示甲基体积(实线)、次甲基体积(虚线)和饱和带(灰)的相对位置.显示的积分被归一化,以致在各谱中 NAA 积分是相同的

5.4.6　T_1 和 T_2 校正

只有在两个条件下核浓度才正比于峰面积. 第一, 纵向磁化强度必须充分弛豫, 完全恢复到其热平衡值 ($TR \gg T_1$); 第二, 这横向磁化强度峰值必须完整无缺, 没有衰减过 ($TE \ll T_2$). 这第一个条件要求 $TR \gg T_1$, 有时可以达到, 但数据采集时间变得很长. 这第二个条件不太可能达到, 因为对于空间定位机制要求用一个自旋回波 (L-HSI 和 ISIS 除外), 虽然短 TE (例如 $TE = 10$ ms) 时, 序列可降低信号损失到最小. 于是, 对于 T_1 和 T_2 衰减校正是经常进行的. 通常通过用长 TR 和短 TE 保持衰减造成的浓度估计误差尽可能小, 以省略校正.

然而, 弛豫时间经常随疾病而变化, 特别是在病灶部位, 于是校正可能不准确. 要测量各个人的 T_1 是很费时间的, 要用很长的 TR. 当校正长回波时间 (例如 $TE = 135$ ms) 谱时, 测量 T_2 是更希望的. 当前多用短回波时间 (典型为 $20 \sim 30$ ms), 使这校正不再那么重要. 回波时间已短到 5 ms[80]. 在 1.5 T 典型代谢物的弛豫值是: $T_1 = 1.1 \sim 1.4$ s, $T_2 = 200 \sim 400$ ms[81], 典型 TR 值是 $1 \sim 3$ s.

5.4.7　浓度定量参考标准

虽然代谢物浓度正比于其谱峰面积, 但比例常数并未确定, 它依赖于接收机增益、线圈负载 (取决于人或样品)、体元尺寸 (实际上谱峰面积正比于体元内自旋数目) 和温度.

1. 峰比

在早期, 一个代谢物的共振峰 (比如肌氨酸) 被选作标准, 测量其他峰作为与它的比值. 当这个代谢物已知并且其浓度不变时, 把它用作一个标准是可以的且有帮助的. 然而, 在大多情况下, 没有这样的代谢物, 于是对一个峰比的任何变化作出生物解释十分困难. 因为可能是感兴趣代谢物在浓度上的变化引起的, 也可能是这 "标准" 变化 (在比值的分母上) 引起的, 也可能是两者同时变化引起的.

2. 内部水作为参考

用水谱作为内参考是方便的. 如果水浓度已知, 然后校准这谱仪增益, 可建立质子浓度和峰面积之间的联系. 接收灵敏度的不均匀性对于水和代谢物是一样的, 因此不必校正. 水信号 SNR 很高, 只需要几次平均即可. 水浓度可以用成像采集分开测量, 或者关于其值作一些假设. 困难的是水浓度并不准确知道, 它依赖年龄, 依赖于体元内白质、灰质和脑脊液的比例, 并经常随疾病而增大.

3. 外部参考

已知浓度的代谢物的信号可从一个仿真模体(phantom)用分开的采集进行测量.但是,这克服了水浓度不准确知道的问题,却引进了新的问题.

外标准同时不同地:与脑同时扫描,这标准样品必须置于头外.其优点是:对于标准和脑来说,线圈和接收机性能是一样的,但 RF 不均匀性难以消除,并且标准的温度不便确定(在室温和体温之间).

外标准同地不同时:把标准样品放在脑所在的中心位置,用分开的单独扫描,可以克服空间不均匀性问题,但由于扫描不同时,容易遭受由于负载变化(头→phantom)招致线圈灵敏度变化和接收机不稳定性(增益变化或意外的漂移)带来的影响.对不同脑区 RF 非均匀性校正在原理上仍然是需要的,虽然在一个比较均匀的线圈中非均匀性可能最小.活体中第一个代谢物浓度测量就用了这样一个同地标准[82,83],并且用于 LC 模型是一个优越的方法.

当用外部 phantom 时,用倒易原理对线圈负载进行校正是必要的[84~86].这线圈负载和 Q 值被 phantom 不同于头的电导和几何所带来的变化,还有因不同人带来的差异都会改变线圈灵敏度.这种变化可通过监测产生 90° 脉冲所需发射机电压的变化而求出来.根据倒易原理,在变化负载的条件下,接收的信号和发射机电压的乘积是一个常数[87].另一个方法是用一个额外的辐射体测量接收线圈在不同负载条件下的灵敏度[88],不过这或许没有考虑介质共振效应.

5.4.8　温度校正

NMR 信号反比于组织或试验样品的绝对温度.由 $M=\dfrac{N\gamma^2\hbar^2 I(I+1)}{3kT}B_0$ 式可知,样品磁化强度随温度降低而增大.如果需要确定绝对浓度,当把活体信号与外部浓度标准进行比较时,就得考虑温度效应(表 5.4.1).

表 5.4.1　对应代谢浓度标准的温度校正因子

浓度标准的温度 T_s(℃)	S_{37}/S_{T_s}
4	0.8936
6	0.9000
8	0.9065
10	0.9129
12	0.9194
14	0.9258

浓度标准的温度 T_s(℃)	S_{37}/S_{T_s}
16	0.9323
18	0.9387
20	0.9452
22	0.9516
24	0.9581
⋮	⋮
37	1.0000

5.4.9　信噪比和信号平均

代谢物浓度太低,从单个 FID 或单个回波得不到 SNR 满意的谱. 信号需要累加或平均以提高 SNR. SNR 近似由下式给出:

$$SNR = SNR_0 N_{EX}^{1/2} VOI = SNR_0 \left(\frac{T_{exam}}{TR}\right)^{1/2} VOI, \qquad (5.4.2)$$

式中 SNR_0 是单次采集的信噪比,N_{EX} 是平均次数,T_{exam} 是总检查时间,VOI 是感兴趣体积或体元. 为了维持可接受的 SNR,一般说来体元比 MRI 体元大得多,在 cm^3 量级. 否则,就需要更多平均次数即较长的检查时间. 例如,用短 TE PRESS 在 1.5 T 采集 2 mL 体元的谱至少需要 10 分钟.

5.4.10　体元脑脊液污染的校正

谱体元可能包含 CSF、灰质和白质三者. 因为 CSF 不包含代谢物(乳酸和葡萄糖除外),在谱中观察到的代谢物必须定位在脑实质(灰质或白质)中. 代谢物在脑实质中的平均浓度在生物学意义上比在整个体元中的平均浓度更重要. 一个高分辨结构像(T_1 加权或绝对 T_1 值[89])可用来确定 CSF、灰质和白质在体元内的比例. 体元内 CSF 占的分数也可以从多回波谱采集数据,通过双指数拟合度量长 T_2 CSF 成分的大小[17]来确定. 此方法也可用来校正水肿中增加的细胞外的水[90]. 另外,在纯正常组织中的浓度(灰、白质)可从测量一系列已知不同灰质分数的体元内的浓度而推论出来. 作出浓度相对于灰质分数的线性回归拟合直线,其 y 截距(在 0 和 1 的灰质分数上)给出这些代谢物浓度值[89,91~93].

5.4.11　其他应该避免的因素

组织运动会退化谱的质量,尤其是看小结构比如视神经或脊髓时. 此外,

CSF 或血脉动与数据采集不同步也可能是数据退化的原因. 回波累加求和时,若回波具有不同相位,将给出一个降低的平均信号[94]. 水抑制脉冲引起代谢物部分饱和,也会造成测量偏差[85,95,96].

峰重叠和不确定的宽基线会退化峰面积的估计,这大部分靠峰拟合软件来处理,虽然在短回波时间宽广的宏观分子信号的贡献还要被阐明. Hofmann 等人[97]认为,对短回波时间定量谱引进系统误差的最重要因素是所用的基线校正算法,大多数机制是后处理算法,没有用实际宏观分子信号的先验信息. 于是,先验宏观分子信息的引入可能是需要改进的.

信号随 TE 变化的额外因素比如扩散和 J 调制,可能使得 T_2 损失校正不准确[16]. 体元内多于一个代谢物隔间所产生的双指数 T_2 衰减或双指数 T_1 恢复一般使得 T_2 损失校正不正确. 体元内有少量 CSF 可能不被注意,这会降低体元内代谢物浓度低于纯脑组织中的值,仔细定位、用小体元,可以减少这种情况发生的概率.

如果用 Gd 对比度介质作 T_1 加权像以搜寻血-脑屏障渗漏(例如在多处狭窄或肿瘤处),之后跟着作谱测量,可能存在的 Gd 缩短了代谢物 T_2 值,影响了其信号[98],虽然在短回波时间谱这影响比较小.

§5.5 脑中定域¹H MRS 采集、拟合步骤和浓度估计

5.5.1 谱数据采集

一个典型单体元采集和测量一般有如下步骤:① 收集定位图像,指定体元位置;② 用水信号设定中心频率和发射机增益;③ 用相位 map 对全脑匀场,即用在一个梯度回波像中的相位求 B_0 值的空间分布,这室温匀场线圈中的电流被迭代调整,使跨整个图像达到合理均匀的相位,高场磁体(3 T 或以上)通常有更多匀场线圈,可给出高阶校正;④ 重置这中心频率,通常置于水和 NAA 峰之间;⑤ 从这体元对水信号匀场;⑥ 最佳化水抑制(例如用一系列近似 90°脉冲);⑦ 采集一个脑水谱;⑧ 采集一个代谢物的谱.

一个谱成像(SI)采集将是类似的,只是更多注意对更大组织体积的匀场,通常只采集几个层面,并用长 TE. 采集一个高分辨 T_1 加权结构像(例如 IR 预备的梯度回波),使各体元灰质、白质、CSF 的比例得以确定. 如果内部水用作一个标准,考虑三种成分浓度不同,这体元水含量可被估计出来. 从而体元内脑组织比例被求出,以致每单位体积脑组织浓度被确定. 如果体元内 CSF 占的分数

很小,此步可省略.

许多研究者对于参考的首选方法是用小的外部同地代谢物标准(典型的一个 $100\sim250$ mL 体积球),并通过监测发射机电压和作互易校正以校正线圈负载.例如,在 LC 模型指南中就推荐此法.另一些人更喜欢用内部水作参考,因为其稳健性,同时是水含量变化的警示,这通常伴随 T_2 变化.总之,这 SI 采集步骤可包括:① 确定并校正用来定义 CSI 厚层的选择性脉冲的激发轮廓[93];对于这 CSI 厚层和一个大的 FOV,以这 PRESS 选择脉冲族采集水的 SE 图像,这比值给出 PRESS 选择的激发轮廓(即非均匀性产生于这选择脉冲的使用).然而在这激发或接收中 RF 非均匀性不被此步骤消除[99].② CSF 含量对于几个层面用单射 IR 预备的快 SE 很快被确定[100].

5.5.2   拟合以估计峰面积

为了从谱得到浓度估计,需要两个进程.第一,估计峰面积是一个数学问题,用合适的计算机程序来解决.第二,物理校正因素必须应用(下面讨论).峰估计步骤的主要软件包是 LC 模型、MRUI 和 TDFD 拟合.

1. LC 模型

这 LC 模型[102,103,84]在频域拟合,是最成熟的软件包(图 5.5.1),能处理重叠峰和不规则基线.活体内质子谱由可能出现在谱中各个代谢物的基元谱(basis set)组成.早期有 15 种代谢物,如图 5.5.2 所示,如果按可靠性递减次序排列,有 NAA、肌氨酸、胆碱、谷氨酸盐、乳酸、葡萄糖、NAAG、天门冬氨酸酯、丙氨酸、GABA 等;另外一些组合,例如 NAA+NAAG 比单个成分更可靠.后来又被其他研究组加进了其他化合物.这基元谱中有一些是多重峰,这基元谱可就地测量,虽然制造商们现在倾向于提供软件作为普遍使用的序列.测得的脑谱与从基元谱提供的谱的线性组合进行比较,对各个基本谱的系数进行调整以得到最好的拟合.最后确定的这些系数给出各个基本代谢物估计的浓度.用 Cramer-Rao 最小方差限给出产生于噪声的不确定性的估计(系统误差不能用此法估计).一个同地验证物体包含 50 mmol/L NAA 水溶液,用于提供一个校准因子,因为接收机增益和线圈负载因子未知.这标准提供的信号很稳定(2% SD,2 年有效[93]).NAA 验证物体和脑作为线圈负载之间的变化,通过产生 90° 脉冲需要的发射机输出来确定.于是这峰面积被发射机电压乘再被体元体积除,就可以得到浓度[20,22,85].

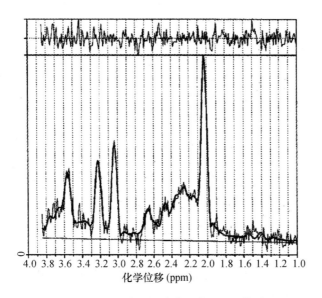

图 5.5.1 正常短回波谱拟合到 LC 模型

这拟合的模型(黑线)包含来自 13 种代谢物和 2 个组合的贡献. 拟合后的残余误差显示在顶迹线中. $TE=30$ ms, $TR=3$ s, 体元体积 = 2.3 mL, 近似 2/3 灰质, 1/3 白质, 矩阵 24×24[66]

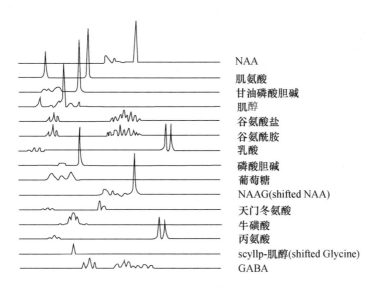

NAA
肌氨酸
甘油磷酸胆碱
肌醇
谷氨酸盐
谷氨酰胺
乳酸
磷酸胆碱
葡萄糖
NAAG(shifted NAA)
天门冬氨酸
牛磺酸
丙氨酸
scyllp-肌醇(shifted Glycine)
GABA

图 5.5.2 用于谱估计的 LC 模型的起始基本元谱

一个活体谱作为所谓模谱基元线性组合的拟合程序(LC model). 从模型解的 15 个代谢谱组成起始基元[101]

2. 信号相位和相位校正

NMR 线由吸收分量(A)和色散分量(D)组成. 这谱数据的实部(Re)以曲线形式被显示在计算机屏幕上,虚部(Im)被隐藏在硬件驱动器中. 这谱线通常是实部和虚部的线性组合. 有必要用另一个线性组合(相位校正)使得这实部是纯粹吸收信号,虚部是纯粹色散信号:

$$\mathrm{Re} = A\cos(\varphi) + D\sin(\varphi); \quad \mathrm{Im} = A\sin(\varphi) - D\cos(\varphi). \quad (5.5.1)$$

对于零阶校正,φ 是一个常数;而对于线性(即一阶)校正,$\varphi = k\Omega t$. 在 LC 模型中谱相位校正是自动进行的.

3. 其他校正

可用水谱对涡流畸变进行校正,这整个步骤都是自动进行的,没有观察者偏见或动手脚的余地. 这不规则谱基线包含来自宏观分子的宽信号,这些可表达为一组基函数[67,104],可得到一个改进的基线特性,并且这些宏观分子浓度可被估计出来[105]. 可游动脂肪也可加到这基函数上[101,106,107]. 对温度没有明确地进行校正,虽然容易操作.

4. MRUI

MRUI(magnetic resonance user interface)[108] 提供时域拟合,并有涡流伪影校正功能. 拟合是按线性预期,或者按非线性步骤比如 AMARES[109,110].

5. TDFD 拟合

TDFD 拟合[111] 利用时域知识提供频域拟合,不需要基函数,软件是免费的. 用非参数基函数(即实验测量的线形,比如在 LC 模型中)的线性组合拟合和参数基函数(即解析导出的,比如 TDFD 拟合)拟合之间的比较已被给出[105]. 这参数描写更灵活,容易允许调变参数,比如改变回波时间,但是计算时间比较长[112].

5.5.3　浓度估计

估计峰面积之后,还需要许多物理校正因子,包括一个校准因子(如果用一个外部标准)、T_1 和 T_2 校正(应用到谱线,也用于标准)、一个温度校正因子和对于体元大小的因子. 温度校正经常可以忽略.

5.5.4　浓度标准

一个典型的浓度标准是 50 mmol/L NAA. 基于标准的温度 T_s,应该对信号作一个校正,以得到在体温下的信号. 这体温信号 S_{37} 是

$$S_{37} = S_{T_s} \frac{273.2 + T_s}{310.2}, \qquad (5.5.2)$$

式中 S_{T_s} 是在标准温度信号.这校正因子列在表 5.4.1 中.对于室温标准典型因子是 5%.对于冷标准额外的问题是通过质子对流造成的回波信号损失,以及水线随温度的漂移.

这标准的浓度理想地应该在被扫描的温度上计算,记住水密度 ρ 随温度有小的变化.于是在温度 T_s 的浓度 C_{T_s} 与标准在被制造时的温度 T_0 上的浓度 C_{T_0} 有关:$C_{T_s} = C_{T_0} \rho_{T_s} / \rho_{T_0}$.此效应很小,在 5~21℃之间密度差是 0.2%.

5.5.5　线圈负载和 RF 非均匀性

一般说来,若线圈负载,在线圈中心达到 90° 脉冲需要的发射机电压依赖于多少样品负载于这线圈,并且这负载对于验证物体比对于头要小.从验证物体的信号 S_s 可转换到当线圈负载头时的信号 S_h:

$$S_h = S_s \frac{V_s}{V_h}, \qquad (5.5.3)$$

式中 V_s 和 V_h 分别是扫描验证物体和扫描头时的发射机电压,并且这线圈被假定是匹配好的.扫描头时发射机电压应该对于定域(不是对整个头)采集被测量,为的是正确处理 RF 不均匀性和驻波.整个头的测量能正确处理负载,但不能正确处理非均匀性.

RF 驻波(介质共振)在大的水模体中引进非均匀性,然而在小的浓度标准中,这效应很小并且在任何情况下可通过监测发射机电压而进行处理.

5.5.6　对于用外部标准的方程

前面已经讨论了对于温度和线圈负载的校正.这趋势是不太用同时标准(内部水或外部物体),而更青睐用一个外部(同地)代谢物标准.LC 模型推荐用这样的外部标准,便于按方程(5.5.3)对线圈负载进行校正.对于用外部同地标准浓度 C_s 计算活体内位置 r 点的浓度 $C(r)$ 的完整方程是[66]

$$C(r) = \frac{S(r)}{S_s b_1(r)} C_s \frac{n_p^s}{n_p} \frac{VOI_s}{VOI} \frac{1}{f_v} \frac{V}{V_s} \frac{T_{37}}{T_s} \frac{1}{R[b_1(r)\pi/2]} \frac{f_1(T_1^s)}{f_1(T_1)} \frac{f_2(T_2^s)}{f_2(T_2)},$$

$$(5.5.4)$$

式中因子近似按重要性次序给出,这里假定这倾倒角置在线圈中心;$S(r)$ 是活体内位置 r 点的信号;S_s 是来自标准的信号;$b_1(r)$ 是相对于线圈中心($b_1(0)=1$)的 RF 场 map,描写 RF 非均匀性,在鸟笼形线圈内靠中心附近 $b_1(r)$ 理论上是均匀的,为简单计,近似等于 1;R 也是 1;n_p 是化合物(活体或标准)中对谱线有贡献的质子数,对于 NAA,$n_p=3$,对于 Cr,$n_p=3$,对于 Cho,$n_p=9$;VOI 是贡献信号的谱体元尺寸;f_v 是活体中包含脑实质(CSF 除外)的 VOI 的体积分数;V 和 V_s 分别是对于活体扫描和标准扫描的发射机电压;T 是绝对温度(用℃+273.13 表示的温度),T_{37} 是体温($=310.2$ K),T_s 是标准的温度;$R(\theta)$ 是对于定域或谱成像序列用的响应函数,$R(\pi/2)=1$;$f_1(T_1)$ 和 $f_2(T_2)$ 是对于特定序列(对于 $T_1 \gg TR$,$f_1=1$,对于 $TE \ll T_2$,$f_2=1$)被 T_1 和 T_2 引起的信号损失,对于 PRESS,这些近似为 $f_1(T_1)=1-\exp(-TR/T_1)$ 和 $f_2(T_2)=\exp(-TE/T_2)$. 对于多重线 f_2,可能包括 J 调制引起的信号损失,对此情况,倘若对这基函数解用的 TE 正确,LC 模型会自动处理. 这体元大小被假定不受发射不均匀性影响,在谱成像中,可能用厚层选择脉冲,要求测量激发轮廓[113]. 在实践中,一个很不正确的倾倒角通常导致不同的体元形状和体积.

给定实际约定的扫描,要作对 B_1 场、响应函数、激发函数、T_1、T_2 的校正是复杂的,而且并不总是精确的,因而经常被省略掉. 许多研究所用"本所法定单位"[18],它只有局部意义,与浓度有关但不等于浓度,应该努力校正这些效应.

5.5.7　典型扫描协议

典型扫描协议显示在表 5.5.1 中,它们代表 TR、平均数或相位编码步数和采集时间之间的一个折中. 一般说来,为了最小化 T_1 损失,TR 应该很长($TR \gg T_1$);为了达到更高 SNR 和/更好空间分辨率,平均数或相位编码步数应该很大;采集时间对于临床序列应该短,而对于更定量的序列则应该长.

表 5.5.1　典型的活体内定域谱协议

序列		TR(s)	N_{EX} 或矩阵大小[a]	体元 维度(cm³)	体元 体积(mL)	采集时间[b] (min)
单体元 PRESS	临床[c]	$1 \sim 1.5$	128	$1.5 \times 2 \times 2$	6	$2 \sim 3$
	半定量	2	192	$1 \times 1 \times 1.5$	1.5	7
	定量	3[d]	192	$1 \times 1 \times 1.5$	1.5	10
CSI PRESS	临床半定量	2	16×16(24 cm FOV)	$1.5 \times 1.5 \times 1.5$	3.4	8
	定量	3	24×24(32 cm FOV)	$1.3 \times 1.3 \times 1.5$	2.5	29

注:a 对于单体元用 N_{EX},对于 CSI 用矩阵. b 不包括起始的定位、匀场等预备时间. c 在临床场合,为了方便经常用代谢比而不是绝对定量. 当研究婴儿时由于其脑 T_1 更长,TR 应该增长至 3 s. d 在单体元研究中为了最小化 T_1 损失,可用 $TR=6$ s[114],甚至 10 s[22].

§5.6 质子 MRS 在神经疾病中的临床应用

MRS 允许在确定的活体脑区中主要代谢物反映的生物化学被非侵入式检测. 在许多疾病中,生化变化发生在宏观结构异常之前,因此在病理过程早期阶段,MRS 比 MRI 更灵敏. 在 MRI 上完全正常表现的脑中,MRS 能反映出异常的代谢物. 或在传统像上可见结构异常区域边缘的外面 MRS 也有可能反映出异常代谢物. MRS 能放大这些特异性,MR 可见的异常可被定义并能反映这动态过程,比如膜转变. 反过来,对于病灶的生物活动性给出一个洞察,而这从单一 MRI 检查是不明显的.

在纵向研究中,代谢物随时间的变化也可以较早地被检测到,即比确定的病灶比如肿瘤的尺寸和信号特征变化更早. 在 MRS 中病理学可能用两种方式表明:在脑中看到的正常代谢水平的定量变化,和代谢物或宏观分子共振存在是不正常的,有一些(在 MR 可见的水平上)可被考虑是病态的. 就所有 MR 技术来说,MRS 的绝对灵敏度很低,代谢物浓度在 mmol/L 量级,才可能被可靠地检测到.

临床 MR 谱被认为有两个不同但相关的用途:① 定义生化特征,对疾病病理给出洞察,并最终引导发展新的治疗策略. ② 提供诊断信息,增强或放大从临床检查、化验和传统结构脑像提供的已有信息. 这目的是提高成像检查的灵敏度和特异性,并作为一个整体提高诊断可信度,指导临床处理. MRS 也可以对预后和放疗监测提供有用的定量指标. 为了发挥实际的临床影响,MRS 必须提高特异性、灵敏度、安全性或保证诊断的正确性. 在结构像的灵敏度和/或特异性有限的情况下 MRS 最容易发挥其价值.

5.6.1 从临床角度考虑技术方面

采集方法选择依赖于待研究的病理性质、所怀疑异常的解剖位置和感兴趣代谢物. 当计划 MRS 协议时,从病人和临床扫描器两方面看必须考虑到总检查时间. 单体元采集可用 $TE=30$ ms 以上,用 STEAM 时 $TE=20$ ms,而 CSI 一般 $TE>100$ ms. 短 TE PRESS 定位的 CSI 可以采用,已经有支持短 TE CSI 的在线分析软件. 以中、长 TE(100 ms 以上)采集的谱允许检测 Cho、Cr 和 NAA;正常情况乳酸不可见,但浓度在 $1\sim2$ mmol/L 以上可被检测到,取决于谱的 SNR. 短 TE 谱($20\sim40$ ms)允许测量短 T_2 和高 J 耦合代谢物,特别是 Myo 和 Glx,且对可游动脂质特敏感. 这基线在短 TE 更复杂,并包含重叠的未明小分子和宽阔大分子信号的贡献,必须通过谱拟合以确定代谢物浓度.

　　体元位置的选择取决于所怀疑病理的分布或在结构像上很明显的异常位置.在有焦点的病灶和影响特定脑区的疾病情况下,体元位置选择就显得特别重要.

　　在部分体积效应和在合理的采集时间内所能达到的 SNR 之间必须寻求一个平衡.短 TE PRESS(灵敏度比 STEAM 高一倍)的出现对此有改进,但对于单体元研究保留 $0.8 \sim 1$ mL 的下限.在脑的颞叶和大肿瘤区这 B_0 倾向于特别不均匀,局部匀场也倾向于对小体元更容易些.

　　有经验的观察者从模式识别可以解释一些谱,而某些形式的代谢定量对于有意义的分析经常很关键.通常参考 Cr 的代谢比,经常用,但 Cr 容易受病理过程影响,另外 Cr 浓度还随年龄而系统变化.对这样的研究(指 Cr 浓度),这采集时间通常很短,在总检查时间上再至多加额外 10 分钟,并且重复性通常比较好.进一步,对于感兴趣体元包括 CSF,例如围绕海马和其他皮层区,这比值的计算绕过了分隔这体元以校正部分体积效应的困难.分隔需要采集高分辨结构数据,这很费时并难免引进误差.确定代谢浓度的绝对值要求更严格的技术,要求延长 TR 以最小化 T_1 效应,并且对于较长 TE 的实验,测量代谢物 T_2 是必要的,以校正弛豫时间的病理变化.

5.6.2　定义正常值

　　要解释 MR 谱,需要有在可比较脑区的正常数据.Kreis[11] 对发表的 30 篇文献数据进行分析,就人脑中 4 个最主要代谢物给出了绝对浓度,列在表 5.6.1 中以供参考.这些值有相当大的分散,有很多因素影响其变化,并且有待于或许已经有改进的测量技术修改它们.

表 5.6.1　人脑中普通代谢物的正常值(单位 mmol/L)[11]

	NAA		Cr		Cho		Myo	
灰质	11.02	SEM=0.42	8.74	SEM=0.21	1.50	SEM=1.56	6.55	SEM=0.42
白质	10.4	SEM=0.42	6.66	SEM=0.21	1.77	SEM=1.14	5.72	SEM=0.62

其中[Cr]和[Cho][①]随年龄增大归属于灰白质退化[115].Cr 变化表示代谢物绝对定量有意义,而单独代谢比的解释需谨慎.代谢浓度定量测量的重复性对于纵向研究特别有意义,一般用单体元 MRS 比用 CSI 要优越.测量的重复性不仅依

----

　　① 方括号表示浓度.

赖采集技术,也依赖脑内位置和待测的代谢物[116]. Chard 等人[117] 的研究表明,用短 *TE* PRESS 定位的 CSI 的重复性与用单体元的重复性不相上下.

5.6.3 代谢疾病

某些代谢变化比如 NAA 减少(有时伴随 Cho 提高)与神经元损失或功能紊乱有关,如髓鞘退化或萎缩,这些与 MR 图像上的表现可能相关也可能不相关. 在脑实质或 CSF 中乳酸水平提高暗示乏氧呼吸,并与呼吸链故障相关的紊乱范围有关联,包括线粒体病和丙酮酸酯脱氢酶功能紊乱. 注意,儿童 CSF 中有乳酸是正常的. 成人脑乳酸在 MR 可见的浓度也与缺血或感染急性损伤的组织内增高的活性巨噬细胞数目有关联.

根据上述条件的性质,MRS 的真实诊断效用难以估计. 然而可以证明,即使它并不总是有帮助,在有莫名其妙脑病的婴幼儿研究中,作为结构像和化学检验的辅助,MRS 是有价值的.

由系统的代谢干扰引起的急、慢性脑病的结构像常常是正常的,这时 MRS 可能产生有用的诊断和预后信息. 与肝病有关的神经扰动一直有很大兴趣,在肝性脑病(HE)中有特色的脑代谢异常在许多小册子中被描写. 在慢性 HE 中 Myo 显著降低或缺乏,Glx 增高(归属于提高的谷氨酸盐合成,与过量氨水平有关)和 Cho 降低. 这些有特色的代谢异常在急性和亚临床 HE 中经常见到,肝移植后证明已转为正常.

脑中 Cho/Cr 比值微妙的变化被证明病人有丙型肝炎感染、轻微的肝功能紊乱和认知问题[118],虽然不能肯定是通过肝病作媒介引起的,还是病毒直接对脑有影响.

也许令人惊讶,在糖尿病患者(酮类脑病)脑中可检测到的酮是丙酮(葡萄糖也可能被检测到). 在其食物能转化为酮的癫痫病人脑中也可能测到丙酮.

进入脑的物质在 MR 可见的浓度也可以用 MRS 识别出来,例如酒精、甘露醇和丙烯乙二醇(常用作治疗剂的溶剂).

5.6.4 退行性疾病

痴呆的临床研究是 MRS 临床应用之一. 在发达国家 60 岁以上人群中痴呆发病率较高,新疗法的出现对于可靠的早期诊断是一个推动. 结构成像对早老性痴呆(Alzheimer's dementia,AD)的早期诊断不太敏感. 在痴呆病人中,在各种主器官中代谢异常已被证明. NAA 降低是普遍特征,一般反映神经元损失,但非特异.

Myo 区域性提高和后脑回/中央枕叶皮层 NAA 降低是临床 AD 病人的一

个特征[119]. 从代谢浓度计算的比值 NAA/Myo 或 NAA/Cr 对于从正常人中区
分出 AD 是最灵敏的. 此外,Myo 增高显得对于 AD 比较特异,允许区分 AD、前
额颞叶和血管痴呆. Myo 升高的病理意义尚不肯定,一直是争论的课题,可能与
这部分新皮层内胶质细胞浓度增高有关. 在 AD 中不太一致的发现是较低的
Glx[120],这代谢物难以可靠地定量测量,临床应用也较少.

从后扣带区短 *TE* 单体元 MRS 测量,显示有从其他形式痴呆和正常人中
区分出 AD 的诊断价值. 在其他精神疾病中,代谢异常的区域分布经常反映这
些疾病中退化的模式,但迄今还没有作为诊断试验.

MRS 也适合研究帕金森综合征,因为结构异常在常规结构脑成像中很少
见到,虽然在确定的脑区有清楚的功能缺陷. MRS 也用于研究亨丁顿舞蹈病
(Huntingdon disease),在病人纹状体内 NAA 降低,Glx 增高,支持兴奋造成神
经损害的假设.

5.6.5　感染和炎症

1. 多发性硬化斑(multiple sclerosis,MS)

MS 是一种神经脱髓鞘疾病,适合于用 MRS 进行研究. MRS 可在正常表现
白质上揭示代谢异常,产生关于脱髓鞘斑演化历史的信息,增加关于 MS 如何
对脑造成损伤机制的了解[121].

2. 感染

在免疫活性和免疫抑制(如 HIV 相关疾病,即艾滋病病毒感染)两类病人
中都可以用 MRS 研究颅内感染. 许多研究都证明,在 HIV 阳性病人和 AIDS
病人脑中有弥漫的代谢变化. 在 MRI 上没有看到异常之前代谢异常已经出现.
在 AIDS 中区分出脑内淋巴瘤(Cho 高,NAA 略微低)和弓浆虫病(Cho 和 NAA
皆低)也许是 MRS 最令人信服的临床应用. 而这两种情况在 MRI 上表现相似,
可能共存在一个个体中,有不同的治疗要求. MRS 的非侵入式检查排除了价格
昂贵、风险极大活检的需求.

5.6.6　颅内肿瘤类型鉴别

MRS 能从颅内肿瘤中区分出脑脓肿,细菌代谢产物比如醋酸盐、琥珀酸盐
和氨基酸共振、丙氨酸和氨基乙酸,暗示未治疗的化脓性脓肿. 在原发脑膜瘤中
丙氨酸提高,MRS 可见的浓度有显著的比例(30 例中有 12 例)[122]. MRS 可区
分良性脑膜瘤(保守治疗)和恶性肿瘤(早期可手术切除). 用 MRI 区分一个孤
立的转移瘤通常是困难的,MR 谱也类似. 许多研究的目的是用 MRS 对此作一

个非侵入式的区分,并聚焦到残留 NAA 信号存在,作为主瘤的一个标志. 然而, 这可能令人困惑,特别是对于较小的病灶,体元内部分正常脑组织贡献 NAA 被误认为主瘤残存的 NAA.

胶质瘤治疗方法取决于其级别,而其级别传统上从活检或切片样品的组织学检查来确定. 然而,该方法与显著的发病率和死亡率有关联,并且在不同种类疾病中容易遭受取样错误. 因此,希望非侵入式地预测组织级别和胶质瘤生物学行为. 传统 MRI 在估计肿瘤级别上价值有限,许多研究都试图用 MR 谱来承担此任务.

这提出了很多挑战,大部分螯合物显示有提高的 Cho(图 5.6.1(a),(b), (d)),由于增加的膜转性和不足的 NAA,反映健康神经元组织损失,并且这些变化的程度与肿瘤的生物活性相关;Cho/Cr 和 Cho/NAA 比值随肿瘤级别升高而增大. 乳酸,暗示乏氧呼吸,在高级别肿瘤中以高浓度更频繁被测到,但也足够经常地出现在低级别损伤中,以至于不可区分,因此这又令人失望[123]. 已知组织学级别胶质瘤的例子显示在图 5.6.1 中.

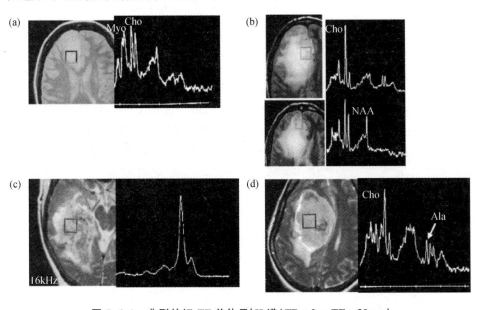

图 5.6.1 典型的短 *TE* 单体元 ^{1}H 谱($TR=2$ s,$TE=30$ ms)

(a) 一个低级别胶质瘤显示略微提高的 Cho、残留的 NAA、突出的 Myo 和氨基乙酸共振[126]. (b) 一个 WHO 级Ⅲ星细胞瘤(上迹);在同一病灶区不同位置第二个体元显示较低级别肿瘤更典型的谱(下迹). 这强调了取样的影响和单体元技术的局限性. (c) 一个 4 级胶质瘤(多种形式胚胶质细胞)有支配性脂肪共振在 0.9 和 1.3 ppm. 残留的正常代谢物看不到,可能是因为脂肪谱幅度太高. (d) 有可识别的丙氨酸共振在 1.48 ppm 的脑膜瘤. 注意这突出的 Cho 和 NAA 消失

Myo/Cho 水平(图 5.6.1(a))与肿瘤级别负相关变得很明显,在低级别肿瘤中倾向于比在正常脑中高,而在高级别肿瘤中则低,Myo 水平的测量可能提高了区分肿瘤级别的能力[124]. 进而,可游动脂肪半族被证明与微观坏疽(肿瘤退行发育的特点)相关(图 5.6.1(c)),甚至先于肿瘤;它们的存在是(WHO 4 级)胶质胚细胞瘤多种形式损害的指示[125]. Myo 和脂肪仅在短 TE 能可靠地被检测到,故被限制到单体元研究. 直到短 TE CSI 变得广泛可用并被 MRI 制造商支持,在中等 TE 的 CSI 被短 TE 单体元谱补充的一个组合,只是一个临时解决办法. 对于损害分类,用多变量分析技术也可以对辨别提供改进[107].

CSI 技术测量代谢异常的分布,生物学上活动区域和由生化确定的肿瘤外沿并不总是与在 MRI 上 T_2 依赖信号或对比度增强区域吻合一致. CSI 开始应用于对肿瘤代表性区域指导立体活检[127]. CSI 也可以指导更有效的手术切除和放射治疗计划,或作为目标描述的辅助.

对于肿瘤复发和放疗后坏疽的辨别,MRS 是胜任的,而 MRI 是困难的. 这区别是根据在复发肿瘤中有较高的[Cho]或 Cho/Cr,并且已有数据提示,胶质瘤治疗后这些值也增高. 未来 MRS 在估价肿瘤对细胞毒素治疗(包括化疗和放疗)的响应方面也可能发挥作用[128].

5.6.7　癫痫

MRS 在临床上可用于研究颞叶癫痫[129],用于放大关于海马趾尺寸的信息和从结构序列已有的 T_2 测量的信息. MRS 在探测海马趾硬化方面比单独结构像更灵敏,当考虑手术时 MRS 能提高置信度. 然而,在临床上这技术总的"附加值"难以量化. 与海马趾的谱相关的技术困难相当大,比如特别差的匀场和来自邻近 CSF 的部分体积效应. 在实践中,往往用长 TE 以长采集时间从小体元进行测量. 为了强调 NAA 损失,结果通常表达为代谢比、NAA/(Cr + Cho)或 NAA/Cr,并与正常控制的局部标准进行比较. 研究目的是检查与癫痫特别有关的代谢物,例如兴奋的传递素 GABA,要求用量子滤波或 J 分解谱技术,这已超出本书讨论的范围.

5.6.8　缺血和缺氧

MRS 已成功预测了患细胞低氧-缺血脑病的婴儿的结果. 早期结构像对此预兆很有限,显著降低的 NAA 反映了神经细胞机能不良,最差的结果就是死亡. 提高的乳酸和可游动脂肪共振也是其特征.

在急性缺血性中风研究中,MRS 可作为急性成像协议的一部分. 同时浓度提高的乳酸和浓度降低的 NAA 分别反映乏氧代谢和神经损害,这些参数与结果的相关是被限制的. MRS 提供了从结构序列结合扩散和灌注 MRI 都不能提供的额外的预兆信息.

5.6.9 精神病和头伤害

许多研究表明,在部分精神病包括精神分裂和情感紊乱病人的脑中有区域性代谢异常. 这些大都与 NAA 损失有关,但 Cho、Myo、Glx 和 Cr[7] 异常也已被报道. 这很重要,因为它证明了传统分类为功能神经错乱条件的目标生化相关,而在传统结构脑像上或血液化验都不显示可检测的异常. 因此,MRS 对这些条件的病理生理学产生了一些洞察,并对治疗介入和监测提供了可能的目标.

头受到严重伤害但没有破溃时,从临床和神经成像特征立即作出诊断往往是困难的,导致难以对这种潜在不稳定病人群作出临床处理决定. 此外,有显著的病人群在比较轻的头伤害后遭受长期神经心理后遗症,对他(她)们所有成像研究都是正常的. 许多研究证明,低 NAA 水平是神经损害的灵敏指示器,导致差的后果. 在 30 个病人[130]中对胼胝体压部一系列检查支持这一看法,但并不绝对,导致对某个具体病人仍难以作出准确的预测.

5.6.10 脊髓

对于脊髓,由于磁化率效应、很小的直径、脑脊液脉动流动等影响,脊髓谱面临巨大的技术挑战. 然而,已经取得很大进展[72,78,79].

5.6.11 谱方法的改进

1. 扩散加权谱(DW-MRS)

磁化强度预备谱可能提供更高的生物特异性. 例如扩散加权谱,加一个扩散加权预备后立即进行单体元采集[131~134],可测量代谢物的扩散行为. 缺血期间,细胞内的 ADC 降低(如水的 ADC 那样). 然而,水降低的起源是不清楚的,或许是由细胞内或细胞外的变化引起的,于是代谢测量提供了较大的生物特异性.

2. 磁化强度转移谱(MT-MRS)

MT-MRS[135]可用来研究受限制代谢物的存在. 在短 TE 谱中,这肌氨酸信号在偏离共振饱和存在时降低 13%,暗示可见的 Cr 在与约束 Cr 池交换. 这另外 4 个代谢物不受影响.

测量活体质子谱用水抑制,会减小与水交换的那些代谢物的信号强度,MacMillan 等人用非水抑制代谢物质子谱进行反向转移实验,研究了这些可交换的共振,对于水下游最突出的峰获得了交换率和 T_1 弛豫时间的数据[136].

3. 多线圈谱

多线圈技术允许谱成像采集时间缩短,或者替代用较长的 TR 以降低 T_1 损失.改进的头皮脂肪饱和允许谱体元采样更多皮层.

4. 高场

高场(>1.5 T)提供更高 SNR,可用更小体积的谱体元.预期的谱分辨改进可能部分地被线宽增大而退化.比较在 1.5 T 和 3 T[137] 采集的单体元 STEAM 谱,$TE=20$ ms,灵敏度只提高 20%. T_2 值几乎减半,单峰线宽几乎加倍,在谷氨酸酯/谷氨酸盐区域分辨率仍然提高.在 1.5 T 和 4 T 之间精度比较[138] 证明,峰 SNR 提高 80%,峰宽增大 50%,量化精度提高 39%.在 7 T 的谱[139] 证明,多峰分辨率有提高,单峰分辨率提高不显著(图 5.6.2).在 7 T 有更多代谢物可见,匀场和水抑制(RF 场更不均匀)更关键.某些多峰(如葡萄糖)在更高场变得很少可见,因为其共振线变得很分散.二维谱(COSY)、访问其他核变得可行.

在高场 RF 非均匀性、T_1、T_2 损失(随场强提高 T_1 增大,T_2 减小)将更坏.更高阶匀场线圈将部分地抵消掉磁化率差在颞叶造成的负效应.对化合物比如 GABA 产生的复杂谱有效地编辑在 1.5 T 执行[140,141],在高场变得更可行,使定量更可靠.

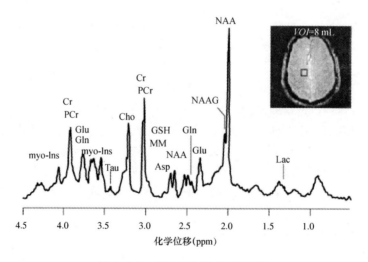

图 5.6.2　在 7 T 白质 STEAM 谱

$TE=6$ ms,$TR=5$ s,体元 8 mL,160 平均,内插头像显示了体元位置,用了一些分辨增强技术[66]

5.6.12 定量 MR 谱(qMRS)临床常规软件

定量 MRS 已经发展了临床常规应用软件[142],如免费软件包 jMRUI-v5.0,使得 qMRS 对于临床常规 MRS 检查很有吸引力. 该软件包基于临床可行的标准 MR 脉冲序列,具有强大的数据处理功能,用 DICOM 格式把数据从控制台传送到 qMRS 计算机,MR 谱和成像可结合显示,产生并传输谱报告. 用水参考模型可以绝对定量,同时包含健康人正常代谢浓度的数据库.

参 考 文 献

[1] Maudesley AA, et al. J Magn Reson,1983,51: 147.

[2] Maudesley AA, Hilal SK. MRM,1984,2: 218.

[3] Maudesley AA, et al. Radiology,1984, 153: 745.

[4] Maudesley AA, et al. MRM,1990,14: 415.

[5] Twieg DB, et al. MRM,1989, 12: 291.

[6] Blueml S, Seymour KJ, Ross BD. Developmental changes in choline- and ethanola-mine-containing compounds measured with proton-decoupled ^{31}P MRS in in vivo human brain. MRM,1999, 42: 643-654.

[7] Tibbo PG, Bernier D, Hanstock CC, et al. 3-T proton magnetic spectroscopy in un-medicated first eisode psychosis: A focus on creatine. MRM,2013,69: 613-620.

[8] Roth K, Hubesch B, Meyerhoff DJ, et al. Non-invasive quantification of phosphorus metabolites in human tissue by NMR spectroscopy. JMR,1989, 81: 299.

[9] Frahm J, Bruhn H, Gyngell ML, et al. Localized high resolution proton NMR spec-troscopy using stimulated echoes: Initial applications to human brain in vivo. MRM, 1989, 9: 79-93.

[10] Narayana PA, Fotedar LK, Jackson EF, et al. Regional in vivo proton magnetic reso-nance spectroscopy of brain. JMR,1989,83: 44-52.

[11] Kreis R. Quantitative localized ^{1}H MR spectroscopy for clinical use. Prog Nucl Magn Reson Spectrosc,1997, 31: 155-195.

[12] Frahm J, Michaelis T, Merboldt KD,et al. Improvements in localized proton NMR spectroscopy of human brain, water suppression, short echo times, and 1 mL resolu-tion. J Magn Reson,1990,90: 464-473.

[13] Michaelis T, Merboldt KD, Hanicke W,et al. On the identification of cerebral metabo-lites in localized ^{1}H NMR spectra of human brain in vivo. NMR Biomed, 1991,4: 90-98.

[14] Hennig J, Pfister H, Ernst T, and Ott D. Direct absolute quantification of metabolites

in the human brain with in vivo localized proton spectroscopy. NMR Biomed，1992，5：193-199.

[15] Christiansen P，Henriksen O，Stubgaard M，et al. In vivo quantification of brain metabolites by ^{1}H-MRS using water as an internal standard. Magn Reson Imag，1993，11：107-118.

[16] Barker PB，Soher BJ，Blackband SJ，et al. Quantitation of proton NMR spectra of the human brain using tissue water as an internal concentration reference. NMR Biomed，1993，6：89-94.

[17] Ernst T，Kreis R，Ross BD. Absolute quantitation of water and metabolites in the human brain. Ⅰ，Compartments and water. J Magn Reson Ser B，1993，102：1-8.

[18] Kreis R，Ernst T，Ross BD. Absolute quantitation of water and metabolites in the human brain. Ⅱ，Metabolite concentrations. J Magn Reson Ser B，1993，102：9-19.

[19] Austin SJ，Connelly A，Gadian DG，et al. Localized ^{1}H NMR spectroscopy in Canavan's disease：A report of two cases. Magn Reson Med，1991，19：439-445.

[20] Michaelis T，Merboldt KD，Bruhn H，et al. Absolute concentrations of metabolites in the adult human brain in vivo：Quantification of localized proton MR spectra. Radiology，1993，187：219-227.

[21] Alger JR，Symko SC，Bizzi A，et al. Absolute quantitation of short TE brain [1]H-MR spectra and spectroscopic imaging data. J Comput Assist Tomogr，1993，17：191-199.

[22] Danielsen ER，Henriksen O. Absolute quantitative proton NMR spectroscopy based on the amplitude of the local water suppression pulse：Quantification of brain water and metabolites. NMR Biomed，1994，7：311-318.

[23] Choi C，Ganji SK，DeBerardinis RJ，et al. Measurement of glycine in the human brain in vivo by ^{1}H-MRS at 3T：Application in brain tumors. Magn Reson Med，2011，66：609-618.

[24] Bottomley PA. Spatial localization in NMR Spectroscopy in vivo. Ann Ny Acad Sci，1987，508：333-348.

[25] Ralph E，et al. MRM，1998，40(3)：343.

[26] Star-Lack JM，et al. MRM，2000，43：325.

[27] Frahm J，et al. J Magn Reson，1987，72：502.

[28] Mlynarik V，et al. MRM，2000，44(6)：964.

[29] Moonen CTW，et al. NMR Biomed，1989，2：201.

[30] 李丽云. 活体磁共振波谱技术与应用. 引自：唐孝威，主编. 脑功能成像. 合肥：中国科技大学出版社，1999：98，101.

[31] Ng TC，et al. Radiology，1986，158：517.

[32] Silver MS，et al. J Magn Reson，1984，59：347.

[33] Lawry TJ, et al. MRM,1989, 9: 299.

[34] Luyten PR, et al. MRM,1989,11: 1.

[35] Ackerman JJH, et al. Nature,1980,283: 167.

[36] Chen W, Ackerman JH. NMR Biomed,1989,4: 205.

[37] Chen W, Ackerman JH. J Magn Reson,1989,82: 655.

[38] Geoffrion Y, et al. NMR Biomed,1988,1: 107.

[39] Malloy CR, et al. J Magn Reson,1988,80: 364.

[40] Bendall MR, Aue WP. J Magn Reson,1983,54: 149.

[41] Bendall MR, Gordon RE. J Magn Reson,1983,53: 365.

[42] Bendall MR, Pegg DT. MRM,1985, 2: 91.

[43] Shaka AJ, Freeman R. J Magn Reson,1984,59: 169.

[44] Shaka AJ, Freeman R. J Magn Reson,1985,62: 340.

[45] Shaka AJ, et al. J Magn Reson,1985,61: 175.

[46] Tycko R, Pines A. J Magn Reson,1984,60: 156.

[47] Garwood M, et al. J Magn Reson,1984,60: 268.

[48] Bogusky RT, et al. MRM,1986, 3: 251.

[49] Styles P, et al. MRM,1985,2: 402.

[50] Robitaille PM, et al. MRM,1989,10: 14.

[51] Bendall MR, et al. J Magn Reson,1984,60: 473.

[52] Bottomley PA, et al. J Magn Reson,1984,59: 338.

[53] Bottomley PA, et al. J Magn Reson,1985,64: 347.

[54] Segebarth C, et al. Magn Reson Med Biol,1988, 1: 7.

[55] Loffler R, Sauter R, Kolem H, et al. Localized spectroscopy from anatomically matched compartments: Improved sensitivity and localization for cardiac ^{31}P MRS in humans. J Magn Reson,1998,134: 287-299.

[56] Hardy CJ, Cline HE. Spatial localization in two dimensions using NMR designer pulses. J Magn Reson,1989,82: 647-654.

[57] Panych LP, Oshio K. Selection of high-definition 2D virtual profiles with multiple RF pulse excitations along interleaved echo-planar K-space trajectories. Magn Reson Med, 1999, 41: 224-229.

[58] Hardy CJ, Bottomley PA. [31]P spectroscopic localization using pinwheel NMR excitation pulses. Magn Reson Med, 1991,17: 315-327.

[59] Qin Q, Gore JC, Does MD, et al. 2D arbitrary shape selective excitation summed spectroscopy (ASSESS). Magn Reson Med, 2007,58: 19-26.

[60] Finsterbusch J, Busch MG. Segmented 2D-selective RF excitations with weighted averaging and flip angle adaptation for MR spectroscopy of irregularly shaped voxe.

MRM,2011,66: 333-340.

[61] Weber-Fahr W, Busch MG, Finsterbusch J. Short-echo-time MR spectroscopy of sin-gle-voxel with arbitrary shape in the living human brain using segmented 2D-selective RF excitations based on a blipped-planar trajectory. Magn Reson Imaging, 2009,27: 664-671.

[62] Scheffler K, Hennig J. Frequency resolved single-shot MR imaging using stochastic K-space trajectories. MRM,1996,35:569-576.

[63] Tal A, Goelman G,Gonen O. In vivo free induction decay based 3D multivoxel longitu-dinal Hadamard spectroscopic imaging in the human brain at 3T. MRM,2013,69(4): 903-911.

[64] Goelman G, Leigh JS. B_1-insensitive Hadamard spectroscopic imaging technique. J Magn Reson,1991,91: 93-101.

[65] Gonen O, Hu J, Stoyanova R, et al. Hybrid three dimensional (1D-Hadamard, 2D-chemical shift imaging) phosphorus localized spectroscopy of phantom and human brain. Magn Reson Med, 1995,33: 300-308.

[66] Tofts P. Quantitative MRI of the Brain: Measuring Changes Caused by Disease. Lon-don:John Wiley & Sons,2003: chapt 9.

[67] Seeger U, Mader I, Nagele T, et al. Reliable detection of macromolecules in single-volume ^{1}H NMR spectra of the human brain. Magn Reson Med, 2001,45: 948-954.

[68] Ross BD, et al. MRM,1992,23: 96.

[69] Inglis BA, et al. J Magn Reson,1994,105: 61.

[70] de Graaf RA, et al. J Magn Reson B,1996,113: 35.

[71] de Graaf RA, Nicolay K. MRM,1998,40: 690.

[72] Hock A, MacMillan EL, Fuchs A,et al. Non-water-suppressed proton MR spectros-copy improves spectral quality in the human spinal cord. Magn Reson Med,2013,69 (5): 1253-1260.

[73] Le Roux P, Gilles RJ, McKinnon GC,et al. Optimized outer volume suppression for single-shot fast spin-echo cardiac imaging. J Magn Reson Imaging, 1998, 8: 1022-1032.

[74] Tran TKC, Vigneron DB, Sailasuta N, et al. Very selective suppression pulses for clinical MRSI studies of brain and prostate cancer. Magn Reson Med, 2000, 43: 23-33.

[75] Henning A, Schaer M, Schulte RF, et al. SELOVS: Brain MRSI localization based on highly selective T_1- and B_1-insensitive quater-volume suppression at 3T. Magn Reson Med,2008,59:40-51.

[76] Schulte RF,Henning A,Tsao J,et al. Design of broadband RF pulses with polynomial

phase response. JMR,2007,186: 167-175.

[77] Edden RA,Schaer M,Hillis AE,et al. Optimized detection of lactate at high fields using inner volume saturation. MRM,2006, 56: 912-917.

[78] Henning A, Schar M, Kollias SS, et al. Quantitative magnetic resonance spectroscopy in the entire human cervical spinal cord and beyond at 3T. MRM, 2008, 59: 1250-1258.

[79] Marliani AF, et al. Quantitative proton magnetic resonecnce spectroscopy of the human cervical spinal cord at 3T. MRM, 2007, 57: 160-163.

[80] Seeger U, Klose U, Seitz D,et al. Proton spectroscopy of human brain with very short echo time using high gradient amplitudes. Magn Reson Imag,1998,16: 55-62.

[81] Kreis R, Ernst T, Ross BD. Development of the human brain: In vivo quantification of metabolite and water content with proton magnetic resonance spectroscopy. MRM, 1993,30: 424-437.

[82] Tofts PS, Wray S. A critical assessment of methods of measuring metabolite concentrations by NMR spectroscopy. NMR Biomed,1988, 1: 1-10.

[83] Tofts PS, Wray S. Noninvasive measurement of molar concentrations of ^{31}P metabolites in vivo, using surface coil NMR spectroscopy. Magn Reson Med,1988, 6: 84-86.

[84] Helms G. Analysis of 1. 5 tesla proton MR spectra of human brain using LC-model and an imported basis set. Magn Reson Imaging,1999, 17: 1211-1218.

[85] Helms G. A precise and user-independent quantification technique for regional comparison of single volume proton MR spectroscopy of the human brain. NMR Biomed, 2000,13: 398-406.

[86] Hoult DI. The principle of reciprocity in signal strength calculations—a mathematical guide. Conc Magn Reson, 2000,12: 173-187.

[87] Danielsen ER, Michaelis T,Ross BD. Three methods of calibration in quantative proton MR spectroscopy. J Magn Reson B, 1995,106: 287-291.

[88] Barantin L,LePape A, Akoka S. A new method for absolute quantitation of MRS metabolities. MRM,1997, 38: 179-182.

[89] Hetherington HP, Pan JW, Mason GF, et al. Quantitative ^{1}H spectroscopic imaging of human brain at 4. 1T using image segmentation. MRM,1996,36: 21-29.

[90] Helms G. Volume correction for edema in single-volume proton MR spectroscopy of contrast enhancing multiple sclerosis lesions. MRM,2001,46: 256-263.

[91] Doyle TJ, Bedell BJ,Narayana PA. Relative concentrations of proton MR visible neurochemicals in gray and white matter in human brain. MRM,1995,33: 755-759.

[92] Noworolski SM,Nelson SJ,Henry RG,et al. High spatial resolution ^{1}H-MRSI and segmented MRI of cortical gray matter and subcortical white matter in three regions of the

human brain. MRM,1999,41: 21-29.

[93] McLean MA, Woermann FG, Barker GJ, et al. Quantitative analysis of short echo time ^{1}H-MRSI of cerebral gray and white matter. MRM,2000,44: 401-411.

[94] Felblinger J, Kreis R, Boesch C. Effects of physiologic motion of the human brain upon quantitative ^{1}H-MRS: Analysis and correction by retro-gating. NMR Biomed, 1998, 11: 107-114.

[95] Soher BJ, Hurd RE, Sailasuta N,et al. Quantitation of automated single-voxel proton MRS using cerebral water as an internal reference. MRM,1996,36: 335-339.

[96] Duc CO, Weber OM,Trabesinger AH,et al. Quantitative ^{1}H MRS of the human brain in vivo based on the stimulation phantom calibration strategy. MRM, 1998, 39: 491-496.

[97] Hofmann L,Slotboom J,Boesch C,et al. Characterization of the macromolecule baseline in localized [1]H-MR spectra of human brain. Magn Reson Med,2001,46: 855-863.

[98] Murphy PS, Leach MO, Rowland IJ. Signal modulation in ^{1}H magnetic resonance spectroscopy using contrast agents: Proton relaxivities of choline,creatine and N-acetylaspartate. MRM,1999,42: 1155-1158.

[99] Wild JM, Marshall I. Normalisation of metabolite images in ^{1}H NMR spectroscopic imaging. Magn Reson Imaging,1997,15(9): 1057-1066.

[100] Jacobs MA, Horska A, van Zijl PC,et al. Quantitative proton MR spectroscopic imaging of normal human cerebellum and brain stem. Magn Reson Med, 2001, 46: 699-705.

[101] Seeger U, Klose U, Mader I,et al. Parameterized evaluation of macromolecules and lipids in proton MR spectroscopy of brain diseases. Magn Reson Med, 2003, 49: 19-28.

[102] Provencher SW. Estimation of metabolite concentrations from localized in vivo proton NMR spectra. Magn Reson Med, 1993, 30: 672-679.

[103] Provencher SW. Automatic quantitation of localized in vivo ^{1}H spectra with LC-model. NMR Biomed,2001, 14: 260-264.

[104] Mader I,Seeger U, Weissert R,et al. Proton MR spectroscopy with metabolite-nulling reveals elevated macromolecules in acute multiple sclerosis. Brain,2001,124(Pt 5): 953-961.

[105] Hofmann L,Slotboom J, Jung B,et al. Quantitative ^{1}H magnetic resonance spectroscopy of human brain:Influence of composition and parameterization of the basis set in linear combination model-fitting. Magn Reson Med,2002, 48: 440-453.

[106] Auer DP, Gossl C, Schirmer T, Czisch M. Improved analysis of [1]H-MR spectra in the presence of mobile lipids. Magn Reson Med, 2001,46: 615-618.

[107] Tate AR, Majos C, Moreno A, et al. Automated classification of short echo time in vivo ^{1}H brain tumor spectra: A multicenter study. Magn Reson Med, 2003, 49: 29-36.

[108] Naressi A, Couturier C, Castang I, et al. Java-based graphical user interface for MRUI, a software package for quantitation of in vivo/medical magnetic resonance spectroscopy signals. Comput Biol Med, 2001, 31: 269-286.

[109] Vanhamme L, van den Boogaart A, van Huffel S. Improved method for accurate and efficient quantification of MRS data with use of prior knowledge. J Magn Reson, 1997, 129: 35-43.

[110] Mierisova S, van den Boogaart A, Tkac I, et al. New approach for quantitation of short echo time in vivo ^{1}H MR spectra of brain using AMARES. NMR Biomed, 1998, 11: 32-39.

[111] Slotboom J, Boesch C, Kreis R. Versatile frequency domain fitting using time domain models and prior knowledge. Magn Reson Med, 1998, 39: 899-911.

[112] Elster C, Link A, Schubert F, et al. Quantitative MRS: Comparison of time domain and time domain frequency domain methods using a novel test procedure. Magn Reson Imaging, 2000, 18: 597-606.

[113] McLean MA, Woermann FG, Simister RJ, et al. In vivo short echo time [1]H-magnetic resonance spectroscopic imaging (MRSI) of the temporal lobes. NeuroImage, 2001, 14: 501-509.

[114] Pouwels PJ, Frahm J. Regional metabolite concentrations in human brain as determined by quantitative localized proton MRS. Magn Reson Med, 1998, 39: 53-60.

[115] Leary SM, Brex PA, MacManus DG, et al. A ^{1}H magnetic resonance spectroscopy study of aging in parietal white matter: Implications for trials in multiple sclerosis. Magn Reson Imaging, 2000, 18: 455-459.

[116] Wiedermann D, Schuff N, Matson GB, et al. Short echo time multislice proton magnetic resonance spectroscopic imaging in human brain: Metabolite distributions and reliability. Magn Reson Imaging, 2001, 19: 1073-1080.

[117] Chard DT, McLean MA, Parker GJ, et al. Reproducibility of in vivo metabolite quantification with proton magnetic resonance spectroscopic imaging. J Magn Reson Imag, 2002, 15: 219-225.

[118] Forton DM, Thomas HC, Murphy CA, et al. Hepatitisc and cognitive impairment in a cohort of patients with mild liver disease. Hepatology, 2002, 35: 433-439.

[119] Miller BL, Moats RA, Shonk T, et al. Alzheimer disease: Depiction of increased cerebral myo-inositol with proton MR spectroscopy. Radiology, 1993, 187: 433-437.

[120] Antuono PG, Jones JL, Wang Y, et al. Decreased glutamate+glutamine in Alzheimer's disease detected in vivo with ^{1}H-MRS at 0.5T. Neurology, 2001, 56: 737-742.

［121］Filippi M. Non-conventional MR techniques to monitor the evolution of multiple scle-rosis. Neurol Sci, 2001,22: 195-200.

［122］Shino A, Nakasu S, Matsuda M, et al. Noninvasive evaluation of the malignant poten-tial of intracranial meningiomas performed using proton magnetic resonance spectrosco-py. J Neurosurg, 1999, 91: 928-934.

［123］Negendank WG, Sauter R, Brown TR,et al. Proton magnetic resonance spectroscopy in patients with glial tumors: A multicenter study. J Neurosurg,1996,84: 449-458.

［124］Castillo M, Smith JK, Kwock L. Correlation of myo-inositol levels and grading of cere-bral astrocytomas. Am J Neuroradiol,2000,21: 1645-1649.

［125］Kaminogo M,Ishimaru H,Morikawa M,et al. Diagnostic potential of short echo time MR spectroscopy of gliomas with single voxel and point-resolved spatially localised proton spectroscopy of brain. Euroradiology, 2001,43: 353-363.

［126］Choi C, Ganji SK, DeBerardinis RJ,et al. Measurement of glycine in the human brain in vivo by ^{1}H-MRS at 3T: Application in brain tumors. Magn Reson Med,2011, 66: 609-618.

［127］Hall WA, Martin A, Liu H,et al. Improving diagnostic yield in brain biopsy: Cou-pling spectroscopic targeting with real-time needle placement. J Magn Reson Imag, 2001,13: 12-15.

［128］Kauppinen RA. Monitoring cytotoxic tumour treatment response by diffusion magnetic resonance imaging and proton spectroscopy. NMR Biomed,2002, 15: 6-17.

［129］Chu WJ, et al. Statistically driven identification of focal metabolic abnormalities in temporal lobe epilepsy with corrections for tissue neterogeneity using ^{1}H spectroscopic imaging. MRM, 2000, 43: 359-367.

［130］Sinson G, Bagley LJ, Cecil KM,et al. Magnetization transfer imaging and proton MR spectroscopy in the evaluation of axonal injury: Correlation with clinical outcome after traumatic brain injury. Am J Neuroradiol, 2001,22: 143-151.

［131］Posse S,Cuenod CA, LeBihan D. Human brain: Proton diffusion MR spectroscopy. Radiol, 1993,188: 719-725.

［132］Nicolay K, Braun KP,Graaf RA,et al. Diffusion NMR spectroscopy. NMR Biomed, 2001, 14: 94-111.

［133］de Graaf RA, Braun KP, Nicolay K. Single-shot diffusion trace ^{1}H NMR spectrosco-py. MRM, 2001,45: 741-748.

［134］Kan HE,Techawiboonwong A,van Osch MJP,et al. Differences in apparent diffusion coefficients of brain metabolites between grey and white matter in the human brain measured at 7T. MRM,2012,67: 1203-1209.

［135］Helms G, Frahm J. Magnetization transfer attenuation of creatine resonances in localized proton MRS of human brain in vivo. NMR Biomed,1999, 12: 490-494.

[136] MacMillan EL, Chong GDQ, Dreher W, et al. Magnetization exchange with water and T_1 relaxation of the downfield resonances in human brain spectra at 3T. MRM,2011, 65: 1239-1246.

[137] Barker PB, Hearshen DO, Boska MD. Single-voxel proton MRS of the human brain at 1.5T and 3.0T. MRM,2001,45: 765-769.

[138] Bartha R, Drost DJ,Menon RS,et al. Comparison of the quantification precision of human short echo time ^{1}H spectroscopy at 1.5 and 4.0 T. MRM,2000, 44: 185-192.

[139] Tkac I, Andersen P, Adriany G,et al. In vivo ^{1}H NMR spectroscopy of the human brain at 7T. MRM,2001,46: 451-456.

[140] Henry PG,Dautry C,Hantraye P,et al. Brain GABA editing without macromolecule contamination. MRM, 2001,45: 517-520.

[141] McLean MA,Busza AL,Wald LL,et al. In vivo GABA measurement at 1.5T using a PRESS localized double quantum filter. MRM,2002, 48: 233-241.

[142] Scheidegger O, Wingeier K, Stefan D,et al. Optimized quantitative magnetic resonance spectroscopy for clinical routine. MRM,2013, 70(1): 25-32.

第6章 油/水质子化学位移成像

人体内到处都有脂肪,MRI 中脂肪的强信号往往会影响病灶对比度,比如影响对炎症、水肿、肿瘤等病变的观察和诊断. 在乳房或视神经中脂肪组织的 T_1 很短(约 230 ms@1.5 T),在短 TR 和短 TE 的 T_1 加权像上脂肪尤其成问题. 在 T_2 加权的快 SE 图像上,亮脂肪信号与亮的病灶信号容易发生混淆. 因此,临床 MRI 经常需要抑制脂肪信号,以增强组织水图像的对比度. 用缩短 T_1 对比剂增强病灶对比度时,抑制脂肪尤为重要.

分离油/水信号或抑制脂肪的方法很多,所依据的物理机制也各不相同: 有的依据化学位移造成的相位对比度;有的直接依据化学位移频率差;有的依赖于谱方法;有的依赖于油和水的弛豫差;还有的依赖于自旋-自旋耦合机制等. 其中临床上最实用的方法可分为三大类: 一是 Dixon 方法及其若干改进型;二是频率选择性脂肪抑制方法;三是 STIR 技术及其改进型.

§6.1 脂肪化学位移和 MRI 信号

MRI 比其他成像模态优越处之一是具有提供活体中化学信息的潜力,只是在传统的 MRI 中把化学上不同质子的信号集中在这图像体元内,而没有把它们分开. 其实,质子对 MRI 信号的贡献基于若干因素,包括化学位移、质子密度、弛豫时间(T_1 和 T_2)、磁化率和运动(流动、灌注、扩散)等. 了解所有这些因素,才能把握住对 MR 图像的解释和理解,也才能理解本章讨论的化学位移成像(CSI)、油水分离方法的理论依据.

6.1.1 化学位移

根据核磁共振条件

$$\nu_0 = \Gamma B_0, \tag{6.1.1}$$

$\Gamma(\Gamma = 42.576 \text{ MHz/T})$ 是约化磁旋比,自旋核的共振频率只依赖于 B_0. 如果同一种核的 Γ 值都相同,若分子中同一种核或不同分子中的同种核都感受同样的磁场 B_0,那么就只有一个 NMR 频率 ν_0,对应一条谱线. 然而,实际情况并非如此. 早在 1950 年虞福春等[1]就发现, 质子共振频率与其化学环境有关, 有微小的移动, 称为"化学位移"(chemical shift).

化学位移怎么起源的呢? 包围原子核的电子(e^-)以及邻近原子核的电子也绕外磁场 B_0 反方向进动(电子带负电, 也有自旋磁矩 μ, 在外磁场中也受磁力矩作用), 结果产生一个反向局部磁场, 叠加到 B_0 上, 造成"磁屏蔽"效应, 使原来共振频率略有降低, 这个共振频率的移动通常称为化学位移.

设有一满壳层原子处在外场 B_0 中, 其球对称电子云绕主磁场 B_0 进动, 似乎它是一个刚性旋转的电球, 这电子云可用离核一定距离的圆周运动电子来近似, 运动电荷感应电流, 电流产生局部磁场与外磁场方向相反, 局部场正比于外场强度:

$$B_{loc} = \sigma B_0, \tag{6.1.2}$$

式中 σ 是无量纲常数, 称为屏蔽常数, 它本身与外场强度无关. 然而, 随核在分子中的位置而变化. 在不同分子中, 甚至在同一分子的不同化学基团中 σ 是不同的, σ 越大, 屏蔽效应越强, 频率移动就越大. $\sigma = B_{loc}/B_0$ 典型在 ppm 级级. 因此, 原子核 i 实际感受到的场不是 B_0 而是低了一点(σB_0), 结果其共振频率变为

$$\nu_i = \Gamma B_0 - \Gamma B_{loc} = \Gamma(1-\sigma_i)B_0. \tag{6.1.3}$$

于是, 在不同分子或同一分子的不同化学基团中的同种核的共振频率沿频率轴拉开距离, 形成一维频谱. 它们在频率轴上的位置通常用一个标准物质来作比较, 对于 ^{1}H 和 ^{13}C 用四甲基硅烷(TMS)作标准参考物质. 这样, 化学位移定义为

$$\delta_i = \sigma_{ref} - \sigma_i = \frac{B_i - B_{ref}}{B_0} = \frac{\nu_i - \nu_{ref}}{\nu_0}, \tag{6.1.4}$$

δ_i 无量纲, 不依赖于外场 B_0, 对描述分子结构很方便, 通常以 ppm 为单位. 通常选择的参考物质具有最大的屏蔽常数 σ_{ref}, 使大部分化学位移值为正值. 在 NMR 谱中, 频率增加的方向在谱图中向左, 如图 6.1.1 所示, 和屏蔽常数增加的方向正相反. 参考核是高度屏蔽的, 因而是最稳定的, 其化学位移设为 0 ppm.

在高分辨 NMR 谱中, 以四甲基硅烷(TMS)的 ^{1}H 和 ^{13}C 的共振峰分别定为 ^{1}H 谱和 ^{13}C 谱的参考零点($\delta=0$). 这样定标法, 水[—OH]质子共振在 4.7 ppm, 脂肪酸中亚甲基$[—(CH_2)]_n$质子共振在 1.2 ppm, 用频率表示这共振线的移动 (即化学位移频率差):

$$\delta\nu = \delta\Gamma B_0. \tag{6.1.5}$$

虽然 δ 不依赖于磁场 B_0, 但这化学位移频差 $\delta\nu$ 却依赖于外磁场 B_0. 脂肪质子相对于水质子向低频移动大约 3.3~3.5 ppm. 在 1.5 T, $\delta\nu \approx 3.4$ ppm$\times 64$ MHz= 217 Hz; 在 0.35 T, $\delta\nu = 51$ Hz, 即化学位移频率差随场强而增大, 这化学位移效应为化学位移成像和油水分离提供了理论依据. 应当指出, 化学位移并不限于

质子,其他共振核也有.

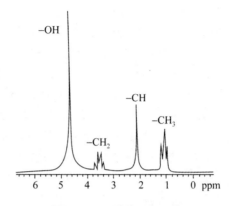

图 6.1.1 质子 NMR 谱

由水、乙醇、丙酮组成的混合物,用 1.5 T 全身扫描器采集,质子共振线按其化学位移:水的 [—OH]在 4.7 ppm(左边)、乙醇的[—CH₂]在 3.5 ppm,丙酮的[—CH]在 2.2 ppm,乙醇的 [—CH₃]在 1.1 ppm. 高度屏蔽的质子在 0 ppm. 注意,乙醇的[—CH₂]和[—CH₃]分别分裂为 4 条 和 3 条共振线,是自旋-自旋相互作用的结果

6.1.2 质子密度

质子密度是指在单位体积组织中用 MR 可探测到的质子数目. 在传统的活体质子 MRI 中,对可探测 MR 信号的主要贡献来源于两方面:组织水 (<55 mol/L)和脂肪(fat).脂肪与水的相对比值是变化的,与组织和器官有关,例如,皮下脂肪性组织有 77% 的脂肪含量,而瘦肉和肝的脂肪含量在 5% ~ 10% 范围内.脂肪/水比值在健康个体中也是变化的,依赖于节食和体形,在病人中随病理条件而变化,比如肌肉萎缩和脂肪肝的脂肪含量可高达 50%.

人体 NMR 谱在大部分区域是被主要的脂肪和水共振共同支配的,共振线强度依赖于源组织而变化(见图 6.1.2).MR 信号强度不仅依赖于质子密度,也依赖于 MR 采集条件.MR 可测量的脂肪/水比值也受组织及其宏观分子的物理状态影响,反映在弛豫时间 T_1 和 T_2 变化中.

脂肪经常被认为是单信号成分.然而,可探测的信号是许多不同化学基团贡献的复合信号.主要贡献来自亚甲基[—CH₂—]ₙ,这是长链脂肪酸的主要成分;较小的贡献来自低丰度脂肪性质子,包括端甲基[—CH₃]和乙烯基 [—HC＝CH—]以及胆碱[N—(CH₃)₂],主要是磷脂酰胆碱.

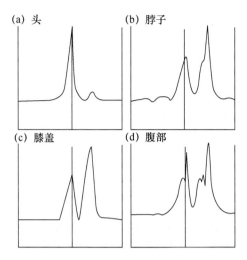

图 6.1.2 在 1.5 T 人体中的质子 NMR 谱

用 1 cm 层厚调谐模式(读梯度关闭)采集,$TR=400$ ms,$TE=20$ ms,无额外动态匀场.用竖直线标记水峰,距主要脂肪峰约 225 Hz.(a) 在头中可观察的谱成分,从脑水共振导出,很小的脂肪峰来自头皮和骨髓的甘油三酯;(b) 脖子;(c) 膝盖;(d) 腹部.这后三处,脂肪贡献很大,可见脂肪/水强度比依赖于解剖部位.注意,在(b)、(d)中有多峰可见,起源于其他次要的脂肪贡献和大视野(腹部)磁场不均匀性效应

与代谢有联系的质子比如乳酸和 N-乙酰基天门冬氨酸(NAA)质子,也可能贡献 MR 信号,只是其质子浓度很低,在毫摩尔每升(mmol/L)量级,比水质子密度低 $10^{-4}\sim10^{-5}$ 倍.用标准 MR 成像方法不可能观察到代谢质子贡献的信号.然而,用抑制支配的水和脂肪信号的方法[2~9],有可能观察到代谢信号,这就是 MRS 方法(见第 5 章),包括选择性饱和与选择性激发,这些 CSI 方法已在上一章讨论过.

6.1.3 弛豫时间(T_1 和 T_2)

在传统 MRI 中,组织弛豫时间范围很宽(见《核磁共振成像——物理原理和方法》书中表 3.4.1),是主要的对比度源,通过控制序列参数 TR、TE 和 θ 角,T_1 和 T_2 弛豫过程可表达到 T_1 加权或 T_2 加权像上.在传统 MR 图像中所观察到的弛豫效应是体元内所有质子自旋(主要是水和脂肪)的加权平均值.体元内信号强度反映了 T_1、T_2 和质子浓度的复杂平均.在图像中信号强度(S)组织特征和采集参数之间的关系可用一个简化的自旋回波强度方程表示:

$$S = Ne^{-TE/T_2}(1 - e^{-TR/T_1}), \qquad (6.1.6)$$

式中 N 是质子密度.把油、水的贡献分开:

$$S = N_F e^{-TE/T_{2F}}(1 - e^{-TR/T_{1F}}) + N_W e^{-TE/T_{2W}}(1 - e^{-TR/T_{1W}}), \quad (6.1.7)$$

下标 F 和 W 分别对应油和水质子. 文献中报道的油性组织的 T_1 值在 $150\sim$ 400 ms 范围内变化, T_2 值在 $50\sim170$ ms 范围内变化[2,10~12]. 这些变化反映了几个因素,包括组织异质性和不均匀性以及技术误差,例如典型地都用平均加权法,这些方法都忽略了组织中几个独立弛豫成分,比如水和油的贡献. 这些独立成分弛豫好像它们被包容在两个不同的小瓶内. 另一个变化的根源是 T_1 和 T_2 对磁场强度的依赖,也称为"磁场色散"(dispersion). 在医学 MRI 用的场强范围内 T_2 变化不大, T_1 场依赖是重要因素[2].

　　为保证 MRI 或 MRS 检测,高浓度质子是必要条件,但不是充分条件. 例如,髓磷脂(myelin)脂肪占脑重量的 70%. 但这些脂类质子的绝大多数有很短的 $T_2(\mu s)$,在正常脑像中不直接贡献 MR 信号. 在髓磷脂脂肪中的短 T_2 是由结构严密的双层膜造成的,这种双层膜限制了分子的运动,类似于固体中的情况,使髓磷脂中脂肪质子在膜中有相对固定(静止)的位置. 在这分子群体内,各个质子经历一个在时间上相对恒定而大小不同的磁场. 换句话说,自旋-自旋直接耦合相互作用很强[13]. 由于共振频率依赖于磁场,各质子以不同于邻居质子的频率进动,因而散相很快,相干维持时间很短,因而 T_2 大大缩短到 μs 范围. 而水和甘油三酯质子运动很快,在很短时间内经历变化的磁场很多次,在一个质子磁场中由于交替很快而平均掉了,并且它所经历的当地平均场和它近邻的场很相似. 结果,共振频率是相近的,相位相干是维持的,故 T_2 是长的.

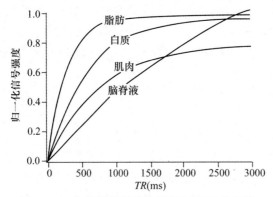

图 6.1.3　各种组织相对信号强度是 TR 的函数

数据是用《核磁共振成像——物理原理和方法》书表 3.4.1 列出的 T_1、T_2 和 N 值对 SE 序列 $TE=20$ ms 根据方程(6.1.6)计算的. 注意,在这些成像条件下油信号占支配地位

　　既然 MRI 仪器的最小回波时间在 ms 量级,髓磷脂脂肪的质子磁化强度在信号采集开始之前早就衰减光了,这就排除了对其信号的观察. 用 MRI 可观察的具有足够长的 T_2 的自旋习惯上被称为"易动"(mobile)质子. 易动脂肪质子有相对短的 T_1 和中等长的 T_2 弛豫时间,在大部分 SE MR 序列中不论 TR/TE 如何组合(见图 6.1.3),都可以产生很强

的脂肪信号. 因此, 如何处理这些脂肪信号是很严峻的任务.

§6.2 与脉冲序列有关的脂肪化学位移伪影

频率编码轴和选层轴方向的化学位移失配伪影将在§7.6 节讨论, 这里只讨论相位编码轴方向化学位移失配伪影, 上一节已经为此讨论奠定了基础.

6.2.1 在 EPI 序列中沿相位编码轴的化学位移伪影

1. spin-warp 成像

在 spin-warp 成像中沿相位编码方向没有可观察到的化学位移失配伪影(CS-MA), 理由似乎不明显. 相位编码的目的是区分沿相位编码轴(设为 y 轴)的自旋. 在 spin-warp 数据采集中, 相位编码是通过加相位编码梯度 G_y 一段时间 T 来实现的. 即梯度脉冲宽度 T 固定, 强度 G_y 分步. 在 G_y 作用下, 自旋进动速度被改变, 在周期 T 结束时, 自旋将获得依赖于它们沿 y 轴定位的相位角. 对各相位编码步, 梯度强度逐渐改变, 例如在第 N 步梯度值为 NG_y, 这样对给定位置自旋提供一个唯一的相位积累. 在 spin-warp 成像的各步中, 由于化学位移 $\delta\nu$ 效应, 在同一位置脂肪质子获得的相位不同于水质子. 然而, 脂肪自旋相对于水自旋最后产生的额外相位是不积累的, 即对各相位编码步这脂肪和水质子相位差都一样, 沿 y 轴各个位置两种成分(species)产生同样的相位编码差, 计算结果列在表 6.2.1 中.

表 6.2.1 在 spin-warp 成像的相位编码轴 y 位置水和油质子获得的相位

相位编码步	水质子磁化强度的相位	油质子磁化强度的相位
M	$M\gamma G_y yT$	$M\gamma G_y yT - 2\pi\delta\nu T$
$M+1$	$(M+1)\gamma G_y yT$	$(M+1)\gamma G_y yT - 2\pi\delta\nu T$
相位差	$\gamma G_y yT$	$\gamma G_y yT$

从表中数据可见, 在第 $M+1$ 相位编码步采得的相位与在第 M 步的相位无关. 既然在此方向傅里叶变换采用的实际数据是相位差, 那么, 在 spin-warp 成像中在相位编码方向不会有化学位移失配伪影, 而 EPI 技术则不然.

2. EPI 技术

在回波平面成像 EPI 技术中, 在相位方向空间编码方法是不同的. 在 spin-warp 技术中, 各行原始数据的采集是被 TR 分开的, 其 $\boldsymbol{K}$-平面上扫描轨迹如

《核磁共振成像——物理原理和方法》图 4.1.3(b)和(c)所示. 而在 EPI 中, 一次 RF 激发采完所有行原始数据, 其 K-平面上扫描轨迹如《核磁共振成像——物理原理和方法》图 4.3.1(b)和 4.3.2(b)所示. 也就是说, 所有空间编码, 包括相位和频率, 在一次扫描中全部执行完毕, 各行的相位编码直接跟着前一行, 因此被化学位移差引起的相位超前是积累的(见表 6.2.2). 我们可以在频率编码方向和相位编码方向分别讨论这种积累.

在 EPI 中, 通常用很强的读梯度来产生回波, 因而数据采集带宽在几百 kHz 量级. 根据方程(7.6.7)很容易看出, 在频率编码方向 CSMA 可以忽略. 然而在相位编码方向, 情况则完全不同, 那里 CSMAs 是很突出的. 不妨用一些实际数据来说明, 设有 64 行(N_y), 每行 128(N_x)个数据采样点, 在 500 μs 内完成, 那么每像素带宽(BW/N_x)为 2 kHz, 这带宽远大于油/水化学位移差 217 Hz(1.5 T). 因此, 在图像中沿读出轴不可能看到 CSMA. 对这序列总扫描时间是 500 μs$\times$64$=$32 ms, 因为在相位编码方向上数据采集有效带宽 BW 与总扫描时间 T_s 成反比,

$$(BW)_{相位} = N_y/T_s. \qquad (6.2.1)$$

在相位编码方向每像素带宽则只有 31.25 Hz, 这比化学位移差 $\delta\nu$ 小得多, 化学位移失配

$$\frac{\Delta y}{y} = \frac{\delta\nu}{BW}N_y. \qquad (6.2.2)$$

在此例中, 沿相位编码方向失配将达 217/31.25$\approx$7 个像素, 约为图像九分之一的空间位移. 这样大的 CSMA 必须设法校正, 与 spin-warp 成像相比较(比较表6.2.2 和表 6.2.1), 在 $M+1$ 步和 M 步之间的相位差增大了, 油质子磁化强度多了包含 T_{DAQ} 的一项. 这一项是在 EPI 相位编码方向产生很大 CSMAs 的根源.

表 6.2.2　在 EPI 相位编码轴 y 位置水和油质子获得的相位

相位编码步	水质子的磁化强度的相位	油质子的磁化强度的相位
M	$M\gamma G_y yT$	$M\gamma G_y yT - M2\pi\delta\nu(T+T_{DAQ})$
$M+1$	$(M+1)\gamma G_y yT$	$(M+1)\gamma G_y yT - 2\pi(M+1)\delta\nu(T+T_{DAQ})$
相位差	$\gamma G_y yT$	$\gamma G_y yT - 2\pi\delta\nu(T+T_{DAQ})$

注: 表中 G_y 为相位编码梯度增量; T 为 G_y 梯度脉宽; T_{DAQ} 为一行数据的读出时间.

6.2.2　在梯度回波(GE)序列中油/水相位对消强度伪影

油/水质子以不同的频率进动. 为了方便, 设在旋转坐标系中水质子磁化强

度沿 y 轴不动,油质子磁化强度以 $\delta\nu$ 进动,那么这两种磁化矢量会周期性地平行(同相)和反平行(反相). 设在同一体元内油/水两种成分磁化强度矢量之间的相位差为

$$\phi = 2\pi\delta\nu\tau. \qquad (6.2.3)$$

RF 激发脉冲时间选作时间零点,如果选择 $\tau = 1/(2\delta\nu)$,则 $\phi = \pi$,这意味着油/水质子磁化强度矢量反平行. 而在 $2\tau = 1/\delta\nu$ 时间,$\phi = 2\pi$,油质子磁化强度矢量完成一周(同相),则油/水磁化强度矢量指在同一方向(平行),这些同相、反相状态周而复始,如图 6.2.1(a)所示. 对一给定体元,其信号强度是所有成分磁化强度的矢量和. 油/水质子磁化强度矢量叠加的结果是使合成的信号呈现振荡行为,当它们的自旋平行时有其最大值($W + F$),当反平行(反相)时有其最小值($W - F$). 此外,当磁场不均匀性存在时,各成分磁化强度还将以时间常数 T_2^* 衰减,如图 6.2.1 所示. 这种类型的信号行为在用 GE 序列采集的图像中可以观察到. 在 GE 序列中,用单个 RF 激发脉冲激发后,在 TE 时间采集信号. 对于包含油和水的体元,信号作为 TE 的函数振荡且按 T_2^* 衰减[14,15],如图 6.2.2 所示. 在这图中,一系列图像是从一个含油和水的仿真样品采集的. 在这简单的两成分系统([—OH]和$[—CH_2^-]_n$)质子中,信号的周期性行为可以从化学位移差(3.4 ppm)计算出来. 理论和试验是一致的.

油性组织的信号振荡在 GE 序列中很典型,在 SE 序列中是看不到的,因为 180° 再聚焦脉冲校正了化学位移效应引起的相移.

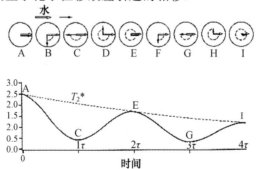

图 6.2.1　相位对比度机制,紧跟在选层 RF 脉冲之后,油/水磁化强度在旋转坐标系中同相位(FID 峰值),随后油/水质子磁化强度以化学位移差的频率独立进动

设在旋转坐标系中水磁化强度静止,油磁化强度进动,结果以 $2\tau = 1/\delta\nu$ 为周期,油、水信号同相和反相发生(看上列 A~I). 这周期 2τ 取决于 MRI 系统的 B_0 场强度. 在 1.5 T 中,$2\tau = 4.44$ ms; 在 0.5 T 中,$2\tau = 13.3$ ms. 矢量叠加结果,体元内合成的磁化强度的模随时间变化,考虑到 T_2^* 衰减效应,显示了这振荡衰减的信号强度. 这种情况在梯度回波序列中可以观察到

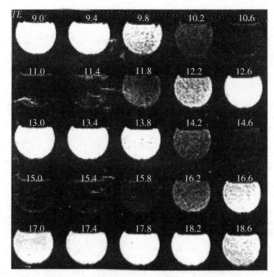

图 6.2.2　在 GE 序列中相位对比度强度变化

信号强度作为 TE 的函数是在 1.5 T 用油水混合仿真样品(phantom)测量的. 这 phantom 有水和亚甲基质子两个主共振特征. 在 9.0 ms(左上角)开始每隔 0.4 ms 采集一幅像,一直到 18.6 ms(右下角). 注意,信号有振荡行为,在 13.0 和 17.4 ms 最大,在 11.0 和 15.4 ms 最小. 4.4 ms 周期($\delta\nu$=225 Hz)是验证的

§6.3   化学位移选择性(CHESS)激发与饱和

直接利用水和脂肪之间化学位移差可以分离信号成分,以抑制脂肪或水.这些方法基于窄带频率选择性 RF 脉冲,在不加任何梯度的情况下,激发或饱和一种化学成分.对于脂肪/水信号分离已发展了三类频率选择性技术,主要产生纯水像,如果希望的话也可以产生脂肪像:① 成像序列开始前选择性激发脂肪,目的是在终像中消除脂肪;② 选择性饱和脂肪共振,以使它对终像不产生任何贡献;③ 直接选择激发水磁化强度产生纯水像,脂肪不被激发也就不会产生信号.

6.3.1　脂肪的选择激发——CHESS 序列

化学位移选择性序列(chemical shift selective sequence,CHESS)[16]以频率选择脉冲开始(见图 6.3.1).首先旋转脂肪的磁化强度到横平面,之后立即用一个破坏梯度散相这横向磁化强度,以使这净磁化强度平均到零.未激发的水的磁化强度仍沿 z 轴,紧接着用传统傅里叶成像(SE、GE、EPI 等)序列对水进行成像,产生纯水像(见图 6.3.1 和 6.3.2).

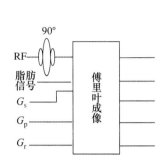

图 6.3.1　CHESS 序列时序框图

所示 G_s 梯度用来破坏 CHESS 脉冲产生的脂肪的横向磁化强度

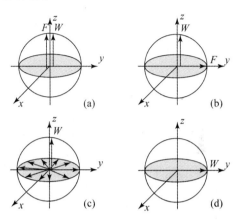

图 6.3.2　脂肪频率选择激发

(a) 起初,脂肪和水磁化强度均沿 z 方向;(b) CHESS 脉冲把脂肪磁化强度旋转到 xy 平面;(c) 用破坏梯度使脂肪磁化强度充分散相,使其平均到零;(d) 用选层梯度和 RF 旋转水磁化强度到 xy 平面进行成像

这窄带限脉冲可用 sinc 或高斯型脉冲,中心频率在脂肪共振点,脉冲长度典型地在 $8\sim16$ ms 范围,频带宽度在 $100\sim200$ Hz 或 ±100 Hz,要覆盖脂肪共振线宽.脉冲幅度由章动 $90°$ 角来确定.CHESS 序列运行的条件还要求脂肪的 T_1 要够长,因为 T_1 随 B_0 升高而增长,所以高场对 CHESS 更适合.破坏梯度时宽约在 $10\sim20$ ms,这期间脂肪的 M_z 没有任何恢复,而且成像速度要尽量快,争取在脂肪的 M_z 无明显的非零量期间完成水像的采集,否则水像将可能被脂肪污染.如果一个 CHESS 脉冲不能完成整幅像的采集,可用两个 CHESS 脉冲,但两次 CHESS 激发之间病人运动会产生空间失配伪影.对 CHESS 方法的限制还有主磁场 B_0 和 RF 场 B_1 的非均匀性.RF 场 B_1 不均匀会导致层面某些部分脂肪质子磁化强度的章动小于 $90°$,于是留下一个小的纵向分量参与到最终的水像中去.静磁场 B_0 不均匀会引起谱中水和脂肪信号部分重叠,结果导致 CHESS 脉冲的选择性不再产生一个真实的化学鉴别.因为水和脂肪的化学位移只有 3.4 ppm,主场的均匀性至少在待成像的区域要好于 1.7 ppm,否则 CHESS 运行结果很难保

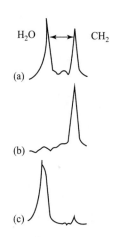

图 6.3.3   健康人髋部一个轴面的质子共振谱, 85 MHz(2 T)

(a) 正常谱显示水和脂肪共振有好于 1 ppm 的分辨率; (b) 用 CHESS 脉冲消去水峰后剩下 CH_2 峰; (c) 用 CHESS 脉冲消去脂肪峰后剩下水峰

证. 为了检验场的均匀性, 最好在 CHESS 运行之前, 先观察并记录待成像者的谱, 如果 H_2O 和 CH_2 两个峰分得很开, 如图 6.3.3(a) 所示, 说明磁场 B_0 均匀性能满足要求. 实际上在用 CHESS 序列成像前, 还要检验 CHESS 脉冲性能(见图 6.3.3(b) 和 (c)).

6.3.2   窄带激发脉冲的设计

带限 sinc 或高斯脉冲是最普通的设计. 1983 年 Hore 提出了一种带限脉冲叫二项式脉冲[17], 这种脉冲在活体 MR 谱中频繁使用以消除水信号. 在脂肪/水 CSI 中, 这种脉冲也可以用来选择激发脂肪磁化强度, 用破坏梯度充分散相后, 脂肪对终像不贡献信号. 1993 年 Harms 等[18] 又提出了一种 RODEO (rotating delivery of excitation off resonance) 脉冲.

1. 二项式脉冲

二项式脉冲由一串矩形脉冲组成, 各脉冲的幅度遵守二项式系数规则, 如图 6.3.4 所示. $\bar{1}\tau 1$ 包含两个脉冲, $1\tau\bar{3}\tau 3\tau\bar{1}$ 包括四个脉冲. 数字表示脉冲幅度, 数字上面一横表示脉冲相位改变 $180°$, 脉冲之间间隔为 τ. 二项式脉冲中最简单的是 $\bar{1}\tau 1$, 其工作原理可用图 6.3.5 说明. 第一个脉冲沿 $-x$ 轴加, 使脂肪/水磁化强度逆时针旋转 $45°$ 进入 yz 平面. 之后脂肪磁化强度将以 $\delta\nu$ 进动. 设旋转坐标系频率等于水质子共振频率, 水磁化强度将驻定不动. 如果 $\tau = 1/(2\delta\nu)$(在 1.5 T, $\tau = 2.2$ ms), 脂肪将进动 $180°$(见图 6.3.5), 此时第二个脉冲沿 x 轴加, 它将顺时针旋转脂肪和水磁化强度. 这样水磁化强度回到 z 轴, 脂肪磁化强度在 xy 平面内沿 y 轴. ($\bar{1}\tau 1$)二项式脉冲的最终效应是, 选择性旋转脂肪磁化强度进入 xy 平面, 留下水磁化强度沿 z 轴.

2. RODEO 脉冲[18]

RODEO 脉冲由正弦波组成, 用 $\triangle$ 代表一周期正弦波, $\triangledown$ 代表相位变 $180°$ 的正弦波, 如图 6.3.6 所示. 这种脉冲的功能与二项式脉冲很类似, 或许更优越些. 在二项式脉冲中性能最优越的是 $1\bar{3}3\bar{1}$. 有人[19] 已证明, 就抑制脂肪的性能来说, $\triangle\triangledown\ \triangle > 1\bar{3}3\bar{1} > \triangle\triangledown = 1\bar{2}1$. 这种 RODEO 脉冲用于 3D 脂肪抑制的乳腺

MR 成像,效果很好.类似的脉冲还有一些[20],这里不再赘述.

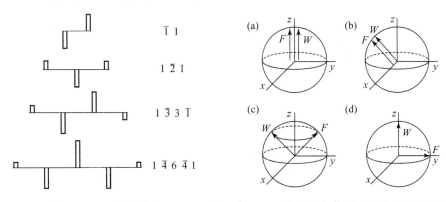

图 6.3.4 二项式脉冲

图 6.3.5 二项式脉冲($\bar{1}\tau1$)对磁化强度的作用原理

第一个脉冲旋转脂肪和水磁化强度(a),逆时针 45°(b).在两脉冲时间间隔 $\tau=1/(2\delta\nu)$ 内,脂肪磁化强度进动 180°(c).第二个脉冲顺时针旋转磁化强度 45°(d),使 W 沿 z 轴,F 沿 y 轴.这样,二项式脉冲选择性地旋转脂肪的 M 到 xy 平面上

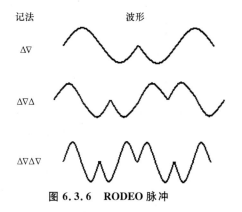

记法　　　　　波形

$\Delta\nabla$

$\Delta\nabla\Delta$

$\Delta\nabla\Delta\nabla$

图 6.3.6 RODEO 脉冲

6.3.3 脂肪的选择性饱和

脂肪的选择性饱和激发经常被混谈为选择性饱和,其实它们的物理机制是不同的.频率选择饱和脉冲一般是长的(几百 ms)、低强度矩形脉冲,中心频率在脂肪共振点,脂肪磁化强度绕 B_1 场方向旋转很多次,同时伴随 T_1 弛豫,最后使脂肪磁化强度 z 分量变为零.脂肪饱和是通过两能级上质子数相等实现的.这是真正的饱和,不可能用 180°脉冲或梯度反向恢复.只能通过 T_1 弛豫过程恢

复到热平衡值. 脂肪信号饱和后未受激发的水磁化强度可用传统脉冲序列进行成像[21,22].

当 TR 比脂肪 $T_{1,\text{fat}}$ 长时,区分选择激发和选择饱和是有意义的. 因为选择饱和脂肪抑制是很花时间的. 当 $TR > T_{1,\text{fat}}$ 时,单层面 SE 序列的 T_2 加权往往要求长 TR. 在此情况下,比较适合用频率选择饱和方法. 而频率选择脉冲一般无空间选择. 在多层面 CSI 中,在各选层脉冲之前,饱和激发脉冲加在整个体积上,即抑制整个成像体积内的脂肪,对频率选择激发脉冲来说,这有效 TR_{eff}:

$$TR_{\text{eff}} = \frac{TR}{N_s} < T_{1,\text{fat}}, \tag{6.3.1}$$

比 $T_{1,\text{fat}}$ 短. 这样,这些脉冲高频度施加的结果,会使脂肪磁化强度深度饱和,从而增强了脂肪抑制的效果. 因此,频率选择激发脉冲用在多层面模式比单层面模式更有效. 在梯度回波成像中用得很多,那里选层脉冲也很快.

6.3.4　水的选择激发

用频率选择性脉冲对准水质子共振可只激发水信号,不激发脂肪,继而用 EPI(SE-EPI 或 GE-EPI)可以成像. 这选择性脉冲正如前面所述,可用长 sinc 或高斯型,也可用二项式脉冲,或 RODEO 脉冲,只要发射机中心频率调谐在水共振,且带宽很窄足以不覆盖脂肪即可. 在三维梯度回波(fast adiabatic trajectory in steady state,3D-FATS)序列中,使用一对 RF 脉冲,其时间间隔为 $\tau = \frac{1}{2\delta\nu}$,类似于图 6.3.5 所示,但是把脂肪磁化强度留在纵向而把水磁化强度旋转到横向 xy 平面. 然后对此水成分在三个空间方向编码稳态运行,回波时间可短到 3 ms,可得到纯水的三维图像.

所有选择激发(水和脂肪)/饱和(脂肪)方法都依靠在 FOV 内水和脂肪共振的频率分立或分离. 任何磁场不均匀性都会加宽这共振线宽. 如果场不均匀感应的线宽加宽小于脂肪/水之间的化学位移,这频率选择性方法可用. 另外,这些方法的有效性还依赖于 RF 场 B_1 的空间均匀性(见图 6.3.7). 这些以化学位移为基础的脂肪信号抑制方法在所有成像序列包括 SE、GE、EPI[23~26] 中都已应用,甚至在径向投影重建方法中也可以应用[27,28].

6.3.5　梯度反向 CHESS 技术

在 2D 傅里叶成像中,所选层厚 Δt_s 由选层梯度 G_s 和 RF 激发脉冲的带宽 $\Delta\omega_s$ 决定,由公式 $\Delta\omega_s = \gamma G_z \Delta z$ 可以计算. 由于水/脂肪共振峰有一个距离,所激

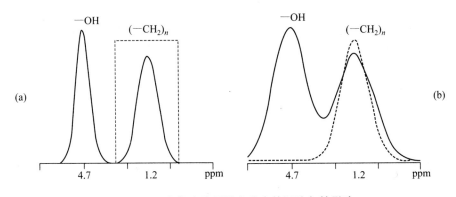

图 6.3.7 在频率选择性方法中的不均匀性影响

(a) 在均匀度很高的 B_0 场中水（左）和脂肪（右）共振线是理想分开的；频率选择脉冲的轮廓是理想矩形（虚线）；若 B_1 场均匀，这些轮廓对 FOV 内每个体元都是一样的. (b) 如果 B_0 场不均匀，则水（左）和脂肪（右）共振线均加宽以致部分重叠. 频率选择性脉冲的轮廓（虚线）也可能或多半不是理想矩形，不能覆盖想作用的峰形. 如场 B_1 不均匀，则虚线轮廓在 FOV 内对各体元有不同的高度，这样脂肪信号就消除得不干净

发的水层面和脂肪层面并不完全重合（参见图 7.6.5）. 如果发射机脉冲调谐在水共振，$90°$ 脉冲激发时脂肪层面中心相对于水层面中心将沿 $-G_s$ 方向移动：

$$\Delta L = \frac{\delta\nu}{\Gamma G_s}. \tag{6.3.2}$$

当配合 $180°$ 再聚焦脉冲的选层梯度 G_s 反向时，被聚焦的层面中心将向相反方向移动同样的距离 ΔL. 如果层厚选择 $\Delta\ell$ 满足

$$\Delta\ell \leqslant 2\Delta L = \frac{2\delta\nu}{\Gamma G_s} \tag{6.3.3}$$

时，则回波中将不包含脂肪信号. 于是脂肪将对终像不产生贡献，终像将是纯水像. 例如在 $1.5\ \mathrm{T}, \delta\nu = 217\ \mathrm{Hz}$，若 $G_s = 0.5\ \mathrm{G/cm}, \Gamma = 4257.6\ \mathrm{Hz}$，则 $2\Delta L = 2.04\ \mathrm{mm}$，层厚不超过 $2\ \mathrm{mm}$ 就可以. 式（6.3.3）的条件可概括为激发谱宽小于或等于脂肪/水化学位移频差的 2 倍：

$$\Delta f \leqslant 2\delta\nu. \tag{6.3.4}$$

如果发射机频率调谐在脂肪共振，用同样的方法可以抑制水信号，而得到纯的脂肪像.

梯度反向技术简单易行，不需要额外的 RF 脉冲，没有时间惩罚. 但它只适合于 SE 序列，并且层面厚度不能任意选择. 如果层面厚度和激发带宽不满足式（6.3.4），脂肪信号只能得到部分抑制（见 §7.6 节讨论）.

§6.4　抑制脂肪的 STIR 技术及变型

6.4.1　基于弛豫率的 STIR 技术

短 T_1 反向恢复(STIR)[29]技术基于脂肪和水的弛豫时间 T_1 之差来抑制脂肪. 序列以 180°反向脉冲开始,将磁化强度反向后,由于脂肪 T_1 比较短(260 ms 左右),恢复比较快,水 T_1 比较长,恢复比较慢,待脂肪过零点时对水成像,脂肪将不贡献信号. STIR 与许多序列兼容,比如与快 SE、GE、EPI 都可以结合使用,只要取 $TI = T_{1,\text{fat}}\ln 2$,就可以有效地抑制脂肪,可以非常有效地消除脂肪运动引起的伪影. STIR 的优点是对 B_0 场的不均匀性不敏感,但 STIR 对 B_1 场不均匀性很敏感(除非用绝热脉冲),并对 T_1 弛豫时间分布比较敏感. 由于反向预备时间 $TI = T_{1,\text{fat}}\ln 2$ 降低了水质子磁化强度,从而降低了 SNR,使成像参数难以最佳化,尤其不适合注射对比剂的场合.

STIR 由于 TR 长,多层面采集时,层面数目受限制. 尽管有这些缺点,但对中、低场系统,STIR 是值得大力提倡的,因为在中、低场化学位移频差 $\delta\nu$ 很小,频率选择的 CHESS 方法几乎无效.

6.4.2　SPIR 技术

为了克服 STIR 技术 SNR 低的缺点,可以把频率限制性技术和 STIR 结合起来. 即用频率选择性 180°反向脉冲只选择性反转脂肪的磁化强度. 选择反转时间 $TI = T_{1,\text{fat}}\ln 2$,使脂肪不产生信号. 由于水磁化强度未受影响,用传统方法就可以对水成像,水像有最佳的信噪比. 这种改进序列是选择性部分反向恢复,称为 SPIR(selective partial inversion recovery)序列.

§6.5　Dixon 化学位移成像(CSI)

上两节介绍的 CHESS 技术和 STIR 技术是抑制脂肪的技术,但都有一定的局限性. 比如 STIR 的 SNR 偏低,成像参数难以最佳化,尤其不适合注射对比剂的场合. 而 CHESS 技术对 B_0 场均匀度和射频 B_1 场不均匀性都很敏感. 退化磁场均匀度的因素很多,比如空气、组织或骨骼、组织界面等由于磁化率变化及其退磁效应,会引起当地磁场产生较大的畸变.这些畸变很难通过匀场(shimming)匀掉.虽然临床 MRI 机器有一线性匀场机制可匀在活体中的磁场,但不具有足够的空间灵活性以补偿大视野内 B_0 场的高次变化,如果场偏移超过 3.4 ppm(经常),CHESS 方法将大打折扣.在低场,水脂化学位移频差很小(≈ 70 Hz@0.5T),CHESS 几乎失效.在现代高场临床 MRI 机器上,通常在脂肪预饱和之前都需要用动态匀场线圈仔细匀场,并且该方法被限制在人体的局部小视野内.

本节介绍的 Dixon 方法是水、脂单独成像,对水像来说就是抑制了脂肪的像,对脂肪像来说就是抑制了水的像.Dixon 不但在 STIR 和 CHESS 失效的场合可以发挥作用,成为一个强有力的补充者,而且在临床诊断应用比如脂肪肝、骨髓病、肾上腺瘤等需要水脂两者的定量信息的场合,也可以满足要求.Dixon 的原理是依据水脂化学位移频率差来成像.Dixon 方法由于功能潜力大,面临的技术挑战也严峻,因此吸引了大批研究者的注意力.其技术发展历程长,本节及后面几节都是有关 Dixon 技术的讨论.

6.5.1 基于 SE 序列的原始 Dixon 方法

1984 年 Dixon[30,31] 提议了一个油/水分离的化学位移成像方法,其原理可借助于图 6.5.1 来说明.在 Dixon 方法中需要收集两幅像.第一幅像,180° RF 脉冲位于 $TE/2$ 时刻,是传统 SE 采集.在信号读出的 TE 时间,自旋回波和梯度回波重合,体元内油/水质子磁化强度矢量平行(图 6.5.1(a)),即油和水信号相加,用此回波所建图像是油和水的和像(同相位像):

$$I_0 = W + F, \tag{6.5.1}$$

W 和 F 分别代表水像和脂肪像.把 180° RF 脉冲调到 $TE/2 - \tau$ 点,

$$\tau = \frac{1}{4\delta\nu}, \tag{6.5.2}$$

$\delta\nu$ 是水脂化学位移频率差.那么在 $TE - 2\tau$ 时刻,体元内以不同频率(化学位移引起,或 B_0 场不均匀性引起)进动的静止自旋的散相(梯度引起的散相除外)都将得到补偿,于是形成 SE 回波.此回波中,油/水质子磁化强度矢量同方向(见图 6.5.1(b)),但不采集此回波.再经过 $2\tau = 1/(2\delta\nu) = T/2$($T$ 为油质子相对于水质子的进动周期),即在 TE 时刻体元内油/水质子磁化强度矢量反向,即水油信号相减,而 TE 正是梯度回波峰值时刻

（$K_x=0$），即沿读梯度方向所有位置体元内都是水/油的差信号. 采集此回波所得图像是水/油的差像（反相位像）：

$$I_1 = W - F. \tag{6.5.3}$$

对和像和差像数据进行后处理，可分别得到纯水像和纯油像.

$$W = \frac{I_0 + I_1}{2}, \quad F = \frac{I_0 - I_1}{2}. \tag{6.5.4}$$

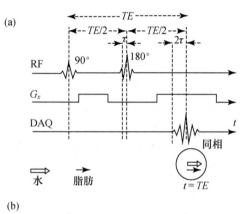

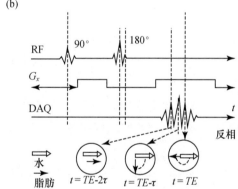

图 6.5.1 Dixon 提议的 CSI 脉冲序列

在（a）中采集的是油/水同相信号所成的像，这是标准的 SE 图像，即在 RF 回波 TE 时刻油和水质子磁化强度矢量平行（同相位 $\phi=0$）；在（b）中采集的是油/水反相图像，通过把 $180°$ 聚焦脉冲移前 $\tau=1/(4\delta\nu)$ 时间，在（$TE-2\tau$）时间产生油/水同相位的自旋回波，而在 TE 时间是油/水相差 π 角的梯度回波，用此回波成的像是油/水反相图像

在 Dixon 采集中，两幅像按照在 $K_x=0$ 水脂相对相位移动来标记，用此术语，原始 Dixon 采集表示为（$0°,180°$）或（$0,\pi$）采集，通常称为两点式 Dixon

(2PD)方法. 这两点式 Dixon 也可
以用如图 6.5.2 所示梯度回波序
列来执行. 其实, 为了节省时间,
同相像和反相像两次采集也可以
用双回波序列来执行.

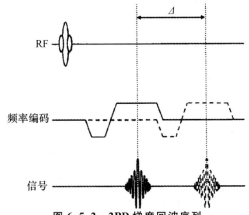

图 6.5.2 2PD 梯度回波序列

实线是产生同相像的梯度波形和回波; 虚线是产生反相
像的梯度波形和回波; 梯度移动距离 $\Delta = 1/(2\delta\nu)$. 为了
简化, 选层和相编梯度未画出

在两点式 Dixon 序列中, 第
一次激发和传统 SE 一样, 化学位
移和静场不均匀度效应都对消
光, 磁化强度在 TE 是完全充分聚
焦的. 而在第二次激发中, 在 TE
-2τ 时刻, 这磁化强度也是聚焦
的. 然而, 在读出时间 TE, 油质子
磁化强度进动 $180°$ 加一额外相角
$\phi = 2\pi\Delta\nu_0 \cdot 2\tau$. 类似地, 水质子磁

化强度也进动 ϕ 角. 虽然油、水磁化强度保持反向, 但这整体旋转了角度 ϕ, 如图
6.5.3(c)所示. 这样从第一个像减掉第二个像时, 并不能完全消除油信号, 减的
结果依赖于 ϕ 角, 于是依赖于 ΔB.

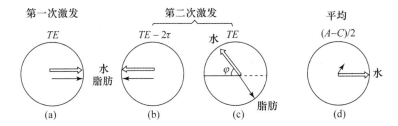

图 6.5.3 磁场不均匀度对 Dixon 序列的影响

(a) Dixon 对中第一次激发与传统 SE 一样. (b) 第二次激发, Hahn 回波发生在 $TE-2\tau$ 点.
(c) 在 TE 读出时间油质子进动 $180°+\phi$, 水质子也进动 ϕ 角, 两者在 2τ 期间都按 T_2^* 衰减,
和 GE 序列中一样. (d) 减的结果, 油信号不完全消除, 水信号也偏小一些

在一个体元内磁场非均匀度 δB 在"Dixon 对"第二次激发中产生自旋的额
外散相, 这发生在 $(TE-2\tau) \sim TE$ 期间, 相应于 FID. 在任意给定体元内, 磁化
强度的 FID 是受跨这体元磁场不均匀度影响的. 结果在一体元内, 油、水自旋散
相以 T_2^* 过程为特征, 导致信号损失发生. T_2^* 满足 $\dfrac{1}{T_2^*} = \dfrac{1}{T_2} + \dfrac{1}{T_2'}$, $\dfrac{1}{T_2'} = \gamma\delta B$, δB

是体元内的场偏离. 这效应引起在反相像中磁化强度量值相对于同相像减小,
继而有效地减小了在最终图像中的信号.

δB 多半由磁化率效应引起. 然而在组织/空气界面、组织/骨界面, 磁化率
变化引起局部梯度, 受到影响的体元可能较多, 沿梯度方向各体元平均场强则
会有变化. 这就是说, 磁化率效应不仅仅对 δB 有贡献, 对 ΔB 也有贡献.

方程 (6.5.4) 利用 I_0 和 I_1 的模计算水像和脂肪像, 虽然消除了 I_0 和 I_1 之间
的相对相移, 但后果是水脂互换, 即脂肪信号被指派到水像中, 而水信号被指派到
脂肪像中. 基于方程 (6.5.4), 我们得到 $W = (|I_0| + |I_1|)/2$ 和 $F = (|I_0| - |I_1|)/2$. 因为 $(|I_0| + |I_1|) \geqslant (|I_0| - |I_1|)$, 导致水像总是比脂肪像亮, 包括
$F > W$ 的情况, 显然这是不合理的, 是水脂互换造成的. 为了防止这种情况发
生, 当在 2PD 中用模像时, 式 (6.5.1) 和 (6.5.3) 应写为

$$W + F = |I_0|, \quad W - F = p|I_1|, \tag{6.5.5}$$

式中

$$p = \begin{cases} +1 & W \geqslant F, \\ -1 & W < F, \end{cases} \tag{6.5.6}$$

p 是一个二元符号因子, 指示体元内是水占支配还是脂肪占支配地位. 于是方
程 (6.5.5) 的解为

$$\begin{cases} W = (|I_0| + p|I_1|)/2, \\ F = (|I_0| - p|I_1|)/2. \end{cases} \tag{6.5.7}$$

一般情况下, 体元内水脂比例事先是不知道的, 要正确确定 p 是一个困难的任
务. 为此 Glover 和 Skinner 提出了扩展的两点式 Dixon 算法 (extended 2 point
Dixon method, E2PD)[32].

6.5.2　扩展的两点式 Dixon(E2PD)技术

1997 年, Glover 和 Skinner 提出了扩展的两点式 Dixon 算法[32]. 设 ϕ 是由
于磁场不均匀性引起的相位偏移, $\phi = \gamma(\Delta B_0)(2\tau)$, 则这源图像表示为

$$I_0 = (W + F)e^{i\phi_0}, \quad I_1 = (W - F)e^{i(\phi_0 + \phi)}, \tag{6.5.8}$$

式中 W 和 F 假定是非负实数, ϕ_0 是系统不完善包括涡流、伴随场、接收链群时
延等因素引起的相位误差, 对两个像是一样的. 为了解方程 (6.5.8), 首先消除
ϕ_0, 进行如下操作:

$$|I_0| = W + F, \quad I_1' = I_1 e^{-i\phi_0} = I_1 I_0^* / |I_0| = (W - F)e^{i\phi}. \tag{6.5.9}$$

为了消除 ϕ, 直接计算 I_1' 的相位是不行的. 因为 $(W - F)$ 可以是 $+1$, 也可以是 -1,
取决于体元中主要是水还是脂肪. 因此, $(W - F)$ 的相位可能是 0 或者是 π, 一般

是不知道的. 若平方 I'_1 可以消除 $(W-F)$ 的符号:

$$(I'_1)^2 = |W-F|^2 e^{i2\phi}, \tag{6.5.10}$$

取 $(I'_1)^2$ 的相位的一半就可以确定 I'_1 的相位. 当场不均匀性比较小, 在范围 $-(\delta\nu/2) < \Gamma(\Delta B_0) < (\delta\nu/2)$ 之内时, ϕ 在范围 $(-\pi/2) < \phi < (\pi/2)$ 内, 2ϕ 在 $(-\pi, \pi)$ 之内, 相位没有卷绕. 不幸的是, 场不均匀性 $\Gamma(\Delta B_0)$ 经常超出化学位移频率正负一半范围, 于是 2ϕ 超出 $(-\pi, \pi)$ 范围, 发生相位混叠或称卷绕. 相位卷绕时不能直接用 $(I'_1)^2$ 的实部和虚部的反正切得到的 2ϕ 来确定 I'_1 的 ϕ-map, 需要解开卷绕的相位. Glover 和 Skinner 发展了一个基于多项式拟合的 2-步相位解卷绕算法[33], 以解决麻烦的相位混叠问题(这里从略).

在噪声和相位卷绕存在的情况下, 准确确定 2D 或 3D 复数据的相位是一个困难的问题. 假如能进行成功的相位解卷绕, 从 $(I'_1)^2$ 确定出正确的 2ϕ, 从而消除了 I'_1 中的 ϕ, 那么我们有

$$W+F = |I_0|, \quad W-F = I'_1 e^{-i\phi} = p|I_1|. \tag{6.5.11}$$

为了方便, 这里引进一个由式(6.5.6)定义的符号因子 p, 其解由式(6.5.7)表达, 其中的 p 由 $I'_1 e^{-i\phi}$ 的符号确定. 注意, 这相位 ϕ 是 0 或是 π, 取决于 $(W-F)$ 的符号(p 的符号). 当从水支配的像素移动到脂肪支配的像素时, $I'_1 e^{-i\phi}$ 的相位从 0 翻转到 π(p 从 $+1$ 到 -1). 从方程(6.5.7)看, 这就交换了 $|I_0| + |I_1|$ 和 $|I_0| - |I_1|$ 在水像和脂肪像中的指派. 为了维持连续的图像表观, 用 p 的连续近似[33] 更可取:

$$p_c = \cos(\angle(I'_1 e^{-i\phi})) = \frac{\mathrm{Re}(I'_1 e^{-i\phi})}{|I'_1|}, \tag{6.5.12}$$

$\angle$ 表示复变量的相位. 注意当 $\angle(I'_1 e^{-i\phi})$ 是 0 或 π 时 $p_c = p$; 但是如果 $\angle(I'_1 e^{-i\phi})$ 由于噪声或运算误差偏离理想值时, p_c 可以在 $+1$ 和 -1 之间连续变化. 对于 E2PD, 最终水像和脂肪像由下式给出:

$$\begin{cases} W = (|I_0| + p_c|I_1|)/2, \\ F = (|I_0| - p_c|I_1|)/2. \end{cases} \tag{6.5.13}$$

这种算法可以消除磁场不均匀性带来的偏差. 然而从式(6.5.10)中我们可看出这种算法所存在的问题: 依赖于相位解卷绕(phase unwrap)[34~36] 处理, 若解卷绕失败, 则可能导致某些像素上的水和脂肪误分, 尤其当成像组织不连续时磁场局部表现出极大的不均匀性, 使得结果非常不可靠, 难以自动区分哪一幅是水像, 哪一幅是脂肪像. 而且在接近水/脂界面的区域也经常发生问题, 因为那里 $W \approx F$, I_1 像信号强度很低, 噪声起支配作用, 相位解卷绕极易出错. 另一个问题是, 由于两个回波有不同的幅度, 造成水像中脂肪抑制不彻底.

6.5.3   用区域增长算法校正 2PD 图像相位误差

相位解卷绕方法对于有伪影和低 SNR 的像素遭受实质性不确定. 为了最小化失败, 这些方法都假定相邻像素间相位差在一个经验阈值以内, 这是一个严重的限制. 阈值太小, 将妨碍相位波动较大区域的相位校正; 阈值太大, 会引起相位校正误差传播进图像其余部分. 2004 年马竞飞[37] 改进了区域增长相位解卷绕算法[35,38] 并用来校正 2PD 图像的相位误差, 使 2PD 方法进入实用阶段. 该算法也可以用于 3PD 方法[39] 和单点 Dixon(SPD) 方法[31].

用破坏梯度双回波序列同时采集 $(0°, 180°)$ 数据, 一个水脂信号同相, 一个水脂信号反相, 在 1.5 T 第一、二回波时间分别为 $TE_1 = 2.3$ ms, $TE_2 = 4.6$ ms. 用 FFT 重建两幅像:

$$S_0(m,n) = (W + F)e^{i\phi_0}, \tag{6.5.14}$$

$$S_1(m,n) = (W - F)e^{i(\phi_0 - \phi)}, \tag{6.5.15}$$

式中 m, n 分别是沿 x, y 轴方向像素位置指标; ϕ_0 是 $S_0(m,n)$ 的相位, ϕ 代表由 B_0 不均匀在 $\Delta(TE) = 2.3$ ms 期间积累的额外相位. 为了解出 W 和 F, 方程 (6.5.14), (6.5.15) 中的 ϕ_0 和 ϕ 项必须消除掉. 由式 (6.5.14), 可得

$$e^{-i\phi_0} = |S_0(m,n)|/S_0(m,n). \tag{6.5.16}$$

将式 (6.5.16) 分别乘以式 (6.5.14) 和式 (6.5.15), 可以消除 ϕ_0 项, 于是得到

$$S_0'(m,n) = S_0(m,n)e^{-i\phi_0} = (W + F), \tag{6.5.17}$$

$$S_1'(m,n) = S_1(m,n)e^{-i\phi_0} = (W - F)e^{-i\phi}. \tag{6.5.18}$$

B_0 不均匀时, $\phi \neq 0$, 确定 ϕ 是一个具有挑战性的任务. 但是, 与 E2PD 方法中的 2ϕ 相比, 相位幅度降低一半, 相位混叠的概率降低. 从方程 (6.5.18) 看, ϕ 不单独由信号 S_1' 决定, 也依赖于给定像素是水还是脂肪占支配地位. 相位校正算法的目的是确定 $e^{-i\phi}$, 我们称 $e^{-i\phi}$ 为相位矢量. 按定义相位矢量是单位矢量, 其方向由局部场不均匀造成的相位 ϕ 决定.

因为 $W - F$ 的正负号取决于像素中 W 还是 F 起支配作用, 重写式 (6.5.18), 得

$$e^{-i\phi} = \pm S_1'(m,n)/|S_1'(m,n)|. \tag{6.5.19}$$

因此, 相位矢量与信号 S_1' 确定的方向平行或反平行. 以 S_1' 作为已知, 用区域增长算法确定相位矢量就是选择 S_1' 或者 $-S_1'$, 也就是选择 $W - F$ 的正负号. 区域增长算法的核心思想概括如下:

幅度越大的像素, 其相位值越可靠. 选一个幅度够大的像素作为种子, 按照下面式子分别沿 x 和 y 轴计算两相邻像素 S_1' 之间的角度差:

$$D_x(m,n) = \left| \arg(S_1'(m,n) \cdot S_1'^*(m+1,n)) \right|, \qquad (6.5.20)$$

$$D_y(m,n) = \left| \arg(S_1'(m,n) \cdot S_1'^*(m,n+1)) \right|, \qquad (6.5.21)$$

式中 arg 和 * 号分别表示对复数变量取其辐角和复共轭. 按定义 D_x 和 D_y 在 $0 \sim \pi$ 范围内. 对于水支配区域和脂肪支配区域交界的像素, 大于 $90°$ 的 D_x 和 D_y 均被分别替换为 $\pi - D_x$ 和 $\pi - D_y$.

实际的区域增长算法由以下三步组成, 如图 6.5.4 所示. 第一步, 创建 9 个像素堆栈, 按次序依次为 $0° \sim 10°, 10° \sim 20°, 20° \sim 30°, \cdots$, 并且将所有堆栈置零. 如上所述, 从图像 S_1' 中随机选出一个模值够大的像素作为初始种子点 a, 并放入第一个堆栈(♯1)中. 第二步, 访问种子点最近邻的四个像素(b, c, d, e), 并根据它们的 D_x 或 D_y 值, 确定其进栈的序号, 例如其值在 $0° \sim 10°$ 之间的就进入第一栈, 在 $20° \sim 30°$ 之间的就进入第三栈(♯3), 已经访问过的点就不再访问了. 第三步, 选最低序非空像素栈像素作为种子像素, 对其相位进行核对. 对一个 Boxcar(例如 7×7 像素区域, 种子像素位于中心)区域, 计算相位平均值作为参考相位, 幅度越大的像素对参考相位贡献的权重越大, 这是由于幅度越大, 其相位值越可靠. 如果该种子点的相位与参考相位的差小于 $90°$, 则取 S_1' 值, 否则取 $-S_1'$ 值. 重复上述过程, 直到所有堆栈都被访问过为止. 经过上述相位纠正, 我们可以消除由多种因素引起的急速变化的相位, 同时保留水、脂相位差.

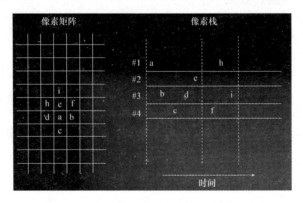

图 6.5.4 像素栈和种子点以及增长路径示意

左边是图像数据矩阵, a 为起始种子, b、c、d、e 为其 4 个近邻. 四近邻中以 e 在像素栈中序号最低(♯2), 故增长路径沿 ae 方向, 继之计算 e 的三个近邻 f、h、i(a 已访问过, 不再访问), 由于 h 序号最低(♯1), 下面应计算 h 的两个近邻……

通过上述区域增长算法确定式(6.5.18)中 $W - F$ 的正负号之后, 与式(6.5.17)联立, 就可以正确地分离开水像和脂肪像了. 用区域增长算法确定头像

中一个具备区域内各像素相位矢量的例子显示在图 6.5.5 中(采自马竟飞 2006
年在北京大学的学术报告).

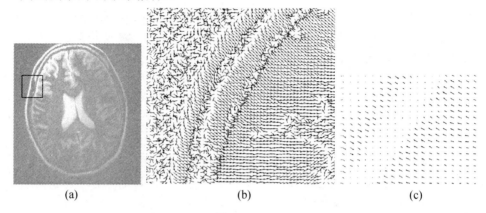

(a)　　　　　　　　　(b)　　　　　　　　　(c)

图 6.5.5

(a) 头像黑方框数据矢量显示在(b)中;(b) 强信号区域像素矢量方向稳定且一致性强,脂肪和水信号
矢量方向大致相反,低信号区及水脂交界处信号方向杂乱,意味着相位变化大;(c) 一个小区域经相位
校正后像素信号矢量分布情况

6.5.4　不对称两点式 Dixon 方法

在$(0, \pi)$采集的 I_1 像中,水/脂界面的像素由于 $W \approx F$,信号强度很低,噪声
起支配作用,相位误差校正极易出错.而且由于两个回波有不同的幅度,造成分
离的水像中脂肪抑制不彻底.为了克服 I_1 像中这种固有的问题,2006 年向清三
提出一种同相(in-phase)和部分反相(partially-opposed-phase)采集方式的不对
称两点式 Dixon 方法[40],简称 In-POP 2PD 方法.

从原理上说,采集任意两个不同相差(只要不共线)的图像都能分解出水图
像和脂肪图像.在两次扫描采集中,设脂肪磁化强度矢量相对于水磁化强度矢量
分别旋转 θ_1 和 θ_2 角度,采得的图像 I_1 和 I_2 的绝对值分别为 M_1 和 M_2,它们与两个未知量 W 和 F 的几何关系如图 6.5.6 所示.图中所示两个三角形中,一个边 M_1 和 M_2 连同所对角度为已知,利用余弦定理同时解这两个三角形,两个未知边被确定为$(W, F) = (B, S)$ 或 $(W, F) = (S, B)$,

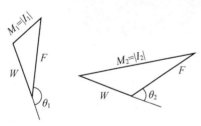

图 6.5.6　两个三角形代表采样水 (W)
和脂肪 (F) 磁化强度矢量分别成任意旋
转角 θ_1 和 θ_2 的两幅图像[40]

取决于在一个体元内是水还是脂肪占支配地位. B 和 S 分别表达如下：

$$B = \frac{1}{2}\left[\sqrt{\frac{M_1^2(\cos\theta_2-1)-M_2^2(\cos\theta_1-1)}{\cos\theta_2-\cos\theta_1}}+\sqrt{\frac{M_1^2(\cos\theta_2+1)-M_2^2(\cos\theta_1+1)}{\cos\theta_2-\cos\theta_1}}\right],$$
$$(6.5.22)$$

$$S = \frac{1}{2}\left[\sqrt{\frac{M_1^2(\cos\theta_2-1)-M_2^2(\cos\theta_1-1)}{\cos\theta_2-\cos\theta_1}}-\sqrt{\frac{M_1^2(\cos\theta_2+1)-M_2^2(\cos\theta_1+1)}{\cos\theta_2-\cos\theta_1}}\right],$$
$$(6.5.23)$$

B 代表较大的解，S 代表较小的解. 为了达到像素水平分辨，W、F 分离有无穷多采样角可选择，只要 $\cos\theta_1 \neq \cos\theta_2$. 包括有一次正交采样的典型选择，如 (θ_1,θ_2) $=(90°,180°)$ 或 $(\theta_1,\theta_2)=(45°,180°)$，都可以在相位校正后分开并识别出脂肪像和水像. 然而在相位校正更普遍的意义上说，POP-In Phase 采集策略即采集一幅 0 相差(in phase)和 $\alpha<180°$(partial opposed phase)的图像是最佳选择. 因为 0 相差的图像，脂肪和水的磁化强度矢量相位一致，其相位误差是纯粹由磁场不均匀性等其他因素贡献的，这在相位校正方面有特别的意义. 把采样机制写成 $(\theta_1,\theta_2)=(0,\alpha)$，此时采集的图像信号可表达为

$$I_1 = (W+F)P_1,　　　　　(6.5.24)$$
$$I_2 = (W+Fe^{i\alpha})P_2,　　　　　(6.5.25)$$

式中 P_1、P_2 表示除了噪声以外，任何由磁场不均匀、涡流、接收链相位延迟等因素造成的额外相位. 由式(6.5.22)和(6.5.23)可得

$$B = \frac{1}{2}\left|M_1+\sqrt{\frac{2M_2^2-M_1^2(1+\cos\alpha)}{1-\cos\alpha}}\right|,　　　　　(6.5.26)$$

$$S = \frac{1}{2}\left|M_1-\sqrt{\frac{2M_2^2-M_1^2(1+\cos\alpha)}{1-\cos\alpha}}\right|.　　　　　(6.5.27)$$

由式(6.5.24)取模可得到 $M_1 = |I_1| = W+F$. 因为式(6.5.24)中的相位误差 P_1 是平滑的空间函数，从 I_2 中移除它是可能的. 为了保证不出现意外，可用一个滑动窗(例如 9×9 像素)对 I_1 进行平滑，得到 $I_1^S=(W+F)P_1^S$. 将 P_1^S 从 I_2 中移除得到

$$\begin{cases} J_1 = I_1(P_1^S)^* = W+F, \\ J_2 = I_2(P_1^S)^* = (W+Fe^{i\alpha})P. \end{cases}　　　　　(6.5.28)$$

其中误差相位子 $P=P_2(P_1^S)^*$. B 和 S 可以通过式(6.5.26)和(6.5.27)解得. $(W,F)=(B,S)$ 或 $(W,F)=(S,B)$，也就是说，对于每个像素，我们尚不知水的磁化矢量模 W 和脂肪的磁化矢量模 F 究竟哪一个是比较大的 B，哪一个是比较小的 S，这取决于 P. 只要 P 确定，从式(6.5.28)很容易解出 W 和 F. 虽

然 P 值并不确定,但它只有两种可能的选择: P_u 或 P_v,

$$P_u = \frac{J_2}{B + Se^{i\alpha}}, \tag{6.5.29}$$

$$P_v = \frac{J_2}{S + Be^{i\alpha}}. \tag{6.5.30}$$

对于每个像素需要辨别 P_v 和 P_u,以确定哪一个才代表真正的 P. 为此引进一个算法叫作区域迭代相位提取算法(regional iterative phase extraction,RIPE).

　　RIPE 算法以两个可能的相位因子(P_v,P_u)为输入,迭代计算输出期望得到的真实相位因子 P 的值. RIPE 算法可以看作是一种"元胞自动机",感兴趣的长程全局结构可遵循一套简单规则从局部迭代发展出来.事实上元胞自动机在物理学中已用于研究类似的两态晶格(Ising 模型),以及解与水脂成像密切相关的相位解卷绕问题. RIPE 算法包括以下四个步骤.

　　1. 初始化

　　相位子迭代以初始态 P_0 开始,通常情形下,取 P_0 为 P_v 和 P_u 的平均值,就可得到不错的结果.但是为了增强其鲁棒性,以使得它能更强地接受噪声、伪影和特别的相位误差的考验,采取下面所述一种小区域考察的办法建立初态.

　　将 FOV 分割成很多不重叠方形区域,大小取 $K \times K$(例如 8×8)像素. 在小区域内对各个像素从(P_u,P_v)选择各种配置进行尝试,每个像素都有两个可能的 P_0,排列组合选取一组$\{P_0\}$的集合,使得此区域的磁化强度矢量和最大,设其为 M_s. 这配置相应于最小区域相位子散相,反映这样一个事实:在此小区域内真实相位误差 P 几乎是一个常数. 对于未选的互补相位子配置,即这个集合$\{P_0\}$对应的补集所确定的磁化强度矢量和 M_c 也计算入内. 引进一个参数 C,定义为这两种配置之间的重聚对比度:

$$C = \frac{|M_s^2 - M_c^2|}{|M_s^2 + M_c^2|}. \tag{6.5.31}$$

在脂肪和水的交界处,C 的值要明显大于只含有单一成分区域的 C 值. 换句话说,接近组织界面选择的初态 P_0 有更高置信度,因为经过了 C 加权,目的是在后续相位子迭代中建立种子.

　　可以进行多尺度相位子初始化,变化小区域的大小(变 K),重复上述步骤,以在多种尺度下平均的结果作为 P_0.

　　2. 平滑

　　对步骤 1 确定的初态 P_0 进行平滑,对各次迭代后(看步骤 4)得到的 P_n 再进行平滑产生 P_n^s:

$$P_n^{\mathrm{s}} = \mathrm{smooth}(P_n). \tag{6.5.32}$$

平滑的窗尺寸可选得稍大. 只要窗内局部相对相位误差变化不太大, 较大窗即可给出较好的结果.

3. 相位子更新

平滑的相位子 P_n^{s} 得到后, 与两个候选相位子 $(P_{\mathrm{u}}, P_{\mathrm{v}})$ 进行比较, 按照下式产生更新的相位子:

$$P_{n+1} = \begin{cases} P_{\mathrm{u}} & |P_{\mathrm{u}} - P_n^{\mathrm{s}}| < |P_{\mathrm{v}} - P_n^{\mathrm{s}}|, \\ P_{\mathrm{v}} & |P_{\mathrm{u}} - P_n^{\mathrm{s}}| > |P_{\mathrm{v}} - P_n^{\mathrm{s}}|, \\ 0 & |P_{\mathrm{u}} - P_n^{\mathrm{s}}| = |P_{\mathrm{v}} - P_n^{\mathrm{s}}|. \end{cases} \tag{6.5.33}$$

4. 重复

多次迭代, 重复步骤 2 和 3, 当 P_n 趋于一个稳定值的时候, 输出为 P_{stable}. 输出得到的相位误差 P_{stable} 依然需要再次平滑. 在 RIPE 算法和此步中, 平滑的依据是认为磁场的不均匀或者说相位误差在小范围内是连续的. 对 P_{stable} 进行平滑且归一化:

$$P_{\mathrm{stable}}^{\mathrm{s}} = \frac{\mathrm{smooth}(P_{\mathrm{stable}})}{|\mathrm{smooth}(P_{\mathrm{stable}})|}. \tag{6.5.34}$$

整个 RIPE 算法流程如图 6.5.7 所示. 将 $P_{\mathrm{stable}}^{\mathrm{s}}$ 代入式 (6.5.28), 得到相位校正后的图像:

$$\begin{cases} J_1 = I_1(P_1^{\mathrm{s}})^* = W + F, \\ J_2^{\mathrm{C}} = J_2(P_{\mathrm{stable}}^{\mathrm{s}})^* = W + F\mathrm{e}^{\mathrm{i}\alpha}. \end{cases} \tag{6.5.35}$$

由此, 我们有一个线性方程组, 其矩阵形式:

$$AX = J, \tag{6.5.36}$$

其中

$$A = \begin{bmatrix} 1 & 1 \\ 1 & \cos\alpha \\ 1 & \sin\alpha \end{bmatrix}, \quad X = \begin{bmatrix} W \\ F \end{bmatrix}, \quad J = \begin{bmatrix} J_1 \\ \mathrm{Re}(J_2^{\mathrm{C}}) \\ \mathrm{Im}(J_2^{\mathrm{C}}) \end{bmatrix}. \tag{6.5.37}$$

这是一个有三个方程、两个未知参数的方程组, 可根据最小二乘法则 (least squares) 解得

$$X_{\mathrm{LS}} = \begin{bmatrix} W_{\mathrm{LS}} \\ F_{\mathrm{LS}} \end{bmatrix} = LJ = [(A^{\mathrm{T}}A)^{-1}A^{\mathrm{T}}]J$$

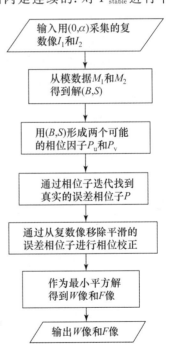

图 6.5.7   从 $(0, \alpha)$ 采集的两复数像得到 W 像和 F 像的流程

$$= \frac{1}{3+\cos\alpha}\begin{bmatrix}1 & 2+\cos\alpha & \sin\alpha(1+\cos\alpha)/(\cos\alpha-1) \\ 1 & -1 & 2\sin\alpha/(1+\cos\alpha)\end{bmatrix} \times \begin{bmatrix} J_1 \\ \mathrm{Re}(J_2^C) \\ \mathrm{Im}(J_2^C)\end{bmatrix},$$

$$(6.5.38)$$

式中 $(A^\mathrm{T}A)^{-1}A^\mathrm{T}$ 是 A 的广义逆矩阵.

从 $(0,\alpha)$ 采集的两复数像得到 W 像和 F 像的步骤概括在图 6.5.7 中. 对于 2 次扫描信号平均数 NSA 的理想情况是 2 倍,向清三证明,当 $\alpha=135°$ 时 NSA 是 1.957. 可见,付出很小的代价,换来的是更丰富的相位信息,克服了 $(0,\pi)$ 采集的致命缺陷,是很值的.

§6.6　三点式 Dixon 方法

6.6.1　$(0,\pi,-\pi)$ 采集方案

1991 年 Glover 和 Schneider[33] 提出 3PD 方法,在原来两次测量的基础上再增加一次测量. 为了节省扫描时间,三回波也可以用快自旋回波通过移动并变极性频率编码梯度(类似于 GRASE)同时采得,如图 6.6.1 所示[41]. 假定三个像 S_0,S_1 和 S_{-1} 分别是 180° 脉冲在 $0,\tau$ 和 $-\tau$ 位置得到的,时间位移 τ 满足 $\delta\omega \cdot \tau=\pi/2$,$\delta\omega$ 是水、脂化学位移角频率差,则

$$\begin{cases} S_0 = (W+F)\mathrm{e}^{\mathrm{i}\phi_0}, \\ S_1 = (W-F)\mathrm{e}^{\mathrm{i}(\phi+\phi_0)}, \\ S_{-1} = (W-F)\mathrm{e}^{-\mathrm{i}(\phi-\phi_0)}, \end{cases} \qquad (6.6.1)$$

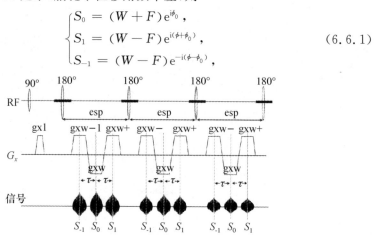

图 6.6.1　用于三点式 Dixon 方法的快 SE 序列

用三个读出梯度在一个 ESP 周期内同一个相位编码步(未画出)同时读出 3 个回波. 其水脂相移分别为 $-\pi$,0 和 π. 一个扫描可产生 3 个源像,以用于水脂分离成像

式中 $\phi = \Delta\omega\tau = \pi\Delta\omega/\delta\omega$，$\Delta\omega = \gamma\Delta B$ 是场不均匀产生的频差；ϕ_0 是由 RF 趋肤和其他系统相移引起的相位误差,依赖于位置,但与 $\delta\omega$ 无关. 从式(6.6.1)消除 ϕ_0,有

$$\begin{cases} S_0' = S_0 e^{-i\phi_0} = W + F, \\ S_1' = S_1 e^{-i\phi_0} = (W - F)e^{i\phi}, \\ S_{-1}' = S_{-1} e^{-i\phi_0} = (W - F)e^{-i\phi}, \end{cases} \qquad (6.6.2)$$

解得

$$\begin{cases} W = (S_0' + p\sqrt{S_1' S_{-1}'})/2, \\ F = (S_0' - p\sqrt{S_1' S_{-1}'})/2, \end{cases} \qquad (6.6.3)$$

式中 $p = \pm 1$ 是一个开关函数,包含复平方根的符号. 如果这符号能正确选择出来,W 和 F 都可以求出来. 然而符号 p 的选择有些麻烦. 如果主磁场失调角频率 $\Delta\omega = \gamma\Delta B$ 范围为 $-\dfrac{\delta\omega}{2} < \Delta\omega < \dfrac{\delta\omega}{2}$,$p$ 比较容易确定;如果 $\Delta\omega$ 超出化学位移角频差的一半,就必须进行相位解卷绕[35,36].

在此 3PD 中用两个反相位像计算由场不均匀性引起的相位误差 ϕ,对于水脂交界像素($W \approx F$),由于抵消,信号强度低,存在与 E2PD 类似的问题,即 ϕ 的可靠估计是困难的,水脂像分离会出错. 但由于激发次数增多,总扫描时间也有所增长,信噪比也有所提高,故比 E2PD 要优越. 3PD 采集也可以采集 $(0, \pi, 2\pi)$ 像,即一幅反相像、两幅同相像(相差 2π 相位),有可能改进.

6.6.2 $(0, \pi, 2\pi)$ 采集方案[33,41]

用两个同相位像计算 ϕ,没有水脂信号对消问题,信号比反相位像高,ϕ 的估计更可靠. ϕ-map 用于移除反相位像中由 B_0 不均匀引起的相位误差,水脂像分离更可靠. 对于 $(0, \pi, 2\pi)$,3PD 采集的图像为

$$\begin{cases} I_0 = (W + F)e^{i\phi_0}, \\ I_1 = (W - F)e^{i(\phi_0 + \phi)}, \\ I_2 = (W + F)e^{i(\phi_0 + 2\phi)}. \end{cases} \qquad (6.6.4)$$

有 4 个未知量,有 6 个方程,但有一个约束:

$$\angle I_0 + \angle I_2 = \angle 2 I_1. \qquad (6.6.5)$$

因此,方程是过定的,存在两个解. 首先从方程组(6.6.4)消去 ϕ_0,得

$$\begin{cases} I_0' = |I_0| = W + F, \\ I_1' = I_1 e^{-i\phi_0} = I_1 I_0^* / |I_0| = (W - F)e^{i\phi}, \\ I_2' = I_2 e^{-i\phi_0} = I_2 I_0^* / |I_0| = (W + F)e^{i2\phi}. \end{cases} \qquad (6.6.6)$$

然后从 I_2' 得到 2ϕ, 用 I_2' 代替 I_1' 确定 ϕ, 避免了由于 W 和 F 对消造成的低信号问题. 一旦从 I_1' 和 I_2' 移除 ϕ, 就有

$$\begin{cases} W + F = |I_0|, \\ W - F = I_1'\mathrm{e}^{-\mathrm{i}\phi} = p|I_1|, \\ W + F = |I_2|. \end{cases} \tag{6.6.7}$$

有两个解, 我们可以用方程组 (6.6.7) 中第一式或第三式作为 $W+F$ 的估计, 但为了提高信噪比, 我们可以用其代数平均 $W+F=(|I_0|+|I_2|)/2$ 或者几何平均 $W+F=\sqrt{|I_0||I_2|}$. 在忽略噪声情况下, 两种平均等价, 给出相同的 SNR. 不妨选择

$$\begin{cases} W + F = \sqrt{|I_0||I_2|}, \\ W - F = I_1'\mathrm{e}^{-\mathrm{i}\phi}. \end{cases} \tag{6.6.8}$$

最后我们得到解

$$\begin{cases} W = (\sqrt{|I_0||I_2|} + p_\mathrm{c}|I_1|)/2, \\ F = (\sqrt{|I_0||I_2|} - p_\mathrm{c}|I_1|)/2. \end{cases} \tag{6.6.9}$$

与 E2PD 情况类似, 我们用 p_c 代替 p, p_c 由式 (6.5.12) 定义.

6.6.3 包括回波幅度调制的 3PD 方法[33]

方程组 (6.6.4) 实际相当于 6 个方程, 加上约束方程 (6.6.5) 后, 相当于有 5 个独立方程, 可以确定 W、F、ϕ、ϕ_0 和回波幅度衰减的信息. 回波衰减起源于三个因素: 扩散、T_2^* 衰减和谱线加宽. 当水分子通过局部磁场磁化率梯度时发生扩散运动 (《核磁共振成像——物理原理和方法》第 6 章), 引起体元内相位发散, 造成信号衰减. 局部磁场磁化率梯度跨体元变化引起体元内静止自旋散相, 造成 T_2^* 衰减. 谱加宽是指水和脂类的谱峰不是通常暗含假设的 delta 函数. 水谱宽由 T_2 决定, 脂肪类谱不是一个单峰, 而是有 6 个峰, 如图 6.6.2 所示[42], 由多个共振造成的体元内散相有效地缩短了作为一个整体考虑的脂肪的 T_2, 从而有效加宽了脂肪作为一个单峰 (主峰) 信号模型的线宽. 一般情况下, 扩散可忽略. 在自旋回波条件下, 谱加宽和磁化率散相效应可由幅度因子 e^{-TE/T_2} · $\mathrm{e}^{-|\Delta|/T_2'}$ 描写, 其中 T_2' 是 T_2^* 中的场不均匀损失成分. 幅度因子 e^{-TE/T_2} 对三幅像是相同的, 对脂肪和水是不同的, 因为其谱宽不同; 幅度因子 $\mathrm{e}^{-|\Delta|/T_2'}$ 对脂肪和水是相同的, 而对三幅像是不同的. 这里假定水和脂肪间谱加宽之差可忽略, 以致幅度因子 e^{-TE/T_2} 可忽略. 这样, $(0,\pi,2\pi)$ 采集的三幅源像可写为

$$\begin{cases} I_0 = (W+F)\,\mathrm{e}^{\mathrm{i}\phi_0}, \\ I_1 = (W-F)A\,\mathrm{e}^{\mathrm{i}(\phi_0+\phi)}, \\ I_2 = (W+F)A^2\,\mathrm{e}^{\mathrm{i}(\phi_0+2\phi)}, \end{cases} \tag{6.6.10}$$

式中 $A=\mathrm{e}^{-|\Delta|/T_2'}$. 对于梯度回波情况, 也可以作类似的简化假设.

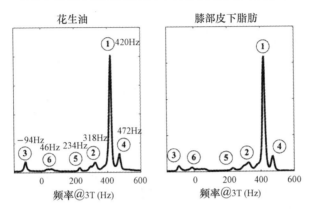

图 6.6.2　在 3 T 采集的花生油和人膝皮下脂肪的两个有代表性的脂肪谱

相对于水 $(f=0)$ 主峰在 420 Hz, 有 6 个峰可识别. 显示两种脂肪有类似的多峰, 注意靠近水峰的峰 6 稍有差别

为了解方程组 (6.6.10), 像以前一样先消除 ϕ_0:

$$\begin{cases} I_0' = |I_0| = W+F, \\ I_1' = I_1\mathrm{e}^{-\mathrm{i}\phi_0} = I_1 I_0^*/|I_0| = (W-F)A\,\mathrm{e}^{\mathrm{i}\phi}, \\ I_2' = I_2\mathrm{e}^{-\mathrm{i}\phi_0} = I_2 I_0^*/|I_0| = (W+F)A^2\,\mathrm{e}^{\mathrm{i}2\phi}. \end{cases} \tag{6.6.11}$$

可从 I_2' 的相位得到 ϕ, 然后从 I_1' 和 I_2' 消除之:

$$\begin{cases} W+F = |I_0|, \\ (W-F)A = I_1'\mathrm{e}^{-\mathrm{i}\phi} = p\,|I_1|, \\ (W+F)A^2 = |I_2|. \end{cases} \tag{6.6.12}$$

从方程组 (6.6.12) 的第一式和第三式我们可以得到 A:

$$A = \sqrt{\frac{|I_2|}{|I_0|}}. \tag{6.6.13}$$

实际上 A 是磁化率散相-map, 对许多应用来说是非常有用的, 比如 BOLD 脑功能成像 (第 2 章)、铁浓度的确定或小梁骨结构评估[43] 等. 最后方程组:

$$\begin{cases} W+F = |I_0|, \\ W-F = \dfrac{I_1'\mathrm{e}^{-\mathrm{i}\phi}}{A} = \dfrac{p\,|I_1|}{A}, \end{cases} \tag{6.6.14}$$

产生解

$$\begin{cases} W = \dfrac{1}{2}\left(\,|\,I_0\,| + \dfrac{p_{\mathrm c}\,|\,I_1\,|}{A}\,\right), \\[3mm] F = \dfrac{1}{2}\left(\,|\,I_0\,| - \dfrac{p_{\mathrm c}\,|\,I_1\,|}{A}\,\right). \end{cases} \tag{6.6.15}$$

这里我们再一次用 $p_{\mathrm c}$ 代替 p. 如果我们不从水、脂像中移除 A, 那么用方程(6.6.13) 和方程组(6.6.15)解得

$$\begin{cases} WA = (\sqrt{|\,I_0\,|\,|\,I_2\,|} + p_{\mathrm c}\,|\,I_1\,|)/2, \\[2mm] FA = (\sqrt{|\,I_0\,|\,|\,I_2\,|} - p_{\mathrm c}\,|\,I_1\,|)/2. \end{cases} \tag{6.6.16}$$

这跟方程组(6.6.9)是一样的. 方程组(6.6.16)和(6.6.9)的等价性表明: 在我们的假设下忽略幅度效应, 直接导致水、脂分量的乘数误差. 这误差通常不严重并可以忽略. 事实上, 方程组(6.6.15)有 $NSA \leqslant 2$, 不好于 2PD 情况, 而(6.6.16)有 $NSA = 2.67$[33]. 于是, 对于幅度校正, 有 SNR 惩罚, 除非所感兴趣的应用需要计算 A, 否则最好不要进行幅度校正.

现在回到 2PD 来考虑一下幅度调制效应. 2PD 采集没有足够的信息来同时校正幅度调制 A 和 B_0 的不均匀性. 因为后者导致更严重的问题, 幅度调制通常不考虑. 如不考虑幅度调制, 方程组(6.6.10)中前两行与 E2PD 的(6.5.8)是一样的, 消去 ϕ_0、ϕ 后产生(6.6.12)的前两行. 将(6.6.12)的前两行的 $|\,I_0\,|$ 和 $p\,|\,I_1\,|$ 代入(6.5.3)的 2PD 解, 得

$$\begin{cases} |\,I_0\,| + p\,|\,I_1\,| = W(1+A) + F(1-A), \\[2mm] |\,I_0\,| - p\,|\,I_1\,| = W(1-A) + F(1+A). \end{cases} \tag{6.6.17}$$

如果 $A=1$, (6.6.17)就简化到(6.5.13), 给出正确的水、脂值. 然而, 正常情况都是 $A<1$, 导致两图像中水、脂的误表达. 在水像中水信号稍微降低, 而更重要的是引进了寄生的脂肪信号, 使得水像不如脂肪抑制像那样有用. 用 3PD 该问题得到缓解, 因为当两个同相回波结合时幅度调制对消, 即使幅度校正省略(方程组(6.6.16)), 也能消除水、脂混合. Coombs 等人[44]证明, 用 $(\pi, 2\pi)$ 采集的 2PD 也能降低水像中的脂肪污染. 这也暗示向清三的 In-POP 两点式 Dixon 的优越性.

对于 3PD 要充分得到额外采集的好处, 理想的信号平均数是 $NSA=3$. 对于相位角 $(0, \theta, 2\theta)$, 当 3 次采集绕圆周均匀分布时即 $\theta = 2\pi/3$ 时, 这信号平均数才能达到其最大值 $NSA=3$[33]. 对于相位选择 $(0, \pi, -\pi)$ 或 $(0, \pi, 2\pi)$, $NSA = 2.67$. 均匀相位分布 $(0, 2\pi/3, 4\pi/3)$ 即使稍有些 SNR 优势, 其中两个像总有水、脂信号部分对消. 因为对消, ϕ 总是从靠近水、脂边界有低信号的体元来计算. 因此, 对于 Dixon 方法, 相位角选择经常涉及 SNR 和水脂混淆伪影之间的折中.

6.6.4 直接相位编码(DPE)的 3PD 方法

向清三推广 3PD 方法,于 1997 年提出了直接相位编码(DPE)的新三点式 Dixon 方法[45],采样 $(\alpha_0, \alpha_0 + \alpha, \alpha_0 + 2\alpha)$ 三点. 忽略幅度调制,FFT 重建后得到的三幅源图像可表示为

$$
\begin{cases}
I_0 = (W + Fe^{i\alpha_0})e^{i\phi_0}, \\
I_1 = [W + Fe^{i(\alpha_0 + \alpha)}]e^{i(\phi_0 + \phi)}, \\
I_2 = [W + Fe^{i(\alpha_0 + 2\alpha)}]e^{i(\phi_0 + 2\phi)}.
\end{cases}
\tag{6.6.18}
$$

因为水脂幅度通过相位角组合 $(\alpha_0, \alpha_0 + \alpha, \alpha_0 + 2\alpha)$ 被编码进图像中,故称为 DPE. 令 X 和 Y 为

$$
\begin{cases}
X = We^{i(\phi_0 + \phi)}, \\
Y = e^{i(\alpha_0 + \alpha)}Fe^{i(\phi_0 + \phi)}.
\end{cases}
\tag{6.6.19}
$$

对方程组(6.6.18)和(6.6.19)解出 X 和 Y,其模就是各个体元的水、脂分量. 换句话说,X、Y 分别代表水像和脂肪像,有两个可能的解:

$$
\begin{cases}
X = \dfrac{1}{2}(I_1 \pm \Delta I), \\
Y = \dfrac{1}{2}(I_1 \mp \Delta I),
\end{cases}
\tag{6.6.20}
$$

式中

$$
\Delta I = \frac{\sqrt{(e^{i\alpha} + 1)^2 I_1^2 - 4e^{i\alpha}I_0 I_2}}{e^{i\alpha} - 1}.
\tag{6.6.21}
$$

方程组(6.6.20)中符号的选择不明确,因为关于 X 和 Y 的绝对相位不确定. 然而,只要 $\alpha_0 + \alpha \neq 0, \pm\pi, \pm 2\pi, \cdots$,即 $e^{i(\alpha_0 + \alpha)} \neq \pm 1$ 以及 $\alpha \neq 0, \pm 2\pi, \cdots$(保证式(6.6.21)分母不为零),在不确定 X 和 Y 绝对相位条件下明确(6.6.20)中的符号选择是可能的. 对于包含两种成分的像素,可用物理条件定出唯一解. 因为从物理角度来讲,脂肪信号有比水慢的拉莫尔频率,所以 Y 必然超前,如图 6.6.3 所示. 由于 $\alpha_0 + \alpha \neq 0, \pm\pi, \pm 2\pi, \cdots$,与 3PD 相位选择 $(0, \pi, 2\pi)$ 相关的相位解卷绕问题就避免了.

虽然避免了相位卷绕问题,但还要采取几个额外的措施,以防止偶尔发生水脂信号交换. 其中一种成分比另一种大得多的像素难以正确指定. 如果 X 或 Y 中一个比另一个有小得多的幅度(例如小于 10%),那么实际上这体元只有一个真实成分,另一个成分由于噪声产生. 这支配的成分很可能是水,因为包含 100% 脂肪的体元在活组织中是不被预期的[45],在这种情况这长矢量被指定为水.

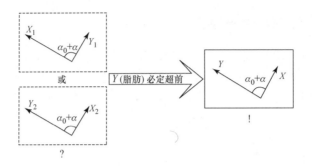

图 6.6.3

当 $\alpha_0+\alpha$ 不是 π 的整数倍或 $e^{i(\alpha_0+\alpha)}\neq\pm1$ 时,两个对称解之间的二元取一可根据水脂矢量之间超前或滞后的相位关系来选择. 例如 $\alpha_0+\alpha=90°$ 或 $e^{i(\alpha_0+\alpha)}=i$ 被显示,因为脂肪拉莫尔频率低,相位必定超前

为了进一步防止水脂错分,此技术中精心设计了一套统计的局部和全局取向滤波器[45]. 这滤波器是基于这样的假设:在 X 和 Y 中相位因子 $e^{i(\phi_0+\phi)}$ 缓慢变化. 一个取向场 O 定义为 $O=X+Ye^{-i(\alpha_0+\alpha)}$,理想情况有相位 $e^{i(\phi_0+\phi)}$(看方程组 (6.6.18)). 这局部取向滤波器对一个体元比较这取向场与其已滤过波的邻居(例如用 5×5 或 7×7 滤波器)的取向场,并对这体元试调换 X 和 Y,看是否得到更好的一致性. 这全局取向滤波器从随机分布的种子体元通过重复的区域增长计算各体元处取向场. 对某个体元调换 X 和 Y,以使该体元矢量取向与增长结果的大多数一致. 关于取向滤波器的详细讨论可参见文献[45].

一旦体元的 X 和 Y 被确定,方程组(6.6.18)可用于确定相位因子 $e^{i\phi_0}$ 和 $e^{i\phi}$,然后从方程中消除它们. 方程组(6.6.18)可重新被求解,以得到 W 和 F. α_0 和 α 的最佳选择涉及 SNR 和解的稳定性(即免除水脂错分)之间的折中. 正如前面提到的,对于 $\alpha=2\pi/3$,SNR 最大($NSA=3$). 然而在原始 3PD 情况,是当 $\theta=\pi$ 时得到更稳定的解. 另外,当 $\alpha_0+\alpha=\pm\pi/2$(即 X 和 Y 正交)时,方程组(6.6.20)中符号正确确定的概率最大. 于是,相位选择 $(-3\pi/2,-\pi/2,\pi/2)$ 和 $(-\pi/2,\pi/2,3\pi/2)$ 对于解的稳定性是最佳的,同时给出 $NSA=2.67$,接近最大 SNR 情况.

向清三提出的不对称三点式 Dixon 方法由于有充足的相位信息,不但能分离水、脂,还可以识别哪个是水像哪个是脂像,图 6.6.4 是一典型实例. 对场非均匀性不再敏感,即使是在场非均匀性失调 $\Delta\omega$ 大于化学位移 $\delta\omega$ 的情况下,同样有效. DPE 的主要优点是不依赖相位解卷绕(易出错),也不要求视野内组织必须连接,解的稳定性有显著提高. 只是统计全局和局部取向滤波器[45]不是流通软件,况且全局滤波器方法对于有伪影和低 SNR 的像素遭受实质性不确定.

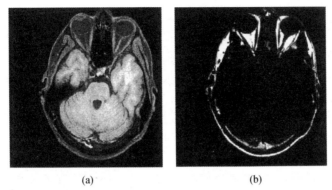

(a)   (b)

图 6.6.4 在 1.5 T 得到的头的(a)水、(b)脂肪像,移除脂肪的亮信号后视觉神经有更好的显像

SE 序列,$TR=600$ ms,$TE=24$ ms,采样机制$(0,\pi/2,\pi)$

6.6.5 IDEAL 三点式 Dixon 方法

1. 3PD 最佳相位组合

迭代分解水脂回波不对称和最小平方估计(iterative decomposition of water and fat with echo asymmetric and least-squares estimation)方法,简称 IDEAL,是 2005 年由 Reeder 等人提出来的[46~49]. 对于三点式 Dixon 采集,Reeder 等人用克拉姆罗界(Cramér-Rao bounds)[46]证明了水脂相对相位为 $(-\pi/6,\pi/2,7\pi/6)$[47]时,有最佳噪声特性. 用有效平均数 NSA 来度量时,回波对称与不对称的比较如图 6.6.5 所示.

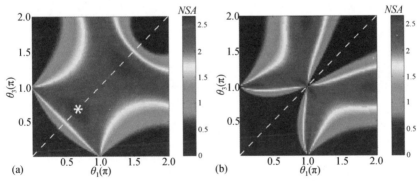

图 6.6.5 当 θ_2 固定在 SE 位置即$(\theta_1,\theta_2,\theta_3)=(\theta_1,0,\theta_3)$时,对于(a)只含水和(b)水脂各半的体元关于 θ_1 和 θ_3 计算的 NSA 理论值

虚线指示的是回波对称采集的,∗ 号指示对于只含水的体元最佳回波间距是 $2\pi/3$,如$(-2\pi/3,0,2\pi/3)$

　　图 6.6.5(a)显示对于大部分是水的像素,用回波组合$(\theta_1,0,\theta_2)$采集的三个源像计算水像的最大 NSA 的 2D 图[46]. 对于对称采集回波(虚线),当 $\theta_1=-2\pi/3,\theta_3=2\pi/3$(∗号)时,$NSA$ 增加到最大值 3. 对于这种情况,$(-2\pi/3,0,2\pi/3)$是最佳选择. 图 6.6.5(b)是对于包含水脂近似各半的体元的 NSA 的 2D 图. 从此图看,对于这种水脂比例的像素,对于几乎所有 θ_1、θ_3 选择,NSA 都是零,产生非零 NSA 的唯一回波组合是$(-\pi,0,\pi)$,这是一个奇异的结果,任何微小的偏离,例如$(-0.99\pi,0,0.99\pi)$,都将导致 $NSA\approx0$.

　　为更好地说明这一效应,图 6.6.6(a)是对于回波$(-2\pi/3,0,2\pi/3)$计算水像的最大 NSA 随体元中水脂比例变化的曲线. 可看出,当体元大部分是水时,NSA 满足理论最大值 3,当体元含近似等比的水脂时,有一宽阔的最小值;当体元大部分是脂肪时,NSA 回复到≈1.4. 图 6.6.6(b)是对于不对称采集如$(-\pi/6,\pi/2,7\pi/6)$或$(-7\pi/6,-\pi/2,\pi/6)$最大理论 NSA 随体元内水脂比值变化的曲线,这 NSA 接近理论上限值 3,与体元内水脂比值无关.

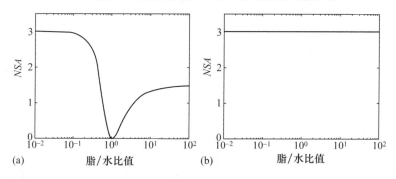

图 6.6.6　在计算的水像中像素的理论最大 NSA 作为脂/水比值的函数
(a) 对称回波$(-2\pi/3,0,2\pi/3)$;(b) 不对称回波$(-\pi/6,\pi/2,7\pi/6)$,显示 NSA 对水脂比的依赖消失

2. 信号模型和迭代线性最小平方拟合方法

　　IDEAL 算法主要思想是以像素为基础,以区域增长方式用迭代线性最小平方拟合进行场 map 估计和水、脂像重建,用低分辨重建选择起始种子、引导区域增长[46,48,49].

　　用 fSE、SPGR 或 SSFP 序列均可,在回波时间 $TE_n (n=1,2,3)$ 的各像素源图像信号是

$$S(TE_n)=(W+Fe^{i2\pi\Delta f/TE_n})e^{i2\pi\phi TE_n}\quad(n=1,2,3),\qquad(6.6.22)$$

式中 Δf 是水脂化学位移频率,ϕ 是未知的场 map(单位是 Hz),TE_n 是第 n 个回波的回波时间. 例如对于三点$(-\pi/6,\pi/2,7\pi/6)$采集,对应 $TE_n=(0.38\ \text{ms},1.14\ \text{ms},2.66\ \text{ms})$,$\phi_n=2\pi\Delta fTE_n$. 如果 ϕ 已知,可用线性最小平方拟合来估计

W 和 F. 迭代方法等价于高斯-牛顿搜索,使残数

$$R = \|R_n\|_2 \quad (n=1,2,3) \tag{6.6.23}$$

最小. 式中 R_n 为

$$R_n = S(TE_n) - (\hat{W} + \hat{F}e^{i2\pi\Delta fTE_n})e^{i2\pi\hat{\phi}TE_n}, \tag{6.6.24}$$

$\hat{\phi}, \hat{W}, \hat{F}$ 表示场 map、水和脂肪的估计值. 给定一个场 map,水和脂肪成分的最小平方解是唯一的. 因此,对于一套完备的源信号,这信号的总残数 $R = \|R_n\|_2$ $(n=1,2,3)$ 由 ϕ 决定. 场 map 估计的目的是找到一个能最小化这残数的 ϕ 值. 一个有用的工具是对于一套源信号画出 R-ϕ 曲线,解可由最小 R 值位置来确定. 歧义(ambiguity)反映为有多个解或多个最小 R 值.

图 6.6.7 显示了两个在 1.5 T($\Delta f = 220$ Hz)的模拟结果,ϕ_t 代表正确的场 map,ϕ_a 代表有混叠的场 map,只有一个正确解($R=0$)在 ϕ_t,差 $\phi_a - \phi_t$ 分别收敛到 $\pm\Delta f$. 对于 $TE_n = (-1.8 \text{ ms}, 0, 2.5 \text{ ms})$,有许多局部最小,问题是迭代算法可能

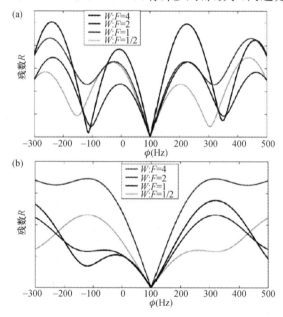

图 6.6.7 在 1.5 T 模拟的对于含不同 $W:F$ 比值体元的 R-ϕ 曲线,同时显示估计的水脂信号的模

在真实场 map,$\phi_t = 100$ Hz 处残数 $R=0$. (a) $TE_n = (-1.8 \text{ ms}, 0, 2.5 \text{ ms})$,两个邻近混叠场 map 处(局部最小),$\phi_a$ 的 R-ϕ 曲线显示有不同的 $W:F$ 值. (b) $TE_n = (-0.38 \text{ ms}, 1.14 \text{ ms}, 2.66 \text{ ms})$,$R$-$\phi$ 曲线显示那两个局部最小 R 已远离 0 值

收敛到一个局部最小(混叠的场 map),在这些局部最小点水、脂解不等于真实解. 然而相应相移$(-\pi/6, \pi/2, 7\pi/6)$即 $TE_n = (-0.38\ \mathrm{ms}, 1.14\ \mathrm{ms}, 2.66\ \mathrm{ms})$的 R、 W、$F\text{-}\phi$ 曲线显示能给出唯一正确的解. 收敛到局部最小的危险已经大大减小.

　　3. 区域增长场 map 方法

　　场 map 估计在水脂分解算法中是一个关键步骤,直接影响后面水脂估计的 正确性. 利用邻近像素内的相关性对真实值进行猜测,以这初始猜测值开始在 各像素的迭代. 假定场 map 是空间平滑变化的,用低分辨率重建来引导区域增 长算法,关键是选择一个初始种子像素. 我们用图 6.6.8 来说明具体步骤.

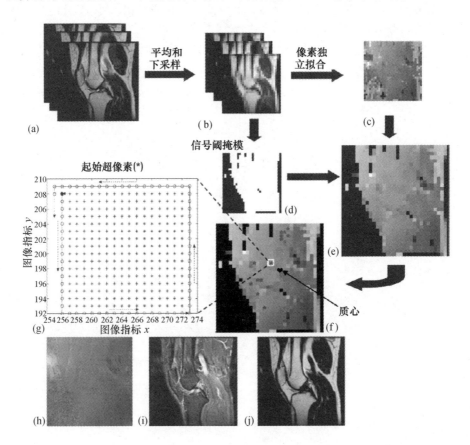

图 6.6.8　图解区域增长场 map 方法

(a) 源像;(b) 低分辨源像;(c) 低分辨场 map;(d) 从源像计算的信号阈掩模;(e) 应用二元掩模后 低分辨场 map;(f) 选择起始"超像素",质心超像素标以 ♥(长箭指处),中值超像素邻域标以 * 号; (g) 从起始超像素开始的区域增长;从区域增长方法得到的(h) 场 map、(i) 水像、(j) 脂肪像

(1) 起始像素的选择

① 首先平滑源图像并下采样到低分辨(32×32)，如图 6.6.8(a),(b)所示，为简便计只显示了模像.

② 得到低分辨率场 map，如图 6.6.8(c)所示，在低分辨图像上执行像素无关场 map 估计[48].

③ 从低分辨源像(图 6.6.8(b))产生二元信号阈掩模(d)并应用于低分辨场 map(c)，以移除背景噪声(e).

④ 因为低分辨图像上一个像素对应高分辨图像上一群像素，我们称它为"超像素".把图 6.6.8(e)上超像素按其场 map 值分类，把具有中等场 map 值(简称"中值")的超像素和接近中值的 14 个超像素识别出来，称之为"中值超像素邻区"，标以 ∗ 号，如图 6.6.8(f)所示.

⑤ 质心超像素(图 6.6.8(f)中标以 ♥，并以长箭指向之)也被计算基于低分辨源像(图 6.6.8(b))上信号强度.

⑥ 在超像素邻区中，最接近质心的那个超像素被选择并命名为"起始超像素"，其相应的场 map 值用 ϕ_s 表示.

我们假定大部分超像素收敛到真实场 map 值.收敛到混叠场 map 的像素将有高值或低值，中值操作的作用就是排除之.14 个中值超像素邻区是在临床检查中发现的包含收敛到真实解的像素数的经验值.

(2) 区域增长过程

⑦ 图 6.6.8(g)说明了在起始超像素区域的原分辨像素，对应起始超像素的像素都标为 ∗.这些像素的场 map 是以起始猜测 ϕ_s 用迭代方法估计的.对于这些像素这估计是独立执行的.

⑧ 这图像其余部分是用区域增长估计的，从邻近起始超像素的在图 6.6.8(g)中标●的像素出发，用方形螺线轨迹(虚线箭头指示方向)开始.对各个新像素，这初始猜测由当地 2D 线性外推确定[49].

⑨ 重复执行第⑧步，直到整个图像的场 map 被估计.

4. 讨论

在迭代水、脂分解技术中，场 map 估计具有固有含糊性，迭代方法可能会收敛到不正确的场 map 值或混叠解，导致错误的水脂估计.区域增长方法假定邻近像素间场是类似的，即场是缓慢变化的.区域增长方法潜在的缺点是错误可能被传播.为此原因，区域增长的起始像素及其起始猜测是极端重要的.IDEAL 用低分辨重建为区域增长过程提供高度可靠的开始.在所有分辨率水平对起始超像素内的像素保留像素无关场 map 估计[48].这方法假定在超像素以内的大多数像素将会收敛到真实的场 map 值,并且这些像素将支配和稳定这线性外推过程.

IDEAL 的区域增长方法的焦点集中到为在各个像素的迭代提供一个接近真实解的起始猜测. 前面估计的像素群为新像素提供一个改进的初始猜测,以保证迭代算法对于场 map、水和脂肪收敛到正确解.

6.6.6　3PD 方法发展动态

随 3PD 方法日趋成熟,应用范围也日趋扩大,针对具体情况,技术细节还在不断发展. Berglund 等人研究肥胖[50],体积很大,FOV 很大,靠近 45 cm-DSV 边缘,场均匀性很差. 对场 map 估计的区域增长方法,设计了"最安全"的方法,包括多种子像素选择、重的模像加权、不同的噪声阈、最安全优先(从识别出真实场偏值的像素开始)的区域增长过程、回波时间选择等,所提议的方法命名为 ASR (analytical water/fat separation with a safest-first region-growing scheme). 就实验结果与 IDEAL[47~49]、MRDS[51] 进行了比较.

为了探测引起冠状动脉疾病(CAD)和慢性心肌梗塞(MI)的纤细脂肪在心肌内的渗透问题,Hernando 等人对 3PD 方法提出了 VARPRO(variable projection)算法、LP(linear prediction)算法[52,53] 和图割(graph cut)算法[54]. 3PD 与 SENSE[55] 并行采集结合[56~59],可以缩短扫描时间;水、脂分离成像同时估计 T_2^*[60~63],可以提高水脂估计的精度;3PD 与 PROPELLER 结合,可以抑制运动伪影[64];水脂成像同时观察乳房被填充硅胶情况,可以进行多于三点的 Dixon 扫描[42].

§6.7　单点式 Dixon 方法

动态成像需要高时间分辨,屏住呼吸腹部成像、心脏电影成像、对比度增强成像都有可能用到单点式 Dixon(SPD)技术.

6.7.1　单点正交式 Dixon 方法[65,66]

适当选择序列时间 $\tau=1/(4\delta\nu)$,如图 6.5.1(b)所示,采集峰值在 $t=TE-\tau$ 时刻的回波信号,这时水、脂磁化强度矢量成 $\frac{\pi}{2}$,即有如下关系:

$$I(TE) = (W + iF)e^{i\phi(TE)},\qquad(6.7.1)$$

式中 $\phi(TE)$ 是 B_0 场不均匀造成的相位误差. 如果场是理想均匀的,则实部就是水信号：$W=\mathrm{Re}(I)$；虚部就是脂肪信号：$F=\mathrm{Im}(I)$. 场不均匀情况下，文献
[65]用 IDEAL 方法进行额外的场 map 扫描，以校正相位误差；而文献[66]则用
区域增长算法进行相位误差校正. 经相位误差 $\phi(TE)$ 校正后，得到水脂分离的
图像如下：

$$W=\mathrm{Re}\{I(TE)\mathrm{e}^{-\mathrm{i}\phi(TE)}\};\quad F=\mathrm{Im}\{I(TE)\mathrm{e}^{-\mathrm{i}\phi(TE)}\}. \tag{6.7.2}$$

6.7.2　相敏真 FISP 水脂分离成像

对于平衡的稳态自由进动(true FISP)序列(图 6.7.1(a))，只要选择 TR 等
于水脂化学位移频率差的倒数($TR=4.6\ \mathrm{ms}\ @\ 1.5\ \mathrm{T}$)，在 $TE=TR/2$ 处回波

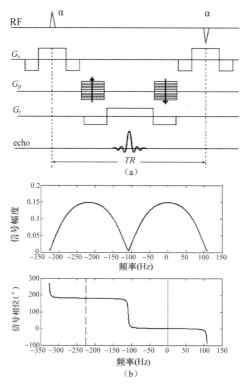

图 6.7.1

(a) true FISP 序列时序. (b) 在 1.5T，取 $TE=TR/2=2.3\ \mathrm{ms}$，翻转角为 $\dfrac{\pi}{3}$，$T_1/T_2=900/100$，水共
振在 $f=0$，脂肪频率在 $-220\ \mathrm{Hz}$，上面是 SSFP 信号幅度图，下面是 SSFP 信号相位. 在 $f=0$ 处，水信
号幅度为峰值，相位为 0；在 $f=-220\ \mathrm{Hz}$ 是脂肪信号峰值，脂肪相位与水相位相差 π

中水脂信号相位相差 $\pi^{[67\sim69]}$,如图 6.7.1(b)所示. 在 x、y 点像素信号可写为

$$S(x,y) = (W - F)\mathrm{e}^{\mathrm{i}\phi}, \tag{6.7.3}$$

W 和 F 分别代表水和脂肪对信号的贡献;ϕ 是由场不均匀等因素引起的残余相位,脂肪信号与水信号反相,因此是负号. $(W-F)$ 到底取正号还是负号,取决于像素中水占支配地位还是脂肪占支配地位. 因此,单位相位因子 $\mathrm{e}^{\mathrm{i}\phi}$ 要么平行于要么反平行于 $S(x,y)$ 确定的方向,

$$\mathrm{e}^{\mathrm{i}\phi} = \pm\, S(x,y)/|S(x,y)|. \tag{6.7.4}$$

只要借助于区域增长算法[37]确定每个像素信号的符号,就可以确定是水还是脂肪,而重建出水脂分离的图像.

　　对于水脂交界处水、脂含量各半的像素来说,由于信号对消不能正确估计. 说明该技术只适合于高分辨率成像或特殊的应用领域,例如血管造影,其水脂并不常占据同一个体素. 近来,人们开始尝试着去解决单采集压脂 SSFP 中的局部容积效应,并且取得了一定的进展.

＊　　　　　　＊　　　　　　＊

　　总结:体内到处都有脂肪,抑制脂肪或水脂分离定量成像在临床 MRI 诊断和研究中普遍需要. 抑制脂肪的 CHESS 方法易用且与许多序列兼容,但对场 (B_0, B_1) 不均匀性很敏感. 用并行发射技术有可能克服本征缺陷[70]. 压脂肪的 STIR 技术对 B_0 场不均匀性不敏感,但 SNR 低,且限定只能作 T_1 加权像. 水脂分离 Dixon 技术可以得到水脂分离的图像,放弃一个就是抑制;有些应用,两者都需要精确定量. Dixon 技术可以作 T_1 加权、T_2 加权、T_2^* 加权以及质子密度加权像. 因此,Dixon 更是 CHESS 和 STIR 不可替代的. Dixon 技术本质上对 B_0 场不均匀性是敏感的,但图像后处理中可以消除其影响. 因此,通常说 Dixon 方法对 B_0 不均匀性不敏感. Dixon 扫描可以借助于 SE、fSE、破坏梯度回波 (GE)或稳态自由进动(SSFP)序列,采集水脂磁化强度有一定相位差的回波信号,典型的有单点式(正交、特定 true FISP)、两点式(对称、不对称)、三点式(对称、不对称)和多点式[71,72]. 要分离出纯的水像和纯脂肪像,关键在于校正场不均匀造成的相位误差. 因此,在后处理技术中最关键的是相位误差校正,主要是判断误差相位的方向. 更本质地说是判断$(W-F)$的符号,是二元选一的判断. 从相位误差信息的角度,对 $W-F \neq 0$ 的像素来说,单点式、两点式和三点式几乎是等价的. 换句话说,对水脂交界即水脂含量各半的像素来说,单点式、两点式和三点式有差别. 点数越多且不冗余相位信息越全,就越有可能正确分离水脂像,应根据需要和可能以及容许度来选择序列和点数.

参 考 文 献

[1] Proctor WG, Yu FC. Phys Rev,1950,77: 717.

[2] Luyten PR, et al. MRM,1987, 4: 431.

[3] Hardy CJ, Dumoulin CL. MRM,1987,5: 58.

[4] Segebarth CM, et al. MRM,1990,13: 62.

[5] Sotak CH. MRM,1988,7: 364.

[6] Dumoulin CL. MRM,1986, 3: 90.

[7] Luyten PR, et al. Radiology,1990,176: 791.

[8] Vinitski S, et al. MRI,1988, 6: 707.

[9] Star-Lack J, Nelson SJ, Kurhanewicz J, et al. MRM,1997,38: 311-321.

[10] Bottomley PA, et al. Med Phys,1984,11: 425.

[11] Dooms G, et al. Radiology,1986,158: 51.

[12] Kamman RL, et al. MRI,1987,5: 381.

[13] 俎栋林.核磁共振成像学.北京:高等教育出版社,2004: 645-647.

[14] Wehrli FW, et al. MRI,1987, 5: 157.

[15] Szumowski J, Plewes D. MRM,1988,8: 345.

[16] Haase A, et al. Phys Med Biol,1985,30: 341.

[17] Hore PJ. J Magn Reson,1983,55: 283.

[18] Harms SE, et al. JMRI,1993,3: 277.

[19] Szumowski J, et al. MRM,1989,9: 379.

[20] Weiskoff RM. J Magn Reson,1990,86: 170.

[21] Axel L, Dougherty L. J Magn Reson,1986,66: 194.

[22] Keller PJ, et al. Radiology,1987,164: 539.

[23] Guilfoyle DN, Mansfield P. MRM,1985, 2: 469.

[44] Guilfoyle DN, et al. MRM,1989,10: 282.

[25] Twieg DB, et al. MRM,1990,12: 64.

[26] Weiskoff RM, et al. MRI,1990,8(suppl 1): 93.

[27] Haselgrove JC, et al. MRM,1985,2: 195.

[28] Lauterbur PC, et al. J Magn Reson,1984, 59: 536.

[29] Park HW, Cho MH, Cho ZH. MRM, 1985, 2: 534.

[30] Dixon WT. Radiology,1984,153: 189.

[31] Dixon WT, et al. Radiology,1985,157: 552.

[32] Skinner TE, Glover GH. An extended two-point Dixon algorithm for calculating separate water, fat, and B_0 images. Magn Reson Med, 1997,37: 628-630.

[33] Glover GH, Schneider E. Three-point Dixon technique for true water/fat decomposi-

tion with B_1 inhomogeneity correction. MRM,1991,18: 371-383.

[34] Coombs BD, Szumowski J, Coshow W. Two-point Dixon technique for water-fat signal decomposition with B_1 inhomogeneity correction. MRM,1997,38: 884-889.

[35] Szumowski I, Coshow WR, Li F, et al. Phase unwrapping in the three-point Dixon method for fat suppression MR images. Radiology,1994,192: 555-561.

[36] Zhou K, Zaitsev M, Bao S. Reliable two-dimensional phase unwrapping method using region growing and local linear estimation. MRM,2009, 62: 1085-1090.

[37] Ma J. Breath-hold water and fat imaging using a dual-echo two-point Dixon technique with an efficient and robust phase-correction algorithm. Magn Reson Med,2004,52: 415-419.

[38] Xiang QS. Inversion recovery image reconstruction with multiseed region-growing spin reversal. JMRI, 1996, 6: 775-782.

[39] Berglund J, Johansson L, Ahlstrom H,et al. Three-point Dixon method enables whole-body water and fat imaging of obese subjects. MRM,2010, 63: 1659-1668.

[40] Xiang QS. Two-point water-fat imaging with partially-opposed-phase (POP) acquisition: An asymmetric Dixon method. Magn Reson Med, 2006,56: 572-584.

[41] Ma J, Son JB, Zhou Y, et al. Fast spin-echo triple-echo Dixon (fTED) technique for efficient T_2-weighted water and fat imaging. MRM, 2007,58: 103-109.

[42] Yu H, Shimakawa A, McKenzie CA, et al. Multiecho water-fat separation and simultaneous R_2^* estimation with multifrequency fat spectrum modeling. MRM, 2008, 60: 1122-1134.

[43] Ma J, Wehrli EW, Song HK,et al. A single-scan imaging technique for measurement of the relative concentrations of fat and water protons and their transverse relaxation times. JMR,1997, 125: 92-101.

[44] Coombs BD, Szumowski J, Coshow W. Two-point Dixon technique for water-fat signal decomposition with B_0 inhomogeneity correction. MRM,1997, 38: 884-889.

[45] Xiang QS, An L. Water-fat imaging with direct phase encoding. J MRI, 1997,7: 1002-1015.

[46] Pineda AR, Reeder SB, Wen Z, et al. Cramer-Rao bounds for 3-point decomposition of water and fat. Magn Reson Med, 2005,54: 625-635.

[47] Reeder SB, Pineda AR, Wen Z, et al. Iterative decomposition of water and fat with echo asymmetry and least-squares estimation (IDEAL): Application with fast spin-echo imaging. MRM, 2005,54: 636-644.

[48] Reeder SB, Wen Z, Yu H,et al. Multicoil Dixon chemical species separation with an iterative least-squares estimation method. MRM, 2004,51: 35-45.

[49] Yu H, Reeder SB, Shimakawa A, et al. Field map estimation with a region-growing

scheme for iterative 3-point water-fat decomposition. MRM，2005，54：1032-1039.

[50] Berglund J，Johansson L，Ahlstroem H，et al. Three-point Dixon method enables whole-body water and fat imaging of obese subjects. MRM，2010，63：1659-1668.

[51] Lu W，Hargreaves BA. Multiresolution field map estimation using golden section search for water-fat separation. MRM，2008，60：236-244.

[52] Hernando D，Haldar JP，Sutton BP，et al. Joint estimation of water/fat images and field inhomogeneity map. Magn Reson Med，2008，59：571-580.

[53] Kellman P，Hernando D，Shah S，et al. Multi-echo Dixon fat and water separation method for detecting fibro-fatty infiltration in the myocardium. MRM，2009，61：215-221.

[54] Hernando D，Kellman P，Haldar JP，et al. Robust water/fat separation in the presence of large field inhomogeneities using a graph cut algorithm. MRM，2010，63：79-90.

[55] Pruessmann K，Weiger M，Scheidegger M，et al. SENSE：Sensitivity encoding for fast MRI. MRM，1999，42：952-962.

[56] Ma J，Bankson J，Stafford R. Multipoint Dixon imaging using sensitivity encoding. In：Proceedings of the 13th Annual Meeting of ISMRM，Toronto，ON，Canada，2003，p1069.

[57] Reeder S，Hargreaves B，Yu H，et al. Homodyne reconstruction and IDEAL water-fat decomposition. MRM，2005，54：586-593.

[58] Lustig M，Donoho D，Pauly J. Sparse MRI：The application of compressed sensing for rapid MR imaging. Magn Reson Med，2007，58：1182-1195.

[59] Doneva M，Börnert P，Eggers H，et al. Compressed sensing for chemical shift-based water-fat separation. Magn Reson Med，2010，64：1749-1759.

[60] Yu H，Shimakawa A，McKenzie C，et al. Multiecho water fat separation and simultaneous R_2^* estimation with multifrequency fat spectrum modeling. Magn Reson Med，2008，60：1122-1134.

[61] Chebrolu VV，Hines CDG，Yu H，et al. Independent estimation of T_2^* for water and fat for improved accuracy of fat quantification. MRM，2010，63：849-857.

[62] Wang K，Yu H，Brittain JH，et al. K-space water-fat decomposition with T_2^* estimation and multifrequency fat spectrum modeling for ultrashort echo time imaging. JMRI，2010，31：1027-1037.

[63] Honorato JL，Parot V，Tejos C，et al. Chemical species separation with simultaneous estimation of field map and T_2^* using a K-space formulation. MRM，2012，68(2)：400-408.

[64] He Q，Weng D，Zhou X，and Ni C. Regularized iterative reconstruction for undersampled BLADE and its applications in three-point Dixon water-fat separation. MRM，

2011，65：1314-1325.

[65] Yu H，Reeder SB，McKenzie CA，et al. Single acquisition water-fat separation：Feasibility study for dynamic imaging. Magn Reson Med，2006，55：413-422.

[66] Ma J. A single-point Dixon technique for fat-suppressed fast 3D gradient-echo imaging with a flexible echo time. J Magn Reson Imaging，2008，27：881-890.

[67] Wansapura JP. Abdominal fat-water separation with SSFP at 3 T. Pediatr Radiol，2007，37：69-73.

[68] Hargreaves BA，Vasanawala SS，Nayak KS，et al. Fat-suppressed steady-state free precession imaging using phase detection. MRM，2003，50：210-213.

[69] Heilman JA，Derakhshan JD，Riffe MJ，et al. Parallel excitation for B-field insensitive fat-saturation preparation. MRM，2012，68(2)：631-638.

[70] Glover GH. Multipoint Dixon technique for water and fat proton and susceptibility imaging. JMRI，1991，1：521-530.

第 7 章　MR 图像伪影及抑制方法

在医学成像中,伪影(artifacts)是图像中的一些结构(或信号强度),这些结构在被成像物体中并没有对应的解剖学基础,而是由成像技术产生出来的,因而称之为伪影.这样,伪影中包含的信息很容易造成误导.因为医生依靠图像的视觉印象作诊断,伪影会导致误诊.为了避免这样的误诊,必须学会识别伪影,这是问题的一个方面.另一方面,了解伪影产生的机制,有助于找到消除或减弱它们的办法,以便提高图像的质量.

有些伪影由设备故障引起;有些伪影是由于选择不恰当的技术造成的;还有些伪影是 MRI 所固有的. MRI 设备和技术很复杂,产生伪影的机会和原因也很多.可以说,伪影五花八门,处处时时都可能存在,对此必须有足够的警觉和深入的认识.

视方便而定,与序列(如 EPI)相关的伪影及抑制方法已经在有关章节讨论过.本章将讨论和描述其余各种伪影的表现(appearance)或视觉特征,然后分析其形成的原因,最后提出一些方法用来消除或防止在成像过程中产生这样的伪影.在大部分情况下,伪影的原因已识别得很清楚;而有些情况,最佳办法尚未找到.这里按伪影的视觉表现把伪影分类.有些伪影看起来很相似,但可能产生于完全不同的原因,这样分类就比较容易识别和区分它们.我们从最容易识别的伪影开始,采取先易后难、步步深入的原则,最后讨论运动伪影和伪影抑制方法以及抗运动的序列.

鬼影(ghost artifacts)产生于运动或流动.在 MRI 中鬼影很普遍,经常难以区分,产生的原因有时也不清楚.本书中鬼影基本都称为运动伪影或伪影.

§7.1　混叠或折绕伪影,截断或跳动伪影

7.1.1　混叠伪影及抑制办法

当用缩小的视野(FOV)时,用奈奎斯特频率($f_N = 2f_{max}$,f_{max} 是 FOV 内信号最高频率)对 FOV 内的信号取样,而 FOV 外面物体信号频率 f_c 则位于 f_N

和 $(1/2)f_N = f_{N/2}$ 之间,即 $f_N > f_c > f_{N/2}$ 时,其表观频率 f_{ap} 为

$$f_{ap} = f_c - f_N < 0. \tag{7.1.1}$$

于是,该频率被折绕到视野内的对边.在日常生活中也存在这样的例子,在看很老的西方影片时,向前急驰的四轮马车的车轮看起来像是缓慢地向后旋转,这就是混叠的例子.它产生于对周期函数的取样不够快,不满足奈奎斯特定理的要求,使得高频错误地表现为低频.对电影来说,一帧就是一个取样.早期电影摄影的频率 f_s 小于车轮转速的两倍,结果使车轮转速折绕到一个较低的转速上.

在 CT 中不会遇到混叠伪影.混叠(aliasing)的表现形式是折绕(wraparound).把一张纸折叠(foldover)起来装进信封,折叠的部分是相连的.折绕与这种折叠在概念上略有差别,被折叠的部分切下来后,再绕到对边(当负频率),而不是直接折叠在较低的正频率上.这是 MRI 用 FFT 作图像重建时所固有的现象.混叠(aliasing)伪影也称为奈奎斯特伪影.

应该指出,折绕不仅发生在频率编码方向,在相位编码方向也会发生.而且在三维采集时,甚至在选层方向也会发生折绕.对于频率编码方向的折绕,有两种办法可以抑制:其一是降低滤波器带宽,使奈奎斯特频率与图像 FOV 精确匹配.所付出的代价是在 FOV 边缘处信号降低,因为滤波器通带并不是严格的矩形.其二是过取样,其代价是由于带宽加大,SNR 也有所降低.虽然如此,现在在商业机器上过取样已成为抗折绕的标准方法.在相位编码方向的折绕是一个较难对付的问题.在这方向上不存在类似于降低滤波器带宽的办法.根据

$$y(G_{y,n} - G_{y,n-1})T_y(FOV/2) = \pi, \tag{7.1.2}$$

降低相位编码梯度的强度可以降低折绕,但同时也降低了空间分辨率.也可以采用过取样的办法,但是,这使最小采集时间增长.即使采用过取样,也有不同的方法.可以采集两次进行平均,两次采集的编码步交错开,如图 7.1.1 所示.这样产生了两倍的视野,可以把超出 FOV 的部分切除,丢弃掉.这样相位折绕可以抑制掉,同时没有信噪比惩罚.

在 3D 采集时,在选层方向上有时也会产生折绕伪影[1,2].在 3D 成像时,先选择激发一个厚块(slab),接着分成很多层.当激发的块厚延伸超过三维体积内层垛(stack of slices)的边界时,层垛外面的信号将折绕到内部层面上.一个奇特的例子是耳朵出现在中矢位脊柱面的脊椎通道上,如图 7.1.2 所示.要抑制这样的伪影,原则是正确裁剪选块 RF 脉冲[3],以保证激发块的宽度与层垛宽度精确对应.另外,预饱和脉冲也还可用来抑制 VOI 外面的信号.这不仅适于选层方向,也适于相位编码方向和频率编码方向,如图 7.1.3 所示.

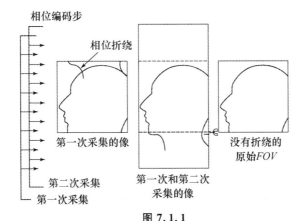

图 7.1.1

相位编码方向上的折绕伪影可通过交叉相位编码步的两次采集的
平均而消除,并保留了较高信噪比

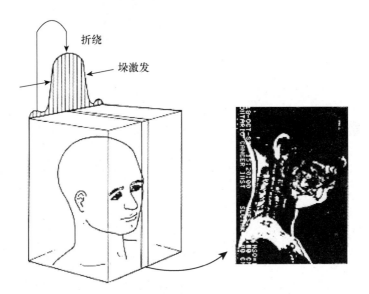

图 7.1.2 在 3D 体采集中在选层方向上的折绕

在所选块的外面起始激发不是零,外面的信号比如耳、肩会混叠折绕到中心层面上

图 7.1.3 说明了用预饱和技术降低混叠伪影的机制.在任何脉冲序列中,在任何方向都可以引进预饱和脉冲.这里以 SE 序列为例,两个预饱和脉冲(α_{F1} 和 α_{F2})连同额外的梯度脉冲定义两个厚块,其质子被预先饱和.这些区域不产生信号,也就不形成伪影.

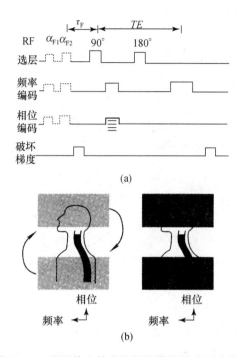

图 7.1.3　用预饱和技术降低混叠伪影或运动伪影

(a) 在任何脉冲序列中,在任何方向都可以引进预饱和脉冲.这里以 SE 序列为例,
两个预饱和脉冲(α_{F1} 和 α_{F2})连同额外的梯度脉冲定义两个厚块,其质子被预先饱
和.这些区域将不产生信号,也就不形成伪影.(b) 对于小 FOV,外面的信号会折
绕到感兴趣区(左),沿相位编码轴两个预饱和块(右)可用来消除 FOV 外面的信
号,从而避免了折绕伪影

7.1.2　边缘跳动伪影

1. 视觉表现

　　边缘跳动伪影如图 7.1.4 所示.跳动伪影又称为吉布斯(Gibbs)伪影,也叫
谱漏或截断伪影.表现于同心或平行的低强度曲线状波纹,从任何信号强度不
连续的陡锐边界传播,以至跨越整个图像.这种波纹在频率编码方向和相位编
码方向都可能发生.然而最可能明显地沿相位编码方向,因为病人流量和经济
压力通常用尽可能少的相位编码步,例如 128 步以减少总成像时间.概括地说,
跳动伪影主要产生于这样两种情况:① 数据内插(填零),当一个小采集矩阵
(例如 256×128)被内插成一个较大的显示矩阵(例如 256×256);② 靠近边缘,
那里沿组织分界面相对长的准直线部分,其信号强度有突变,例如在很亮的脂

肪性头皮和很黑的颅盖骨壳之间(见图 7.1.4(b)).

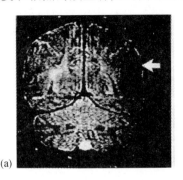 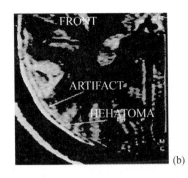

(a)   (b)

图 7.1.4 跳动伪影的视觉表现

(a) 在冠状位头像中,相位编码沿水平方向,箭头所指的低强度条纹(平行于脑表面)就是边缘跳动伪影.(b) 一个病人患有硬膜下血肿,250×128 采集矩阵,未滤波跳动伪影;(曲线)平行于高信号强度血肿,相位编码轴沿水平方向

有时跳动酷似(minic)"运动伪影"(见§7.7～7.9 节)或在脊髓[4]、椎间盘[5]、肌肉束、神经纤维[3]中的细小结构,比如小瘘管.这样在诊断时就可能引起"误释".在可疑的情况下,要想避免误释,有必要用加倍的相位编码步数或减小 FOV 重新扫描病人.因为跳动纹波的间隔是像素尺寸的两倍,所以相位编码加倍后,跳动纹波线间距减少到一半,其幅度不减.对于截断引起的跳动,尽管有这理论的限制,上述措施仍是最实际的,也是最有效的.因为跳动线的靠近极大地降低了其显著性.

要想在频率编码轴产生一个跳动伪影进行演示是很容易的.先用标准带宽采一幅像,再用弱读出梯度,对应用低带宽采集,跳动伪影可沿读出轴产生出来.读出梯度可小到读出周期与 T_2 之比接近 1[6].所谓匹配带宽技术,是使用一长的窄带取样窗,非对称地采样前半个回波,以达到对于给定带宽的最小 TE 值.这样在频率编码轴上可造成跳动伪影.

2. 抑制截断伪影的滤波器

数据截断会引起跳动伪影,在 MRI 出现之前从电子工程已经了解得很清楚.可用图 7.1.5 说明截断伪影的起源.对回波的采样次数总是有限的.从 K-空间看,沿相位编码方向存在一个赝回波,每个相位编码步对应采这赝回波上的一个点,每一个相位编码步要花 TR 时间.因此,高频数据必须截断(见图 7.1.6).这数据的不连续性导致图像必然有纹波,这对应图 7.1.5(b)的情况.加倍相位编码步对应高频成分加倍,于是纹波间隔减半,如图 7.1.5(c)所示.如果在图像重建之前用一数字滤波器[7]对所测数据直接滤波,使所测数据平滑到在最高频率端的值降低到零,如图 7.1.6 空心圆曲线所示.这样重建的图像可消除纹波,如图 7.1.5(d)所示,同时也显著降低了空间分辨率.一般说来,这样做是不值得的.

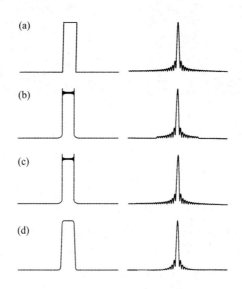

图 7.1.5 截断伪影的起源

(a) 矩形物体(左),其频率成分的幅度(右);(b) 从高频添零的频率空间(右)进行有限次采样(128)得到的像(左);(c) 加倍取样(256)的效果:纹波间隔减半,幅度不变;(d) 用低通滤波器(比如高斯滤波)滤除纹波后,边缘跳动降低,但伴随空间分辨损失

已经提出了许多技术来消除截断伪影.既然伪影产生于缺乏高频数据,这些技术都试图外推这测量的数据到高频区域(见图 7.1.6 中叉号曲线).外推方案包括奇异值分解的线性预期(linear prediction with singular value decomposition[8],LPSVD)、自动回归移动平均(auto-regressive moving average[9],ARMA)和强制重建(constrained reconstruction[10],CORE).各个方案对这数据结构用不同的模型作为外推的基础,都依赖于计算机,现在还很难说哪个更优越.但可以说,基于最大熵方法[11,12]的方案在降低截断伪影方面是无效的.

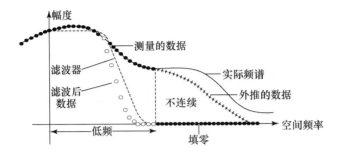

图 7.1.6　在低空间频率限测量的图像数据

通常在用 FFT 重建图像前指定零值到高频上. 由于数据不连续, 产生截断伪影. 为克服这种伪影, 可以用一个低通滤波器平滑所测数据, 同时降低了空间分辨率（边界不锐）. 另一种方案是数据外推平滑到高频零值, 这样既可克服伪影, 又维持了原分辨率

　　1991 年 Constable 和 Henkelman[13] 提议了一个比较简单的外推到高空间频率成分的技术. 首先用一个中间滤波器抑制这边缘跳动, 直到只有主要边缘保留下来. 然后补充高频数据, 使之也能产生上述边缘. 再把这些外推的高频数据嫁接到实测的数据上, 这样就不存在数据不连续性, 于是一个标准的傅里叶变换图像可产生出来. 图 7.1.7 就是用这种技术处理的, 不仅消除了跳动伪影, 而且保留了原空间分辨率. 这类算法已装在某些商业机器上.

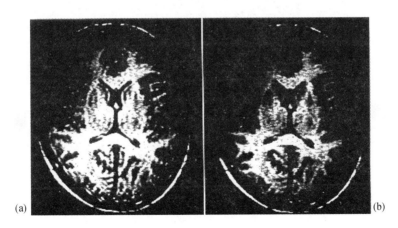

图 7.1.7

（a）用 96 个相位编码步在左右方向采集的轴位头像数据, 用标准添零傅里叶变换重建的；

（b）用外推方法嫁接高频数据重建的同一个头像, 显示了最小的伪影且没有降低分辨率

3. 其他原因引起的类跳动伪影

在外观上类似于吉布斯(Gibbs)现象的伪影,也可以产生于梯度电源输出峰功率的不足. 一方面在最强相位编码步时,可能功率不够;另一方面在弱相位编码步时,由于梯度数字化的动态范围问题,梯度放大器也可能不满足功率要求,尤其是对宽 FOV 采集. 在软件脉冲序列设计中的这种误差会产生平移鬼影(translated ghost). 对所有可能的 FOV,保证 ADC 指定一个整数值给所有相位编码步,避免对低相位编码步用四舍五入,就有可能避免这类误差. 对斜切面这一方法可能行不通,在 2D FT 的第二维重建中要求内插.

60 Hz 市电(美国)和 50 Hz 市电(中国)干扰通过梯度放大器引入,或室内照明灯引入也可能产生平移鬼影. 这种鬼影可通过信号平均(见§7.7~7.9 节)或门控这序列到市电频率而降低. 门控完全类似于心电门控技术.

§7.2 金属材料伪影和磁化率伪影

7.2.1 磁场扰动和材料磁性

整个 MRI 过程都是假定主磁场是均匀的,用线性梯度扰动进行空间定位. 于是在均匀场中的任何不规则性将产生图像的畸变. 设在成像体积内某处有金属材料引入,则该处磁场将受到扰动. 设引入的材料体积为 V_1,则在 V_1 内存在如下关系:

$$\boldsymbol{B} = \mu_0 \boldsymbol{H} + \mu_0 \boldsymbol{M}, \tag{7.2.1}$$

这里 $\boldsymbol{H}$ 是磁场强度(单位为 A/m),$\boldsymbol{B}$ 是磁感应强度(单位为 T),μ_0 是真空磁导率,$\boldsymbol{M}$ 是材料内磁化强度. 可见,材料体积 V_1 内磁场已受到了扰动. 实际上在 V_1 外面附近磁场也受到了扰动. 因材料磁化后形成磁偶极子(即小磁铁),其磁矩

$$\boldsymbol{m} = \iiint\limits_{V_1} \boldsymbol{M} \mathrm{d}v. \tag{7.2.2}$$

对于点磁偶极子模型,以其所在处取为原点($r=0$)时,

$$\boldsymbol{B}_{\mathrm{m}} = \frac{\mu_0}{4\pi} \frac{3(\boldsymbol{m} \cdot \boldsymbol{r})\boldsymbol{r} - \boldsymbol{m}r^2}{r^5}. \tag{7.2.3}$$

一般说 $\boldsymbol{m}$ 都沿 $\boldsymbol{B}_0$ 方向即沿 z 轴,因而上式可改写为

$$\boldsymbol{B}_{\mathrm{m}}(r,\theta) = \frac{\mu_0}{4\pi} \frac{3m\cos\theta \boldsymbol{e}_r - m\boldsymbol{e}_z}{r^3}, \tag{7.2.3a}$$

e_r, e_z 分别是沿径向和 z 轴的单位矢量. 当 $\theta = 0°$ 时, 即沿偶极轴

$$B_{mz}(r,0) = \frac{\mu_0 m}{2\pi r^3},\qquad (7.2.3b)$$

当 $\theta = 90°$ 时, 即沿与偶极子轴垂直的方向

$$B_{mz}(r, \theta = 90°) = -\frac{\mu_0 m}{4\pi r^3}.\qquad (7.2.3c)$$

把一个磁介质球置入均匀外磁场中, 球受到均匀磁化, 形成磁偶极子. 它在球外产生的场等效于位于球心的一个磁偶极子在球外产生的场. 这偶极子的磁场叠加在原均匀外场 $\boldsymbol{B}_0$ 上, 使球附近空间的磁场变得不太均匀, 如图 7.2.1 所示. 而均匀场的磁感应线 $\boldsymbol{B}_0$ 都是平行直线. 可以想见, $\boldsymbol{B}_0$ 受到了扰动. 扰动的严重程度取决于磁化强度 M 的值、扰动物的体积及其几何形状. 因为 m 几乎和体积成比例, 也与几何形状有关. 而 M 则依赖于材料的性质和磁场强度. 一般说来,

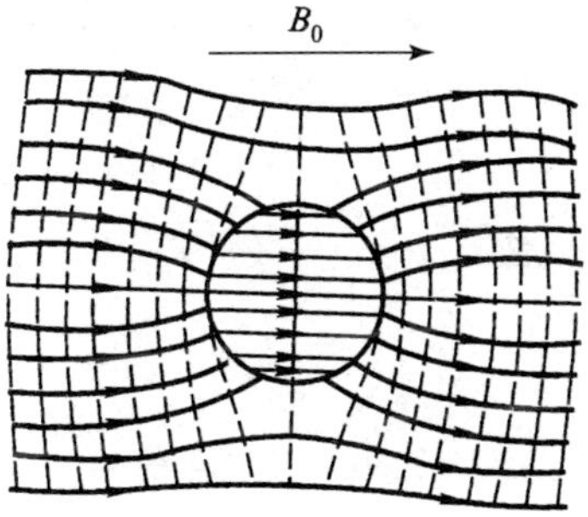

图 7.2.1 在均匀外磁场中, 均匀磁化球对外场均匀性的扰动
在球附近, 原来均匀间隔且平行的 B 线变得弯曲且间隔也不均匀, 这意味着对均匀场的偏离

$$M = \chi_m H,\qquad (7.2.4)$$

χ_m 是磁化率. 不同材料, χ_m 变化范围很大, 高达若干个量级, 甚至符号也有变化. 为了方便, 工程上把材料划分为抗磁质($\chi_m < 0$)、顺磁质($\chi_m > 0$)和铁磁质. 比如铜、银、钛、钽、水、304 和 316L 不锈钢等都是抗磁质, 其 χ_m 在 -1×10^{-6} 量级; 铝($\chi_m = 0.82 \times 10^{-5}$@18℃)、铬($\chi_m = 4.5 \times 10^{-5}$@18℃)属于弱顺磁材料. 以上材料都可以称为非磁性材料. 而铁、钴、镍及坡莫合金则属于铁磁材料. 其块材即使不在磁场中也在其内部自发形成"磁畴", 在外磁场中其磁化极强, χ_m 在 $10^4 \sim 10^6$ 量级. 但 χ_m 不是常数, 精确描述铁磁材料的磁化应该用磁滞回线. 像这种铁磁金属, 绝对不允许带进 MRI 磁体孔内, 甚至绝对不允许带进磁体室. 界于铁磁和弱顺磁之间的金属则属于强顺磁和亚铁磁材料.

7.2.2 金属材料伪影

在 MRI 中经常碰到的是病人体内有金属植入物. 这种金属主要是不锈钢. 不锈钢又分为两种情况, 例如 316 号不锈钢本是无磁不锈钢(抗磁性), 但是弯曲冷轧则变为磁性不锈钢(顺磁性). 比如外科手术夹(surgical clips)、(心、脑)

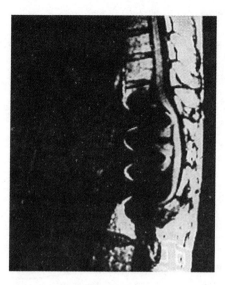

图 7.2.2

脊椎的表现畸形是哈林顿棒产生的磁性金属伪影.脊椎骨和脊髓都是正常的,但表现为脊髓后移完全是伪影

室膜分流器、矫正牙齿的金属支架、牙托、发卡、拉链等,这里称它们为磁性金属,很多英文文献中称之为铁磁材料.磁性不锈钢产生的 M 和 m 分别遵守式(7.2.4)和(7.2.2),因而这种磁性金属产生的伪影在高场 MRI 中更甚.由于这种体内植入的金属物体是定位的,其对场的扰动也是定域的,这种伪影有特异的表现.由于 2D FT 图像形成依赖于高度线性的磁场梯度定位,而不均匀区域的 MR 信号被移到较高或较低的频率上,因而在图像强度上产生特征性黑洞并伴有一个月牙形亮缘,且图像显示一定程度的畸变.图 7.2.2 显示一个有趣的图像畸形产生于沿脊椎的哈林顿棒(Harrinton rods).这图像被打了几个黑洞,伴有几个增强的亮缘[14].

　　除了产生伪影,较大的磁性金属物体(比如齿板)还可能使 RF 线圈失谐.尤其是高品质因数 RF 线圈,对这种扰动很敏感;严重时,可能无法成像.

　　非磁性金属植入物在 MRI 图像中有时不可见,有时也产生定域信号空的伪影,与所用序列有些关系,也依赖于物体的形状是否存在闭合的导电路径.例如一个 U 形夹产生较少的伪影,而有闭环的夹子则产生较多的伪影.又如一外科钉的长轴相对于读出轴的取向也影响伪影的程度.非磁性金属植入物甚至会显示磁性金属伪影,取决于使用它们的历史.

　　非磁性金属物体引起聚焦信号损失还可能产生于另外的机制.比如 RF 场在抗磁体内感应的涡流,从而扰动了 RF 线圈发射和接收灵敏度而产生伪影.要减少这种伪影,可采用对 B_1 幅度不太敏感的序列,比如梯度回波,绝热脉冲,在可能的情况下,断开导电路径.应当指出,尽管被非磁性金属物体引起的 RF 涡流会产生局部信号损失伪影,但其产生的 RF 加热很少,完全可以忽略.

　　通常推荐有(磁性)金属植入物的病人不要作 MRI 检查.其实,对于小的(磁性)金属植入物,比如动脉瘤夹、外科金属线等在 MRI 中感应的伪影及伪影的范围比在 X 射线 CT 中产生的伪影要小得多.一方面由于金属对 X 射线的高度衰减导致很亮的信号;另一方面由于卷积背投影重建,这亮信号沿径向传播跨越整个图像.而在 MR 图像中,金属感应的信号强度和扰动在频率编码轴只延伸到 $\Delta\omega/\gamma G_x$.超过此限,这图像不受影响.图 7.2.3 比较了骨盆的 CT 和 MRI 图像中的金属夹伪影.在此又一次体现了傅里叶成像相对于卷积背重建的一个重要优点,即在 MRI 中金属伪影不模糊图像,仅产生局部畸变.而在 CT 中扰动信号背投影将在重建的像中覆盖一个盘面,产生模糊的特征.

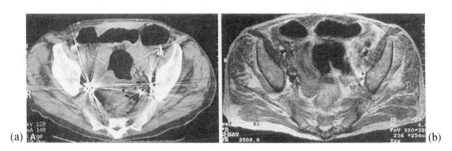

图 7.2.3 金属夹伪影

(a) 骨盆的 CT 轴位像显示外科夹产生的严重伪影(径向条纹);(b) 同一病人骨盆的轴位质子密度加权像显示有很小的伪影

7.2.3 磁化率伪影

1. 起因

相邻组织(比如空气-组织界面、组织-骨头界面等)磁化率(susceptibility)不同,病理性组织改变(出血、血铁黄蛋白沉积等)、顺磁对比度增强剂等都会引起局部磁场不均匀.根据式(7.2.4),组织或材料的原子、分子顺磁磁化率用 χ_m 表示时,在 $\boldsymbol{B}_0 = \mu_0 \boldsymbol{H}_0$ 场中其磁化强度 $\boldsymbol{M} = \chi_m \boldsymbol{H}_0$,这里磁化强度 $\boldsymbol{M}$ 不是指核(人体中氢核)的磁化强度,而是由核外电子运动状态不同造成的原子分子级别的磁化率,主要是由组织或材料中顺磁离子,比如铁离子(Fe^{3+}、Fe^{2+})、钆(Gd)离子、铜离子(Cu^{2+})、锰离子(Mn^{2+})等贡献的磁化率 χ_m,这 χ_m 比原子核磁化率高 4~5 个量级,在几个 ppm 到十几个 ppm 量级不等.如果局部出血,出血处铁离子聚集密度异常,就会产生 χ_m 对比度.从原理上说,χ_m 可作为 MRI 中一个成像参数(看 §1.11 节).遗憾的是,引起主磁场 $\boldsymbol{B}_0$ 不均匀的因素较多,加上磁化率伪影的存在,直接用 χ_m 对比度成像的场合并不多.间接使用 χ_m 对比度的场合却比较多,比如脑功能 MR 成像(见第 2 章)中 BOLD 效应,就是利用脑活动时血流中血氧增加引起静脉毛细血管血的 χ_m 变化进行成像的.对比度增强剂也是利用顺磁离子的 χ_m 改变感兴趣组织血管中血的 T_1 和/或 T_2 而增强对比度的. 另外, 对磁场 $\boldsymbol{B}_0$ 不均匀度敏感的序列比如梯度回波、EPI, 所遭遇的磁化率伪影也比别的序列严重. 在 GE 序列中通常由 T_2^* 代替 T_2 对比度. 其中, T_2^* 反映由 χ_m 影响的磁场均匀度降低的效应, 其著名的定量关系如下:

$$\frac{1}{T_2^*} = \frac{1}{T_2} + \gamma \Delta B. \tag{7.2.5}$$

在空气和组织界面处, 由于两边磁化率 χ_m 相差较大, 引起当地磁场畸变. 这种畸变范围可能大到跨几个层面, 也可能只影响一个层面, 或小到只影响几个体元. 在受影响的区域内, 由于相移会产生偏离中心的回波, 严重时会产生信号损失和几何畸变. 几何畸变代表物体形状改变, 以及层面稍微错位. 图像上的这种表现并不反映物体的真实情况, 因而称之为磁化率伪影.

2. 典型实例

Kim 等人[15]发现, 在脑内多孔血管瘤内含铁血黄素沉积像点磁偶极子一样, 引起体元内信号干涉, 使在 GE 序列轴位图像上病灶中心信号空, 周围有稍亮的环, 环外又是低信号, 如图 7.2.4 所示. 知道这种伪影可避免把单一病灶误解释为邻近多病灶. 虽然磁化率伪影不像含铁磁性材料伪影那样极端, 但是在不同磁化率材料 (比如空气、骨骼、脑、非铁金属植入物和出血) 边界面上是经常可看见的. 信号损失和几何畸变与铁磁伪影有类似性, 可以给人"部分体积平均"或钙化的错觉.

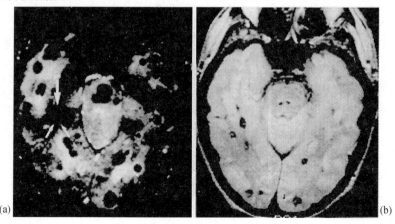

图 7.2.4

(a) 脑内多血管瘤的 GE 像 (60/44/24°), 较亮环 (小箭头) 外围低强度 (大箭头) 产生于磁化率感应的体元内相位干涉; (b) 在同一层面自旋回波的 SE 像, 由磁化率感应的信号损失很小, 显示了中心原发病灶

3. 移动的磁化率伪影

在腹部 MRI 中有时使用肠标记的对比剂. 除提供肠和其他器官间对比度外,对比剂本身也是潜在的伪影源[16]. 除超顺磁粒子胃肠对比剂的静态效应,还看到移动感应的伪影,沿相位编码方向有信号位移. 当铁浓度为 1 mg/mL 时伪影很明显,0.2 mg/mL 时几乎看不见,0.1 mg/mL 时完全看不见伪影. 因此,对于超顺磁粒子对比剂,选择有效的最低剂量十分重要.

4. 如何降低磁化率伪影?

自旋回波(SE)尤其是快自旋回波(fSE 或 TSE),由于使用 180° 脉冲,对磁化率造成主磁场不均匀引起的相移和相散在 TE 时刻可以精确补偿,因而磁化率伪影可降低到最小甚至不可见. 一般说来,对于给定视野用较强的读出梯度(缩短取样窗,较高接收带宽)[16],可以降低寄生信号的强度. 普遍地说,提高空间分辨(包括相位编码方向)可以减少由场不均匀性引起的伪影[17].

短 TE 允许自旋散相的时间短,磁化率伪影也可以降低. 用薄的层面可减小跨层面的散相,也可降低磁化率伪影. 对于 GE 图像,三维体采集对于降低跨整个层面的散相特别有效. 如果沿选层方向有足够的相位编码步,那么局部磁场不均匀性效应可以得到补偿. 磁化率伪影越严重,就需要越多的相位编码步来校正局部场的不均匀性. 3D GE 采集可改善脑垂体的定界,因为相对于 2D GE 像,3D GE 像降低了脑和含空气的蝶骨窦之间干涉产生的磁化率效应. 脊椎的 3D GE 图像也能增大骨髓的信号强度.

7.2.4 魔角效应

Erickson 等人[18]发现,正常筋腱在 MR 图像上增强的信号强度与它在 B_0 场中的取向角有关. 从手腕、脚踝和肩膀发出增强的信号强度是由"魔角"(magic angle)效应引起的. 不了解这一点,就可能误诊为腱鞘功能降低、腱鞘炎或腱拉伤等,如图 7.2.5 所示. 显著增强的腱内的信号强度在 55° 角被观察到,在 45° 和 65° 时观察到中等信号强度,在 0° 和 90° 时观察不到信号. Peterfy 等人[19]注意到,在膝关节的标准短 TE MR 图像上正常外侧半月板后角上斜的内侧部,经常有增强的信号强度可观察到,如图 7.2.6 所示. 这种特征会模拟或掩蔽半月板的该层面内的不规则性. 这魔角现象产生于这半月板层面的角取向和它相对于 B_0 场同心排列的胶原蛋白纤维. 这半月段的 81% 取向在 55°~60°. 把腿伸直减小这半月信号强度从 52% 到 80%. 在短 TE 图像上外侧半月板后角上斜段的增强的信号强度通常是由于魔角现象引起,而不是半月板撕裂或退变引起.

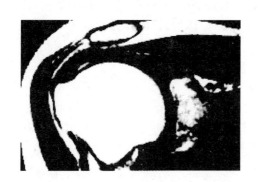

图 7.2.5　魔角效应

无症状 14 岁病人肩部 T_1 加权(500/25)斜冠状面 SE 图像.当肩关节束与主磁场 B_0 近似成 55°(魔角)时,发出增强的信号强度

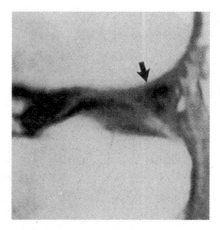

图 7.2.6　无症状志愿者膝盖 T_1 加权(400/20)矢位图像

在外侧半月板后角上斜内侧有增强的信号(箭头).此段与 B_0 近似成 55°魔角

§7.3　主磁场 B_0、梯度和 RF 场不均匀产生的伪影

7.3.1　主磁场不均匀对图像的影响

MRI 基于高度均匀的主磁场 B_0,B_0 的任何不规则性都会引起图像的畸变.其实上节讨论的铁磁材料伪影和磁化率伪影都是通过扰动 B_0 产生的.如果主磁场设计和建造的均匀度不够高,或匀场系统失灵或电磁体时间稳定度不够高,都会使图像质量变差,影响分辨率和信噪比.GE 和 EPI 序列对 B_0 均匀性特别敏感.SE 序列由于 180°脉冲对磁场不均匀性引起的散相可以精确补偿,对 B_0 不均匀性不太敏感.对超导 MRI 系统来说,成像空间是 0.5 m 直径球体积(DSV);对永磁和电磁系统来说,成像空间是 0.3 m 直径球或 $0.3×0.4×0.4$ m³ 的椭球形体积.在这体积中心部位均匀度最高,前者可达 10^{-8} 或 10^{-7},后两者可达 10^{-6};而在体积边缘处均匀度较差,可能在几个 ppm 和几十个 ppm 之间.GE 图像往往显示在远离磁体中心处有磁场不均匀性伪影.一般应尽可能利用磁场中心区域.

现代超导磁体的均匀度都足够高,然而如果维护不当,磁场均匀度会退化变坏. 比如失超, 由于温升, 大量磁能突然转移释放, 电磁力和热应力变动有可能损伤主线圈、匀场线圈, 引起均匀度降低.

如果超导磁体屏蔽不好, 有磁力线漏到外面弥散较远时, 大小不等的铁磁结构在运动, 比如卡车、电梯等都会扰动主磁场均匀度而产生伪影.

永磁体材料对温度很敏感, 如温控不好, 会影响磁场的稳定性.

电磁体电源随时间波动和热不稳定性都会引起 B_0 不均匀. 电磁体一般都需要稳场装置. 如果断电, 即使电源恢复, 不均匀性仍会持续相当长时间, 产生很严重的伪影.

7.3.2 梯度涡流伪影

1. 涡流产生的物理机制

在超导 MRI 系统中, 梯度线圈外面是低温恒温器, 即 LHe 杜瓦. 杜瓦的金属壁、热辐射屏、线圈骨架等, 大都是导电的金属材料. 在永磁 MRI 系统中, 梯度线圈紧靠铁磁极面. 当梯度线圈中脉冲电流变化时, 梯度磁场在周围导体中的外散场变化感应涡旋电场. 根据法拉第定律[20], 涡旋电场

$$\mathbf{\nabla} \times \mathbf{E}(x, y, z, t) = -\frac{\partial \mathbf{B}(x, y, z, t)}{\partial t}. \tag{7.3.1}$$

根据欧姆定律[20], 涡旋电流密度

$$\mathbf{j}(x, y, z, t) = \sigma \mathbf{E}(x, y, z, t), \tag{7.3.2}$$

σ 是电导率. 由于金属 $\sigma \neq 0$, 只要 $\mathbf{E} \neq 0$ 就会有涡流. 将式(7.3.2)两边取旋度, 然后将式(7.3.1)代入, 得

$$(\mathbf{\nabla} \times \mathbf{j})_\perp = -\sigma \frac{\partial B_z}{\partial t} = -\frac{\partial \mathbf{G}}{\partial t} \cdot \mathbf{r} \sigma. \tag{7.3.3}$$

式(7.3.3)说明, 涡流强度正比于梯度变化率(slew rate)和电导率; 涡流符号与梯度变化率相反(楞次定律). 涡电流也会产生磁场, 其产生的磁场与原梯度磁场大体相反, 叠加到原梯度磁场上. 一方面使原梯度场发生畸变, 另一方面降低了原梯度场的变化率, 使梯度线圈预期的性能难以达到. 涡流时间常数依赖于周围金属材料的结构和材料电阻率.

涡流起源于涡旋电场, 而涡旋电场起源于变化的磁通. 就梯度脉冲来说, 前、后沿磁通变化剧烈, 中间平顶期磁通不变. 因此涡流产生于前、后沿, 如图7.3.1所示.

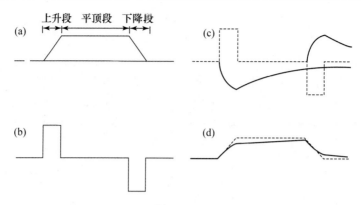

图 7.3.1

(a) 理想的梯形梯度波形 $G(t)$；(b) 梯度时间导数 dG/dt；(c) 实线是涡流梯度，虚线是激发场 dG/dt，斜升、斜降产生两个涡流；(d) 净梯度（实线）和理想梯形（虚线）[21]

2. 对涡流的数学解析[21]

对涡流磁场 z 分量 $b_e(\boldsymbol{r},t)$ 作泰勒展开或球谐波展开：

$$b_e(\boldsymbol{r},t) = b_0(t) + \boldsymbol{r}\cdot\boldsymbol{g}(t) + \cdots, \tag{7.3.4}$$

式中右边第一项通常称为 $\boldsymbol{B}_0$ 涡流. 这第二项称为线性涡流；$\boldsymbol{g}(t)$ 的三个分量 g_x、g_y 和 g_z 分别代表沿三个物理梯度轴 x、y 和 z 的涡流梯度. 高阶项容易与伴随场混淆，通常不考虑. 大部分涡流问题只着眼于这两项就可以解决. $\boldsymbol{B}_0$ 涡流和线性涡流分解很有用. 因为其校正方法有时是不同的. 涡流产生的磁场由下式给出：

$$g(t) = -\frac{dG}{dt}\otimes e(t), \tag{7.3.5}$$

G 是希望的外加梯度波形，$g(t)$ 是包含涡流项的梯度磁场，$\otimes$ 表示卷积，$e(t)$ 是涡流冲击响应. 由衰减指数和给出：

$$e(t) = H(t)\sum_{i=1}^{N}\alpha_i e^{-t/\tau_i}, \tag{7.3.6}$$

式中 $H(t)$ 是单位阶跃函数，

$$H(t) = \begin{cases} 1 & t \geqslant 0, \\ 0 & t < 0. \end{cases} \tag{7.3.7}$$

方程 (7.3.6) 中用至多 5 项就足够特征化大部分涡流行为. α_i 和 τ_i 分别为涡流的幅度常数和时间常数，必须由实验测量得到. 从各梯度线圈激发的涡流，方程 (7.3.6) 中所有项都有方程 (7.3.7) 形式的贡献. 例如 $\boldsymbol{B}_0$ 涡流是

$$b_0(t) = -\frac{dG_x}{dt}\otimes e_{0x}(t) - \frac{dG_y}{dt}\otimes e_{0y}(t) - \frac{dG_z}{dt}\otimes e_{0z}(t), \tag{7.3.8}$$

而线性涡流的 x 分量 g_x 是

$$g_x(t) = -\frac{\mathrm{d}G_x}{\mathrm{d}t} \otimes e_{xx}(t) - \frac{\mathrm{d}G_y}{\mathrm{d}t} \otimes e_{xy}(t) - \frac{\mathrm{d}G_z}{\mathrm{d}t} \otimes e_{xz}(t). \quad (7.3.9)$$

对于 y、z 线性分量的方程完全类似. 各个冲击响应函数 $e_{mn}(t)$ 是方程(7.3.6)表达的衰减指数之和. 但各个有不同的一套 α_i 和 τ_i. 方程(7.3.9)中第一项被称为直接线性项, 因为 x 涡流梯度是外加 x 梯度直接引起的; 第二、三项称为交叉项, 一般比直接项小得多.

涡流的时间特性可用长、短时间常数来描写. 我们以线性涡流为例来说明其差别. 在幅度为 G_0 梯形的上升斜坡期间 (T_r), 这外加梯度是

$$G_{\mathrm{app}}(t) = G_0 t / T_r \quad (0 \leqslant t \leqslant T_r), \quad (7.3.10)$$

式中 T_r 是升坡的宽度. 把方程(7.3.5)和(7.3.6)用于单涡流时间常数, 则有

$$g(t) = -\frac{G_0}{T_r}\alpha\tau(1 - \mathrm{e}^{-t/\tau}) \quad (0 \leqslant t \leqslant T_r). \quad (7.3.11)$$

对于 $\tau \gg T_r$ (长时间常数)的情况, 对上式作泰勒展开, 取近似得到这线性涡流在斜坡结束时为

$$g(t = T_r) \approx -G_0\alpha. \quad (7.3.12)$$

在此情况下涡流磁场强度只依赖于 G_0 和 α, 且与斜升时间 T_r、爬升率 SR 以及时间常数 τ 无关. 这说明, 只要一个梯形的平顶长度不比 τ 长很多, 其升、降斜坡产生的涡流(所有空间阶: $\boldsymbol{B}_0$、线性等)总是部分对消. 相比于 τ, 这平顶越短, 对消越严重.

对于 $\tau \ll T_r$ (短时间常数)的情况, 方程(7.3.11)给出

$$g(t) \approx -G_0\alpha\tau / T_r. \quad (7.3.13)$$

用方程(7.3.10)和(7.3.13)得到在升坡期间净梯度是

$$G_{\mathrm{net}}(t) = G_{\mathrm{app}}(t) + g(t) \approx G_0(t - \alpha\tau)/T_r = G_{\mathrm{app}}(t - \alpha\tau). \quad (7.3.14)$$

这说明, 对于一阶很短时间常数的线性涡流, 简单表现为把外加梯度波形延迟 $\alpha\tau$ 量.

不太可能从梯度放大器群时延、反馈畸变和波形低通滤波等区分出很短 τ 线性涡流. 因为梯度放大器带宽很有限, 也就很难直接校正这很短 τ 的线性涡流. 只能通过延迟 RF 脉冲或 ADC 窗相对于梯度波形的位置, 以使回波中心位于 ADC 读出窗中心.

3. 抑制涡流伪影的过驱动技术

理想的磁场梯度波形是等腰梯形, 如果电流波形是等腰梯形, 由于涡流效应, 梯度波形被畸变. 如果将驱动电流波形预先进行恰当的"畸变", 以使其产生

的梯度恰为理想梯形,如图 7.3.2 所示,就是电流波形预强调(pre-emphasis)技术,也叫电流过驱动.

实践证明,单靠电流过驱动是不够的.因为这只能补偿与原梯度场具有相同空间特征的涡流磁场(仅线性场).我们已经知道,在 MRI 中,在扫描中每一时刻积分 $\int G(t)\mathrm{d}t$ 都应该准确知道.任何不准确都会导致伪影,尤其是讨厌的涡流场是非线性时,它对梯度场贡献一个未知的空间依赖.为了完全解决涡流问题,涡流自屏蔽梯度线圈应运而生.考虑到自屏蔽梯度线圈有端漏磁通效应(柱状超导)或边漏磁通效应(平面永磁)造成的残余磁通和线圈感性滞后效应,根本办法是同时应用自屏蔽梯度线圈和电流波形预强调.实验证明,对于自屏蔽梯度线圈,再应用电流波形预强调技术,几乎对所有应用,涡流补偿效果都是相当好的.如何得到如图 7.3.2 所示最恰当的过驱动电流波形呢? 首先需要对涡流进行测量,或测量被涡流畸变后的梯度波形 $g(t)$[22~23].

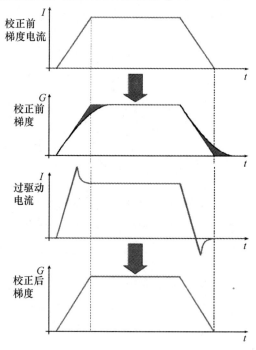

图 7.3.2　梯度电流波形预强调方法示意图

对于线性分量,一旦 α_i 和 τ_i 被测量得到,涡流场线性空间分量可通过在梯度放大器输入端加高通滤波器或修改输入梯度放大器的数字波形来补偿.不论怎么补偿,都要求加方程(7.3.5)之负值到原始波形上.

对于 B_0 分量,可通过实时控制 B_0 线圈的电流来补偿,或者实时移动激发/接收频率来补偿.不论怎么补偿,这电流或频移都是依据同样原理,用测量得到的 α_i 和 τ_i 以方程(7.3.5)计算出来的.

对于更高空间阶涡流分量,比如二阶项很少进行校正,因为它要求加专用二阶线圈并实时电流控制,以产生希望的空间依赖场.对于定量谱和谱成像,可能需要二阶涡流校正,但应该注意把高阶涡流效应与伴随场区分开,因为它们很容易被混淆.

7.3.3 伴随场相位误差及校正方法

已知磁力线是闭合的,当外加梯度场产生 z 方向场分量时,也产生垂直于 B_z 的场分量,使静磁场矢量偏离原 B_0 方向,也使磁场显示高阶空间依赖,比如 x^2 和 y^2.这些高阶项被称为伴随场(concomitant field)[21].其强度正比于外加梯度的平方,反比于 B_0.这样,伴随场在高场(比如 3 T 或更高),尤其对于中等梯度(比如 20 mT/m)就可以忽略.然而在低场、较强梯度下,伴随场就有实质性影响(例如约 10 ppm).伴随场纯粹是一个物理效应,与硬件设计和制造不完善无关.与涡流不同,伴随场与梯度共存亡.当梯度幅度回零时它也立即消失,没有时间常数问题.伴随场只在特定空间位置存在,对于给定的梯度波形可以精确计算,不需要测量和校正.

因为伴随场,自旋横向磁化强度积累额外相位,这些伴随相位依赖于空间和时间.如果不校正会引起图像的许多伪影,包括几何畸变、图像位移、鬼影、强度损失、模糊和阴影[24~26].

1. 伴随场数学描写

根据电磁场理论[20]磁感应场是无旋场,满足方程 $\mathbf{V} \times \mathbf{B} = 0$,即满足以下四个标量方程:

$$\frac{\partial B_x}{\partial x} + \frac{\partial B_y}{\partial y} + \frac{\partial B_z}{\partial z} = 0, \quad \frac{\partial B_x}{\partial y} = \frac{\partial B_y}{\partial x}, \quad \frac{\partial B_y}{\partial z} = \frac{\partial B_z}{\partial y}, \quad \frac{\partial B_x}{\partial z} = \frac{\partial B_z}{\partial x},$$

$$(7.3.15)$$

式中 B_x、B_y 和 B_z 分别是 $\mathbf{B}$ 沿三个正交轴 x、y 和 z 的分量.方程(7.3.15)包含 9 个偏导数,但只有 5 个是独立的,其中三个是外加线性梯度:$\frac{\partial B_z}{\partial x} = G_x$,$\frac{\partial B_z}{\partial y} = G_y$,$\frac{\partial B_z}{\partial z} = G_z$,其余两个独立变量选择为无量纲参数 α,α 定义[21]为

$$\alpha \equiv -\frac{1}{G_z}\left(\frac{\partial B_x}{\partial x}\right) \quad 或者 \quad 1-\alpha = -\frac{1}{G_z}\left(\frac{\partial B_y}{\partial y}\right) \tag{7.3.16}$$

和横向梯度项

$$G_\perp \equiv \frac{\partial B_x}{\partial y} = \frac{\partial B_y}{\partial x}. \tag{7.3.17}$$

用这五个独立分量,方程(7.3.15)中的偏导数可表示为

$$
\begin{bmatrix}
\dfrac{\partial B_x}{\partial x} & \dfrac{\partial B_x}{\partial y} & \dfrac{\partial B_x}{\partial z} \\[2mm]
\dfrac{\partial B_y}{\partial x} & \dfrac{\partial B_y}{\partial y} & \dfrac{\partial B_y}{\partial z} \\[2mm]
\dfrac{\partial B_z}{\partial x} & \dfrac{\partial B_z}{\partial y} & \dfrac{\partial B_z}{\partial z}
\end{bmatrix}
=
\begin{bmatrix}
-\alpha G_z & G_\perp & G_x \\[2mm]
G_\perp & (\alpha-1)G_z & G_y \\[2mm]
G_x & G_y & G_z
\end{bmatrix}. \tag{7.3.18}
$$

考虑一个沿 z 轴的 B_0 场和三个线性梯度 G_x、G_y 和 G_z,这净场矢量由下式表示:

$$\boldsymbol{B} = \boldsymbol{i}B_x + \boldsymbol{j}B_y + \boldsymbol{k}B_z. \tag{7.3.19}$$

如果忽略高阶项,这三个场分量 B_x、B_y 和 B_z 由下式给出:

$$
\begin{bmatrix}
B_x \\
B_y \\
B_z - B_0
\end{bmatrix}
=
\begin{bmatrix}
\dfrac{\partial B_x}{\partial x} & \dfrac{\partial B_x}{\partial y} & \dfrac{\partial B_x}{\partial z} \\[2mm]
\dfrac{\partial B_y}{\partial x} & \dfrac{\partial B_y}{\partial y} & \dfrac{\partial B_y}{\partial z} \\[2mm]
\dfrac{\partial B_z}{\partial x} & \dfrac{\partial B_z}{\partial y} & \dfrac{\partial B_z}{\partial z}
\end{bmatrix}
\begin{bmatrix}
x \\ y \\ z
\end{bmatrix}
=
\begin{bmatrix}
-\alpha G_z & G_\perp & G_x \\[2mm]
G_\perp & (\alpha-1)G_z & G_y \\[2mm]
G_x & G_y & G_z
\end{bmatrix}
\begin{bmatrix}
x \\ y \\ z
\end{bmatrix}.
$$

$$\tag{7.3.20}$$

式(7.3.20)有两个含义:其一,因为横向场并不必然是零,于是净场并不完全沿 z 轴.总场幅度并不是简单由 $B=B_0+G_xx+G_yy+G_zz$ 给出,而必须用下式计算:

$$B(x,y,z) = \sqrt{B_x^2 + B_y^2 + B_z^2}. \tag{7.3.21}$$

对式(7.3.21)作泰勒展开,保留到二阶,结果是

$$B = B_0 + G_xx + G_yy + G_zz + \frac{1}{2B_0}\{(\alpha^2 G_z^2 + G_\perp^2)x^2 + $$

$$[(1-\alpha)^2 G_z^2 + G_\perp^2]y^2 + (G_x^2 + G_y^2)z^2\} + \frac{1}{B_0}\{-G_\perp G_z xy + $$

$$[G_\perp G_x - (\alpha-1)G_yG_z]yz + (G_\perp G_y - \alpha G_xG_z)xz\}. \tag{7.3.22}$$

对于超导 MRI 中用的柱形梯度线圈,$G_\perp \approx 0$,$\alpha \approx 0.5$. 于是式(7.3.22)可简化为

$$B = B_0 + G_xx + G_yy + G_zz + $$

$$\frac{1}{2B_0}\left[\frac{G_z^2}{4}(x^2+y^2)+(G_x^2+G_y^2)z^2-G_yG_zyz-G_xG_zxz\right]$$
$$=B_0+\boldsymbol{G}\cdot\boldsymbol{r}+B_c,\tag{7.3.23}$$

式中 B_c 是伴随场,对应括弧中的项,是非负量:

$$B_c=\frac{1}{2B_0}\left[\left(G_xz-\frac{G_zx}{2}\right)^2+\left(G_yz-\frac{G_zy}{2}\right)^2\right]\geqslant0.\tag{7.3.24}$$

方程(7.3.22)和(7.3.23)中空间二阶项及高阶项(没有显示)是伴随场项.展示 x^2、y^2 和 z^2 依赖的伴随场称为轴项或自平方项,而双曲项(即 xz 和 yz)称为交叉项.要使交叉项非零,两个外加梯度波形必须同时激活.方程(7.3.22)中显示的所有伴随场项随梯度强度和离开梯度同心点(isocenter)空间偏移距离增大而增大,随 B_0 增大而减小.

伴随场 B_c 会使自旋磁化强度增加额外随时间变化的相位,称为伴随相位:

$$\phi_c=\gamma\int_0^t B_c(G_x,G_y,G_z;x,y,z;t')\mathrm{d}t'.\tag{7.3.25}$$

当考虑伴随相位时,二维 MR 信号变为

$$S(K_x,K_y)=\iint_{xy}\rho(x,y)\mathrm{e}^{-\mathrm{i}2\pi(K_xx+K_yy)}\mathrm{e}^{-\mathrm{i}\phi_c}\mathrm{d}x\mathrm{d}y.\tag{7.3.26}$$

方程中 ϕ_c 依赖于 B_c 幅度,是由脉冲序列细节决定的,是图像伪影源之一.

2. 伴随场校正梯度

为了产生无伪影图像,伴随场相位必须消除,或降低到可忽略的水平.周晓宏等人研究了一些策略,是通过改变现有梯度叶或增加新梯度叶来对消或降低其相位误差[25].

(1)梯度波形对称化:如果两个等同的梯度波形骑在重聚 RF 脉冲两边(图7.3.3),其产生的伴随场相位相等.由于重聚脉冲把其前面 MRI 信号相位变负,故第二个梯度叶之后净相位误差为零.于是,只要梯度波形关于重聚脉冲对称,伴随场相位误差总是零.此法被称为梯度波形对称化方法[25].波形对称化例子包括 SE 序列中扩散敏感梯度,及对称置的破坏梯度.

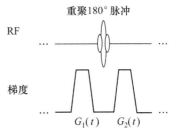

图 7.3.3 波形对称化例子
梯度叶 $G_1(t)$ 和 $G_2(t)$ 是等同地并置在重聚 RF 脉冲两边

(2)相位减方法:在相位差成像中,经常构成波形的梯度叶要么等同,要么反向,用来采集两组数据.从脉冲序列的两个配对等同的梯度叶产生的伴随相位在相位差重建中将对消.从自平方项产生的伴随相位对于梯度叶为负的,也将被减掉,但对于从交叉项产生的伴随相位却未必被减掉.对于伴随相位误差校正相位对比度图像还有更一般的步骤.

　　使用等同梯度波形作两次采集的例子包括:相敏温度成像和用两个不同 TE 的 $\boldsymbol{B}_0$ 场分布测量(mapping),显示在图 7.3.4 中.然而,在一个单次激发内采集两组数据(双回波)用于相位差计算时,伴随相位一般不能对消.

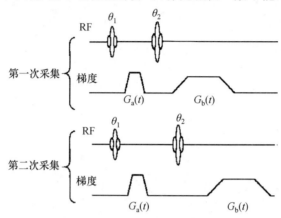

图 7.3.4　两次采集相位相减例子

梯度叶等同,仅 TE 不同,从 $G_a(t)$ 叶和 $G_b(t)$ 产生的伴随相位通过相位差计算对消

　　(3)聚相波形法:考虑图 7.3.5 所示梯度波形,180°重聚脉冲后是读出梯度 G_b,其幅度由预定的 FOV 和接收机带宽决定,是固定的.180°重聚脉冲之前是预相位梯度 G_a.这种情况,不可能用波形对称化方法.对于全回波预相位梯度叶,G_a 的面积一般等于 G_b 读出叶总面积的一半.这 G_a 的形状可以调整,以便同

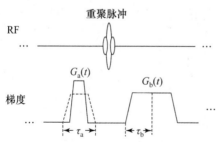

图 7.3.5　聚相波形例子

梯度叶 $G_a(t)$ 可以调整或聚相,以对消被 $G_b(t)$ 引入的伴随相位.类似于波形对称方法,相位对消依靠重聚 RF 脉冲的反相效果.这虚线指示能聚相的梯度叶

时满足如下两个条件:

$$\int_0^{\tau_a} G_a(t)\,\mathrm{d}t = \int_0^{\tau_b} G_b(t)\,\mathrm{d}t,$$

$$(7.3.27)$$

$$\int_0^{\tau_a} G_a^2(t)\,\mathrm{d}t = \int_0^{\tau_b} G_b^2(t)\,\mathrm{d}t,$$

$$(7.3.28)$$

式中 τ_a 是梯度叶 G_a 的全宽度,τ_b 是梯度叶 G_b 的半宽度.方程(7.3.28)和重聚 RF 脉冲的反相效果一起保证自平方伴随相位在 G_b 中点被对消.波形聚相经常涉及解二次或三次代数方程,下面提供

一个例子[25].

例题 7.1 假定图 7.3.5 中梯度叶 G_a 和 G_b 有相同的斜升时间 δ. 如果 G_b 的幅度固定在 G_0, 其平顶半宽度为 Δ, 基于波形聚相判据, 即方程 (7.3.27) 和 (7.3.28) 计算梯度叶 G_a 的幅度 g 和平顶宽度 T.

解答 把梯度叶参数代入方程 (7.3.27) 和 (7.3.28) 进行积分, 得

$$g(T+\delta) = G_0(\Delta + \delta/2),$$

$$g^2\left(T + \frac{2}{3}\delta\right) = G_0^2\left(\Delta + \frac{1}{3}\delta\right).$$

用这两个方程消去未知数 T, 产生关于 g 的二次方程:

$$g^2 - 3G_0\left(\frac{\Delta}{\delta} + \frac{1}{2}\right)g + G_0^2\left(\frac{3\Delta}{\delta} + 1\right) = 0.$$

其解为

$$g = \frac{3(2\Delta + \delta) \pm \sqrt{36\Delta^2 - 12\Delta\delta - 7\delta^2}}{4\delta}G_0.$$

如果两个解是正实数值, 设计者可选择较小者, 以使梯度加热、声噪声和涡流最小, 也可选择较大者以缩短序列时间. 如果只有一个解有物理意义, 则可选择聚相梯度幅度. 如果没有正实数解, 这梯度叶就不能聚相以消除伴随相位. 然而, 总是可以选择某个 g 值以使伴随相位最小. 一旦 g 值被指定, 则平顶宽度可用下式计算:

$$T = \frac{G_0}{g}\left(\Delta + \frac{\delta}{2}\right) - \delta.$$

(4) 其他方法: 在条件允许时, 梯度尽量用低幅度 (gradient derating, 梯度降级法), 不同轴梯度时间上尽量错开 (梯度分离法), 都可以降低伴随相位误差. 当然斜切面不可能用梯度分离法. 也可以用数据后处理方法, 详细讨论可参考文献 [21,24].

7.3.4 RF 场伪影

1. RF 屏蔽和外在 RF 干扰源

有许多外在 RF 源和 MRI 用的 RF 有共同的频率范围, 比如荧光灯、电视、无线电广播、电马达、真空泵、吸尘器、电动火车、铲车、电梯开关、监视病人的装置、电传打印机、计算机等等. 如果磁体室 RF 屏蔽有缺陷, 这些外在的 RF 能量渗透进 MRI 系统, 会产生图像噪声或干扰. 图像变坏的程度依赖于干扰或噪声源的频率范围和 MRI 系统的共振频率及带宽. 宽带噪声使整个图像的质量下

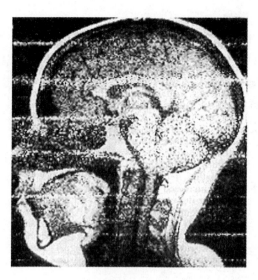

图 7.3.6　RF 干涉产生于磁体室 RF 屏蔽不善

垂直于频率编码轴的多条线带代表多个频率点的 RF 干涉

降,而外在窄带信号通常引起垂直于频率编码轴的线带干涉(见图 7.3.6).注意,21.0~21.5 MHz 是业余无线电爱好者工作的频率范围.而 0.5T MRI 系统工作在 21.3 MHz.1.5T MRI 系统的质子频率在 64 MHz,而 60~66 MHz 是一路电视通道的频率范围.磁体室的 RF 屏蔽必须把外在 RF 信号衰减 80~100 分贝.RF 泄漏可以沿管道和电线发生.如果门开着,或沿门边缘,上、下的软铜带破损剥落,RF 干扰也会进来.诚然,差的图像质量并不总是由于额外的干扰和噪声.也可能由于选择的成像技术、RF 线圈或预扫调整不当,造成信号强度不够高.要最佳化图像质量需要适当的维护,包括定时记录环境噪声和干扰水平,用标准仿真器测量信噪比.选址时应适当计划 MRI 系统的位置和有效屏蔽.

2. 不透 RF 的金属饰物和 RF 涡流

病人衣服上的金属饰物能挡住一部分 RF 能量,使之不能进入体内,于是产生局部 RF 磁场 B_1 缺陷,引起信号损失或畸变.应该移除这些屏蔽物体(脱掉衣服),恢复 RF 场均匀性.在生物组织中由于存在可自由活动离子,比如 Ca^{2+}、K^+、Na^+、Cl^- 等,于是电导率 $\sigma \neq 0$,即使没有金属植入物,也会发生 RF 涡流,从而产生 B_1 场不均匀性.在线极化 RF 线圈中,有时会产生四极(quadrupole)伪影.使用圆极化线圈时,RF 涡流伪影一般不可见.

3. B_1 场不均匀

伪影性信号损失是表面线圈成像的固有问题.因为 B_1 场随离开线圈中心的距离而变弱.不管只发、只收或收发两用,外围信号强度降落总是发生.

表面线圈的最佳定位可使对诊断有用的信息损失最小.相位阵列线圈以及表面线圈采集合成,可提供比体线圈采集高几倍的信噪比.尤其是脊椎和骨盆.前腹部可移动皮下脂肪,由于离表面线圈远,B_1 场显著降落,运动伪影大大降低.

4. RF 倾倒角不均匀

RF 倾倒角不均匀会在图像中引起不匀称的亮度.这问题可能源于 RF 发

射机的衰减设置和 RF 线圈的几何形状.一般 90°(或 180°)脉冲校准到在多层面成像体积的中心层面上,得到最佳 MR 信号.选择的感兴趣层面远离中心平面时,它经历了比中心平面或多或少的 RF 衰减,产生的 RF 倾倒角大于或小于 90°(或 180°).在那个层面中的自旋信号减小,与横向磁化强度减少相对应.类似地,如 RF 线圈的几何不对称或病人定位偏心,则跨组织体积不均匀的能量沉积发生.在图像上信号强度呈伪影性变化,等同于 RF 倾倒角不均匀引起的变化.但通过适当地定位病人,这种情况可以校正.

在 IR 脉冲序列中可以用绝热脉冲使自旋反向.因为即使 B_1 场不均匀,绝热脉冲也可以提供均匀的反向(见图 7.3.7),绝热脉冲也有可能用于 SE 序列的再聚焦脉冲(见《核磁共振成像——物理原理和方法》书中 §5.4.5 节),只是绝热脉冲时宽大,限制成像速度,故一般不用.选择性 RF 脉冲激发一定厚度内分立体积中的自旋,非选择性脉冲激发整个组织体积内的自旋.但是,选择性 RF 脉冲激发一层组织中所有质子的假设是不正确的,尤其是标称 180° RF 脉冲.有些 MR 成像层面轮廓是高斯型甚至 M 形的,在接连采集的多层面图像中可能发生信号强度损失.由于非矩形层面轮廓相邻层面有重叠激发导致饱和,隔层采集或延长 TR 或增大层面间隙可以减轻"cross-talk"问题(见《核磁共振成像——物理原理和方法》书中图 2.8.4).高级裁剪的 RF 激发脉冲可进行无间隙多层面 SE 序列采集,而基本无"交谈"问题.另外,低倾倒角 GE 序列不用 180°脉冲,也可无间隙接连多层面采集而无明显"交谈"效应.

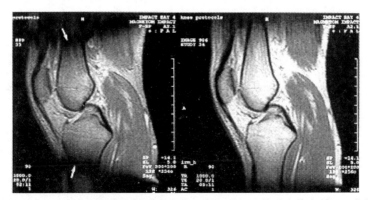

图 7.3.7   用收/发膝盖线圈对膝关节矢位面进行绝热反向恢复快 SE 成像

左:标准 sinc 脉冲用于反向,显示带状暗淡(箭头),是因为在膝线圈边缘处 RF 场幅度降落使章动角小于 180°.右:用双曲余割绝热脉冲反向.即使存在 B_1 场不均匀性,绝热脉冲仍保证了均匀反向,因而消除了带状伪影

§7.4　四类中央伪影和部分体积平均伪影

7.4.1　中央点或中央斑伪影

一般说来,精确地发生在图像的正中央,有几个像素信号强度异常的亮或暗,称为中央点或中央斑伪影.其发生的机制是由于接收机电压电平在各相位编码步有一恒定的直流失调.如果各相位编码步的直流电平是变化的,则代之以一条过中心点且平行于相位编码轴的线(中分线).通过在各相位编码步交替两个 RF 激发脉冲的相位(±180°),可使外来信号两两对消,从而消除这种伪影.

7.4.2　中分线伪影

中分线伪影是在相位编码方向穿过图像中心的一条线,如图 7.4.1(a)所示.它产生于 RF 馈通(feedthrough),即在数据采集期间,用于自旋激发的 RF功率线没有关断,或者灵敏的 RF 接收机离很强的 RF 发射机过近,通过在图像中心频率处产生一条 RF 线.这条线在外观上很像外在频率源漏进磁体室形成的干涉线(比较图 7.3.6).但其差别在于,这里是中分线;那里一般不是中分线,平行于相位编码轴,可出现在任何位置,取决于干扰的外源频率和图像中心频率的相对位置.如果在顺序相位编码步上 RF 馈通都一致不变,这中分线则退化为中心点(或斑).

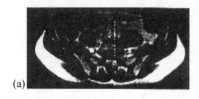

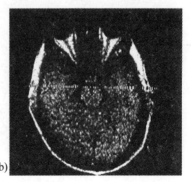

图 7.4.1

(a) 在相位编码方向(竖直方向)的中分线伪影;(b) 在频率编码方向的中分拉链伪影(横向)

消除中分线伪影的好办法,除硬件上避免 RF 馈通外还有两个.一个办法是在重复采集时,把 RF 激发脉冲的相位改变 180°.这样,相位交替激发平均结果使 RF 馈通相消干涉,因而可有效地消除中分线伪影.

另一个办法是不交替 RF 脉冲的相位,而把每相位编码步采的数据在第一个傅里叶变换之后把中心点数据废弃,代之以从相邻点的一个内插点,这样也可消除中分线.因为内插发生在第一傅里叶变换和第二傅里叶变换之间,如果在第一个傅里叶变换之前沿读出轴加数字平滑滤波器滤波,这内插方法将无效.因为这滤波器已把 RF 馈通分配到许多频率上,使得单点内插无效.

7.4.3　中分拉链伪影

与中分线伪影类似,但不是在相位编码轴,而是沿频率编码轴通过图像中心.由于信号强度黑白相间,像一条拉链,故称为中分拉链伪影,如图 7.4.1(b)所示.其产生机制与中分线不同.拉链伪影主要是基于受激回波和残余横向磁化强度的概念.在多层面、多回波 SE 序列中,由于 90°脉冲不完善,层面轮廓不是理想矩形;又由于选择性 180°脉冲不完善,除完成再聚焦的主要功能外,还附带产生不希望的 FID.

由于 RF 脉冲使用较多(90°、180°),就有机会产生受激回波,或者来自邻近的层面的 RF 脉冲.以 90°-180°-180°序列为例,如果相位编码梯度和读梯度预散相叶加在 90°和第一个 180°脉冲之间,那么第一个 180°脉冲产生的 FID 可以进入采样窗,而它却错过了相位编码,如图 7.4.2(a)所示被当作直流分量,还有些受激回波也错过了相位编码而进入采样窗.当图像形成时,它们都被指定并堆积到相位编码步的中央行($G_p = 0$),因而产生过中心沿频率编码轴的拉链伪影.

在实际机器中,选择性 90°、180° RF 脉冲的不完善是难以避免的.解决这类伪影的办法是,在顺序相位编码步中交替改变 180°脉冲的相位.这样,自旋回波不变,而来自 FID 的捣乱数据(hash)以奈奎斯特频率改变符号.结果在重建的像中仍包含这拉链,但它不再出现在图像中分线上,而是在一边缘上,如图7.4.2(b)所示.这样的伪影可忽略或可切除之.当然,也可以用其他相位循环技术[27].

另外,通过缩短读出时间(T_s)并调整脉冲序列内时序参数,也能限制残余磁化强度,使之不能进入取样时间窗.再则,用裁剪得更好的脉冲[28~31]改善层面激发轮廓到理想矩形,也能降低这种伪影.更普遍采用的技术是插入配对脉冲梯度(crusers)[32],以破坏残余的 $M_\perp'$.增大层面之间的间隙,也可减少读出拉链的形成.在第一回波和第二个 180°脉冲之间用一额外相位编码梯度反转第二个自旋回波的极性(相对第一回波),也可消除受激回波产生的伪影[3].选择合适的破坏梯度,以保证任何可能的受激回波从各数据采样间隔中被消除.这样

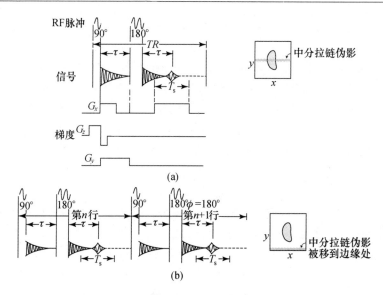

图 7.4.2   中分线伪影的解释

（a）不改变 180° RF 脉冲相位，由不完善 180° RF 脉冲产生的 FID 形式的残余 $M_\perp$ 进入 SE 取样窗（T_s）.因为这寄生信号产生在相位编码之后，它的多频率都被堆积到 K-平面中心的 0 相位编码梯度数据行上，故在图像上产生中分线伪影.（b）当相继 180° 脉冲相位交替改变时，这残余横向磁化强度被移到图像的边缘处

的破坏梯度已经作为常规技术安装在临床 MR 成像机中.但偶尔在快速采集序列中使用很多相隔很近的 RF 脉冲而破坏梯度不足以匹配.这时可在顺序编码步中，循环 RF 激发脉冲的相位，把拉链伪影推到边缘.

7.4.4   中央扩展伪影

在未破坏的 FLASH 图像中可看到沿频率编码方向传播的中央伪影[33]，如图 7.4.3(a) 所示.在 GRE(gradient recalled echo) 序列中试图利用横向磁化强度建立稳态自由进动(SSFP)，产生 T_2 加权对比度.但是，如果在各 TR 期间相位编码梯度不回绕，即不补偿时，那么沿相位编码方向离开 K-空间中心一段距离，这稳态条件被相位编码梯度毁坏，导致在 K-空间中心是 T_2 加权对比度，而其余部分则不是 T_2 加权对比度[34]（见图 7.4.3(c)），结果伪影变成带状.对此序列如果加破坏梯度破坏残余 $M_\perp'$，则得到图 7.4.3(b) 所示图像.一般 FLASH 和 CE-FAST 序列所选参数有些不同，在 FLASH 中只要有足够的破坏梯度，在 CE-FAST 中只要有回绕相位梯度，这些伪影就可以消除.图 7.4.3 所示中央扩展伪影与跳动伪影在外观上有些类似，但它们产生的机制不同.上述情况可提供观察这类伪影的实验.这类伪影在 3D 采集中也表现为层面图像强度波动.

在 3D FT 序列中,在选层方向的相位编码和平面内的相位编码两个方向对残留 $M'_\perp$ 破坏不一样,也会产生伪影.在不同层面中图像强度有伪影性交替变化,尤其是为了达到强 T_1 加权对比度而使用短 TR 和大章动角时,这种暗亮交替更显著.增大破坏梯度强度,可使这种伪影强度减半.通过相位循环 RF 激发可以很好地克服这种伪影.

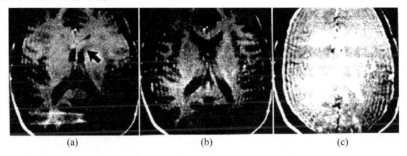

(a)   (b)   (c)

图 7. 4. 3

(a) 在一个轴位 GRE 图像中中央亮伪影在左-右方向通过侧脑室(箭头)传播;(b) 同(c)的成像条件,只是加了破坏梯度;(c) 再聚焦 GE T_2 对比度,由于未加绕梯度的带状伪影穿过图像中心扩展

如上所述有四种不同类型的中央伪影,比较容易识别,它们产生于不同的原因.只要了解 MR 物理机制,就可以找到消除它们的办法.

7.4.5   部分体积平均

当体元比较大时,比如大到可以与被成像的小器官尺寸相差不多时,会发生部分体积平均(partial-volume averaging,PVA).在大部分 MRI 执行中都使用分辨率各向不等的技术,即在层面选择方向是低分辨率,在层面内是高分辨率,因而 PVA 在选层方向最严重.

平常颈脊髓的横向扫描显示与髓的内部结构有关的信号变化并不能正确地响应于组织学截面.这灰、白质中心截面的外观受部分体积平均的影响是变化的,依赖于矩阵的大小.

高对比度结构即使它们比这体元小也能看见,然而低对比度结构(例如小的脑脊膜瘤)可能检测不到.保留下来的颅内脊髓造影剂在脊椎的梯度回波 MR 图像上可以模仿硬膜内外损害、磁化率造影和流动的外观[35].通过提高空间分辨率,可使 PVA 最小.通过减小层厚或减小 FOV,也可以减小 PVA.然而,这种操作会使 SNR 减低,有必要增大信号采集次数,并按比例增加采集时间.因为体元通常在选层方向上要大得多,因此减小层厚比减小 FOV 对降低 PVA

效应更有效.还要注意,减小 FOV 时有可能引起折绕伪影.

§7.5　数据限幅、数据丢失、数据错误引起的伪影

7.5.1　数据点错误引起的条纹伪影

如图 7.5.1 所示,条纹伪影(a)产生于一个错误数据点(b).这些条纹可以任意取向:水平、竖直、斜倾,有任意间距,其背景均匀.这条纹强度可能很严重,或几乎不引人注意,取决于这原始数据中坏数据点落在什么地方,及错误的程度.

在任一 MRI 系统中,模数转换出错是难免的,因为每研究一个病人需要模数转换的次数超过一千万次.单数据点数字化错误的自然发生不可预防,但对原始数据进行后处理可以消除.如 7.5.1(c)所示,允许完全恢复原来的图像.

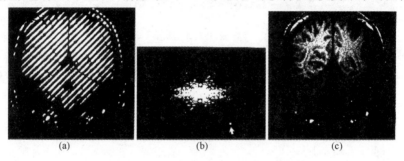

(a)　　　　　　　　(b)　　　　　　　　(c)

图 7.5.1　单数据点错误引起的伪影

(a) 规则条纹跨越整个图像;(b) 检查 K-平面原始数据,有错误数据点(箭头);(c) 由周围近邻点平均代替坏数据点后,重建图像产生正常图像

单数据点数字化错误发生的原因是病人毯静电放电,尤其是在北方干燥的冬季,静电放电很容易发生.增加扫描室内的湿度可以消除这类伪影.有人观察到多数据点错误伪影产生于扫描室灯泡、吵噪的冷冻系统,以及出毛病的拱形 RF 体线圈感应驱动棒.在 RF 线圈感应驱动棒出毛病的情况下,曾有一病人经历过前臂皮肤二度烧伤,尽管病人并无接触到磁体壁.

7.5.2　数据限幅截顶引起的对比度畸变伪影

当采集的数据超过模数转换器(ADC)的动态范围时,图像仍然维持它的空间分辨率,但它的对比度发生畸变,并有外翻的晕圈,如图 7.5.2 所示.比如在 3D 采集或表面线圈采集时,回波峰值可能会超过 ADC 的范围,发生数据溢出.这样的

数据溢出从数据中产生的不连续性可以直接辨认出来. 通过追溯校正这数据本身可以恢复这图像, 或者增大接收机衰减重扫这病人也可以消除伪影. 有时故意让回波超过 ADC 的范围采样, 但不截顶, 而是截底, 使量化噪声不进入图像[36].

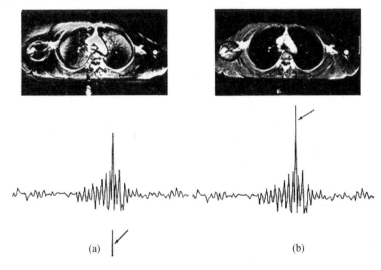

图 7.5.2

(a) 回波峰(箭头)超过 ADC 的最大范围, 因此被指定为负值, 于是这胸部图像的对比度发生畸变;(b) 通过增大接收机衰减再扫描这病人, 或对数据进行追溯校正, 恢复这回波峰的全高度(箭头), 产生了无伪影图像

限幅截顶伪影有时表现为"雪花干扰"(snow storm)背景下奇怪的鬼影类质量并丧失软组织间对比度, 如图 7.5.3(a)所示. 这类伪影在多层面采集中可能在某些层面中遇到, 而在另一些层面中没有. 这类问题在用表面线圈成像时

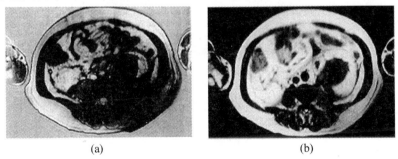

图 7.5.3 数据限幅伪影

(a) 腹部 T_1 加权像显示鬼影类外观, 是由接收机增益设置不正确引起的;(b) 较低的接收机增益产生的一个正常表现图像

最为严重.尤其是在肥胖病人中用大数量层面或厚层面时,那里皮下脂肪贡献很高的信号强度.正常情况下,接收机增益用 0 相位线(即相位编码梯度等于零)进行调整,因为这数据线产生最高的信号强度.然而,表面线圈的磁场和主磁场的相互作用可以改变产生最大信号的行,结果使最大信号线可能离开 0 相位线达几行远.如果自动接收机调整产生了限幅,那就得手动减小接收机增益几个 dB.随着在大多数商业机器上接收机增益自动调整的出现,操作者对接收机的误调率会越来越少.

　　应当指出,还有些伪影的起源无法归类,比如不对称亮度.可能是由于选层梯度不均匀而使层厚不均匀的结果,也可能由于低通滤波器通带太窄,抑制了感兴趣层面内部分质子发射的信号.这特征表现是在图像的一边信号强度均匀地减少.这类问题通过加宽滤波器通带可以校正.

7.5.3　数据丢失引起的伪影

　　一行或多行数据丢失会引起程度不同的伪影.中央数据行(最弱相位编码步)丢失会产生最大的伪影.数据丢失可产生于通讯问题、梯度不稳定或过量的接收机噪声(见图 7.5.4).

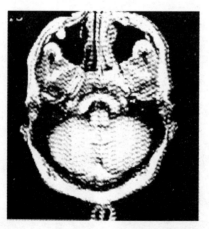

图 7.5.4　莫尔条纹产生于采集期间数据丢失

在这种情况,数据丢失产生于接收机过量的噪声

7.5.4　奈奎斯特伪影

　　当 K-空间数据不满足奈奎斯特定理,就会发生图像混叠(aliasing),称为奈奎斯特伪影.一个典型情况是行距加大,如图 7.5.5(a)所示[35],即隔行数据缺

失,伪影如图 7.5.5(b)所示.

 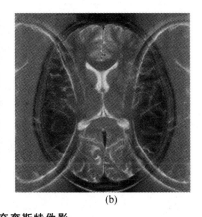

(a)   (b)

图 7.5.5 奈奎斯特伪影

(a) 隔行缺失的 **K**-空间数据;(b) 混叠的脑像,相位编码在水平方向

7.5.5 正交相敏检波器不正确引起的伪影

在 RF 接收机中正交相敏检波器实部和虚部的调谐不合适,会产生相对于图像中心旋转 $180°$ 的伪影.调谐两通道之间的相位角到 $90°$,可以校正这一问题.数字化正交解调可以彻底消除此类问题.

§7.6 化学位移空间失配伪影(CSMAs)和黑分界线伪影

7.6.1 化学位移失配机制和伪影特征表现

对磁场的扰动可以发生在原子水平上,轨道电子产生的磁场反映质子所处的化学环境.脂肪质子相对于水质子向低频移动约 3.5 ppm(220 Hz@1.5T).图像信号由组织中的 H_2O 和 CH_2 质子支配,化学位移伪影在频率编码方向、选层方向和相位编码方向都有可能发生.这里讨论在前两个方向化学位移伪影发生的机制,在第三个方向发生的机制已经在 §6.2 节讨论过.

1. 在频率编码方向的化学位移伪影

在频率编码方向空间信息来自共振频率,于是富含脂类结构的像相对于富水组织沿频率编码轴有一向低频边的移动,如图 7.6.1 所示.设 G_x 为频率编码梯度,那么沿频率编码轴在 x_w 处水质子自旋以 ν_w 进动,在这同一位置的脂肪自旋频率 ν_F 比水自旋频率 ν_w 低,

$$\nu_w = \Gamma G_x x_w, \tag{7.6.1}$$

$$\nu_F = \Gamma G_x x_w - \delta \nu. \tag{7.6.2}$$

经傅里叶变换后,脂肪被指定到一个表观位置,

$$x_F = (\nu_w - \delta \nu)/\Gamma G_x. \tag{7.6.3}$$

由于化学位移,脂肪自旋的空间失配伪影(CSMA)的错位距离

$$\Delta x = x_w - x_F = \delta \nu/\Gamma G_x. \tag{7.6.4}$$

此式表明,CSMA 依赖于化学位移和读梯度强度.用弱梯度、长 TE 降低带宽采集以提高 SNR,曾经时兴一阵.然而却导致大得多的化学位移失配伪影[37,38].为了明白这一点,用成像参数重写式(7.6.4),设在频率编码方向视野为 FOV,数据采集带宽为 BW,则

$$BW = \Gamma \cdot FOV \cdot G_x. \tag{7.6.5}$$

FOV 可用像素长度 dx 和频率编码方向像素数之积表示,

$$FOV = N_x dx. \tag{7.6.6}$$

这样,化学位移失配伪影用像素数度量时为

$$\Delta x/dx = (\delta \nu/BW) N_x. \tag{7.6.7}$$

例如,当在 1.5 T MRI 系统上运行,$BW=32$ kHz,$N_x=256$,则脂肪相对于水有 1.8 个像素的 CSMA.同样带宽,但运行在 0.35 T 系统上,这 CSMA 将小于半个像素,几乎看不出来,如图 7.6.2 所示.

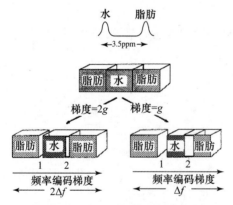

图 7.6.1　化学位移伪影形成机制

脂肪和水质子共振在稍微不同的频率. MR 图像通常是用水峰作为中心参考频率得到的,因此脂肪质子的位置表现得相对于水质子被移动. 在区域 1,脂肪质子向左边移,留下一个像素没有信号. 在区域 2,脂肪和水信号重叠,在 T_2 加权像上产生高信号强度. 当频率编码梯度增大一倍 ($G_r = 2g$)时,伪影宽度会(比 $G_r = g$ 情况)变窄一半

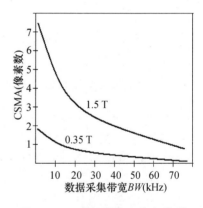

图 7.6.2　在频率编码方向化学位移失配伪影(CSMA)是数据采集带宽和场强的函数

在很多商品成像系统中,磁场梯度是这样选择的,化学位移不超过 $1\sim2$ 个像素.在低场永(电)磁系统中,当 $G_r=10\ \text{mT/m}$ 时,化学位移伪影不可见.而随 B_0 场强的提高,磁场梯度也应相应提高.否则,化学位移伪影会更加显著.在脂肪/水界面处 CSMA 最明显,比如肾脏外围由脂肪包裹着,当化学位移接近或大于一个像素时,结果在肾的低频边有一黑线,在高频边有一亮线[39],如图 7.6.3(a)所示.化学位移伪影比较容易演示,如果改变读梯度的方向,图 7.6.3(a)像中显示的亮、暗线会交换位置,即原来的亮曲线变黑,而黑曲线变亮.

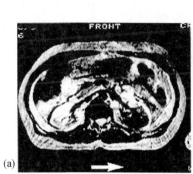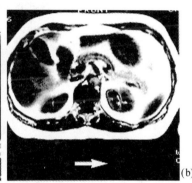

图 7.6.3　化学位移伪影

白箭头指示读梯度方向(磁场增大的方向).(a)肾右边(高频边)有明亮的曲线;而左边(低频率边)是黑曲线,在 T_2 加权像(SE,2000/60)上代表化学位移伪影.(b) T_1 加权采集,因为用较短的 TE 需用较强的读出梯度,证明只有最小的化学位移伪影

在某些解剖部位化学位移伪影会对诊断带来麻烦,比如视神经、肾、心包、脊椎端板(vertebral end plates)等处.在脑中不会发生化学位移伪影,尽管髓磷脂中有脂肪含量,因这些脂肪质子的 T_2 很短,在 MR 中不可见.减低带宽采集可以提高 SNR(见《核磁共振成像——物理原理和方法》书中的公式(3.1.9)),然而 CSMA 是一个限制因素,特别是在易滑动的富脂类区域,如眼眶、骨盆、腹部.降低带宽和脂肪抑制相结合是可行的.详见第 6 章的讨论.

2. 沿选层方向的化学位移伪影

化学位移伪影也可以沿选层方向发生.被同一个 RF 脉冲激发的脂肪层面相对水层面不相重合(见图 7.6.4(a)),而是向低频方向平移:

$$\Delta z = \delta\nu/\Gamma G_z, \qquad (7.6.8)$$

这里 G_z 是选层梯度.这层面厚度 $\text{d}z$ 依赖于激发脉冲的带宽(BW)和选层梯度强度:

$$\mathrm{d}z = BW/\Gamma G_z. \tag{7.6.9}$$

因此在选层方向用层厚作单位度量的 CSMA 为

$$\Delta z/\mathrm{d}z = \delta\nu/BW. \tag{7.6.10}$$

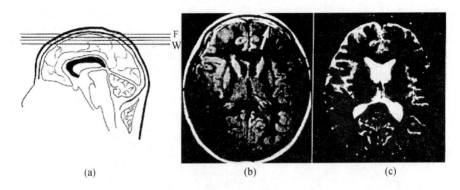

$$(a) \qquad\qquad (b) \qquad\qquad (c)$$

图 7.6.4

(a) 在选层方向(梯度方向朝下)化学位移失配使脂肪层面和水层面部分地不重合.脂肪包括头皮下脂肪和头骨髓中的脂肪.脑脂(brain lipids)有很短的 T_2,不可见.(b) 脂肪在选层方向(上面)和在频率编码方向(后面)化学位移组合显示亮脂肪叠置在脑上,这在 T_1 加权像上近似一个硬脑膜下的赝血肿.(c) T_2 加权像,其中脂肪信号被其短 T_2 衰减掉,显示这脑是正常的

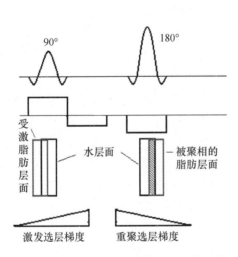

图 7.6.5　部分抑制脂肪信号强度的方法

在 90°和 180°脉冲时选层梯度反转极性,使受聚焦的脂肪层面仅仅是打斜线的薄层部分,显著降低了对脂肪的灵敏度

例如,在 1.5T,$\delta\nu = 225$ Hz,典型的选层 RF 脉冲激发带宽($BW = 1250$ Hz),那么在选层方向的位移 Δz 将是层厚 $\mathrm{d}z$ 的 18%.于是,对于轴位像,是向头颅上方移动,这髓脂肪表现为亮区叠加到硬膜下脑上(图 7.6.4(b)).通过反转选层梯度的极性就可以直接证明,这亮带产生于化学位移失配.实际上,脂肪层面相对于水层面的偏移可以用来部分地抑制脂肪产生的信号强度.如果成像机有其中心频率在水共振,在 90°和 180°激发之间把选层梯度反转极性,那么被 90°脉冲激发的脂肪层面将只是部分地被 180°脉冲再聚相.于是,对脂肪类质子产生很低的灵敏度,如图 7.6.5 所示.

3. 对化学位移伪影的解决办法

化学位移失配随场强 B_0 升高而增大,必须相应提高频率编码梯度. 对某些结构如视神经,重新取向频率编码轴沿组织的长轴方向,可使化学位移伪影最小. 化学位移选择成像(CHESS)可以有选择地消除脂肪信号或水信号. 如上面所述,在 90° 和 180° RF 激发之间反转选层梯度的极性,也可以部分,甚至完全抑制脂肪信号(详见 §6.3.5 节). 在 IR 序列中可用 STIR 技术抑制脂肪. 在梯度回波序列中可用 Dixon 技术使油水分离. 还有些复杂的技术还在发展中[40].

7.6.2 黑分界线伪影

有几类不同的现象产生黑分界线. 相邻组织之间有明显的界线而产生的黑分界线当然很好. 然而,有些分界线并不对应这样的解剖结构,而对应的是伪影.

1. 反转恢复(IR)序列中的过零点(bounce point)

在 IR 序列中,对于反转时间 TI 的特定选择,对于 T_1 满足

$$T_1 = TI/\ln2 = 1.44\ TI \qquad (7.6.11)$$

的组织,其纵向磁化强度正好恢复到零,这组织表现为黑的. T_1 短于这临界时间的组织有正的纵向磁化强度,在图像形成时显现为亮. T_1 长于这临界时间的组织有负的纵向磁化强度,在图像形成时有负信号强度,但由于模重建(丢弃符号)也显现为亮. 在上述两种组织之间的黑线像素,其有效 T_1 由于部分体积效应是 $1.44\ TI$,如图 7.6.6 所示. 模重建降低了信号动态范围,也降低了对比度,更不幸的是,在感兴趣体积内两种组织的信号符号相反,强度相等,它们的对比度也将消失,成为黑界线.

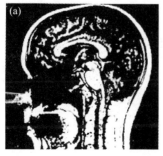
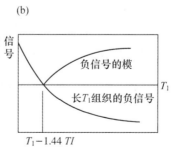

图 7.6.6

(a) 反转恢复矢状面头像是模重建的像. 黑像素连成黑分界线(箭头),把不同弛豫时间 T_1 的组织分开.(b) 有一些像素正处于过零点($TI = T_1\ln2$),在图像形成时不贡献信号,显现为黑线

在 IR 序列中消除黑界线伪影的办法就是用实重建代替模重建. 在实重建中由于保留了相位信息,就不会产生黑分界线. 对其他序列用模重建一般是足够的,没有必要保留全部相位信息,至少目前来说也是不实际的.

2. 在梯度回波(GRE)序列中的黑分界线伪影

在梯度回波成像中,当所用回波时间 TE 使水像和脂肪像相差 $180°$ 时,也

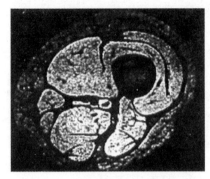

图 7.6.7

在 1.5T,$TE=6.8$ ms 梯度回波序列,黑界线伪影出现在脂肪和肌肉区域之间

会发生黑分界线伪影,如图 7.6.7 所示. 因为脂肪(lipid)质子的进动频率比水质子低,

$$f_{lip} = f_{H_2O}(1 - 3.5 \times 10^{-6}),$$

$$f_{H_2O} - f_{lip} = 3.5 \Gamma B_0 \times 10^{-6},$$

$$(7.6.12)$$

这里 $\Gamma = \gamma/2\pi = 42.576$ MHz/T. 于是水质子和脂类质子每进动一圈所需要的时间差 τ 为 $\tau = (3.5 \times 10^{-6} \Gamma B_0)^{-1}$ s,若 $B_0 = 1.5$T,则

$$\tau = (3.5 \times 42.576 \times 1.5)^{-1} \text{ s} = 4.5 \text{ ms},$$

因此,对于 GRE 图像,当 TE 时间是 4.5 ms 的整数倍时,水和脂肪像同相. 当 TE 是 2.25 ms

的奇数倍时,脂肪像和水像有相反的相位(见图 7.6.8),于是在富脂组织和富水组织之间的分界区域从部分体积平均显示对消效应并因此显示黑分界线[41]. 为了避免由化学位移产生的伪影性轮廓线,回波时间 TE 应该选用 4.5、9、13.6 或 18.1 ms. 自旋回波成像就避免了这种水和脂肪的干涉,因为所有频移在 SE 序列中都得到聚焦(图 7.6.8).

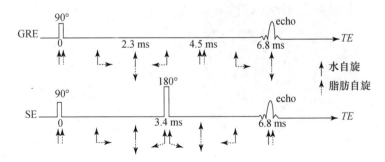

图 7.6.8   在 1.5 T 在 $TE=6.8$ ms 的 GRE 序列和 SE 序列中脂肪和水自旋的相位演变过程

在 6.8 ms 梯度回波中心脂肪和水质子磁化强度反相(即差 $180°$),在自旋回波中心则同相

3. 剪切界面(shear interfaces)上的黑界线伪影

在剪切界面上也会出现黑界线伪影. 组织在 TE 时间内即使有很小的运动,也会积累显著的相位. 两个临近组织有显著剪切运动的地方,沿这界面的像素将显示体元内散相并在模重建像上显示伪影性黑界线,如图 7.6.9 所示. 剪切黑界线用梯度矩归零技术可以消除.

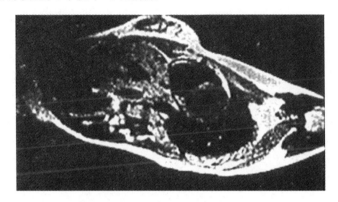

图 7.6.9   在 QRS 之后,马上采心脏斜切面图像,此时在心外膜和心包之间有显著的剪切运动

黑轮廓(箭头)不是心外膜,而是一个运动剪切黑界线伪影[3]

应当指出,并不是所有黑界线都是伪影. 有时看起来像黑界线伪影,其实可能是病理条件的证据. 比如有的病人有硬脑膜下慢性出血,含铁血黄色沿脑表面盐析,结果产生降低的 T_2 而发生信号损失. 在这种情况下,黑界线是真实的而不是伪影.

§7.7   MRI 中的运动效应和伪影

运动对 MRI 来说是最显著的技术难题之一,在许多 MR 检查中,运动限制图像质量比随机噪声更甚. 运动在 MR 图像中引起三类问题[42~46]:① 由错位像强度构成鬼样的伪影(ghost-like artifacts);② 降低运动结构的信号强度;③ 模糊,或界面钝化.

伪影是不希望的,因为它们掩盖或假造病灶. 运动对图像强度定量的努力起阻碍作用. 因为静止的和运动的组织有不同的强度[47~50],模糊使得更难以分辨 MR 像中的小结构. 基于这些理由,精确了解运动如何退化 MR 图像,以及克服被运动引起的损害的各种方法是非常要紧的. 在原理上,对 2D 和 3D MR 图像,运动效应是类似的[42]. 这里基本上专门处理 2D 成像,这些讨论同样适合 3D 成像.

7.7.1　伪影形成的基本机制

在 MR 图像中有两种机制产生伪影. 这两种机制都与磁化强度有关. 从各体元产生磁化强度,成像后,它们再被分布到各像素中去. 磁化强度是一个矢量,它有大小(magnitude)和方向. 方向由一个称为"相位"的角度规定. 磁化强度要经过重复测量(256 次或更多),积累足够的数据才能成像. 在图像采集过程中,任何改变体元内磁化强度幅度和相位的过程都会在图像中引起伪影. 在数据采集期间,如果有些自旋进、出体元,那么这体元内磁化强度的幅度就会变化. 这样,广泛的运动在长 TR 采集期间可能会发生. 当数据采集期间自旋前、后运动穿过不同体元时,因为位置不一致就会产生伪影.

梯度脉冲存在时运动会引起相移,相移大小依赖于特定自旋群的位置和梯度脉冲结构及强度. 设 90° RF 脉冲时间 $t=0$,自旋群运动轨迹为 $x(t)$,它在 $0\sim TE$ 期间积累的相移为

$$\Delta\phi = \gamma \int_0^{TE} \boldsymbol{x}(t) \cdot \boldsymbol{G}(t)\,\mathrm{d}t. \tag{7.7.1}$$

成像技术设计为静止自旋磁化强度在 TE 时刻 $\Delta\phi=0$,回波形成. 对于移动自旋,在 TE 时刻,$\Delta\phi\neq0$. 假定运动是沿频率编码梯度方向的恒速运动,设 G_r 幅度为 G,则在 TE 时刻相移为

$$\Delta\phi = \gamma G v (TE/2)^2. \tag{7.7.2}$$

恒定速度运动的相位移直接正比于速度和 TE^2. 对快运动和长 TE,相移则大. 如果 $\Delta\phi>0$,运动自旋产生的回波会早一些;如果 $\Delta\phi<0$(依赖于运动方向),运动自旋产生的回波会晚一些,如图 7.7.1 所示. 如在不同的相位编码步 TE 间隔内一些自旋运动速度是变化的(通常是这种情况),则回波的位置也变化. 这就会产生伪影. 一个 MR 图像遭受伪影,就是因为磁化强度的相位发生周期性变化.

被运动感应的相移能减小特定体元内的信号强度. 如果在那个体元内在 $t=TE$ 时刻,自旋有一速度分布(比如血的层流),就称为体元内相位分散(dispersion),这体元产生一个较低的信号强度,因为其各部分有一个相位角范围. 如果体元内自旋在 $t=TE$ 时刻具有相同的相位,信号强度才会最大. 事实上,在体元内速度分布范围足够宽时,该体元不贡献信号(也称流空效应).

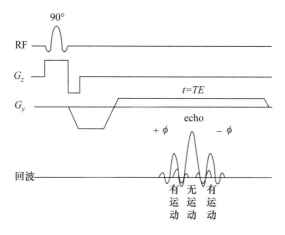

图 7.7.1

在 GE 序列中频率编码梯度满足梯度矩归零(即零次矩消失)条件时,在 TE 时刻回波峰由静止自旋形成.从移动自旋形成的回波峰比期望的早一点或晚一点.在这种情况下,移动自旋的磁化强度在 TE 时刻有非零相位.重复性相移沿相位编码方向产生伪影

7.7.2　运动类型及情形

有整体运动和生理运动两种情况.在磁共振检查中,病人由于不舒服而整体运动时有发生.尤其是儿科研究中更是一个主要问题.生理运动,包括呼吸运动、心脏跳动、胃肠蠕动、血流和脑脊液脉动.

1. 呼吸运动

呼吸对腹部 MRI 影响很大,如图 7.7.2 所示.呼吸不是唯一源,心脏脉动、胃肠道蠕动,也是运动源.呼吸涉及胸、腹中内脏的移动.比如肝、脾、胰、肾等,像活塞式被驱动主要在纵向.在正常安静的潮汐性呼吸期间,上腹结构的头尾向来回移动平均在 $14 \sim 20$ mm[51].深呼吸时,这些结构移动达到 $75 \sim 100$ mm[52].在横轴位成像情况下,纵向运动是图像模糊的主要原因.

呼吸引起的体壁横向运动在胸部是实

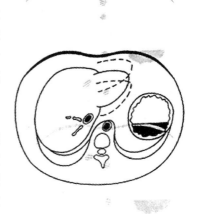

图 7.7.2　腹部轴面 MR 图像示意

前腹壁周期性呼吸运动,心脏脉动发射通过隔膜到肝左叶,胃容物蠕动和动、静脉凹中流动血使这些结构重复为伪影.各移动结构的伪影一边一个,但动脉血例外,一边有三个.还包括一个伪影混叠到相反的对边

质性的. 那里肋间肌肉的作用引起围长变化. 这样的运动不可避免地影响腹壁, 但幅度减少了. 一般说来, 腹壁平均横向运动幅度只有腹容物纵向运动的六分之一[53]. 不但纵向运动对上腹容物图像的不清晰贡献最大, 而且体壁横向位移也产生了显著伪影. 因为在体壁上脂肪层的高强度, 产生的伪影是显著的, 尤其是在短 TR/TE 成像中.

2. 血流

在 MR 图像中观察到的最普遍的运动伪影是脉动血流引起的, 比如起源于动脉和腔静脉的流动伪影(见图 7.7.1). 特别是包含流动血的体元内磁化强度, 不仅相位有变化, 幅度也会波动, 原因是: ① 未饱和自旋流入; ② 在 90° 和 180° 脉冲之间自旋流出; ③ 体元内相位分散依赖于流动的脉动性.

体元内磁化强度的净相位从一个相位编码步到下一步也变化, 这是流速变化的结果. 这种流动伪影使血管及周围组织显像不够清晰, 还会引起不一致的血管外貌, 从而假造或掩蔽了血管腔内病理症候, 比如血管瘤和血栓等.

7.7.3　运动伪影的特征

1. 伪影出现在相位编码的方向

在 2D MR 图像中, 一个方向是频率编码方向, 另一个是相位编码方向, 频率编码完成比相位编码快得多. 频率编码信息包含在各个回波内, 采一个回波可以非常快, 为几个 ms 时间. 然而相位编码则需要 256 个回波、256 相位编码步, 每一步要花 TR 时间(10 ms~3 s), 总时间要几秒到几分钟.

由于收集相位编码空间信息要花很长时间, 运动信息很容易进来. 而频率编码十分快捷, 运动信息不易侵入. 因此, 不论周期运动发生在什么地方, 伪影总是沿相位编码方向. 如果调换频率编码和相位编码方向, 伪影就会旋转 90°[43]. 选择相位编码方向不可能消除伪影, 只能改变伪影出现的方向.

2. 伪影分开的间隔

Wood 等人[43,54]用周期运动的油滴做实验, 研究结果发现, 相邻伪影之间的距离 SEP(单位是像素数)由下式确定:

$$\frac{SEP(\text{像素数})}{FOV(\text{像素数})} = \frac{N_{EX} \cdot TR}{T}, \qquad (7.7.3)$$

式中 T 是运动周期, N_{EX} 是激发的次数, TR 是重复时间. 如果 $N_{EX}=4$, $TR=0.2$ s, $T=10$ s, $FOV=256$ pixels, 则 $SEP=20$ pixels.

当伪影间距超过成像视野 FOV 时, 还会从相反边折绕(aliasing)进 FOV 内. 折绕时常使两伪影靠近, 伪影折绕很普遍, 尤其是成像时间很长时. 如果适

当选择 N_{EX} 和 TR 使伪影叠加到原像上[55,56]，就有可能消除这种伪影.

7.7.4　影响伪影强度的因素

1. 运动幅度

前面提到运动周期影响伪影分开的间距. 运动的幅度（像素数）则影响伪影的强度[57]. 伪影离开运动结构越远，一般其强度也越弱. 当运动幅度跨越更多像素时，伪影强度则增强. 结果是运动幅度越大，伪影强度也越大.

2. 解剖结构的强度

伪影强度正比于产生它的运动解剖结构的强度. 最显著的伪影产生于前腹壁，因为前腹皮下脂肪的高图像强度.

3. 磁场强度

在高场伪影更显著，因为① 噪声低；② 较少数据平均（N_{EX}小）；③ 更长的 T_1 导致更大些的饱和. 增高的 SNR 允许用小 N_{EX}；平均不仅降低随机噪声，也降低系统噪声，包括伪影形成的系统噪声. 因此，在高场伪影更明显. 在高场大部分组织 T_1 显著增大，而富脂肪组织 T_1 并不显著增大. 对于同样的 TR，在高场 T_1 更长的组织饱和程度更高些，这使脂肪类组织和未饱和血显得更亮，给出相应更亮的伪影.

4. 脉冲序列、梯度结构和线圈

不同成像技术影响图像强度，也影响伪影强度. 用 SE、GE 或 IR 技术得到的图像中伪影可能有不同的强度. 甚至梯度脉冲特殊结构也影响运动结构的强度，从而影响伪影的强度. 表面线圈设计用于特定解剖区域，靠近线圈处有特别强的灵敏度，远离线圈处灵敏度大大降低. 虽然它折中了图像均匀度，但其最低灵敏度是靠近移动的解剖结构时，表面线圈成像就特别优越. 比如大部分脊椎成像都用表面线圈采集，它使前腹壁脂肪强度只占很小一部分，靠近线圈的后背信号占支配地位. 结果前腹壁移动伪影大大减弱.

短 T_1 IR(STIR)是试图消除脂肪信号的技术，于是也消除了脂肪移动产生的伪影. 脂肪的短 T_1 允许 STIR 采的脂肪图像强度是零，并使其他组织达到很好的对比度. STIR 的一个缺点是，液体（例如胃、肠中的）采集到较高信号强度，并且其运动可能贡献显著的伪影.

总之，在头、脊椎、胸、腹或骨盆 MRI 中经常遇到两类运动伪影. 一类是非周期运动如整体移动、肠蠕动、咳嗽、喷嚏、呵欠等，会使物体产生信号在空间分散开，引起模糊. 模糊可沿任何轴发生. 另一类是周期运动如心脏跳动、血流脉动、脑脊液脉动以及呼吸引起的伪影. 伪影只发生在相位编码轴方向，高、低信号交替出现.伪影随周期运动幅度增大而增大,与移动组织信号强度成正比.例如,从脉冲流动产生的伪影在入口层面上最严重,因为从未饱和血质子产生的信号强度很高.腹部成像时皮下脂肪在 T_1 加权像上产生严重的伪影,充满液体的肠环和脾在 T_2 加权像上会产生支配性伪影.肠蠕动产生弥散性噪声沿相位编码轴.从伪影的显著性也可推断运动和相位编码步的时间关系.

§7.8   不监视运动抑制运动伪影的措施

抑制运动伪影的措施很多.为叙述方便,按照是否需要监视运动,把这些方法分成两大类.第一类,不需要监测运动;第二类,需要监测运动.两类措施共同的目标是减小物理位移,减小运动结构的强度,减小运动感应的相移.我们先讨论第一类,下一节再讨论第二类.其实在具体使用这些措施时,都依条件而定,有时需两种或以上措施结合使用以达到最好的效果.

7.8.1   限制体运动

病人移动可通过不软的带子、胶带或各种专门设计的装置限制住.比如用不太软的带子把病人绑在病人床上,两边绑紧以限制腹部运动.有许多限制的办法,比如用夹板夹住皮下脂肪使不运动,压缩装置是有效的,但不舒服.用表面线圈作脊椎成像时让病人仰卧;而作胰腺成像时让病人俯卧,都可利用病人的体重限制运动.

7.8.2   屏住呼吸

腹部成像时抑制呼吸运动伪影最简单的方法是在数据采集时让病人屏住呼吸[58,59],通俗说叫"憋气".让病人屏住呼吸的时间一般不要超过 10 秒,健康志愿者可以屏 20 秒以上,与体质有关.屏住呼吸成像,早期都是一次采集一个层面,用尽可能短的 TR.快成像序列如 EPI 就不需要屏住呼吸.但是用"憋气"办法进行高速三维心脏成像也是可行的.

7.8.3   信号平均

数据采集重复的次数称为激发次数(N_{EX}),也叫平均次数.通常,平均用来降低统计噪声.其实,也按同样规律($\propto N_{EX}^{-1/2}$)[60,61] 降低伪影这样的系统噪声(图 7.8.1).因平均后伪影破坏性干涉而强度降低.平均只降低伪影的强度,但不改善运动引起的模糊.平均也可同时降低其他周期运动比如脉动血流产生的伪影.对胸腹部成像,这技术特别有效[61,62].平均可用于任何成像协议,但由于很花时间,它更适合于短 TR 采集,对 T_2 加权(长 TR)采集不适用.

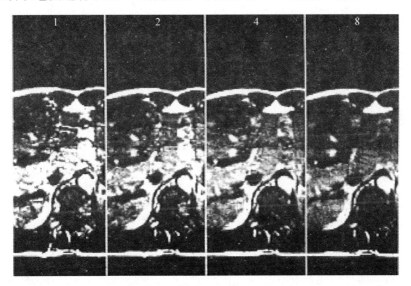

图 7.8.1　一个病人的四幅同部位的图像(@1.0T)证明数据平均可衰减伪影

用串行平均,层厚 10 mm,$TR/TE=1000/28$,256 相位编码步,各数据组平均后再建图像,各图像顶上数字表示平均的次数,下腔部区域伪影强度从 1、2、4、8 数据组分别为 95、65、48 和 36

　　平均有串行平均和并行平均两种做法.每相位编码步重复采集多次,比如 $N_{EX}=8$(通常皆如此做法),最后重建图像,这叫并行平均.而串行平均则是 $N_{EX}=1$,采集完整幅图像数据后,把数据存起来.把这步骤重复 8 次,得到 8 个图像数据,把这些原始图像数据平均后经 2D FT 重建图像,这就是串行平均.串行平均增加了平均之间的间隔[63],降低了在呼吸周期同一点多次采集平均的可能性,这样分散平均改善了对呼吸周期的取样,使这技术更有效.

7.8.4　变 TR 和 N_{EX}

　　一般说来,当 TR 远小于运动周期 T 时,串行平均比并行平均更有效.两者之间另一个差别是,并行平均增大了伪影之间的间隔(见方程(7.7.3)).事实上 N_{EX} 和 TR 的一定组合能使伪影分开如此远,使它们折绕回到它们彼此的顶上.这一条件被称为"赝门控"[44,45,56],典型的选择使 $N_{EX} \cdot TR/T=0.5$,按照方程(7.7.3),当 $N_{EX} \cdot TR/T=0.5$ 时,每第二个伪影落回到移动的解剖结构上,这另一个相互叠加到另一半 FOV 中.对于 $N_{EX} \cdot TR/T$ 的其他可能性,包括 0.5

或 1.0 的整倍数,假定

$$N_{EX} \cdot TR/T = 1, \tag{7.8.1}$$

若 T 是呼吸周期,那么由呼吸运动产生的伪影完全消失. 因为两个伪影都在 FOV 外面,它们折绕回来都重合到运动的解剖结构上. 因此,FOV 内没有伪影. 这方法的缺点是 TR 不能自由选择,这可能会影响 SNR 和 CNR 的最佳化.

7.8.5　降低运动组织的信号强度

通过降低运动组织的信号强度,可以减小它产生的伪影的强度. 例如,脊椎的 T_2 加权像证明,因为 CSF 的低强度,CSF 脉动伪影是可忽略的. 对腹部成像,通过加脂肪频率选择性 RF 饱和脉冲或用 STIR 技术,可以消除脂肪信号. 在低场(0.15 T)和高场(1.5 T)用 STIR 技术检测肝上肿块(liver masses)是很有用的. STIR 序列的缺点是 SNR 相对低一些. 但通过用 STIR 快自旋回波序列,花很短扫描时间可以得到很好的结果. 困扰腹部成像的另一个问题是,虽然从皮下脂肪产生的伪影被抑制掉了,但从肝肿块和肠回产生的伪影却增强了,因为这些组织在 STIR 像上有很高的强度.

7.8.6　调换梯度的方向

伪影在感兴趣区(ROI)内才是有害的,不在 ROI 内则无害. 因为伪影沿相位编码轴方向传播,通过旋转相位编码轴有可能把伪影调出 ROI. 在矢状面 MR 像上,腘动脉脉动伪影沿前-后向相位编码轴,通过调换相位轴到上-下方向,可把伪影从十字韧带移出,从而改进了这部分的显示质量. 然而,Mirowitz[64] 发现这种调换又引出了新问题,这膝运动伪影沿上-下轴从骨髓渡越到半月板,并模拟一个拉伤. 与上-下相位编码轴相关联的半月板赝拉伤也可由截断伪影引起.

Turner 等人[65] 推荐用 192×256 或 256×256 采集矩阵或前-后相位编码的 128×256 矩阵,在颈椎和胸椎的 T_2 加权像上通过调换相位编码和频率编码轴,可以得到较好的脊髓照相效果. 正常情况下,频率编码梯度取向为沿脊椎长轴,这也是 CSF 流动的方向. 这样会产生大的相移,于是产生大的信号损失,加上伪影使脊髓、椎索病变和椎间盘突出看不清楚. 通过取向频率编码梯度垂直于流动方向,则信号损失达到最小. 此方法的另一好处是,从脖子前面皮下脂肪运动产生的伪影偏离开脊椎. 当用亥姆霍兹或表面线圈时这伪影是显著的. 然而,旋转了这运动伪影也旋转了化学位移伪影,现在这化学位移伪影平行于脊椎间盘的轴,小的盘突出被化学位移伪影弄得看不清楚.

7.8.7 用梯度再聚相的运动补偿

前已述及,梯度存在时运动会引起相移,于是引起伪影和信号空.运动可能发生在相位编码观(view)之间,可称为"观间"运动;运动也发生在各观的采集期间,可称为"观内"运动.门控用来消除观间运动产生的伪影,而流动补偿用来降低观内运动引起的相移.所谓流动补偿,通常是引进额外的梯度脉冲以消除感应的相移.通常用梯度矩归零(GMN)来实现,即在回波时间各阶梯度矩(见式(1.3.5))消失.方程(7.7.1)是梯度矩引起相移的一般表达式.它表示沿三个空间方向的运动都可以引进额外的相移.各方向的运动可分别处理.由于是在体内的运动,TE 是短间隔.如果在 TE 期间,运动不太复杂,把运动轨迹 $x(t)$ 展开成泰勒级数是有用的.

$$x(t) = x(0) + v(0)t + a(0)t^2/2 + \cdots, \qquad (7.8.2)$$

式中 $x(0)$、$v(0)$、$a(0)$ 分别表示在 $t=0$ 时刻的位置、速度和加速度.把式(7.8.2)代入式(7.7.1),则在 TE 时刻相移为

$$\Delta\phi = \gamma x(0)\int_0^{TE} G(t)\mathrm{d}t + \gamma v(0)\int_0^{TE} tG(t) + \gamma\frac{1}{2}a(0)\int_0^{TE} t^2 G(t)\mathrm{d}t + \cdots,$$

$$(7.8.3)$$

上式右端第一项中的积分,是这梯度脉冲组的零阶矩,是一个面积;第二项中的积分是其一阶矩;第三项中的积分是二阶矩;以此类推.如果加两个等同的梯度脉冲,它们对面积有相等的贡献.但对高阶矩的影响则不同,后加的影响要大一些.

梯度矩概念是有用的,它借助于对运动的敏感度来分类不同结构梯度脉冲.如果一阶矩很大,这运动结构的速度在回波时间会显著地贡献一个相移 $\Delta\phi$.特定的矩等于零就说这矩归零.如果一阶矩和二阶矩归零,那么可断定 $\Delta\phi$ 与速度和加速度无关.当一阶矩归零时,说明恒速运动从 $t=0$ 到 $t=TE$ 不会引进任何相移.

在 SE 或 GE 脉冲序列中,用额外的梯度脉冲校正运动产生的相移,可产生较高、较均匀的信号强度并降低伪影[66~69].图 7.8.2 是双回波成像的比较.

在稳态自由进动(SSFP)脉冲序列比如 PSIF 中,GMN 技术特别重要.也许在所有 MRI 成像序列中,SSFP 是对运动最为敏感的序列.

三梯度脉冲能校正恒速运动.要校正加速度需要四梯度脉冲.要校正更高阶运动比如冲击(jerk),将需要更多的脉冲.通常补偿需要沿所有三个梯度轴进行.然而某些机器制造商给用户这种选项:选择一个运动补偿轴以保持 TE 最小.在流动相对是单向的比如 CSF 时,单轴补偿降低运动伪影是有用的.在日常扫描协

议中快 SE 矢状面脊椎 T_2 加权序列(上-下频率轴运动补偿)(见图 7.8.3)和轴面快 SE 脊椎 T_2 加权序列(上-下选层轴运动补偿)是普遍应用这种单轴补偿的两个实例.

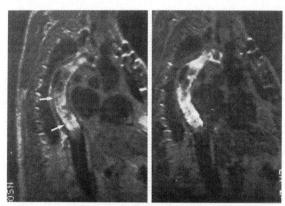

图 7.8.2   在主动脉扫描中偶回波重聚相,门控 T_2 加权的矢状面图像

左边是第一回波成像,在主动脉腔(箭头)中测量的信号强度是 110.右边是第二回波成像,测量的信号强度是 130,比第一回波的大.这代表的是流动而不是血栓

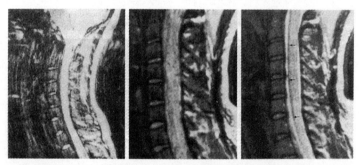

图 7.8.3   在颈椎 T_2 加权矢状图像上的流动补偿效应

左:无流动补偿,有 CSF 脉动引起的广泛的伪影;中:流动补偿未校准好,在 CSF 和脊髓间界面不清楚;右:校准好的流动补偿,CSF 界面很清晰,伪影极大地被消除.沿脊髓前表面的黑带(箭头)代表残留的边界层相位分散

临床上梯度聚相运动补偿的主要应用是消除 CSF 脉动在脊椎和脑中引起的信号损失和伪影.对腹部成像特别是 T_2 加权像也很有用,因为后者用长 TE 值.长 TE 值造成了"观内"运动的机会,使 T_2 加权像特别易遭受运动伪影.

然而用梯度聚相补偿流动不是没有缺点,因为梯度脉冲严格的时序要求,TE、FOV、层厚和多回波能力都受到限制.另外,因为额外的梯度脉冲在脉冲序列中占用额外的时间,MR 信号读出可用时间减少了.因此,要么延长最小 TE

时间,要么用更强的读出梯度,继而带宽增加,SNR 降低. 当然,SNR 降低可被运动伪影的降低足够多地补偿回来.

通常 GMN 增加了图像中血管的强度,通过降低体元内散相量[70],这一效应被 TOF 效应、流动相关增强和流出效应调制. 在 SE 图像中,GMN 对血管强度的效应不可预期. 因此,在 SE 序列中用 GMN 要小心,尤其是感兴趣的是血管结构时. GE 序列用 GMN 不存在这类问题. 可以说,用 GMN 降低流动伪影在 SE 序列中不如在 GE 序列中有效. 事实上,在 SE 图像上,GMN 有可能增加流动伪影,防止的办法是加预饱和. 因此,在 SE 序列中,有必要把 GMN 和预饱和结合起来用.

7.8.8 空间预饱和

不产生信号的组织就不会产生伪影. 用预饱和消除一个选择的区域中的信号而不影响其他区域. 这样,从选择的区域的组织产生的伪影就可以消除,而不影响感兴趣区域的组织[71,72]. 预饱和可以通过在传统的脉冲序列之前插入专用 RF 脉冲和破坏梯度来实现,如图 7.1.3 所示. 梯度和 RF 脉冲配合使用可以定义一个预饱和体积. 空间预饱和可用来消除两类伪影:运动伪影和折绕伪影. 预饱和最普通的应用是抑制流动伪影,如图 7.8.4 所示. 因为伪影强度正比于其相应运动结构的强度,所以用预饱和降低了流进成像体积内血的纵向磁化强度及其图像强度,并降低了其形成伪影的能力.

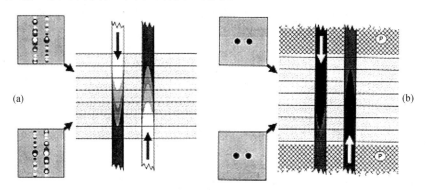

图 7.8.4 预饱和抑制流动伪影

(a) 动脉血向上流,静脉血向下流,穿过七个层面栈,从其中两个层面得到的图像中血管外貌如左. 无预饱和时,由于流动相关增强,血管有高信号强度,尤其是在靠近流入的层面内. 脉冲流动使从血管收到的信号的相位和模在观与观之间变化不定,从而产生流动伪影.(b) 空间选择性预饱和脉冲加在这七个层面栈外边区域(交叉斜线区,P),使流动血有很低的信号强度,从而抑制了流动伪影,改善了对血管解剖结构的描绘预饱和加到 SE 和 GE 序列,在头、脊柱、胸、腹和四肢的临床 MRI 检查中应用非常广泛.在短 TR/TE 序列中,流动伪影倾向是最为严重的.那里新流入未饱和血比邻近组织亮得多.在这种情况,预饱和特别有效,如图 7.8.5 所示.预饱和提高了 MRI 的可靠性,可以区分流动增强和血栓,可以识别微小的血管内紊乱.在 MRA 中可帮助区分动脉和静脉.

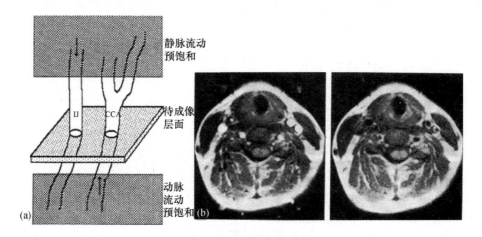

图 7.8.5 预饱和降低流动伪影

(a) 待成像平面的上方和下方预饱和以消除流入自旋的信号,比如颈动脉和颈静脉.(b) 颈轴面 T_1 加权 SE 像,左:无预饱和,有伪影和强血管信号,很像血栓病理;右:预饱和消除了伪影

用预饱和还可以改善腹部的 SE 图像,如图 7.8.6 所示.预饱和可以和其他措施结合起来使用.例如,预饱和和心电门控(见下节讨论)结合,改善心室中的流空,从而增加了与邻近心肌的对比度[70].预饱和和定序相位编码结合,对于胸、腹部短 TR/TE 的 SE 成像特别有用(见图 7.8.6).

空间预饱和与大多数脉冲序列和成像硬件相容.在各脉冲序列中加选择性 RF 脉冲通常并不增加采集时间,但在多层面采集中可能稍微降低了可能的层面数.它对最短回波时间无影响.可能会延长 TR,于是延长了总的扫描时间.Ro 和 Cho[73] 描述了一个流动抑制技术,基于自旋散相原理用一套裁剪 RF 脉冲.该方法不需要额外的饱和 RF 脉冲或破坏梯度脉冲,因而不延长 TR.提议的方法是在 SE 序列中用一对裁剪的 90° 和 180° RF 脉冲抑制流动成分.在层面内沿层面选择方向对流动材料通过用两个相反二次相位 RF 脉冲(即 90° 和 180° RF 脉冲具有相反平方相位分布),造成一个线性相位分布.

所有移动材料自旋沿选层方向变成散相的,因此,没有观察到流动信号的产生.

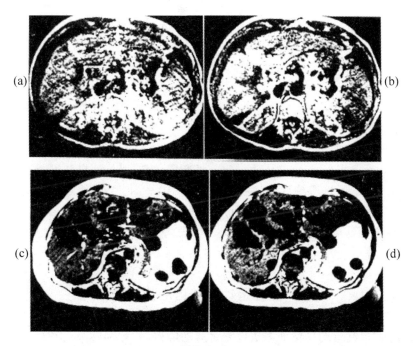

图 7.8.6

(a)腹水病人上腹部传统 SE 图像,用定序相位编码采集,层厚 5 mm,256 相位编码步,$FOV=320$ mm,$N_{EX}=2$.由于有运动伪影,特别是流动伪影,解剖结构不清楚.(b)同一个病人同一层面,同样参数只是加了空间预饱和,图像有很少伪影.(c)多囊肿肝病人图像,用定序相位编码采集,从 IVC 的流动伪影阻碍了左叶肝的可视性.(d)用预饱和和定序相位编码得到的图像被大大改善

7.8.9 短 *TE*,快序列

快序列如 EPI,fSE,snapshot MRI,RASE(rapid acquisition spin echo)是如此之快,运动本质上被冻结.因而,都大大降低了运动引起的伪影和模糊.快序列的共同特征是短 *TE* 和短回波间隔(*EST*),短 *TE* 降低了观内运动产生的相移.

不求助于升级梯度硬件,在标准 MRI 扫描器上也有可能执行 EPI. Butts 等人[74]发展了一个多层面全身 EP 成像系统,把数据采集周期分成八个交错段.这种 iEPI(interleaved echo-planar images)图像有极好的解剖结构描绘,没有可看得出的呼吸伪影.

RASE[75]允许在一次 23 秒屏住呼吸期间用 SE 成像整个肝脏,所得图像也没有呼吸相关的伪影和边缘模糊.屏住呼吸分段 K-空间电影采集 MRI 在心血管研究中降低伪影是极有效的,没有运动伪影,没有模糊.

RARE 序列是由 Hennig 提出,由 Mulkern 等人改进的,通常用于腹部[76]、骨盆[77]和脊椎[78]的 T_2 加权成像.临床实践证明,抑制运动伪影是极好的.在快自旋回波成像中,在短 T_2 组织(如肝、肌肉、肺、软骨、腱、动脉粥样硬化斑)中的 T_2 衰减和回波之间的运动会产生图像模糊和伪影.Vinitski 等[79]在传统 SE 成像中把 TE 减到 5 ms(通常 12 ms),在快 SE 成像中把回波间隔 EST 减小到 6 ms(典型 17 ms).短 TE 在 T_1 加权 SE 图像上显著提高了肝-脾的差噪比(CNR),降低了伪影的强度,增加了可用成像平面 30%,改善了颅神经的描绘并降低了磁化率伪影.在短回波间隔快 SE 图像上,脊椎、肺、上腹和骨骼肌组织都界定得更清晰,测量的脾-肝差噪比显著增加.短 T_2 组织(如软骨)的描绘和运动伪影抑制也都得到了改善.

§7.9　监视运动抑制运动伪影的措施

有几种抑制运动伪影的方法依靠对运动的监测.监测呼吸运动最普遍的方法是用一个压力传感器缚在病人腹部[80~82],以测量腹壁扩张或用鼻热敏电阻测量气流.RF 体线圈也可兼用作病人运动敏感探测器[83].还有用 MR 信号的其他方法[84,85].监测心脏运动是在病人心脏背侧测量心电图(ECG),用 R 波来触发数据采集,这叫作心电门控(cardiac gating)[86,87].用一指尖脉冲(末梢门控)门控数据采集对于降低 CSF 脉动引起的伪影很有用[88].

呼吸运动没有类似 ECG 心电门控那样的生理触发,而且呼吸运动也远没有心脏运动那样有规律.毫不奇怪,呼吸监测难以很成功地执行.尽管如此,门控和重定序相位编码是利用呼吸监测提供信息的两个著名方法.

7.9.1　门控

如果保证物体在各观采集期间处在同一位置,并有相同的信号强度,就会消除伪影.这是用生理门控技术来实现的.门控限制数据采集到心跳或吸收周期的一个特定时段.心电触发需要心电图监视或者末梢脉冲(体积描记)测量.用 R 波同步触发扫描,把重复时间 TR 锁到 R-R 间隔上[89].

呼吸门控,只有当呼吸监测器指示的腹部位置落在预定的窗内时,才允许数据采集,如图 7.9.1 所示.门控窗对应监视器上呼气尽位置,门控窗外多相位编码步的数据被拒绝.可接收数据的时间大概占呼吸周期的三分之一.因此,门控采集要花较长时间(4 倍增加),虽然门控降低了运动幅度,但是降低了伪影强度和模糊的范围.由于它延长了成像时间,因此其效率是不高的.加上技术上也比较麻烦,临床上使用不是很普遍.

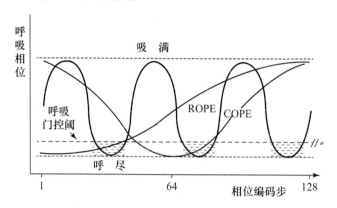

图 7.9.1　降低呼吸运动伪影的方法

当腹部监视器指示的位置落在门控阈以下时,才允许数据采集.矩形阴影采集区域指示预定门控窗.黑粗线指示呼吸相位,细线 ROPE 和 COPE 指示调序相位编码步,可降低有效呼吸周期

相反,心电门控则得到了较成功的推广.然而,应该指出心电门控不能完全消除伪影,因为在 R-R 间隔内信号强度随心跳节拍变化而发生变化.

7.9.2　调序相位编码

不用门控,全呼吸周期都采集,但病人的呼吸被监测,通过匹配这相位编码步到呼吸周期的适当相位上而破坏产生伪影的运动周期.因为伪影是在相位编码采集全过程中周期运动对数据进行周期调制产生的,如果直接或间接破坏了这运动周期(降低其频率到 1 或 0.5),伪影和模糊自然会降低.

假如有 256 个相位编码步,正常情况下,相位编码步以单调顺序采集,即相位编码梯度的幅度从 −128 单位开始,以 +127 单位结束.为了降低伪影,采集各相位编码步的顺序可以重新调配[44,90],使周期运动调制这数据慢得多,如图 7.9.2 所调配的次序使得在成像期间这病人似乎只吸气一次,虽然实际呼吸运动完成了四个周期左右.这叫调序相位编码(ordered phase enco-

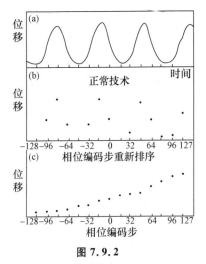

图 7.9.2

（a）一健康志愿者腹部位移测量 40 秒，峰代表吸满，谷代表呼尽，与每第十六相位编码步吻合的位移叠加在这曲线上；（b）在正常 MR 成像技术中，在每第十六相位编码步上腹部的位移；（c）相位编码步的顺序重新调配，使位移随相位编码步单调变化

ding，OPE）. 与门控不同，OPE 不打断数据采集步，整个呼吸周期的数据都用，因而成像时间不必延长. OPE 技术还有其他名称，如 ROPE[90]（respiratory ordered phase encoding），COPE（centrally ordered phase encoding）[44]，EXORCIST 和呼吸补偿. ROPE 和 COPE 的差别如图 7.9.1 所示. ROPE 意味着成像采集期间，呼吸运动只发生半个周期调制. 而 COPE 方法依据这一事实：高梯度幅度相位编码步期间的运动产生较低幅度的伪影；低梯度幅度相位编码步（K-空间中心）期间的运动产生较高幅度的伪影. 因此，在 COPE 方法中，在吸满气（膈肌最大位移）期间安排最大的相位编码梯度，在呼气尽期间（膈肌最小位移）安排最小的相位编码梯度，如图 7.9.1 所示. OPE 显著降低了伪影，但不降低模糊.

7.9.3　导航回波自适应校正

　　组织的体连续性意味着，退化 MR 检查的许多运动在性质上是球形的. 在给定区域内影响许多体元的球形移动的例子有病人整体移动和腹部器官的纵向（头-脚）呼吸运动. 对于球形观间运动和可变的观内组织运动引起的体相移调制的图像数据，可用一种"自适应"校正技术来校正. 如果自适应技术普遍应用到临床，那么对某些病人群可以避免用镇静或麻醉药，并在被呼吸运动效应限制的应用中提供高质量图像.

　　自适应校正技术的基本思想是把重建过程参考架锁到运动坐标架上（见图 7.9.3）[84]，这需要知道感兴趣物体在数据采集期间运动的详细信息. 这信息能够从导航回波[91,92]提取出来. 导航回波与成像用的回波是交替收集的，如图 7.9.4 所示. 收集导航回波时不加相位编码，这意味着，不存在非稳态自旋激发或其他扰动影响时，导航回波的幅度和相位对各相位编码步是等同的. 这回波的幅度和相位的任何变化可以归属于物体的运动或其他污染信号的伪影性效应. 导航回波的相位比其幅度对运动更灵敏. 因此，导航回波能够提供在成像期间组织运动产生的位移信息,可用来监视主读出回波的误差相位. 在体内,通过用 2D RF 激发限制到一个圆柱体积,作为导航回波激发的区域. Ehman 和 Felmleo[84] 用导航回波和一套算法反转物体位移和相移的效应. 这些算法本质上是转移图像重建坐标系从成像机病人床的静止系到运动的内脏坐标系. 这一技术能直接校正被运动引起的图像退化.

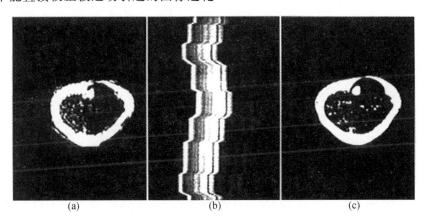

(a)　　　　　　(b)　　　　　　(c)

图 7.9.3　运动效应的自适应校正

(a) 告诉志愿者在数据采集期间横向移动腿所采的其小腿肚(腓肠)的像,这像的质量被伪影和模糊退化.(b) 图像采集期间,顺序收集导航回波,由导航回波提供运动情况的信息. 竖直是时间轴,各水平线代表腿的横截面沿水平轴的投影. 导航回波提供的是在采集期间其腿在各时刻横向位置的信息.(c) 用来产生图像(a)的同一个 MR 图像数据经过对(b)中导航回波记录的横向运动进行数学校正后得到的图像,已消除了伪影和模糊

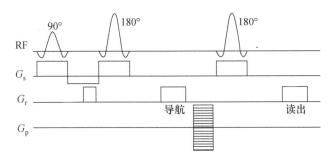

图 7.9.4　导航回波原理

这是在标准 SE 序列中加采导航回波的例子. 导航回波的幅度和相位波动能归属于 NMR 信号的非稳态行为,例如运动. 在其他序列中也可以加采导航回波

和 GMN、OPE 技术不同,自适应校正除降低伪影强度外,还能减小模糊,

这也是其优越之处.顺便指出,导航回波也可用来确定腹膈肌的运动,比用机械感压带更准确.Hinks[85] 提议用导航回波作门控进行运动监视.根据呼吸周期的相位,数据更快地被接受或拒绝,这可以消除伪影和模糊.

　　冠状动脉 MRI 或 MRA 是需要使用导航技术的典型例子.心脏除了自身的收缩扩张运动外,还受到呼吸运动的影响,呼吸运动会使心脏的上下运动幅度达到 20 mm 左右.冠状动脉结构复杂,走向迂回,口径狭窄,最细处直径只有 2 mm 左右,而且迂回曲折地盘旋在快速跳动的心脏上.冠状动脉分叉又不规律,心跳和呼吸运动又带来随时间变化的形变和空间位移,所以冠状动脉 MR 成像技术一直是一个富有挑战性的应用领域,围绕减小或消除运动伪影发展了各种扫描和后处理技术.使用心电门控技术,选取心脏脉动的舒张中期为采集窗,在此期间心脏相对静止,时间长度在 100 毫秒左右,适合螺旋 K-空间采集和快速梯度回波等序列的应用.呼吸运动过程中,膈肌大致作上、下运动,并由此推动心脏移位.每次呼吸周期的幅度发生变化时,膈肌的运动也会有所不同,导致心脏的空间位移变化.屏气扫描可以有效地防止呼吸运动的影响,但病人一次屏气的时间有限(10~20 秒左右).如果作单次屏气扫描,则扫描的范围、分辨率等会受屏气时间的限制而得不到提高;如果进行多次屏气扫描,由于每次屏气时膈肌的位置变化,同样会导致明显的运动伪影.导航技术通过二维激发技术在膈肌上选择激发出一个柱状区域,通过信号的特征得到实时膈肌的位置,该位置信息结合阈值窗的设定,可以实现自由呼吸下的冠状动脉成像.其中导航窗的大小决定了有效采集数据的比例的高低,同时可影响扫描时间的长短.

7.9.4   基于导航回波的实时呼吸门控采集[93]

　　王乙等人的研究表明,呼吸期间心脏位移运动主要在上下(SI)方向,舒张期心脏位置在呼气尽暂缓期与膈肌的 SI 位置近似线性相关[93~95].呼吸对冠状动脉成像的影响可通过在数据采集期间减小膈肌位置的 SI 范围来降低.在图像数据读出前后为取样膈肌位置而采集的导航信号,可用于实时"门控"触发采集.

　　基于导航回波呼吸门控的触发成像可分三步:第一步采集导航回波;第二步从导航回波信号确定膈肌位置;第三步借助于膈肌 SI 位置控制图像数据采集.

　　第一步采集的导航回波被用于采样膈肌的 SI 位置,在冠状动脉成像和造影时,通常选择通过膈肌左后部半径 20 mm 纵向圆柱组织作为产生导航回波的区域(图 7.9.5).之所以采用此圆柱束作为导航回波,一是因为离开心脏有点距离,不影响心脏磁化强度;二是不受胸壁和上腹壁前后向运动的影响,可以更好地探测膈肌的 SI 位置变化.

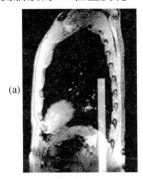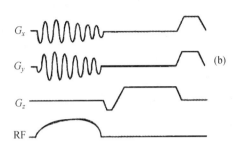

图 7.9.5　束导航回波采集[93]

(a) 穿过膈肌左后部一个纵向圆柱束(beam)组织(长 240 mm,半径 20 mm),作为导航子的位置示意;(b) 用 2D 激发脉冲激发导航区域并采集导航回波的序列,RF 脉冲宽度 10 ms,激发角 15°,导航回波读出时间 8 ms,采样点数 256,导航序列总长度 26.5 ms

第二步检测膈肌 SI 位置变化:导航回波采集后,立即用一个最小平方算法处理这导航数据.这当前导航回波轮廓(profile)$s(z)$ 被移动 d 像素($-32<d<32$)并与参考轮廓 $s_r(z)$ 进行比较.在每个位移点计算其差的平方和 $g(d)$:

$$g(d) = \sum_{z=-w/2}^{z=w/2-1} \left[\,|s(z-d)|-|s_r(z)|\,\right]^2, \qquad (7.9.1)$$

式中 w 是用于处理的像素数(典型 $w=128$).给出 $g(d)$ 最小值的位移 d 被取作膈肌相对于参考位置 $s_r(z)$ 的 SI 位移.

第三步是呼吸门控,导航回波被实时处理(花 5 ms 时间)、位移确定后立即与序列控制板通讯,决定(心脏成像)下一次激发和采集的位置,发出触发指令.

在每个心跳周期图像数据读出列前、后都紧接着采集导航回波(图 7.9.6).当在一个心跳节拍内被采集的两个导航回波所取样的膈肌 SI 位置落在参考位置附近一个容限范围(窗宽)内时,这两个导航回波之间采集的图像数据被接受,并把图像数据采集前进到 **K**-空间的下一段.否则,图像数据被拒绝,并且这一段 **K**-空间在下一个心跳节拍重新采集.导航回波是在图像数据采集的前、后各采集一个,用于判断图像数据采集期间(典型的大约 160 ms)是否发生运动,如发生运动,则拒绝数据.对于呼吸门控的参考位置最可能选在呼气尽的位置.

呼吸门控会延长成像时间,最初是让病人稍微配合在呼气尽时暂停一会儿(很容易),就会显著节省成像时间.然而,实际上并不尽然,因人而异.随着技术不断发展,现在都是自由呼吸,自动化程度大为提高.冠状动脉造影时,

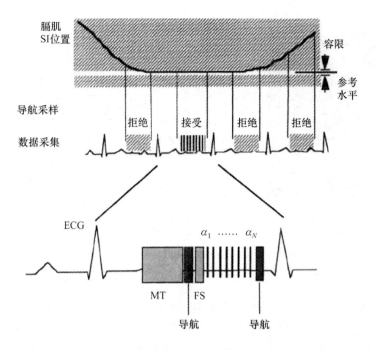

图 7.9.6　用导航控制实时呼吸门控心脏采集时序图

当横膈肌 SI 位置落在接受窗（无阴影区）之内时，数据被接受，并把采集前进到下一观. 否则，
数据被拒绝，并重新采集. 对于分段数据采集，读出列前、后膈肌 SI 位置被采样，如果两次导航
测量间隔期有运动发生，则数据被拒绝. ECG 是心电图，FS 是脂肪饱和，MT 是磁化强度转移

王乙[93]用心电图（ECG）的 R 波触发、分段快梯度回波 3D 序列，胸腔多线圈阵
列接收信号，数据采集时序大体如图 7.9.6 所示. 磁化强度预备由 8 个磁化强
度转移脉冲组成，读出列之前还要加一个脂肪饱和脉冲，以抑制从心肌产生的
信号. 通过用恒定 RF 激发角在一个心跳周期采集读出列填充一段 K-空间（几
个编码行）. 一般来说，这激发角、K-空间段中采集的行数以及从 ECG 触发到读
出列开始的延迟时间都是按照心律情况选择的. 对于心跳率每分钟 55 次以下
情况，典型的倾倒角、每心跳 K-行数和延迟时间分别为 17°、32 行和 600 ms. 对
于心跳在每分钟 55 和 75 之间的情况，分别为 23°、16 行和 500 ms；对于心跳大
于每分钟 75 的情况，分别是 32°、8 行和 400 ms. 其他成像参数是中央编码序对
称 K-空间填充，无流动补偿，2 mm 厚轴位面，24 cm 视野，2.6 ms 回波时间，
9.9 ms 重复时间，$N_{EX}=1$，矩阵 256×128×32. 图像体积覆盖心脏上半，允许冠
状动脉树附近部分的可视化.

　　王乙对心脏成像和冠状动脉(CMRA)作过大量的研究,2006 年[96,97]作出如下改进:① 改用心脏脂肪导航代替膈肌导航,可对心脏体运动提供最佳监视和心外膜脂肪抑制,通过选择激发心外膜脂肪并取样 3D K-空间轨迹,直接测量心脏体运动 3D 分量来实现.② 改用平衡的稳态自由进动(true FISP)代替破坏梯度回波,TR 更短,血 SNR 高,能提供极好的血-心肌 CNR.③ 增加 6KR(Kaiser ramp-up dummy repetitions)稳态预备,即预备自旋进入稳态以便执行 true FISP 成像,Kaiser 脉冲包含 6 个 RF 脉冲,依次为稳态角 α 的 0.057、0.2328、0.5、0.7672、0.9425 和 1.0[98].④ 完全自由呼吸,心脏运动被直接跟踪,是被 Stehning 等证明的所谓"自导航"技术[99].改进后的序列如图 7.9.7 所示.

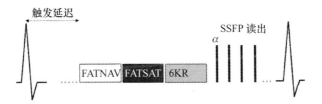

图 7.9.7　ECG-R 波触发心脏脂肪导航呼吸门控 true FISP CMRA

FATNAV:脂肪导航;FATSAT:脂肪饱和;6KR:6 个 Kaiser 斜升 RF 脉冲

　　早期导航门控技术基于接受/拒绝算法[100].如果导航窗太窄,很多数据被拒绝,完成一幅像需要更多心跳周期,因此扫描效率低;如果导航窗太宽,则有残留运动伪影.折中考虑窗宽和图像质量是一个方面,另一方面,如果图像采集期间呼吸模式有变动,这种权衡也无济于事.认识到这种固定窗的缺点,出现不少改进的努力.考虑 K-空间数据特性,低 K-空间数据对运动更为敏感.因此,用权重[101,102]和相位编码重新排序[103,104]与导航接受窗结合考虑,提出了自动窗技术,例如 DVA(diminishing variance algorithm)技术[105]、PAWS(phase ordering with automatic window selection)技术[106,107] 和 MAG(motion-adapted gating)技术[101],可以适时选择最适宜的接受窗.Weiger 在 MAG 中引进了不同的门控权重函数,以降低腹部呼吸运动伪影.杜一平引申到不同权重的双接受窗[108].Muthupillai 等修改双接受窗:4 mm 内窗接受 K-空间中心 25% 的数据,8 mm 外窗接受 K-空间 26%~100% 的数据[109].赵旭娜等对右冠状动脉进行 MRA 实验,评估了双窗权重函数[110],其原理如图 7.9.8 所示.实验中采用了目标体积采集[111],T_2 加权预备脉冲是为了衰减心肌信号以提高血液-心肌对比度,NAV 前后的 SPIR 用于抑制右半膈肌导航中的脂肪信号.右冠状动脉成像结果如图7.9.9(a)所示.

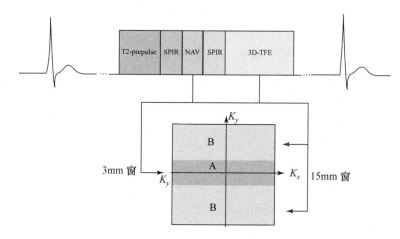

图 7.9.8 对右冠状动脉 MRA 用不同权重双接受窗导航呼吸门控技术原理示意

中心导航窗(标记为 A)是 3 mm,外窗(标记为 B)是 15 mm. SPIR＝Spoiler gradient and spectral pre-saturation with inversion recovery,TFE＝Turbo field echo

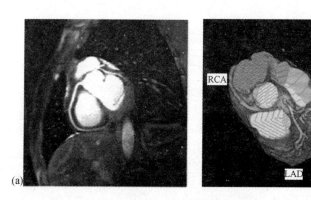

图 7.9.9 心脏 MR 图像

(a) 用双窗(内 3 mm,外 15 mm)导航[110]得到的 CMRA 图像,中心权重比 CWR＝25％;(b) 全心冠状动脉图像[111],右冠状动脉 RCA(right coronary artery),左动脉降 LAD(left anterior descending),左弯冠状动脉 LCX(left circumflex coronary arteries)

 冠状动脉(三支)堵塞俗称心肌梗死,是最危险的疾病,经常造成人意外猝死,是对人类健康的最大威胁之一. 磁共振冠状动脉造影技术,虽然经过近 20 年研究努力和发展,至今仍达不到常规临床应用的水平,尚需 MRI 同行继续努力.

 运动伪影校正的基础是对运动的快速而且准确的[112]检测,在 MRI 扫描中球导航(SNAV)技术[113~116]能同时检测刚体运动的 6 个自由度(三维平移、三维转动). 利用测量到的运动信息在扫描图像采集之前预先校正激发位置, 以避免产生运动伪影的技术, 被称为"预期性运动校正技术"[117]; 利用测量的运动信息对采集的图像数据进行分析、处理, 以剔除运动伪影的技术, 被称为"追溯性运动校正技术"[118]. 后者的效果很有限, 前者已成主流, 但并不是水火不容. 在许多情况中, 可以彼此互补[119,120].

7.9.5 用光学跟踪系统进行预期性实时头运动校正

在认知功能 MRI 中, 当组织移动进、出被成像层面时, 就会发生信号起伏. 因为正常层面组织的磁化强度经历几个脉冲后达到一个稳态, 而经历不同激发历史的自旋以不同 $M_\perp$ 出现在成像层面, 就会破坏这稳态. 穿越层面运动主要影响 2D 成像, 这在临床应用中非常普遍, 经常令人困惑不解. Yancey 等人分析了这自旋-历史效应[121], 称为"自旋-历史伪影".

除导航回波之外, 在高分辨 fMRI 中也可用光学跟踪系统, 基于计算机视觉姿态跟踪测量头运动以进行预期性实时头运动校正[122,123], 如图 7.9.10 所示. 如果没有预期性运动校正, 成像物体运动引起 K-空间数据不一致, 分布不均匀, 局部违反奈奎斯特定理, 如图 7.9.11(a) 所示. 预期性运动校正的目的是保证数据一致性, 保证 K-空间数据不违反奈奎斯特定理, 如图 7.9.11(b) 所示[117].

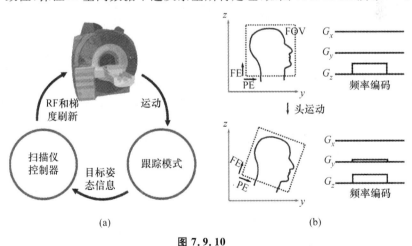

(a)   (b)

图 7.9.10

(a) MRI 扫描器利用描写待成像物体当前姿态的跟踪数据, 以实时更新这脉冲序列. (b) 对于一个旋转, 梯度方向被修改, 以致样品中任一给定体元经历同样的场, 必须重新计算才能产生所希望的逻辑梯度的物理梯度波形. 此例中, 起初频率编码梯度只需要一个物理梯度 G_z; 头旋转后, 这频率编码梯度要求 G_z 和 G_y 两个物理梯度

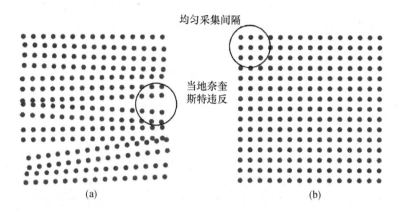

图 7.9.11　即使旋转发生，预期性运动校正仍能维持 K-空间均匀采样

当有一个旋转时，(a) 无预期运动校正时 K-空间取样不均匀，不一致；(b) 有预期运动校正时仍保证 K-空间取样均匀一致

在 MRI 磁孔内一个 MR 兼容的红外摄像头固定在头线圈骨架上，摄像编码用的标记(marker)带束缚在病人前额，如图 7.9.12 所示[119]. 所采图像经过处理：① 这标记被分段；② 其姿态被估计；③ 得到 6 个参数(3 个平移，3 个转动)，被送到 RF 和梯度硬件控制器，调整梯度场方向和 RF 的频率及相位允许扫描层面实时跟随头的运动.

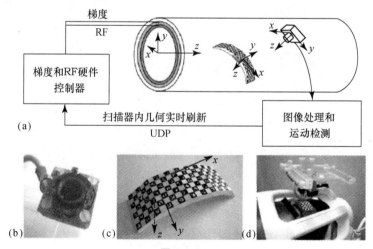

图 7.9.12

(a) MRI 磁孔内光学跟踪系统示意；(b) 装在磁孔内头线圈上的 MR-兼容摄像头；(c,d) 用于摄像机自编码的标记缚在病人前额

DWI 是成像活组织微观水运动的唯一非侵入式工具,尤其由于其对脑缺血中风的早期诊断价值,已成为临床 MRI 常规协议.然而,其对微观运动的灵敏度使得该技术极易受到体运动的打击.中风病人经常不能合作,使问题更加剧.

在 DWI、DTI 以及 HARDI 中扩散敏感梯度用作扩散编码,采集单个扩散-编码像期间的运动叫作扫描内运动,包含平面内运动和穿越平面运动;采集图像之间的运动叫扫描间运动.扫描内平面内运动可通过对准数据、校正相移和应用 $\boldsymbol{b}$-矩阵旋转[124~129]追溯性校正,多数情况需要包括进导航回波来实现.对于穿越平面的运动,追溯性方法失效,因为测量的层面数据不一致.预期性运动校正可通过外部跟踪装置[122,130]、导航回波[131,132]或其他方法[133]获得位置信息补偿扫描间运动(平面内和穿越平面两类).

Herbst 等人[130]通过连续调整扩散编码梯度和 RF 脉冲,以实时跟踪位置变化预期校正扫描内、扫描间的平面内、外的运动.在扩散加权梯度期间头转动是运动伪影的一个主要根源,在梯度 $\boldsymbol{G}(t)$ 下一个很小转动 $\boldsymbol{\Omega}(t)$ 引起的相位变化可用下式描写:

$$\Delta \boldsymbol{K} = \gamma \int \boldsymbol{G}(t) \times \boldsymbol{\Omega}(t) \mathrm{d}t. \qquad (7.9.2)$$

写成分量形式,有

$$\Delta K_x = \gamma \int \left[G_y(t)\Theta_z(t) - G_z(t)\Theta_y(t) \right] \mathrm{d}t, \qquad (7.9.3)$$

$$\Delta K_y = \gamma \int \left[G_z(t)\Theta_x(t) - G_x(t)\Theta_z(t) \right] \mathrm{d}t, \qquad (7.9.4)$$

$$\Delta K_z = \gamma \int \left[G_x(t)\Theta_y(t) - G_y(t)\Theta_x(t) \right] \mathrm{d}t, \qquad (7.9.5)$$

式中 $\Theta_x(t)$、$\Theta_y(t)$、$\Theta_z(t)$ 描写绕扫描器坐标系的旋转.在图像域这线性相位变化与梯度方向正交,与梯度方向的位移成正比(图 7.9.13(a)),运动伪影由此产生.

假定一个单梯度在 x 方向,绕 z 轴旋转 Θ_z,方程(7.9.4)简化为

$$\Delta K_y = -\gamma \int G_x(t)\Theta_z(t) \mathrm{d}t. \qquad (7.9.6)$$

现在假定在扩散编码梯度第二半期间有一转动,用临床典型的梯度值 $G_x = 24$ mT/m 和 2 mm 正方体元,在重聚期的 20 ms 内仅旋转 $0.7°$,将引起 $\boldsymbol{K}$-空间移动 $-\pi$,导致严重信号损失.在一个体元内,相位差达到 2π(此例中 $1.4°$ 旋转)时信号就会完全湮灭.超过 $1.4°$ 的旋转,反而有信号增益.

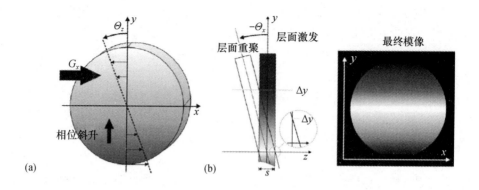

图 7.9.13

(a) 一个物体转动(Θ_z)引起与外加梯度方向正交、与梯度方向位移成正比的线性相位变化；

(b) 层面激发和重聚脉冲未对准，引起信号强度损失，对于绕 x 轴倾倒(Θ_z)超过距离 Δy 的自旋信号完全消失

信号损失的另一个根源是，层面激发和 180°重聚脉冲之间有运动(图 7.9.13 (b)).假定一个双 SE 扩散实验，理想层面编码在 z 方向，正立方体元假定在层面激发和两个重聚脉冲之间绕 x 轴转 Θ_{x1} 和 Θ_{x2}，在离开旋转中心一定距离 Δy(依赖于层厚 s)，信号完全损失.当两个旋转在相反方向发生时，可求出

$$\Delta y = 0.5\, s \cos\left(\frac{\Theta_{x1} + \Theta_{x2}}{2}\right) \Big/ \left(\frac{\Theta_{x1} - \Theta_{x2}}{2}\right). \tag{7.9.7}$$

对于小旋转角，信号强度随距离增加而产生线性损失：

$$S(y) = \begin{cases} S_0\left(1 - \dfrac{y}{\Delta y}\right) & y < \Delta y, \\ 0 & y > \Delta y. \end{cases}$$

用文献[122]描述的光学跟踪系统，用双聚焦 SE-EPI 扩散加权脉冲序列，按图 7.9.14(a)修改以执行连续运动校正[130].这里把长梯度划分为若干个小段，允许在扩散编码过程期间连续校正运动.这扩散梯度和重聚脉冲被调整以匹配物体新位置，不必中断这序列的时序.图 7.9.14(b)第二、三排显示在加扩散梯度期间头运动引起信号相位错误，第四排显示连续运动校正可完全恢复信号相位[117]，从而对模像有理想的恢复.

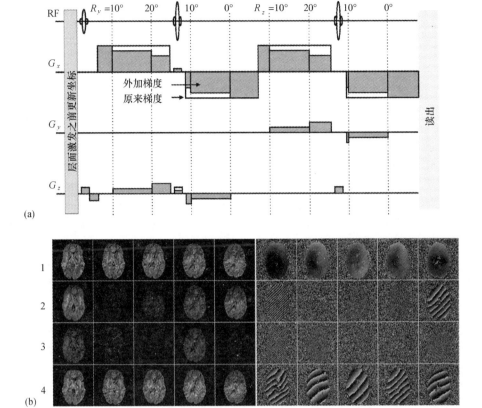

图 7.9.14 在 DWI 中防止信号湮灭的连续的运动校正

（a）扩散编码梯度分为若干段,多段多坐标刷新连续进行.（b）四个活体实验结果,左边是模像,右边是对应的相位像.第一排:无运动,无校正;第二排:强运动,无校正;第三排:强运动,诸层面预期运动校正;第四排:连续校正

7.9.6 跟踪数据的质量

不论是导航回波跟踪还是光学跟踪,都要求跟踪数据准确度和精密度足够高,而且滞后足够小.精密度依赖于噪声,而准确度是指测量的和真实的位置之间的歧离程度.滞后是指运动和相应跟踪数据（能执行位置刷新）之间的时间差.对于高分辨成像,跟踪的精确度（＝精密度＋准确度）很关键[112].一般说来,跟踪精确度应该比图像分辨率好几倍.这意味着,对于在高场的高分辨成像,跟踪精确度要好于 $50~\mu m$ 才行,依赖于所容忍的伪影水平.对于较低分辨率的传统成像,跟踪精确度也许可以放宽到 $200~\mu m$.用商品光学系统达到这样的精度是一个挑战.因为扫

描器振动,尤其是用高强梯度的序列(例如 DWI),会降低磁孔内跟踪系统的精度.

小的滞后也很重要,因为得到姿态数据的任何滞后意味着成像体积落后于真实的头位置.容许的滞后依赖于物体速度,对于临床成像可接受的滞后还没有确定,Yancey 等人[121]只是对于 fMRI 作了一些理论研究.

§7.10 抗运动伪影的脉冲序列

7.10.1 在径向扫描轨迹 MRI 中的自导航运动校正

对于运动物体的成像用径向 MR 轨迹的采集和投影重建(PR),相对于用笛卡儿 K-空间轨迹的 2D FT 具有特有的优点[134]. 在 PR 中运动伪影表现为垂直于运动方向的径向条纹,靠近运动物体的伪影幅度很小. 而在 2D FT 中,在一个方向运动产生伪影,靠近运动源处伪影幅度最强. 由于 PR 对运动的独特性质,MRI 领域某些应用对 PR 的兴趣日益增高,比如高速 3D 成像[135]、MRA[136,137]、动态成像和 MR 荧光[138,139]、导管跟踪[140]和降低 FOV 的成像[141].

在径向 MRI 中,K-空间数据采集轨迹由穿越 K-空间中心与 K_x 轴成各种角度的直线组成. 根据傅里叶中心层面定理,K-空间每个角幅(spoke)等价于物体在相同观角 θ 的空间域投影. 物体在观角 θ 的 2D 空间投影 p_θ 可用下式表示:

$$p_\theta(r) = \int_{s(r)} f(x,y)\,\mathrm{d}s. \tag{7.10.1}$$

式中 $s(r)$ 定义了在满足下式点的轨迹上投影角为 θ 的射线路径(图 7.10.1(a)):

$$r = x\cos\theta + y\sin\theta. \tag{7.10.2}$$

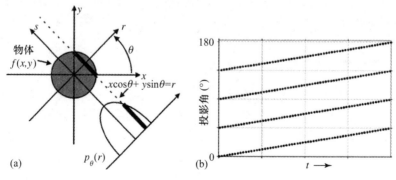

图 7.10.1

(a) 理论投影几何;(b) 按方程(7.10.2)确定的投影角采集时序

采集 **K**-空间斜线覆盖从 $0°$ 到 $180°$ 角范围产生成像物体在 (r,θ) 空间拉冬变换的 FT. 这组跨数十个等间隔投影角的空间域投影是物体的正弦图（sinogram），因为有渡越 θ 方向正弦轨迹的特点. 在静止物体正弦图中任何空间投影 $p_\theta(r)$ 的第 n 阶统计矩 Q_n 必须服从一致性要求，按下式随投影角变化：

$$Q_n(\theta) = \int_R p_\theta(r) r^n \mathrm{d}r = \int_R f(x,y)(x\cos\theta + y\sin\theta)^n \mathrm{d}x\mathrm{d}y. \quad (7.10.3)$$

对于理想静止物体，一个投影的零阶矩总和是常数，与投影角无关. 在零阶矩中观察到的不一致是由穿越平面的运动或其他效应引起的，可用于拒绝某些投影，并从图像重建过程中完全排除它. 早就知道，高阶矩是投影角的函数. 按方程 (7.10.3) 一阶矩正弦图轨迹作为投影角 θ 的函数是

$$Q_1(\theta) = \int_R f(x,y)(x\cos\theta + y\sin\theta)\mathrm{d}x\mathrm{d}y$$

$$= \cos\theta \int_R f(x,y)x\mathrm{d}x\mathrm{d}y + \sin\theta \int_R f(x,y)y\mathrm{d}x\mathrm{d}y. \quad (7.10.4)$$

令

$$A_1 = \int_R f(x,y)x\mathrm{d}x\mathrm{d}y, \quad B_1 = \int_R f(x,y)y\mathrm{d}x\mathrm{d}y, \quad (7.10.5)$$

方程 (7.10.4) 可写为

$$Q_1(\theta) = A_1\cos\theta + B_1\sin\theta. \quad (7.10.6)$$

任意两个同频率正余弦函数的和等于一个同频率正弦函数，利用三角函数恒等变换，上式可化为

$$Q_1(\theta) = A_1\cos\theta + B_1\sin\theta = \sqrt{A_1^2 + B_1^2}\sin\left(\theta + \arctan\frac{B_1}{A_1}\right). \quad (7.10.7)$$

这是中心在原点、频率为 θ 的单正弦函数，幅度和相位依赖于 A_1 和 B_1，与成像物体的几何结构有关. 类似地，二阶矩轨迹

$$Q_2(\theta) = \int_R f(x,y)(x\cos\theta + y\sin\theta)^2\mathrm{d}x\mathrm{d}y$$

$$= \int_R f(x,y)(x^2\cos^2\theta + 2xy\cos\theta\sin\theta + y^2\sin^2\theta)\mathrm{d}x\mathrm{d}y. \quad (7.10.8)$$

利用倍角公式，上式可化为

$$Q_2(\theta) = \cos(2\theta)\int_R f(x,y)\frac{x^2 - y^2}{2}\mathrm{d}x\mathrm{d}y + \sin(2\theta)$$

$$\cdot \int_R f(x,y)(xy)\mathrm{d}x\mathrm{d}y + \int_R f(x,y)\frac{x^2 + y^2}{2}\mathrm{d}x\mathrm{d}y. \quad (7.10.9)$$

定义未知常数：

$$A_2 = \int_R f(x,y) \frac{x^2 - y^2}{2} \mathrm{d}x\mathrm{d}y, \quad B_2 = \int_R f(x,y)(xy)\mathrm{d}x\mathrm{d}y,$$

$$C_2 = \int_R f(x,y) \frac{x^2 + y^2}{2}\mathrm{d}x\mathrm{d}y, \tag{7.10.10}$$

则式(7.10.9)可写为

$$Q_2(\theta) = A_2\cos(2\theta) + B_2\sin(2\theta) + C_2. \tag{7.10.11}$$

表明二阶矩轨迹是两个频率为 2θ 的三角函数之和并有一个常数偏移. 这常数 A_2、B_2 和 C_2 依赖于物体几何结构. 利用三角恒等式,上式可化为一个频率为 2θ 的单正弦函数:

$$Q_2(\theta) = \sqrt{A_2^2 + B_2^2}\sin\left(2\theta + \arctan\frac{B_2}{A_2}\right) + C_2. \tag{7.10.12}$$

这并不是被 2θ 带限的,而是频率为 2θ 的单正弦,其幅度、相位和恒定偏移依赖于成像物体几何,依赖于物体的低幅度值 A_2 和 B_2,使得难以估计这采集投影的旋转位置. 然而,对于这样的 A_2 和 B_2 值,意味着物体几乎径向对称,如此平面内旋转运动在重建图像中引起很小伪影. 对于不对称物体,伪影更显著,因为产生较大的 A_2 和 B_2 值.

　　平面内运动在一、二阶矩轨迹中引起可逆或可探测的不一致. 有这样不一致的轨迹可以被校正. 例如,一阶矩 $Q_1(\theta)$ 直接正比于成像物体质心的轨迹,如果在两个投影采集之间发生 2D 平面内平移运动,这后一个投影的质心——$Q_1(\theta)/Q_0(\theta)$ 将在垂直于积分方向被移动一个平移运动的分量. 如果画出各投影的一阶矩随 θ 变化的曲线,在正弦轨迹中的不一致将出现在这投影角. 从这样一组投影重建的图像会展示出运动伪影. 然而,如果各投影按照方程(7.10.13)被移动准直其质心到参考位置,例如 FOV 中心,被此平移引起的不一致和重建伪影将被消除.

$$\hat{p}_\theta(r) = p_\theta\left[r - \frac{Q_1(\theta)}{Q_0(\theta)}\right]. \tag{7.10.13}$$

　　平面内旋转使得投影在与希望的角不同的观角被采集. 因此,如果两个投影采集之间发生平面内旋转,则在校正过平移的投影的二阶矩轨迹中将会观察到不一致. 如果方程(7.10.12)正弦轨迹的波形参数是知道的,则反正弦运算就会映射一个给定的二阶矩到真实采集的观角. 为了方便,最好用一个合适的时间采集次序来取样二阶矩轨迹,以对旋转运动进行鲁棒的检测. 设第 n 次采集中平面内旋转运动角为 $\alpha[n]$,待校正二阶矩

$$\hat{Q}_2(\theta[n]) = A\sin\{2(\theta[n] + \alpha[n]) + B\} + C \tag{7.10.14a}$$

$$= A\sin(2\alpha[n]) + B\cos(2\theta[n]) + A\cos(2\alpha[n]) + B\sin(2\theta[n]) + C.$$
$$(7.10.14\text{b})$$

根据测量的二阶矩 $\hat{Q}_2(\theta[n])$ 和投影观角 $\theta[n]$,从方程(7.10.14a)反解平面内旋转运动角 $\alpha[n]$,是一个非线性问题. 若从方程(7.10.14b)反解 $\alpha[n]$,虽然已转化为线性问题,但只有 N_θ(θ 方向测量次数)个方程,却有 $2N_\theta$ 个未知数. 需要想出一个办法.

假设旋转运动缓慢变化,近似有 $\alpha[n] \approx \alpha[n+1]$ 和 $\alpha[n] \approx \alpha[n-1]$. 而 $\theta[n]$ 和 $\theta[n+1]$ 满足

$$\cos(2\theta[n]) \approx \sin(2\theta[n+1]) \approx \cos(2\theta[n+1] - 90°), \quad (7.10.15\text{a})$$
$$\sin(2\theta[n]) \approx \cos(2\theta[n+1]) \approx \sin(2\theta[n+1] + 90°). \quad (7.10.15\text{b})$$

当采集的时间次序使邻近投影角近似差 $45°$ 时,方程(7.10.14)表达的关系中涉及未知平面内旋转运动 $\alpha[n]$ 和已知投影观角 $\theta[n]$ 的方程组可解,因为涉及 $\alpha[n-1]$、$\alpha[n]$ 和 $\alpha[n+1]$ 的方程是正交或近似正交的. 方程(7.10.15)中表述的

$$\theta[n+1] \approx \theta[n] \pm 45°. \quad (7.10.16)$$

投影观角按照相差 $45°$ 的时间次序进行径向投影扫描,通过计算零阶矩和一阶矩找到各投影的质心,利用傅里叶位移定理在傅里叶域加适当相角移动各个投影,使其质心准直到 FOV 中心以校正平面内平移运动;计算被准直的投影的二阶矩用于加权(基于零阶矩)最小平方求逆方程(7.10.14b)描写的方程组,可求出各投影中的旋转运动角,用于校正投影的最终图像重建. 由于运动信息包含在投影数据中,用数据本身校正运动伪影,所以称为"自导航"运动校正.

7.10.2 PROPELLER 技术

PROPELLER 是 periodically rotated overlapping parallel lines with enhanced reconstruction 的缩写,中文可译为"周期旋转重叠平行线增强重建技术". K-空间相位编码行是平行线,一组平行线(blade)有一定宽度,把这组平行线绕中央点旋转,使其覆盖全 K-空间,其 K-空间轨迹有点像螺旋桨. 因此,也可以戏称之为"螺旋桨扫描技术".

图像对比度主要由低 K-空间数据决定. PROPELLER 的核心思想是通过在不同的"桨叶"(blade)中重复采集低 K-空间的数据,通过相关性计算加以比较,以进行运动校正并判断数据的优劣,因此关键在于采集的 K-空间数据点的分布和后续数据处理,而用何种脉冲序列采集数据则没有限制. 可以用 fSE 序列,也可以用 EPI 为基础的序列进行数据采集. 由于 EPI 具有采集速度快的特点,采集时间短本身也有抑制运动的作用,二者结合可以更好地抑制运动伪影. 下面按 fSE 来实现数据采集展开讨论.

1. 数据采集方式

PROPELLER 序列由美国韦恩大学 James G. Pipe 于 1999 年[142]首次提出,其 K-空间扫描轨迹如图 7.10.2 所示. 在运行 fSE 序列时,第一次 RF 激发后采集中央行附近 L 行数据,即在基于任何笛卡儿采集方法中的 L 最低频率相位编码行,这组平行线轨迹构成桨叶宽度,如图 7.10.2(a)所示;第二次激发后仍然采集平行的 L 行数据,但这 L 行数据带旋转了一个角度;依次旋转、激发、采集. 共 N 次激发 N 次旋转完成覆盖整个圆形 K-空间的数据采集,扫描轨迹如图 7.10.2(b)所示. 这里 L 可称为"桨叶宽度",N 可称为"桨叶数",每一行采样点数为 M. 显然 K-空间中心直径为 L 的圆内每个桨叶都采集,往外走重叠采集逐步降低,而在边缘处由单桨测量,满足奈奎斯特采样判据的条件是

$$LN \geqslant \pi(M/2). \tag{7.10.17}$$

如果 $M=128$,$L=16$,则为保证该不等式成立,N 最小取 13.

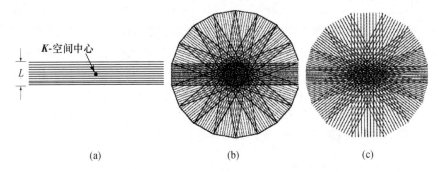

(a)   (b)   (c)

图 7.10.2   PROPELLER 序列的 K-空间扫描轨迹

(a) 一次激发采集笛卡儿 K-空间中心多行数据,形成一个"桨叶"或数据带;(b) N 个桨叶覆盖近似圆形 K-空间,在直径为 L 小圆内每个数据带都采集,在直径为 M 大圆周处每个数据带只采集一次;(c) 对于不对称 FOV 的轨迹($N=8$,$L=11$,$M_x=80$,$M_y=40$)

上面关于数据采集的讨论假设了一个圆形 K-空间覆盖和一个圆形 FOV. 当 FOV 只在一个方向减小,又要维持各向同性分辨时,可收集较少的数据带(strip)或每带较少行数以节省时间,如图 7.10.2(c)所示. 这 FOV 系椭圆形[143],这数据矩阵也变成椭圆形,长、短轴在 M_x 和 M_y(或反过来). 用极坐标椭圆方程,对于在给定角 α 数据带的有效矩阵 M_α 被导出为

$$M_\alpha = \left[\left(\frac{\cos\alpha}{M_x} \right)^2 + \left(\frac{\sin\alpha}{M_y} \right)^2 \right]^{-1/2}. \tag{7.10.18}$$

对于给定数据带的行距等于 M_α 分辨率的倒数[142].

每一个数据带的采集都对应一个低分辨率的重建图像. 来自第一个数据带的

图像数据被作为一个初始(参考)数据,随后而来的每一个数据带都与第一个数据带的相关数据作比较,进行相位、旋转、平移等校正.如果不是在线处理,而是数据全部采完后进行后处理,则可以用平均的数据带作参考.在用低分辨图像作运动校正处理时,图像中有较大伪影的图像数据应该赋予较低的权重(与初始或参考数据相差较大),而没有伪影的图像数据应该赋予较高的权重.这样,由于病人运动产生的伪影可被很好地消除或弱化,使得图像质量有很大改善.

2. 运动校正方法

扫描一个 blade 的时间很短而且一个 blade 中对各行的扫描在时间上是连续的,因此可认为在扫描一个 blade 的时间内被扫描物(患者)的位置不变.但在扫描不同 blade 的时候,被扫描物的移动就不能无视,这种移动正是希望通过该序列被校正的.大体上说,可将被扫描物的运动分为三类:层面内的平移(x 方向和 y 方向),层面内的转动(绕 blade 中心的转动),以及进出层面的运动.

(1) 相位的校正:在从各数据带组合数据之前必须保证旋转点是 K-空间中心.由于沿读出方向梯度平衡不完善以及涡流影响 K-空间中心,常常有移位.这种位移反映到各数据带的图像空间中有一线性相位变化.因此,可以在图像空间通过校正相位而校正 K-空间数据,步骤如图 7.10.3(a)所示.逐个将原 blade 数据进行傅里叶变换,得到低分辨图像 m_1.取原 blade 数据的拷贝用一维三角形窗函数在 x 方向和 y 方向分别去乘,然后作傅里叶变换,也变到图像空间去,为 m_2.将原数据图像 m_1 和加窗数据图像 m_2 逐个像素地相位相减,如图 7.10.3(b)所示.然后将校正后的数据再作逆傅里叶变换,形成校正后的 K-空间数据.用三角形窗函数的理由是,其傅里叶变换是 $\mathrm{sinc}^2(x)\mathrm{sinc}^2(y)$,没有负值,因此这低频相位估计不包含由于吉布斯(Gibbs)振铃人为造成的伪 $180°$ 相移(即负实值).这步校正保证各个 blade 同心.

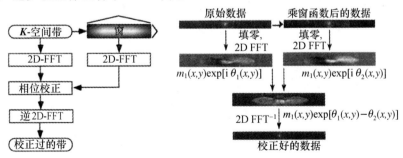

图 7.10.3 相位校正步骤
(a)计算机流程[142];(b)相位校正流程的具体执行细节[144]

（2）层面内转动的校正：数据相位被校正后，各个 blade 之间物体的集体转动可以被估计并消除. 已经知道，物体在图像空间的转动和在其傅里叶空间（即 K-空间）的转动是等同的，而物体在图像空间的平移对应在其 K-空间数据有一线性相位移动. 于是，如果只看 K-空间数据的模，就可以估计物体的集体转动，而与其集体平移无关. 以 blade 宽度（即相位编码方向长度）L 为直径的圆内空间 R 是被所有 blade 扫描过的，各 blade 数据间具有很强的相关性. 尽管各个数据点不一定重合，但可以通过插值获得不同 blade 在同一个点上的数据，以便比较. 先将各个 blade 的数据方格化（grid）到圆形区域内的笛卡儿正方格子上，取模值作平均得到一组参考数据 M_c，代表模加权的"平均"转动. 然后逐个 blade 数据模 M_n（n 是 blade 编号，从 1 到 N）取一系列转动角，并且每个角的 M_n 都方格化到 R 上，计算逐个转角的模数据 M_n 与参考数据 M_c 之间的相关系数作为转角的函数，当 M_n 转到 M_c 的模加权平均转动时，这相关系数应该最大. 对每个 blade 找到这样的角度，并将对应的 blade 转这样的角度，就可以完成转动的校正. 并且对于各个 blade 的这个角度在后面的平动校正、相关权重算法以及最后重建中都有用. 经验上发现，将 M_n 和 M_c 各点数据乘以该点到 K-空间原点距离的平方之后，再计算其相关系数是更稳健的（robust）. 这样就消除了在 K-空间中心的重加权（由于信号能量集中在低空间频率），同时提高了 R 边缘数据的权重，那里一个小转动会产生较大的方位角移动.

（3）层面内的平移运动的校正：通过比较 K-空间小圆 R 内 blade 数据与平均数据，可以估计平动. 然而，在这种情况，各 blade 数据 D_n 保持为复数据，平均复数据集 D_c 在笛卡儿坐标 R 内形成，如果通过 FFT 使 D_c 和 D_n 分别形成低分辨率图像 d_c 和 d_n，通过求 d_c^* 和 d_n 卷积的最大值可以求出对于各 blade 的平移. 这卷积最好是先用 D_c^* 乘以 D_n，然后取其积的傅里叶变换来执行，求出卷积的峰幅度，在 x 和 y 方向围绕这峰作三点抛物线拟合，这抛物线顶点位置就是估计的在 x 和 y 方向的平移运动，从各 blade 数据移除相应的线性相位即可.

（4）进、出层面运动的校正：离开或进入被激发层面的运动则无法像上面那样校正，只能选择降低受这样的运动影响的 blade 在最后的图像中的贡献，甚至直接忽略这样的 blade. 用上面校正过的各 blade 数据和新修正的平均值参考数据，计算其相关系数，并用这些相关系数算出各个 blade 的相对优先度，给最后的图像重建使用.

3. 最后的插值和图像生成

生成图像的最后一步是逆傅里叶变换，将已经校正过的各个 blade 的数据根据优先度方格化到笛卡儿格子上（宏观上看是在以 K-空间原点为圆心、频率

编码方向长度 M 为直径的圆内),并进行填零以形成正方形的数据矩阵,用于逆傅里叶变换.在这一步方格化中,需要考虑到采样密度各处不同和各个 blade 相对优先度不同的问题.定性地说,采样密度高的低 $\boldsymbol{K}$-空间区域中一个数据点的权重不如采样密度低的高 $\boldsymbol{K}$-空间区域中的一个数据点高;相对优先度低的 blade 中的数据点的权重不如相对优先度高的 blade 中的数据点高.这样,采样多的地方的插值可以参考附近多个数据点的值以保证准确;更"靠谱"的数据得到更高的重视,而不"靠谱"的数据被轻视或者忽略.当然,怎样定量地使用采样密度和相对优先度更好,也是值得研究探索的.

4. 缩短扫描时间的 PROPELLER 变型技术

(1) 欠采样方式提高成像速度:PROPELLER 有效地抑制运动伪影的同时,由于低 $\boldsymbol{K}$-空间过采样,从而提高了信噪比.但它的最小采集时间比传统的 fSE 扫描时间要长 50% 左右,比传统 EPI 扫描时间更是长得多.有无可能缩短采集时间? 回答是肯定的.从 $\boldsymbol{K}$-空间考虑,可运行欠采样 PROPELLER[145],即减少"桨叶宽度"或者减少"桨叶数",或者减少采样点数(半傅里叶成像),都可以减少扫描时间.图 7.10.4 列出了几种方案,我们用 $P_i = \{$桨数,每桨行数,每行采样点数$\}$ 表示第 i 个方案的参数.图中(a)是采样全 $\boldsymbol{K}$-空间格点,$P_1 = \{12, 16, 128\}$ 用作参考;(b)是省去了偶数桨叶,$P_2 = \{P_1 - 偶数桨\}$;(c)是省去小半个桨叶,$P_3 = \{12, 16, 72\}$;(d)是减少每桨叶行数,$P_4 = \{12, 10, 128\}$.后三种欠采样方式都和全采样一样保持不出现显著运动伪影,另外两个关键性能参数,信噪比 SNR 和成像时间列在表 7.10.1 中,以进行比较.从表 7.10.1 可见,欠采样可以节省扫描时间,提高成像速度,只是信噪比有所降低.在这三种欠采样方式中,最有吸引力的是 P_2 方式,成像速度提高一倍,而信噪比下降不是很多.

(2) 基于 EPI 的 PROPELLER[146~148]:扩散 EPI 序列(DWI)由于使用很强的扩散敏感梯度,对运动比较敏感;用扩散 EPI 测量 ADC map 时需要改变 b 值,多次运行单射 EPI 扩散加权序列,以利用线性回归方法提高测量精度,这种情况最忌病人运动;在进行扩散张量成像(DTI)时,经常在 DW 预备后用单射 EPI 作为读出模块,对应 b 矩阵需要进行几十个方向的成像实验,扫描时间相当长,也最忌病人运动.我们知道,头部轻微的旋转将在图像空间产生一个线性的相移,从而引起 $\boldsymbol{K}$-空间数据的整体的移动.而非刚性运动将使 $\boldsymbol{K}$-空间的数据变得杂乱无章.这个非刚性运动的最常规的来源是心脏的跳动.把 PROPELLER 和 EPI 结合起来,即扫描每一带数据时用 EPI 代替 fSE 也是可行的,不仅抑制运动伪影,而且可以抑制磁化率伪影引起的图像几何畸变.与基于 fSE 的 PROPELLER 相比,由于省掉了 180° 脉冲列,大大减少了 RF 功率沉积(SAR),而且容易增大桨宽度. 宽桨有明显的好处, 用较少桨数就可以覆盖整个 **K**-空间, 各桨有更多公共数据(在等于桨宽的圆内), 不但提高了信噪比, 而且缩短了最小扫描时间.

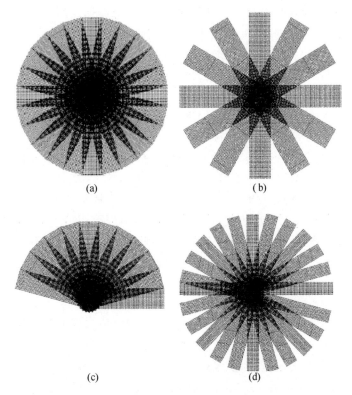

(a)　　　　　　　　　(b)

(c)　　　　　　　　　(d)

图 7.10.4　PROPELLER 在 K-空间的采样方式

(a) 参考: **K**-空间全采样, $P_1 = \{12(桨数), 16(行数), 128(点数)\}$; **K**-空间欠采样:
(b) $P_2 = \{P_1 - 偶数桨\}$, (c) $P_3 = \{12, 16, 72\}$, (d) $P_4 = \{12, 10, 128\}$

表 7.10.1　K-空间四种采样方式下信噪比和成像时间参数的比较

	P_1	P_2	P_3	P_4
SNR	28.1	25.7	19.7	20.8
成像时间(s)	36	18	29.3	24.5

5. 临床应用

PROPELLER 对运动有极强的抑制能力, 可谓"不怕运动". 对于不能配合扫描检查的病人如儿童和帕金森综合征患者, 可以提供具有临床诊断意义的

MRI 图像. 在该技术出现前,这两类病人无法进行 MRI 检查. 这项技术使 MRI 扩大了可覆盖的人群范围. 另一方面, PROPELLER 改进了扩散 MRI 图像的质量, 同时与并行采集结合, 缩短了扫描时间[149,150]. 在 PROPELLER 技术出现之前, DWI、DTI 曾因为其对患者运动的敏感而面临图像质量的质疑. 通过 PRO-PELLER DWI、DTI, 患者运动变得不成问题. ROPELLER 还可用于脑 fM-RI[148]、腹部成像[151] 和活体内定域谱测量[152]. 用于心脏成像[142] 代替心电门控是有希望也是有可能的.

参 考 文 献

[1] Stark DD, Wbradley WG. Magnetic Resonance Imaging. 2nd Edition. Washington D C: The CV Mosby Company, 1992:235.

[2] Tsuruda JS, et al. AJR,1990,154:375-383.

[3] Henkelman RM, Bronskill MJ. Rev Magn Reson Met, 1987,2(1):1.

[4] Bronskill MJ, et al. Radiology, 1988,166:485-488.

[5] Levy LM, et al. Radiology, 1988,166:479-483.

[6] Bellon EM, et al. AJR, 1986, 147:1271-1281.

[7] Haacke EM. MRM, 1987,4:407-421.

[8] Borkhuijsen H, et al. J Magn Reson,1986,67:371.

[9] Smith MR, et al. MRI, 1986,4:257.

[10] Haacke EM, et al. Med Phys,1989,16(3):388.

[11] Constable RT, Henkelman RM. MRM,1990,14:12.

[12] Martin JF. J Magn Reson, 1985,65:291.

[13] Constable RT, Henkelman RM. MRM,1991,17:108.

[14] Ludeke KM, et al. MRI,1985,3:329.

[15] Kim JK, et al. Radiology,1993,187:735-741.

[16] Bach-Gansmo T, et al. Acta Radiolo,1992,33:606-610.

[17] Young IR, et al. MRI,1988,6:585-590.

[18] Erickson SJ, et al. Radiology, 1991,181:389-392.

[19] Peterfy CG, et al. AJR, 1994,163:149-154.

[20] 俎栋林. 电动力学. 北京:清华大学出版社,2006.

[21] Bernstein MA, King KF, Zhou XJ. Handbook of Pulse Sequences. Elsevier Academic Press,2004: Chapter 1,Chapter 11. 3-5,Chapter 13.

[22] Latta P, Gruwel M, Volotovskyy V, et al. Simple phase method for measurement of magnetic field gradient waveforms. Magn Reson Imaging,2007,25:1272-1276.

[23] Bartusek K, Kubasek R,Fiala P. Determination of pre-emphasis constants for eddy cur-

rent reduction. Meas Sci Technol,2010,21: 105601 (9pp).

[24] Zhou XJ, Du YE, Bernstein MA,et al. Concomitant magnetic-field-induced artifacts in axial echo planar imaging. Magn Reson Med,1998, 39: 596-605.

[25] Zhou XJ, Tan S,Bernstein MA. Artifacts induced by concomitant magnetic field in fast spin-echo imaging. Magn Reson Med,1998, 40:582-591.

[26] Du YP, Zhou XJ, Bernstein MA. Correction of concomitant magnetic field induced image artifacts in non-axial echo planar imaging. Magn Reson Med,2002, 48:509-515.

[27] Graumann R, et al. MRM, 1986,3:707-721.

[28] Conolly S, et al. IEEE Trans Meel Imaging, 1986, 5:106-115.

[29] Tycko R, et al. J Magn Reson, 1985, 6:90-101.

[30] Yan H, Gore JC. J Magn Reson, 1987, 71:116-131.

[31] Donnell MO, Adams WJ. MRI, 1985,3:377-382.

[32] Crawley AP, Henkelman RM. Med Phys, 1987,14:842-848.

[33] Haase A, et al. J Magn Reson, 1986,67(2):258.

[34] Crawley AP, et al. MRM, 1988,8(3):248.

[35] 孙春发,俎栋林,赵旭娜. MR 图像伪影与 K-空间数据关系的研究. 中国医学影像技术,2008,24(Suppl): 235-237.

[36] Jackson J, et al. MRM, 1989,11:248.

[37] Ketonen L, et al. AJNR, 1990,11:9.

[38] HSimon J, et al. Radiology, 1989,172:771.

[39] Soila KP, et al. Radiology, 1984,153:819.

[40] William R, et al. Proc Intl Soc Magn Reson Med, 2002,10:81.

[41] Wehrli FW, et al. MRI, 1987,5:157.

[42] Schultz CL, et al. Radiology, 1984,152:117.

[43] Wood ML, Henkelman RM. Med Phys, 1985,12(2):143.

[44] Haacke EM, Patrick JL. MRI, 1986,4:359.

[45] Axel L, et al. Radiology, 1986,161:795.

[46] Colletti PM, et al. MRI, 1988,6:293.

[47] Aisen AM, et al. MRI, 1986,4:207.

[48] Ehman RL, et al. Radiology, 1986,159:777.

[49] Michell DG, et al. MRI, 1988,6:535.

[50] Thomsen C, et al. MRI, 1988,6:431.

[51] Harauz G, Bronskill MJ. J Nucl Med, 1979,20(7):733.

[52] Weiss PH, et al. J Nucl Med, 1972,13:758.

[53] Ehman RL, et al. MRI, 1990,8(suppl I):26.

[54] Wood ML, et al. AJR, 1988,150:513.

[55] Haacke EM, et al. MRM, 1987,4:162.

[56] Wood ML, Henkelman RM. Med Phys, 1986,13(6): 794.

[57] Wood ML, Henkelman RM. MRI, 1986,4:387.

[58] Edelman RR, et al. Radiology, 1986,161:125.

[59] Paling MR, Brookeman JR. J Comput Assist Tomogr, 1986,10(6):1080.

[60] Stark DD, et al. Radiology, 1987,164:183.

[61] Stark DD, et al. Radiology, 1986,159:365.

[62] Gazolle GS, et al. AJR, 1994,163:335-337.

[63] Dixon WT, et al. MRM, 1988,6:74-83.

[64] Mirowitz SA. J Comput Assist Tomogr, 1994,18:279-282.

[65] Turner DA, et al. Radiology,1991,179:629-633.

[66] Haacrke EM, Lenz GW. AJR, 1987,148:1251-1258.

[67] Quencer RM, et al. AJR, 1988,151:163-170.

[68] Mitchell DG, et al. Radiology, 1988,169:155-160.

[69] Zee CS, et al. MRI, 1988, 6:293-299.

[70] Ehman RL, Felmlee JP. MRM, 1990,14:293.

[71] Felmlee JP, Ehman RL. Radiology, 1987,164:559-564.

[72] Mugler JP, Brookeman JR. MRM, 1992,23:201-214.

[73] Ro YM, Cho ZH. MRM, 1983,29:660-666.

[74] Butts K, et al. Radiology, 1993,189:264.

[75] Mirowitz SA, et al. Radiology, 1991,179:371-376.

[76] Low RN, et al. Radiology, 1993,186:803-811.

[77] Smith RC, et al. Radiology, 1992,184:665-669.

[78] Ross JS, et al. AJNR, 1993,14:1215-1223.

[79] Vinitski S, et al. JMRI, 1993,3:501-507.

[80] Ehman RL, et al. AJR, 1985,143:1175.

[81] Lewis CE, et al. Radiology, 1986,160:803.

[82] Runge VM, et al. Radiology, 1984,151:521.

[83] Buikman D, et al. MRI, 1988,6:281.

[84] Ehman RL, Felmleo JP. Radiology, 1989,173:255.

[85] Hinks RS. MRI, 1988,6(Suppl):48.

[86] Lanzer P, et al. Radiology, 1985,155:681.

[87] Mark AS, et al. MRI, 1987,5:57.

[88] Rudin JB, et al. Radiology, 1987,163:784.

[89] Lanzer P, et al. Radiology, 1984,150:121.

[90] Bailes DR, et al. J Comput Assist Tomogr, 1985,9(4):835.

[91] Konishi S, et al. Neuroreport, 1996,8:19-23.

[92] Wright G, et al. JMRI, 1992,1:275.

[93] Wang Y, Rossman PJ, Grimm RC, et al. Navigator echo-based real-time respiratory gating and triggering for reduction of respiration effects in three-dimensional coronary MR angiography. Radiology,1996,198:55-60.

[94] Wang Y, Riederer SJ, Ehman RL. Respiratory motion of the heart: Kinematics and the implications for the spatial resolution of coronary MR imaging. Magn Reson Med, 1995, 33:713-719.

[95] Wang Y, Grimm RC, Felmlee JP, et al. Algorithms for extracting motion information from navigator echoes. Magn Reson Med,1996,36:117-123.

[96] Nguyen TD, Spincemaille P, Prince MR, et al. Cardiac fat navigator-gated steady-state free precession 3D magnetic resonance angiography of coronary arteries. MRM, 2006,56:210-215.

[97] Spincemaille P, Nguyen TD, Prince MR, et al. Kalman filtering for real-time navigator processing. MRM,2008,60:158-168.

[98] LeRoux P. Simplified model and stabilization of SSFP sequences. JMR, 2003, 163: 23-37.

[99] Stehning C, Bornert P, Nehrke K, et al. Free breathing 3D balanced FFE coronary magnetic resonance angiography with prolonged cardiac acquisition windows and intra-motion correction. MRM,2005,53:719-723.

[100] Sachs TS, Meyer CH, Hu BS, et al. Real-time motion detection in spiral MRI using navigators. MRM,1994,32:639-645.

[101] Weiger M, Bornert P, Proksa R, et al. Motion-adapted gating based on K-space weighting for reduction of respiratory motion artifacts. MRM,1997,38:322-333.

[102] Sinkus R, Boernert P. Motion pattern adapted real-time respiratory gating. MRM, 1999,41:148-155.

[103] Jhooti P, Wiesmann T, Taylor AM, et al. Hybrid ordered phase encoding: An improved approach for respiratory artifact reduction. J MRI,1998,8:968-980.

[104] Jhooti P, Keegan J, Gatehouse PD, et al. 3D coronary artery imaging with phase reordering for improved scan efficiency. Magn Reson Med,1999,41:555-562.

[105] Sachs TS, Meyer CH, Irarrazabal P, et al. The diminishing variance algorithm for real-time reduction of motion artifacts in MRI. Magn Reson Med,1995,34:412-422.

[106] Jhooti P, Gatehouse PD, Keegan J, et al. Phase ordering with automatic window selection (PAWS): A novel motion-resistant technique for 3D coronary imaging. MRM, 2000,43:470-480.

[107] Nuval A, Nguyen T, Watts R, et al. Optimization of the PAWS algorithm. J X-ray Sci

Technol, 2003,11:115-123.

[108] Du YP. Prospective navigator gating with a dual acceptance window technique to reduce respiratory motion artifacts in 3D MR coronary angiography. Int J Cardio Imag, 2003,19:157-162.

[109] Muthupillai R, Smink J, Hong S, et al. SENSE or K-mag to accelerate free breathing navigator-guided coronary MR angiography. AJR Am J Roentgenol, 2006, 186: 1669-1675.

[110] Zhao X, Chen M, Zhang C, et al. Experimental evaluation of dual acceptance window weighting function for right coronary MR angiography at 3.0 T. MRI,2010,28: 797-801.

[111] Bi X, Deshpande V, Carr J, et al. Coronary artery magnetic resonance angiography (MRA):A comparison between the whole-heart and volume-targeted methods using a T_2-prepared SSFP sequence. J Cardiovasc Magn Reson,2006,8:703-707.

[112] Maclaren J, Speck O, Stucht D, et al. Navigator accuracy requirements for prospective motion correction. MRM,2010,63:162-170.

[113] Welch EB, Manduca A, Grimm RC, et al. Spherical navigator echoes for full 3D rigid body motion measurement in MRI. Magn Reson Med,2002,47:32-41.

[114] Petrie DW, Costa AF, Takahashi A, et al. Optimizing spherical navigator echoes for three-dimensional rigid-body motion detection. MRM,2005,53:1080-1087.

[115] Costa AF, Yen YF, Drangova M. Registering spherical navigators with spherical harmonic expansions to measure three-dimensional rotations in magnetic resonance imaging. MRI, 2010,28:185-194.

[116] Liu J, Drangova M. Rapid six-degree-of-freedom motion detection using prerotated baseline spherical navigator echoes. MRM,2011,65:506-514.

[117] Maclaren J, Herbst M, Speck O, et al. Prospective motion correction in brain imaging: A review. MRM,2013,69(3): 621-636.

[118] Atkinson D, Hill DLG, Stoyle PNR, et al. Automatic compensation of motion artifacts in MRI. MRM,1999,41:163-170.

[119] Aksoy M, Forman C, Straka M,et al. Hybrid prospective and retrospective head motion correction to mitigate cross-calibration errors. MRM, 2012,67:1237-1251.

[120] Maclaren J,Lee KJ,Luengviriya C,et al. Combined prospective and retrospective motion correction to relax navigator requirements. MRM,2011,65:1724-1732.

[121] Yancey SE, Rotenberg DJ, Tam F,et al. Spin-history artifact during functional MRI: Potential for adaptive correction. Med Phys,2011,38:4634-4646.

[122] Zaitsev M,Dold C,Sakas G,et al. Magnetic resonance imaging of freely moving objects: Prospective real-time motion correction using an external optical motion tracking system. NeuroImage, 2006,31:1038-1050.

[123] Qin L, van Gelderen P, Derbyshire JA, et al. Prospective head-movement correction for high-resolution MRI using an inbore optical tracking system. MRM, 2009, 62:924-934.

[124] Ordidge RJ, Helpern JA, Qing ZX, et al. Correction of motional artifacts in diffusion-weighted MR-images using navigator echoes. Magn Reson Imaging, 1994, 12:455-460.

[125] Butts K, de Crespigny A, Pauly JM, et al. Diffusion-weighted interleaved echo-planar imaging with a pair of orthogonal navigator echoes. Magn Reson Med, 1996, 35: 763-770.

[126] Rohde GK, Barnett AS, Basser PJ, et al. Comprehensive approach for correction of motion and distortion in diffusion weighted MRI. Magn Reson Med, 2004, 51:103-114.

[127] Leemans A, Jones DK. The *b*-matrix must be rotated when correcting for subject motion in DTI data. Magn Reson Med, 2009, 61:1336-1349.

[128] Aksoy M, Liu CL, Moseley ME, et al. Single-step nonlinear diffusion tensor estimation in the presence of microscopic and macroscopic motion. Magn Reson Med, 2008, 59:1138-1150.

[129] Aksoy M, Skare S, Holdsworth S, Bammer R. Effects of motion and *b*-matrix correction for high resolution DTI with short-axis PROPELLER EPI. NMR Biomed, 2010, 23:794-802.

[130] Herbst M, Maclaren J, Weigel M, et al. Prospective motion correction with continuous gradient updates in diffusion weighted imaging. Magn Reson Med, 2012, 67:326-338.

[131] White N, Roddey C, Shankaranarayanan A, et al. PROMO: Real-time prospective motion correction in MRI using image-based tracking. MRM, 2010, 63: 91-105.

[132] Kober T, Marques JP, Gruetter R, et al. Head motion detection using FID navigators. MRM, 2011, 66:135-143.

[133] Benner T, van der Kouwe AJW, Sorensen AG. Diffusion imaging with prospective motion correction and reacquisition. Magn Reson Med, 2011, 66:154-167.

[134] Glover GH, Pauly JM. Projection reconstruction techniques for reduction of motion effects in MRI. Magn Reson Med, 1992, 28:275-289.

[135] Barger AV, Block WF, Toropov Y, et al. Time-resolved contrast-enhanced imaging with isotropic resolution and broad coverage using an undersampled 3D projection trajectory. MRM, 2002, 48:297-305.

[136] Peters DC, Korosec FR, Grist TM, et al. Undersampled projection reconstruction applied to MR angiography. MRM, 2000, 43:91-101.

[137] Vigen KK, Peters DC, Grist TM, et al. Undersampled projection-reconstruction imaging for time-resolved contrast-enhanced imaging. MRM, 2000, 43:170-176.

[138] Rasche V, de Boer RW, Holz D, et al. Continuous radial data acquisition for dynamic MRI. MRM, 1995, 34:754-761.

[139] Rasche V, Holz D, Proksa R. MR fluoroscopy using projection reconstruction multi-gradient-echo (prMGE) MRI. Magn Reson Med,1999,42: 324-334.

[140] Peters DC, Lederman RJ, Dick AJ, et al. Undersampled projection reconstruction for active catheter imaging with adaptable temporal resolution and catheter-only views. MRM,2003,49:216-222.

[141] Schaeffter T, Rasche V, Bornert P, et al. Interactive reduced FOV imaging for projection reconstruction and spiral acquisition. Magn Reson Imaging,2001,19:677-684.

[142] Pipe JG. Motion correction with PROPELLER MRI: Application to head motion and free-breathing cardiac imaging. Magn Reson Med, 1999,42:963-969.

[143] Devaraj A,Pipe JG. Elliptical field-of-view PROPELLER imaging. MRM,2009,62:808-814.

[144] Pipe JG,Farthing VG,Forbes KP. Multishot diffusion-weighted FSE using PROPELLER MRI. MRM,2002, 47:42-52.

[145] Arfanakis K, Tamhane AA, Pipe JG,et al. K-space undersampling in PROPELLER imaging. MRM,2005,53:675-683.

[146] Pipe JG,Zwart N. Turboprop: Improved PROPELLER imaging. MRM,2005,55:380-385.

[147] Wang FN, Huang TY, Lin FH,et al. PROPELLER EPI: An MRI technique suitable for diffusion tensor imaging at high field strength with reduced geometric distortions. MRM,2005,54:1232-1240.

[148] Kramer M, Jochimsen TH, Reichenbach JR. Functional magnetic resonance imaging using PROPELLER-EPI. MRM,2012,68:140-151.

[149] Chuang TC,Huang TY,Lin FH,et al. PROPELLER-EPI parallel imaging using a circularly symmetric phased-array RF coil at 3.0T: Application to high-resolution diffusion tensor imaging. MRM,2006,56:1352-1358.

[150] Li Z, Pipe JG, Aboussouan E, et al. A parallel imaging technique using mutual calibration for split-blade diffusion-weighted PROPELLER. MRM,2011,65:638-644.

[151] Deng J,Larson AC. Modified PROPELLER approach for T_2-mapping of the abdomen. MRM,2009,61:1269-1278.

[152] Busch MG, Finsterbusch J. Spatially 2D-selective RF excitations using the PROPELLER trajectory: Basic principles and application to MR spectroscopy of irregularly shaped single voxel. MRM,2011,66:1218-1225.